U0317285

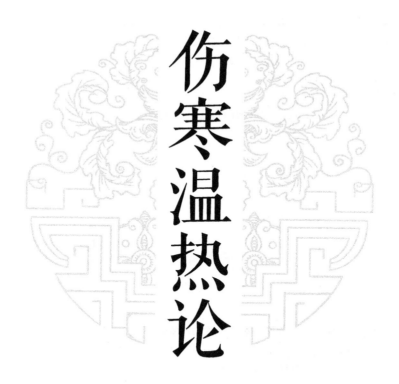

伤寒温热论

——三元及一思维下的伤寒温病学

李自东 李阳泉 著

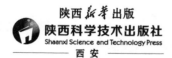

陕西新华出版

陕西科学技术出版社
Shaanxi Science and Technology Press
——西安——

图书在版编目（CIP）数据

伤寒温热论 : 三元及一思维下的伤寒温病学 / 李自东，李阳泉著 . -- 西安 : 陕西科学技术出版社，2024.10. -- ISBN 978-7-5369-8967-2

Ⅰ . R222.29；R254.2

中国国家版本馆CIP数据核字第2024P1A715号

伤寒温热论——三元及一思维下的伤寒温病学

SHANGHAN WENRELUN——SANYUANJIYI SIWEI XIA DE
SHANGHAN WENBINGXUE

李自东　李阳泉　著

责 任 编 辑　侯志艳
封 面 设 计　抒卷出版

出　　版　者　陕西科学技术出版社
　　　　　　　西安市曲江新区登高路 1388 号陕西新华出版传媒产业大厦 B 座
　　　　　　　电话（029）81205187　传真（029）81205155　邮编 710061
　　　　　　　http://www.snstp.com
发　　行　者　陕西科学技术出版社
　　　　　　　电话（029）81205180 81205178
印　　　　刷　广东虎彩云印刷有限公司
规　　　　格　787mm×1092mm　16开本
印　　　　张　28.75
字　　　　数　514千字
版　　　　次　2024年10月第1版
　　　　　　　2024年10月第1次印刷
书　　　　号　ISBN 978-7-5369-8967-2
定　　　　价　98.00元

前 言

　　首先说一下书名，伤寒温热论其实是写伤寒温病的，之所以用了"温热"一词，是因为教材的温病定义太狭隘了，远远不能够涵盖发热类疾病，而发热类疾病又有类似的病理机制和治疗法则，是故用"温热病"一词更为适宜。这本书包括3部分的内容，即基础理论篇、伤寒纲要篇和伤寒温热篇。

　　我是一名中医师，多年以来潜心研究中医学术，这本书记录着我的心路历程，也是我思悟所得。我早些年学习《伤寒论》时，看了不少注解，学了不少流派，但终不得要领，很是苦恼。虽然每位注家对《伤寒论》都有精辟的见解，但是也有一些解释不通的地方，所以只是精研注家书籍，往往会陷于一隅，无法看清《伤寒论》原文的真义与全貌。

　　因此，我查阅、默诵、抄写经典原文，静静思悟，如是者几番，便是想着寻出一条路来。譬如爬山，《伤寒论》是一座至今无人企及的高峰，古今上千医家攀登，但见好行处人影幢幢。好行处人多，自古至今不知多少人尝试攀越，但至今无人登顶，可见其山高令人仰止，但同时也说明此路难通。我于不显处，背人之处，寻一蹊径，独自摸索而寻路。我读经典，旁及诸多杂学，多年思悟之后，心中方有一框架，心有定见，读经解经体悟良多，以此解构伤寒便觉顺畅异常。这一蹊径便是"三元及一"的思维，三元及一的思维出自《道德经》《内》《难》。通过研读这些经典中的天、地、人三元思想的内容，我好似找到一条线，把经典之中闪光处串成一串美丽的项链，又似一条路，把《内》《难》《道德经》和伤寒温病串联起来，这条线、这条路便是三元及一的思维，便是伤寒条文背后的逻辑。

中医经典，内容广大而博，其义一出，灿若繁星。譬如《黄帝内经》，亦不是一人一时所写，其中头绪纷繁，若想从中找出一条线来甚为不易。若以此线串联起伤寒温病，达到融会贯通，则更为不易。我们生活在地球上，地球大气层内是个生态系统，这个生态系统有自身的法则，符合系统法则的生命体才能够存活在这个系统之内。中医是研究生命的，所以中医的道理必然遵循着生命系统的法则。体悟自然，坐看云起云落，把医理落到大自然之中才真实。所以中医理论不仅要出自经典，自身圆融自洽，而且还要落实到大自然中去，如此这个理论体系才有根底，理论才能够溯本归源，才可以把复杂的理论模型溯源到简单的系统法则之上。

很多现代科学研究成果也是符合生命系统法则的，特别是一些科学常识。我觉得中医应该是个包容的系统，应该积极吸收现代科学的知识，我们中医人崇古遵古，但绝不能食古不化，一成不变。实际上《黄帝内经》已经把当时先进的哲学思想与医疗实践相结合，并广泛吸收了当时的天文学、历法学、气象学、地理学及物候学研究成果，兼备了社会、人文等丰厚的东方文化底蕴，提出了中医理论的阴阳五行学说和天、地、人三元的整体医学模式，并创立了藏象、经络、诊法、治疗及养生等各方面的理论，成为三坟之作，数千年来指导着人们的医疗实践活动，为中华民族的繁衍昌盛作出了贡献。

现代的社会环境已与内经时代有很大的不同，语境之不同，我们学习经典时会更困难。所以我认为中医理论应该积极吸收当前科学技术知识，在不失中医思维灵魂的前提下，提倡各科学识融合贯通。本书借鉴吸收了物理学、气象学、生物学等各学科的知识，此亦为中医理论落到实处的地方。现在有很多年轻人并不是很相信中医，这可能与其教育相关。且古老中医理论听起来玄之又玄，让人难以理解，本书加入一些科学常识，让中医理论更接地气，更多的人也会理解中医、接受中医。

我们知道《内》《难》之类的经典是讲述医道的，其中方药很少，所以只学经典是无法落地的。因《伤寒论》中方药甚多，所以学习《伤寒论》能够付诸实践，然而《伤寒论》中理论阐述却不多，这就导致了我们理解困难，不能够触类旁通。张仲景在《伤寒论》序中说："撰用《素问》《九卷》《八十一难》《阴阳大论》《胎胪药录》，并平脉辨证，为《伤寒杂病论》合十六卷，虽未能尽愈诸病，庶可以见病知源，若能寻余所集，思过半矣。"所以用《内》《难》道理释伤寒原是正理。

我在研读《伤寒论》时发现，伤寒法已然包括温病的各种治法，其中所异者唯方药耳。《伤寒论》是一部医案集，也是一本示例之书，《伤寒论》处处示人以规矩。人是恒温动物，六气外感，最易伤寒。仲景所处的年代气候寒冷，战乱频繁，《伤寒论》的序言也说明了这个情况。伤寒是人最容易得的疾病，观《伤寒论》一书病脉证治，太阳病一篇论述最多，差不多占了全文的一半。 伤寒示人规矩，《伤寒论》以伤寒为例，展现出伤寒的全过程，以及人体产生的应激反应。以伤寒为例可以推测到其他外邪的情况，伤寒过程中有温热的症状出现，这是为温病作示范，伤寒过程亦有内伤的因素参与，这也是为内伤疾病作示范。六经实能钤百病，用柯韵伯的话说是："仲景之六经，为百病立法，不专为伤寒一科，伤寒杂病，治无二理，咸归六经之节制。"

最后说一下，本书中很多观点别致新奇，可能会让人耳目一新。如果你学中医已经有一段时间，书中的许多观点可能与你的观点不一致，那么就要请你"清空"你原有的观点，明白先入不一定为主，让自己的心胸打开，接收各种可能性。尝试建立信任，这样才能明白全书的面貌。

| 目 录 | CONTENTS |

1

中　篇　　伤寒纲要篇

下　篇　　伤寒温热篇

上 篇

基础理论篇

第一章　三元及一学说

　　首先中医是研究生命的医学，尤其是研究人的生命状态。《黄帝内经》曰："天地合气，命之曰人"，人活天地间，天地时时刻刻影响人的方方面面。《素问·举痛论》："余闻善言天者，必有验于人；善言古者，必有合于今；善言人者，必有厌于己。如此，则道不惑而要数极，所谓明也。"所以学习中医必定要关注我们生活的这方天地，那么我们学习中医的历程便从寻找生命星球开始吧。

一、寻找生命星球

　　人类自探索宇宙以来，一直在寻找地外生命的存在，可是几十年过去了，我们仍然一无所获。不要说智慧生命了，就连最简单的地外生命我们也没有发现。难道宇宙中除了地球之外就没有其他生命星球吗？这当然不可能，宇宙如此之大，要说只有地球有生命，那和井底之蛙有何区别。科学家们始终相信浩瀚的宇宙中一定还存在着其他生命。外星智慧生命以及外星文明在宇宙中也可能有很多，但由于宇宙行星间的距离太大了，都是以光年来计算的，因此即使某颗星球有智慧生命，以我们现在的观测设备也不可能看到。

　　虽然人类无法直接派探测器去近距离观测那些遥远的星球，但人类寻找生命的步伐却没有停止，科学家试图通过天文望远镜观察一些行星，看行星是否具有符合生命诞生的条件，从而来判断这颗行星上是否会存在生命。生命诞生的条件有哪些？液态水、大气层、宜居带等，虽然地外生命可能并不一定完全按照地球生命的特征来诞生，但是与地球类似的星球有很大的概率会有生命产生，甚至是智慧生命的诞生。所以，科学家们在探究寻找地外生命时，先是要利用大气作为标记来寻找，简单一点来说就是根据外星是否拥有大气层来推测是否可能存在生命。宇宙中充满各种辐射，而大气层可以有效阻挡宇宙辐射的入侵。人类目前在宇宙中探测到有液态水的行星并不少，但是真正存在大气的行星却非常少。由此可见，有液态水的行星并不一定会有大气层，而存在大气层的星球只要处在宜居带，温度适宜，大概率会有液态水的存在。

宇宙中存在大气层的行星很少，这也正说明宇宙中存在生命的星球很少，而有大气层的行星存在生命的概率将会大大增加，尤其是那些有液态水，又有大气层，又处在恒星系宜居带内的行星，不仅存在生命的概率增加，而且存在智慧文明的概率也会大大增加。由此可以看出生命产生的要素包括：大气层、液态或气态的水、适宜的温度。从地球来看，地球引力吸引着大气形成大气层。在火星上，火星磁场束缚不住大气层，所以火星上昼夜温差很大，白天有 20 多摄氏度，晚上零下 100 多摄氏度，火星恶劣的环境是难以产生生命的。

从一个小的维度来看，大气层就相当于我们的天。中医说天一生水，在地球上，雨从云层里降下来，这便是天一生水的例证。大气层之内的对流层天气变化比较大，水气蒸腾，云聚雨降，大气层造成了水气的循环。古人用"天一生水"形容这个过程，真的很形象，不由让人佩服老祖宗的智慧。这个"天"，也就是大气层，大气层时刻阻挡着各种宇宙射线、紫外线、天外来物，而且还能够使地球保持一定温度和一定湿度，所以这个天便是生命生存的第一要素。所以古人用"天一"来表示天的重要性。天一生水，与天相对的是地，所以中医又说地二生火。地有地热，这个热就是火表现出来的，地热蒸腾水气，地气上为云，天气下为雨。有了天地，天地间就有了水气循环，这就为生命的孕育提供了先决条件。水是生命的源泉，水气循环当然离不开水，所以我把天地间水气循环称之为"生命环"。地球上罗布泊曾是沙漠上的绿洲，而今却是无人区，生命不易生存。因为缺水，没有水的滋养，沙漠的生态是极其脆弱的。

天一生水，地二生火，形成天地间的水气循环（生命环），这些都是生命存在的要素，也是生命星球之必备。中医是研究生命、研究人与自然的科学，所以必然要对以上要素进行细致而严谨的研究，本人学习中医、研究中医，也是从思考这些问题开始的。

二、引力和斥力

现代物理学认为物体间同时存在着引力和斥力，当引力大于斥力时，我们观察到的是引力；当斥力大于引力时，我们观察到的是斥力。大多数人都知道引力，比如说地球的引力。斥力呢？我用一个生活中的例子说明一下，当用打气筒给轮胎充气时，轮胎充得越满时，阻力愈大，这个阻力就是气体分子之间的斥力。当分子距离越近，斥力愈大。当引力大于斥力时，物体相聚，彼此间距离变小。当引力等于斥力时，物体处于相对稳定的状态。当斥力大于引力时，物体分离，彼此间距离加大。

引力和斥力之间的关系类似阴阳的关系。表现为引力时（引力大于斥力）有着"阴"的象，表现为斥力时（斥力大于引力）有着"阳"的象。我们用个例子说明一下引力和斥力与阴阳的关系。地面上有一摊水，太阳直射下来，周围温度升高，水分子吸收了热量，分子间斥力大于引力，这时水汽蒸腾起来，这就是地气上为云，水分子团表现出阳的属性。当水汽升到高空，高处不胜寒，分子团能量丢失，这时分子间引力大于斥力，于是聚而成云雨，这就是天气下为雨，此时水分子团表现出阴的属性。

中医上说，水火者，阴阳之征兆也。火性炎上，水性润下。炎上的火象与阳的属性是一致的，炎上是挣脱地球引力的表现。中医认为阳能化气，斥力使分子间距离加大，密度变小，液体或者固体有可能成为气体。当然阳化气不一定就是变成气体，但是阳化气的功能却是使物体处于一种离散状态。水往低处流，这是地球引力作用的结果，所以润下的现象是阴的外在征象。阴能成形，使物相聚，彼此间距离减小。

《尚书·洪范》记载："火曰炎上，水曰润下。"古人用词表意非常有深意，常令人赞叹不绝。"火曰炎上"，火焰都是背离地心引力的方向，直直向高空而去，如图 1-1-1 所示。"水曰润下"，水往低处流，亦是指引着去往地心的方向。与地球上的其他力相比，地球引力最大，所以斥力表现出与地球引力相反的方向，所以火焰的方向直上高空，这也显示着此时斥力大

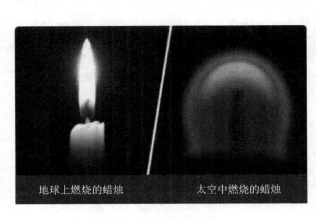

地球上燃烧的蜡烛　　太空中燃烧的蜡烛

图 1-1-1　燃烧的现象

于引力，分子团表现出阳的属性。同理，当斥力小于引力，力的方向指向了地心。在太空中，当地球的重力极小时，科学家进行燃烧试验，发现燃烧时火焰不是直直向上的，这时火焰是四散的，像蒲公英的绒球一样，太空的燃烧现象很形象地表现了斥力的外显（图 1-1-1）。

行文至此，我想读者应该明白了为什么炎上之象与润下之象表明了阴阳的征象。古人言简意赅，一句"水火者，阴阳之征兆也"，其中包含很多很有意思的内容。这一节我们谈了引力和斥力，所以当我们提到阳时，心中便会有膨胀的、有压力的、温热的象，提到阴时心中便会有向内的、压力小的、寒冷的象。

斥力是如何产生的？我查了一些资料，可以从物理学方面做出一些说明。在物理学上，根据托马斯·费米的统计方法，电子云重叠使电子云密度增加，从而使动能增加，表现为强烈的排斥作用。物相聚，当距离接近原子的尺度时，电子轨道会交错在一起，因此产生斥力。物质吸收能量，分子外电子云能级便会向外扩张（电子跃迁），这时候彼此电子云交错得更为厉害，于是分子间斥力便会增加，所以加热使分子间斥力增加。这是"阳化气"物理学方面的解释。反推一下，物体降温时，分子外电子云能级会收缩，收缩后电子云交错就会大大减少，于是斥力减小了，相对引力就加大了，分子间距离减小了。物相聚，阴成形，这也是"阴成形"在物理学方面的解释。

关于物体受热能够改变分子间作用力的原理，我们也可以看看现实中的例子。水加热便会沸腾起来，变成蒸汽，体积变大，蒸汽推动连杆，这就是蒸汽机的原理。在蒸汽机发明早期，还有一种蒸汽抽水机，它的原理是把水变成汽，这时冷却这些水汽，造成负压抽水，这是用引力在做功。

斥力是随着距离减少的指数次方增加的。固体、液体的原子之间基本上已经是接近原子尺度了，因此固体、液体很难压缩，因为斥力的增长太快了。引力和斥力都随距离的增大而减小，但是斥力减小得更快，所以分子间距离超过一定数值时分子间的作用力表现为引力。但分子间作用力的大小也会随距离增大而迅速减小，当分子距离稍远时，分子间的作用力变得十分微弱，可以忽略不计。所以在高空中，空气稀薄，水分子以一种空荡荡的状态存在时，虽然温度低于 0℃ 也不会成冰，只有水分子撞击在一起时，引力才能够把它们绑在一起，于是它们成了冰、成了云、成了雨。

上文寻找生命星球提到，地磁力吸引着大气层，有了大气层就有了"天"，用引力斥力来言，这个引力和斥力只有在适宜范围内才能产生天地。如果引力特别大，这个气就腾起来形成不了"天"，比如说中子星引力特别大。如果引力特别小，同样也是束缚不住大气层，比如说火星。恒星表面分子间斥力大，诸如太阳表面都是火，分子间处于离散状态，向上向外喷发，这当然是产生不了生物的。如果一个星球很冷，那么斥力也是不能撑起一片天。所以一个星球要产生生命，一定要像地球一样处在宜居带里，离恒星不能太近了，也不能太远了。由此可见我们生活在地球上是一件多么幸运、多么难得的事，所以我们要珍爱生命、珍爱大自然。我们的地球离太阳不远也不近，地球自转，昼夜接收太阳光的能量不一样，这些造成了引力和斥力循环往复的变化。地球公转，一年四季接收的太阳光辐射强弱也是不同的，这样也造成了引力和斥力循环往复的变化。日月盈昃，辰宿列张。寒来暑往，秋收冬藏。地球接收太阳光辐射强弱的不同造就了昼夜和四季气候的不同变化。引力和斥力的变化是这些变化的基础，引力与斥力是物质间最基础的力，引力与斥力的相互关系在中医上可以用阴阳来表示，经云：生之本，本于阴阳。

三、天一生水，地二生火

在寻找生命星球中提过，判断地球外是否存在生命的主要方法是观察星球是否拥有大气层。我们地球的大气层分为5层，如图1-1-2所示。

（1）对流层：对流层是大气最下层，厚度（8～17千米）随季节和纬度而变化，随高度的增加平均温度递减率为6.5℃／千米，有对流和湍流，天气现象和天气过程主要发生在这一层。

（2）平流层：平流层是从对流层顶到约50千米高度的大气层，层内温度通常随高度的增加而递增，底部温度随高度变化不大，这里基本上没有水汽，晴朗无云，很少发生天气变化，适于飞机航行。

（3）中间层：中间层是自平流层顶到85千米之间的大气层，层内因臭氧含量低，同时大部分能被氮、氧等直接吸收的太阳短波辐射已经被上层大气所吸收，温度垂直递减率很大，对流运动强盛。

（4）电离层：电离层是地球大气的一个电离区域，60千米以上的整个地球大气层都处于部分电离或完全电离的状态。也有人把整个电离的大气称为电离层，这样就把磁层看作电离层的一部分。

（5）散逸层：散逸层是大气层向星际空间过渡的区域，没有什么明显的边界，延伸至距地球表面1000千米处。这里的温度很高，可达数千度，大气已极其稀薄，其密度为海平面上的一亿亿分之一。

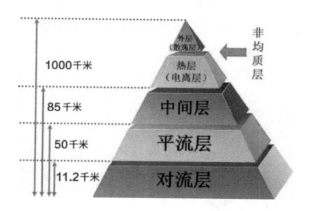

图 1-1-2　大气层

其实天气变化主要在对流层里，风雨燥暑，中医谈的六气也是在这一层发生的。这一层对人和其他生物影响非常大，所以我们可以把这一层认为是我们的"天"。这一层随着高度的增加温度是降低的，每升高1公里温度下降6.5℃。愈往上愈冷，所以天上会有冰雪，而这一层又是生命存在的第一要素，故名"天一"，天气下降会下雨水冰雪，所以古人很形象地称之为"天一生水"。

在上文谈到了引力和斥力，温度的增加是斥力增加的重要因素，所以"火"能够产生斥力，产生排斥运动，造成离散。而引力大于斥力使分子吸引，物体会静下来。中医上说阳燥阴静便是这个道理，而水火即是阴阳的征兆。大气愈近地面愈热，在地面之际的空气温度要比高空的空气温度高，从地面到地心温度也是递增的，如图1-1-3所示。据科学家估算地心点的温度为5000～6000℃，这与太阳表面的温度差不多。所以雨水渗入地下后会被加热，在地面也会吸收太阳的热，所以它会受到两种热：天阳和地火。

随着地球自转与公转，地球接收太阳光的辐射强度也是不同的，因为在地球上火热是产生运动的主要因素，所以地球上的生命活动呈现周期性的、循环往复的变化。当空气团在地面之际受热密度变小，小于旁边的气团密度时它便会上升，形成上升气流，暖空气携带着水汽，水汽上升一定程度后又会聚集，彼此碰撞，引力又把它们吸引在一起成云、成雨（此处可参见人工降雨的原理）。这个过程中医称之

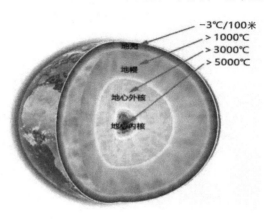

图 1-1-3　地心的温度

为：地气上为云，天气下为雨。在这个过程中空气团的阴阳属性发生了变化，如果把寒热看作是阴阳的属性的话，在低层空气是热的，是阳属性，在高层空气是寒的，是阴属性。所以对这团空气而言，它在上升过程中阳逐渐转化成了阴，而在下降过程中这团空气阴阳属性又逐渐发生了改变，由阴变成阳，这样就成为下一个循环的开始。之所以如此，是因为地下是热的，火热使分子间斥力增加，斥力增加物体间离散开来，这是运动之始，由此可见火热是运动的主要因素。天地有二火，在天为热，在地为火；人亦有二火，一名少阴君火，一名少阳相火。由上可知，"地"的存在与特性是生命存在的第二个要素，故名"地二"，因其特性又与火相关，故曰：地二生火。天在上在外反而生出寒水来，地在下在内反而生出火热来，正是因为天一生水，地二生火，所以造就了水气（中医学上的解释）循环往复的运动，造成了水气阴阳属性循环往复的变化。

附：人工降雨的原理是，在空中散布小颗粒作为晶核，进一步聚集水汽而后成雨成雪。人工降雨是人类对云层进行干预促进云滴迅速凝结或碰撞后增大成雨滴，降落到地面的过程。人工降雨分为暖云降雨与冷云降雨。该过程原理如下：

（1）暖云（温度高于0℃的云）降雨：通过向云中播撒盐粉、尿素等吸湿性粒子，加速大云滴生成并形成降水。

（2）冷云（温度低于0℃的云）降雨：利用播撒干冰、碘化银等催化剂，从而产生大量冰晶，使冷云上部的冰晶密度增大，形成或增加降水。

四、三生万物

上节写过天一生水，地二生火，那么接着是不是要说天三生木，地四生金？其实接着确实是"三"，一个很重要的"三"，一个常被人遗忘的"三"。学中医的都知道"阴阳五行"，教材中也是这样，"二"之后便是"五"，其实"二"和"五"还有一个重要的衔接，那便是"三"。《道德经》云"三生万物"。所以如何重视这个"三"都不为过，我这套理论体系便以"三"为主题。本书最初的名字叫作：三一元薮。起始便是"三"，至"三"才成系统，这便是"三一"。而"薮"代表大泽，水草丰美，元气生发，生机盎然之地，这"薮"与水相关，与生机相关。"元"代表着原初的气，"薮"代表着生机盎然的万物之象，"三一元薮"的意思也是"三生万物"的含义。

地球上有天有地，之前的文章提过引力和斥力支撑起这片天空，对此可以概括为：天地定位。有天有地，天地间还要有水气循环，这是生命之环。经云"天地合气，命之曰人"。又言"人以天地之气生，四时之法成"。人活于天地之间，是故人气流通于天地之间，所以我将天地间的水气循环称为"人气"。人气是为生命环。以上内容可合为8个字，即：天地定位，人气流通。

天地定位，人气流通。天人地构建成生命最基本的系统。天人地也可称为"三元"。天称之为"一"，地称之为"二"，那么人称之为"三"。天地定位，这个"位"是指位置区域，超过了这个界域，也就是超出了整体系统，生命将不得存活，所以地球上的生命都是生活在天地之间的。天地都是以界面区域而言的，天是界面区域，地是界面区域，同时天气与地气也是相互流通的，天气、地气的交感流通相合形成了人气，所以《黄帝内经》中说"天地合气，命之曰人"。

人也是界面区域。"人"的界面便位于天地之间，地面之际，地下一小部分，地上一小部分。"人"这个界面区域是大多数生物生存生活的地方。人气流通是在地面之际进行的，升降出入以地面之际是为"中"，失其所则为"失中"，生命的系统将为之不稳。天地合气，命之曰人。天气与地气相交感而成人气，人气最旺盛之处便是这地面之际，故曰"三"生万物。这里"人"不是狭义的生物学意义的"人"，而是生万物的"人气"。

天地人称为"三元"，这是生命基本的系统。这个"三元"以界面区域而言，故又称"界面三元"。除此之外，还有其他的"三元"，比如"水火土"也是三元，"水火土"是言象性的，故"水火土"三元是为象性三元，"气液形"也是三元，"温度差，压力差，湿度差"也是三元，这些放在后面说。

《道德经》云："天地不仁，以万物为刍狗。"不仁，这个人气发生了逆乱，故万物遭殃。《黄帝内经·四季调神大论》："交通不表，万物命故不施，不施则名木多死。恶气不发，风雨不节，白露不下，则菀槁不荣。贼风数至，暴雨数起，天地四时不相保，与道相失，则未央绝灭。"这段文字点出天地气不交，交通不表，地面之际的气机逆乱（人气逆乱），则万物遭殃，名木多死。

看天地不仁的这个"仁"字，上一横代表着天，下一横代表着地，人活天地间。天气与地气交感决定着人气是否正常。再看一个字"巫"，上一横为天，下一横为地，两个人祈祷（一阴一阳，祈祷天地），精诚感动天地，便有一竖连通天地间。医字的繁体"毉"，在古代医巫不分家。从这些造字来看，我们的古人早已对"天地人"的体系很是熟稔，对"三生万物"道理的理解也很深刻。

汉语言中有个成语，叫作：当仁不让。我看过一些现代的解释感觉不是很通达。"当仁不让"一词来源于《论语》，子曰："当仁，不让于师。"现代译文为孔子说："面对着仁德，就是老师，也不同他谦让。"何谓"仁德"？且看这个"仁"。人活于天地之间，"二"上一横为天，下一横为地，"仁"字包含着天人地的系统，但凡暗合天地之道是谓仁。如此，当明白为人处世当合天人地之道，如此方为"仁"。当仁，不让于师。师者，传道授业解惑也。师者，当明天地之道，师者，当阐释天地之道。师若不知天地之道，当不从于师。

《道德经》云："冲气以为和"。"冲"者，动气也。其左为两点水，一者向下，一者向上，上下对冲，若天气、地气之相互对流运动，是谓地气上为云，天气下为雨。其右为"中"字，天地之间是谓"中"，中者，中气也，生生之气也。天地定位，人气流通。故中气又指代人气。"冲"字亦是言天人地的系统，"冲"字着重于运动，"仁"字着重于界面。由"仁"字和"冲"字而叹古人造字之妙也。

以上是我从文字的角度解释《道德经》的经文，当然对"三生万物"的阐释，仁者见仁，智者见智，无所谓对错，合用就好。

五、冲气以为和

《道德经》云："道生一，一生二，二生三，三生万物，万物负阴以抱阳，冲气以为和。"

生者，生机也。先有天一，再有地二，接着有了人三。人气源于天气、地气，所以人要顺从大自然的意志，顺天地者昌，逆天地者亡。古之人敬天地，天地君亲师，天地排在前二位。天地合气，命之曰人。人以天地之气生，四时之法成。《黄帝内经》也在反复强调天地与人的关系。

天地合气，便是人气，这个"人气"不仅生人，还生万物。这个"三"指的就是"天人地"，这个"人"气是天地所生，所以有时候"人"代表着"天人地"。"天人地"是"三"，"人"气也可以为"三"。人居于天地之中，故人气又可称为中气，中生万物，人气流通是为生命环。

这个万物便是有生命的生物，或是有生命的系统，这样的生命或系统必然符合天地法则。"万物负阴以抱阳，冲气以为和"，前半句简单的解释就是怀抱着"阳"，背负着"阴"。以寒热属性来论阴阳，阳为热，阴为寒，这样就是里热外寒。看看这多像我们的天地，对流层是寒的，地心是热的。万物也是内热外寒，这多像天地，看看我们人体也类似于天地，也是体表比体内温度低。一块石头，没有生命，太阳晒晒，外边是热的，里边还是凉的，所以石头不能够负阴而抱阳。把这块石头放在火星上，它还是石头，放到月球上，它依然是石头，石头不符合负阴而抱阳的规律，所以它是个死物。如果一个人没有保护地来到火星上，是不会变成火星人的，会死掉，因为火星的规则不适合人。

那么再说"冲气以为和"。这个"冲气"有对冲的意思，天气与地气对冲交感，这也是阴阳交感，天地合气了，这个就生了人气、冲气、中气，这很形象。天气与地气对冲交感，可产生种种变化，世间的生物活动由此而生。一年之中天气、地气是时刻变化着的，力量并不一致，所以阴阳气的对冲会引起"中"的变化，或生、或长、或收、或藏，所以一年当中随着气候的变化，生命现象呈现生长化收藏的诸般变化。交感而合，对冲而离。就合离而言，有合就有离，有了能量斥力大了它们就离，失了能量引力大了它们就合。合离之所就是地面之际，这是天地气交的地方，是人气产生的地方。天地之间的"中"，天地之间的"人"，法天则地，随应而变，这便是"和"，和于天地，合于阴阳。

能量能够交换，能量能够转移，能量可以不同面貌出现，所以天气与地气合合离离，离离合合，遵循着一定规律，有着秩序，是谓"和"。和者，秩序也。执中而致和，万物生矣。

六、生命环

之前已多次提及生命环的概念，这个生命环的理念是我从韦刃老先生那里学到的，我曾学习过振荡中医，振荡中医给了我很多启示。这一节我着重谈这个话题，从而让生命环的理念更加丰富一些。大自然的生命环就是大自然中的水汽循环，地气上为云，天气下为雨，如图 1-1-4 所示。

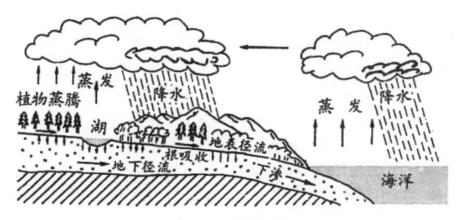

图 1-1-4　水汽循环图

生命环的意义在于提供生命生存繁衍适宜的温度、湿度和压力。温度、湿度和压力在一个小范围内波动，人间就有了春夏秋冬。如果这种波动非常剧烈便成了灾害，如明末小冰河时期，天下大旱，粮食减产，战火纷飞。影响大自然生命环的因素有3个：天、地、人。天地变化影响生命环的因素很多，如旱涝、地震、火山爆发，等等。过度的开发建设、环境污染、电磁污染、杀戮造成生物种群灭绝，这些都是人为的因素，这些环境的改变，使天地间的沟通艰涩而杂乱。

现在从中医的角度谈谈这些影响，天有六气变动，过极则为六淫；地有五行，五行化生五味，五味过极则能致病；人气在中，在人为道，道通天地，道通阴阳，在人体道为经脉。《灵枢·本藏》说："经脉者，所以行血气而营阴阳，濡筋骨，利关节者也。"《灵枢·海论》说："夫十二经脉者，内属于腑脏，外络于肢节。"经脉不通畅亦能使人体生命环失稳，失中和。经脉是为道路，经脉流通的营卫气血便是人体的水气循环，是为人体的生命环。

生命环非圆运动，循环往复，加上时间轴，循环过来，已不在原点，成了螺旋。岁月如梭，寒来暑往，日月更迭，一年又一年，再回来已非从前，人终是要老的。地球围着太阳转，平面上看也是个环，太阳也在运动，其实地球围着太阳螺旋。再看DNA分子双螺旋结构，一阴一阳，阴阳相应，对称就是美，一阴一阳谓之道，阴阳之间是谓中，执中而致和，整体如一。

生命环的运动重点在于：循、环、往、复。老子曰："夫物芸芸，吾以观复。"又曰："有物混成，先天地生。寂兮寥兮，独立而不改，周行而不殆，可以为天下母。吾不知其名，强字之曰道，强为之名曰大。大曰逝，逝曰远，远曰反。故道大，天大，地大，人亦大。域中有四大，而人居其一焉。人法地，地法天，天法道，道法自然。"

这段文字我试以第一人称的视角阐释之。我且站在地上，作如是观：那团物事如混沌，寂寞独立如一，周行循环不停息。这就是生成系统的基础，是为道。它渐渐变大，渐渐远去，远到尽头又渐渐回转，如是者循环往复。星空浩瀚，极尽苍茫。再看微观，亦如星云运转，循环往复。电子在原子核外旋转，接收外界的能量，能级升高，轨道变大。愈大，粒子间的间隔愈大，粒子所占空间愈大，密度越小。于是就有了上浮外散的动力，曰逝，曰远。随着升高，高处不胜寒，能量丢失，能级降低，轨道变小，粒子间相聚的机会便会多，粒子间碰撞时便会吸引在一起，粒子团愈来愈大，便成了"浊"，"浊"便下降，此为反。

《道德经》第二十五章："域中有四大。"哪四大呢？即：道大，天大，地大，人亦大。"道"是四大之中最根本的，道是规律法则，是秩序信息，是原，是本，故道生一。有了规律法则，秩序本原，按照法则演绎出天地人。而反过来归纳，追溯本原便是：人法地，地法天，天法道，道法自然。"循、环、往、复"在认识自然观察人体时也是要着重领悟的，这是天地之道，所以当明于此，合于一。

七、生命的梯度

整个来看，地球的大气层从对流层到地心是愈来愈热的，即内热外寒。人法地，地法天。那么人体也是内热外寒的，就像对流层里每上升1km气温下降6.5℃一样，所以我们身体的温度从外到内就有了梯度，人体最里层、最中间的位置，这里居住着五脏，是温度最高的地方。胃肠道虽占据了中轴，但是胃肠道与外界相通，所以它还不是温度最高的地方。在人体体表皮肤是温度相对低的地方。

影响地球温度的因素有2个方面，即天阳和地火；影响人体温度的因素也有2个方面，即身体内部的产热与外环境的温度。当外环境超过人体体温时，人体表面局部温度也可能超过体内温度，这时人体拼命出汗，利于水气蒸发来散热。当外环境持续高温，人将不能自持，系统将会不稳定，要么生病，要么死亡，这是因为我们人体内外温度都差不多，人体气血循环很难运行，新陈代谢、物质交换都会出问题。人在夏天午后时会很乏很困，就与此相关。

我以前在新疆居住过一段时间，在北方很多男人爱喝酒，每年冬天都有人因醉酒而被冻死。冻死的人往往神态很安详，面带微笑，伸手作烤火状，并不是我们想象的缩紧一团。其实刚开始受寒时，人体会蜷缩在一起，肌肉绷紧，肌肉震颤。这时气机是内收的，气往内走，气血归于里，一方面可以保护内脏，另一方面气血归于里，表面就干燥强硬了。干燥强硬的肢体不利于散热，冬天树木落叶，枝叶枯萎也是这个道理。肌肉震颤是为了发热来对抗寒冷。这时人体还是保持内热外寒的状态，持续的寒冷将令人难以自持，最终系统崩坏，气血不能维持至于里的趋势，气血外出至于肌表。此时肌表的温度要比内脏高，生命的梯度发生反转。这时人体反而感觉不冷了，会很温暖，这是因为五脏与大脑缺血，人出现幻觉，感觉像烤火一样。以上两个例子，一个中暑，一个冻死人，都说明了倘若人体的温度梯度被打破，系统将会崩盘。

《道德经》言"万物负阴而抱阳"，这已经指出生命系统是内热外寒的，正是因为生命系统有了这样的梯度，才造就了阴阳的转变，也造就了生命环循环往复的运动。在人体内除了温度有梯度外，湿度和压力也是有梯度的，愈是最下最内，压力越大的，湿度越高。诊治疾病时，很多时候我们不仅要考虑到温度，还要考虑压力和湿度，温度差、湿度差、压力差是为三元。所以理解生命梯度理念在诊疗时，可以帮助分析三元的变化，判断人体系统是否正常。

八、天有六气，降生五味

"天有六气，降生五味"这句话出自《左传·昭公元年》。六气归属于天，五味归属于地，《黄帝内经》中也在说"在地为化，化生五味"，所以"天有六气，降生五味"这句话是在说天地法则与变化。"天有六气，降生五味"指出天占有主导地位，地从属于天，所以我在前文中认为的天为"天一"，地为"地二"。从文字的表面意思来看，天气变化是能够影响植物生长的，植物中蕴有五味，为地气之所化。天时不好，庄稼可能颗粒无收，天气异常也能够影响到其他的生命体。天气变化影响着植物内的五行变化，所以有"天有六气，降生五味"之说。这里的"六气"有 2 种看法，一种是指阴、阳、风、雨、晦、明；另一种是指风、寒、暑、湿、燥、火。在这里我们以第二种为准。

天有六气，降生五味。在这里天占主导之位，五行与五大行星相关（木星、火星、土星、金星、水星）。同在太阳系中，除了日月之外，五大行星对地球影响最大。日月五星在中医中影射着阴阳五行，日月对天气的影响是显而易见的，地球自转与公转造成地球接收太阳光辐射强弱不同而形成昼夜四季的气候变化。月亮对地球气候影响也很明显，我们的农历便是以月亮的盈缺而创立的。日月五星除了对天气有影响外，对地气也有很大影响，日月五星对地气的影响便是"天有六气，降生五味"。

大地表面上看起来是坚实的，但其实地球就像一个鸡蛋，地壳就像鸡蛋壳一样，里面是流动的岩浆，地壳只占整个地球外层很少的部分，如图 1-1-5 所示。

日月和五大行星与地球之间的相对位置不断发生改变，这个变化是有秩序的，有章可循的。星球位置的变化造成星球间的引力不断发生改变，引力的变化对地球的岩浆流动会造成影响。影响可能包括很多方面，这里我只说 2 个方面，一是对温度的影响。岩浆流动，物质间摩擦会产生热量，这个热量会传导至地壳，影响着地壳上生活的生命体。二是岩浆的流动变化会产生信息波。这个信息波也会影响地壳上的各种生命体。日月对大地的影响，我们古人用阴阳理论去解释，日月和五大行

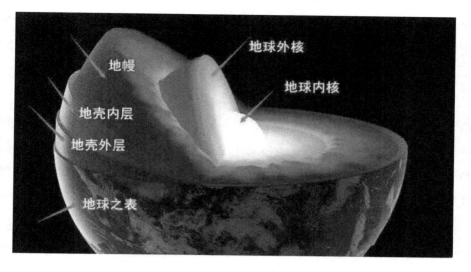

图 1-1-5　地球的剖面

星对地心的影响便是阴阳五行的变化。天体的运动影响着地心岩浆的流动，岩浆的流动产生 5 种属性不同的结果，我们称之为五行。五行的变化对生物体产生不同的影响，这就是五行化生五味。所以说"天有六气，降生五味"从现代科学角度来看是非常有道理的。以上是我用现代科学知识对五行的解释，那么现在我们的目光再转回 2000 多年前的内经时代。

《素问·天元纪大论》："太虚寥廓，肇基化元，万物资始，五运终天，布气真灵，揔统坤元，九星悬朗，七曜周旋，曰阴曰阳，曰柔曰刚，幽显既位，寒暑弛张，生生化化，品物咸章。"这段经文中"布气真灵，揔统坤元"便是在说天体对地气的影响，更深一层次讲便是天一生地二。"曰阴曰阳，曰柔曰刚，幽显既位，寒暑弛张，生生化化，品物咸章"，这段经文是在说，阴阳变化，寒暑更迭，生生化化，循环往复，这是说生命环，是生命环主导着万物之生灭。借用《道德经》的句式作如是说：道生天一，天一生地二，地二生人三，人三生万物。

无论是《黄帝内经》还是《道德经》，都在讲述这样一个道理：三生万物。古文玄奥而精深，意蕴悠远，令人回味无穷。诗人刘长卿说："古调虽自爱，今人多不弹。"在现今的社会环境与语言环境下，古文确实离我们太远，于是我就用直白的语言把古人的意思表达出来，这也是写此书的目的之一。

千字文里说："闰余成岁，律吕调阳。"随着天时的变化，地气也发生相应变化，古人是可以测量地气变化的。黄帝时代的伶伦，用 12 根竹管，其中最长的九寸，最短的四寸六分，因为九是阳的极数。然后他按长短次序将竹管排列好，上面的管口一边齐，下边长短不一，像切大葱一样，留斜茬，然后插到土里面。竹管是空的，里面灌满用苇子膜烧成的灰。这种飞灰最轻，叫暇莩。他把这些管埋在西北的阴山，拿布幔子遮蔽起来，外面筑室，绝对吹不到一点风，用它来候地气，因为地下的阴阳二气随时都在变化。到了冬至的时候，一阳生。阳气一生，第一根九寸长，叫黄钟的管子里面的灰，自己就飞出来了，同时发出一种"嗡"的声音。这种声音就叫黄钟，这个时间就是子，节气就是冬至。唐朝大诗人杜甫的诗《小至》："天时人事日相催，冬至阳生春又来。刺绣五纹添弱线，吹葭六管动浮灰。"其诗也是讲的天时地气的变化。

《黄帝内经》云："其在天为玄，在人为道，在地为化，化生五味。"玄是什么？玄是天体运行的规律，玄是宇宙的规则，老子说，道可道，非常道。玄就是非常道，玄是不可捉摸的，但是"玄"是可以从天地运动规律中去推测，去发现的。这"道"呢？便是物质的运动轨迹，便是道路。老子曰："玄之又玄，众妙之门。"我们看天只能看到局部，只能看到很小一部分的规律，古人感知到天体对大地的影响，古人把这些影响概括为五行，在地为化，化生五味，故又言木生酸，火生苦，土生甘，金生辛，水生咸。

"天有六气，降生五味""天地合气，命之曰人"，其实这些也是中医五运六气的理论基础，古人对天地运行规律进行观察，找出其中的秩序规律以及对人体与其他生物体的影响，从而总结归纳出五运六气的理论。五运六气的学问甚是玄奥，我真的不知道古人是怎么发现这些规律的。中医也许是上一个文明留下的遗产，而这些遗产是残缺不全的，我们的古代先人的思维已达到令人难以想象的高度，《黄帝内经》一出世其理论高度便令人望尘莫及。

气归属于天，外环境六气（风、寒、暑、湿、燥、火）通过人体表面对人体产生影响，我们用针灸、推拿等外治法也是通过刺激人体表面来达到调节人体系统的目的。味归属地，大地上生长的各种植物受到大地五行的变化而化生五味。五味入于胃肠，着于五脏，能够调节人体五行的变化。《黄帝内经》云："天食人以五气，地食人以五味。"又云，"天地合气，命之曰人。"因此天地接驳人体有两大接口，一是体表皮毛，二是胃肠。于是，我们古代先人发明了两大治疗方法，一是经络外治法，二是中药内服法。可谓是妙之极矣。

经络外治法与中药内服法作用于人体两极，则气机汇聚于中，这个"中"便是人体的五脏系统。人体之中五脏居于最里，也是人体的"中"，五脏属藏，藏居于内而不见，所以这个"藏"字极有神韵。六腑多与外面相通，居于人体的中轴部位，我们可以把这个位置称为"里"。我们看看草履虫的构造（图 1-1-6）。草履虫的口沟为表皮所化，口沟也即是原始的胃肠道，可见胃肠道也是属于表的。

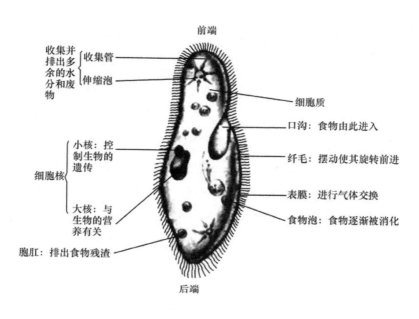

图 1-1-6　草履虫的构造

"天地合气，命之曰人"，人活天地间，天地接驳人体便有了 2 个接口，一是人体表面，二是人体的胃肠道。人体表面感知着天气变化，人体的胃肠道感知五味的变化。人体表面与人体胃肠道位于人体的两极，来自两极的气与味汇聚于五脏，五脏是为"中"，内经中尤重五脏，建立了以五脏为中心的生理病理模型。在后面的章节我们还会提到人体系统调控模式，也是与这六气五味相关，即气宜所立，神机相随；味有所藏，神气乃生。这里的神机便居于"中"，五脏之所处，具体详细的内容可往后看。

九、能量的转移

能量是守恒的，它不会变少，也不会平白无故增加，它会从一种形态转换成另一种形态，势能可以转变为动能，动能可以转变为势能。

下面我们继续谈谈能量转移的问题。能量来源主要有 2 个：一是高高在上的太阳，一是深深地底的地火。地面之际温度、湿度、压力较为稳定，在一个小范围内波动，给大多数生物提供了生存繁衍的外环境。天阳与地火为两个阳，阳主乎动，而生命就是恒动的，火带来了"动"，运动不休，循环往复构成了生命的循环。

从微观层面来看，当引力与斥力相当时，物质是稳定的，譬如一块石头。冰冻下它是石头，火烧下它是石头，扔到火星上它还是石头，相当稳定，一定量的能量施加不足以改变分子间引力和斥力的状态，这不是生命应有的状态。而生命是恒动的，运动不息的，所以石头成为不了生命。

当引力大于斥力时，就会引起向内的运动，距离近了就会引起摩擦，彼此的摩擦振荡会产生热，这个热就是分子的振荡引起的，这也是埋下了进一步变化的"因"。《黄帝内经》说："成败倚伏生乎动，动而不已则变作矣。"这句话的意思就是：成败的原因在于"动"，动之不休产生变。这时分子运动就有向上向外的趋势，表现为"热"象，如果再施加些能量，平衡被打破，于是静而生动，变作矣。分子间距离加大，挣脱了地球引力，升浮腾挪，这时表现为"动"象。所以说火可以展现出"热象"，也能展现出"动象"。除此之外火也可以表现出第三种姿态，当火表现出"动象"或第三种姿态时，"热象"将不再明显，这就像汽油在内燃机中做功时，机器在运转，那么燃烧就不会表现出温度快速提升，它还表现出轮轴的转动。

下面我们要谈谈火（能量）的第三种姿态。从微观层面上看，能量介入后，粒子外电子云会吸收能量，从而导致电子轨道从低能级跃升到高能级，分子间斥力增加，继续施加能量，电子轨道继续跃迁，于是变作矣。分子挣脱了一些束缚，于是有了更大的腾挪空间，在这个过程中，能量也发生了转移，能量从外环境中转移到分子外电子云上，能量以势能的形式储存在分子团的电子云上。外环境是在不断变化的，动极生静，所以当外界寒冷，能量被丢失，引力将慢慢大于斥力。物相聚，气成形。电子云轨道从高能级渐渐恢复到低能级，同时释放出电磁波，分子外势能被释放，能量转移到外环境中。分子吸收与释放能量可以调控温度，有利于保持系统的稳定。

在宏观层面讲这便是大自然的水气循环，便是地气上为云，天气下为雨。大自然的水气循环给生命的生存发展提供了可能，因此我把此循环称为"生命环"。生命环天地自然中有，人亦有。天地间有云雨之变，人亦有。下雨时有电闪雷鸣，那么人体之中亦有电磁波的释放与接收。外界大天地，人身小天地。人身之中高能级分子团，由高能级恢复至低能级时会释放出电磁波，这些电磁波是能够携带信息的，这些信息能够与外环境的信息进行交换，交换的信息能够传导到人体的调控中枢，从而使人体产生相应的变化，系统能够随外环境变化而调整，随机应变，维护自身系统的稳定性。这种调控的信息在中医称之为"神"，中医说，心为神明之主，以心肾为中枢的五脏是为人体调控中枢，五脏为神机之所发，故称之为"神机"，关于这方面的内容将在本书后面详尽论述。

物聚而生热，散而生寒。水的蒸腾效用带走大量的热，水汽在高空成云，成雨，聚合而降下，这个聚的过程又是能量释放的过程，而能量循环与再分布对生命而言是必要的，这个过程也使地面之际保持着适宜的温度、湿度和压力。在人体之中，体表是寒的，内里是热的，所以大自然的能量循环与再分布的现象也存在于人体，人法地，地法天。太阳经在体表分布最大，有寒水之用，其间云雨变化，莫不如是哉。

《黄帝内经》："南方生热，热生火，火生苦，苦生心，心生血，血生脾。其在天为热，在地为火，在体为脉，在气为息，在藏为心。其性为暑，其德为显。"我看很多人描述"热"与"火"，都会把"热"与"火"混作一团，认为"热"与"火"是同一性质的，一般认为火为热之极，热为火之渐。岂不知火乃本源，热乃火之显象，而火之显象也非仅热象一种，如果把火与热混为一谈，这是基础概念的不清晰。内经中说在天为热，在地为火。热指的是六气的一种，火是指五行的一种。热可以用温度衡量与计数，火却不行，火更多时候指的是事物的一种属性。火曰炎上，炎上是为其征象，炎上不仅仅是热象，更应该是动象，所以带有火属性的事物可以表现出温度升高，更多时候是以"动"的形态展现在我们眼前。其实这个"热"也是动，当分子团在小范围振荡不休时，表面上展示出来的就是"热"，当分子团外部压力减少时，其就表现出"炎上"的动态，所以当我们想到火属性时心中当有"动"的意象。

《素问·六元正纪大论》提出"火郁发之"的理念，正是因为"火"被束缚住了，才显出热象来，欲解其热，当解其束缚，给其以运动的空间则热不显，故曰：火郁发之。现实生活中，电磁炉开动时，其内迅速变幻着不同方向的电磁波，这样使磁场内的水分子被动地振荡起来，于是产生热，从而加热食物，这是分子在局部振荡产生了热。如果给水分子以空间，它很快就能动起来，这时热能可以转变为动能。外环境的压力也会影响热能转变成动能的过程，高原上空气稀薄，压力小，分子团内外压力差异大，很容易动起来。所以高原上烧开水，不到70℃水就沸腾了。反之，束缚能量散开，它会表现出更高的热，用高压锅炖鸡，温度超过100℃水也不会沸腾。

能量转换还与介质相关，比如加热空气，热空气会很快上升，形成冷热空气对流。在人体内主要介质是水，加热，水能够吸收热量，水能够很好地流动起来。水少了，流动不起来，那么温度很快升起来，像干烧锅很容易把菜烧焦，中医上温病的发病机理就与此相关。

人受寒时脉会变得弦紧，此时卫气郁塞，营热内郁，这时候卫气被抑不得伸展舒散，能量束缚在血脉之中，不得伸展，所以能量表现出的是热能，这个热能够抵抗外界的寒冷，维护人体生命系统的稳定。当人脱离了寒冷外环境，到达了温暖的地方，如果机体还是处于受寒的应激状态而不能自拔，这就成了伤寒。还有阴虚内热的脉，细数有力，这也是能量流通受阻，所以表现出了热。当能量受到束缚，火展现出的多是热象，我们要解决这个热，第一是解其束缚。第二是促其流通。伤寒病是由束缚而致，所以要解其表散其热。第三，阴虚多是因为缺失流通介质，所以要补液促其流通，气血流通，能量均匀分布则热不显。

理解了火与热的区别后，我们的思路就打开了，《尚书·洪范》说"火曰炎上，炎上作苦"，为什么苦味药能够清热，像黄连、黄芩之类都是祛火药，又如何与炎上相关联呢？炎上何以作苦？其实这不难理解，火不仅仅显象为热，更多的还是动象，苦味药宣通，解开能量束缚，能够使能量散开来，这样火的热象就消失，转换成了火的其他形态，热象没了是为清热。苦味宣通作用正是应了炎上之象，故曰炎上作苦。

以上我总结了能量转换时的 3 个主要因素，一为温度，二为压力，三为湿度。温度、压力、湿度是为三元，是生命存在生活的重要因素。能量如何转移，如何显象，要考虑这 3 个方面的因素，诊治疾病也要考虑这 3 个方面的因素。

十、三元及一

"三元及一"是我发明的词语，古书经典中早就有类似"三元及一"的思想，只不过这种思想是散见的、不成系统的，而我做的工作便是把这些思维捡拾起来，综合起来，使之更有条理，看起来更能让人明白。关于三元的思想我已在心中萦绕了10 多年，思之又思，想之又想，不断总结，反复推衍，才渐渐有了现在的模样。三元的思想来源于《道德经》，《道德经》言"三生万物"。为什么是"三"生万物，不是二生万物，或者说阴阳生万物呢？这引起我的思考，我反复思量着"三"的含义，关于《道德经》这段文字我作出数次阐释，从不同的角度去琢磨、去研究，终有所收获，渐渐地有了一些雏形。在学习《黄帝内经》时，经文反复提及天地人的条文，我心中于是加深了对"三"的理解。在学习《伤寒论》时，有关六经六气的概念又令我沉思，我尝试着以水火土三元来解释伤寒的病理，我发现能解释通。后来又用水火土三元解释温病的病机病理时，我发现还能解释通。再看湿热病，疫疹时我发现也可用三元的思想去理解。再如内伤病，李东垣的阴火说，我发现也可以用这套理论对其进行评价。于是，伤寒、温病、湿热、疫疹、内伤发热、外感等，我把这些统统拉进一个体系里，然后在同样背景下去评价它们，定义它们，这非常有意思。现在我的研究还不是很深入，但是我觉得我已经开了个好头，好的开始等于成功的一半。首先要敢想，敢于假设，然后再小心求证。

下面以问答的形式解说三元及一的思想：

（1）什么是三元及一？

"三元及一"的思想来源于《道德经》的"三生万物"，至于"三"才能生万物，至于"三"才能产生生命的系统，天人地的系统是最基本的生命系统，天人地称为"三元"，而系统是个整体，是为"一"，故曰"三元及一"。为什么不用三元合一的称呼呢？三元合一，重心在于一，而三元及一，"三元"和"一"都是重点，三元合为一气，一气也可以化为三元。

（2）为什么是"三"不是"二"？

以下摘自于第十版中医教材《中医基础理论》（中国中医药出版社 2016 年出版）。"阴阳二元论的系统结构。阴阳学说属于中国古代哲学范畴，其核心理论是阴阳一分为二的对立统一辩证观。阴阳表示着宇宙间一切事物和现象的对立统一关系，用二元论的思维方式说明事物和现象的发生、发展与变化。故《类经·阴阳类》说：'道者，阴阳之理也。阴阳者，一分为二也。'中医学的阴阳学说，是在阴阳概念基础上建立起来的中医学基本理论，认为阴阳是交合感应、对立互根、消长转化的关系，贯穿于自然与人体等一切事物之中，是人体生理活动和病理变化的根源及规律。中医学运用阴阳学说，阐明生命的形体结构、功能活动、病理变化、诊断辨证、预防治疗、养生康复等，成为中医学的重要思维方法和理论基础。"

记得在 1994 年的时候我刚学中医时，那时学的第一门课就是中医基础理论，那时候的中医基础理论教材还是薄薄的一本书。经过这些年的发展，中医基础理论这门课程也有了长足的进步，第十版的教材增加了不少内容，论述得也比以前的书更为详尽了。我之所以摘抄第十版的中医教材，是想要作个对比，通过对比来突出我的理论的创新性。写书就要突出个"新"字，这样读者读后才会有所收获。中医教材是具有权威性的，中医基础理论是打基础的课程，筑基已有偏斜，细微之处似是而非，众多细微偏斜之处叠加起来，到了后面其楼必歪。

以上摘抄的这段话主要的问题在于，书中认为阴阳的二元可构成系统，是不是这样呢？为什么《道德经》提出"三生万物"呢？只有阴阳二元的世界是形成不了系统的，在阴阳之间我们忽略了一个"中"字，只有加上"中"，阴阳中三者才能成系统。内经中多次提到过"阴阳离合"，阴阳之气从中而发，渐行渐远，这是阴阳的离，如果阴阳之气一去不回头，这就是阴阳离决。阴阳之气至于边界而发生变化，而反转，则对冲而行，此冲气之为和也，是为阴阳的合。从中而发的运动是谓离，从两端趋向于中的运动是谓合。这里的阴阳之气的离合，也是天气、地气的离合。《素问·阴阳离合论》："是故三阳之离合也，太阳为开，阳明为阖，少阳为枢。三经者，不得相失也，搏而勿浮，命曰一阳……是故三阴之离合也，太阴为开，厥阴为阖，少阴为枢。三经者，不得相失也，搏而勿沉，名曰一阴。"这里说的阴阳离合是阴阳经脉的离合，经脉的离合也是经脉内流通的气血的离合。且看这三阳之离合，三经者，不得相失，搏而勿浮，命曰一阳。这就表明三经合为一阳，是为整体，是为系统，从经脉的角度看也是三元及一的。

阴阳之气的离加上阴阳之气的合便为阴阳离合，是为生命环。从中而发，趋向于中，阴阳的运动都离不开中，如果没有"中"，阴阳之气的运动便会漫无边际，这将不是整体，不成系统。此处的"中"也不仅仅是个区域，是个分隔点，这个"中"也是有气的，中气也循环往复运动着。举个例子，用火加热杯中水，水对流起来，对流中心也在旋转运动，这就是水杯之中的中气旋转。地面之际是谓中，气在地面之际升降出入的运动，是为中气之动。以上是从阴气、阳气、冲气（中气）这三元去认识生命的系统的。这个"中"也是人体的稳态中心，稳态中心不是一成不变的，它随天地冲气而变，阴阳制约平衡，阴阳经脉的对冲平衡时时刻刻调整着人体的稳态中心。

天地定位，人气流通，是为生命的系统。如果只有天地能否成系统呢？天地是有属性的，清阳为天，浊阴为地，如果阴阳二元能成系统，那么天地亦可成系统，但是天地之间没有水气流通，这方天地是不能生物的。我们知道沙漠极为干燥，缺少水，天地间水气循环极为稀薄，所以沙漠的生命是极少的。如果天地间没有沟通，那么就不能够成就生命的系统。中医是研究生命的学问，也是研究生命系统的学问，而仅以阴阳则难成生命系统。以上是以天人地三元去谈生命系统。

从气机运动来看，阴阳冲气三元及一而不可分，是为系统；从空间区域来看，天人地三元及一而不可分，是为系统。从物质象性来看，水火土三元及一而不可分，是为系统。水火土三元是物质的象性三元，中医是唯物的，物质的象便是"土"，所以我认为生命系统不能缺少"土"。《黄帝内经》言："水火者，阴阳之征兆也。"所以水火某种程度上可以等同于阴阳，火为阳，水为阴。水火都是流动的，火炎上，水润下，水火动动不休，而土是静的象，动静相召，是为系统。或问海洋中没有土，为何鱼虾众多？岂不知水至清则无鱼，水中的浮游生物都有着"土"之象，是流动的物质，流动的土。沙漠缺少水土，所以沙漠的生命系统也脆弱。所以从水火土象性三元上来看，只有水火的二元世界是不能构成系统的。

在教材中还提出阴阳学说包括阴阳交感，阴阳对立互根，消长转化等阴阳之间的关系。岂不知在谈这些阴阳关系时一定要有个前提，即在整体系统架构之下阴阳才拥有这些关系，如果没有整体系统谈这些阴阳关系就毫无意义，而要成系统必有"三"，在"三"之内才有"二"。《中医基础理论》第十版教材缺乏这些基本的认知，所以说理不透彻、不清晰，着实令人遗憾。关于阴阳学说将在本篇的第二章详尽论述。

（3）三元及一理论的内容是什么？

"三元及一"的理论包括2个内容，一是"三元"，另一是"一"，这个"一"代表着系统整体。这本书我着重谈谈"三"，关于"一"放在以后的文章里再论述。初始思考三元的问题大约是10年前，那时我在读《伤寒论》，我想用"水火土三元"的理论去解释《伤寒论》，当时也取得了一些成果，但是不成体系。后来读《道德经》，联系到了天人地的系统，于是思路逐渐打开了，再后来又尝试写这本书，思维就更加清晰了。

由三生万物我们知道，至于"三"才有生命，至于"三"才有生命的系统，这个"三"就是三元。我们从不同的角度对系统进行观察，看到的"三元"是不一样的。天地定位，人气流通，天人地三元及一，是为生命的系统。天人地是以界面区域而言，天代表大气层，地代表地下以及地心，人代表着地面之际，故天人地又称为"界面三元"。天人地不是静止的，各有气机在运动，天气是下行的，地气是上升的，人气氤氲在其中。天人地是相互交感沟通的，交感沟通的便是天气、地气、人气。这天气、地气和人气也是三元，是为三元之气。

《黄帝内经》说："阴阳者，天地之道也。"这个"道"字便有着道路以及运行轨迹的意思，所以天气和地气也可以用阴阳之气来代替，阳气上行，阴气下行，阴阳相冲也，冲气以为和也。阳气上行与地气类似，阴气下行与天气类似，冲气是阴阳之气在地面之际对冲，故又称之为"中气"。至此，阴气、阳气、中气也称之为三元之气。

《黄帝内经》说："水火者，阴阳之征兆也。"其实阴阳可类比于水火，水火是相对流动的，而中气是地面之际盘旋着的，所以中气相对于水火是相对静止的，这时我们用"土"代替中气。阴阳中，水火土，从阴阳水火的二元观到三元观，我在其中加了"中土"二字。水火土是为三元，也为象性三元。"象性"简单来讲就是：外显其象，内藏其性。《素问·阴阳应象大论》的这篇文章标题已表明阴阳属性与象相关联。把"象"与"性"连在一起，于是就有"象性"之说。阴阳是象性，水火土也是象性；阴阳是二元观，水火土是三元观；阴阳着眼于运动与差异，水火土着眼于系统与整体。

水火土对于生命体而言是不可缺少的 3 种要素，其中水是生命的源泉，火是生命的动力，土是生命的承载。水火土三要素各有不同功用与外显，其中水性润下，火性炎上，土性涵藏。水有着滋润、流动、寒凉、向下的象性；火有着温暖、向上、推动、变化的象性；土有着包容、承载、营养、滋生、缓和的象性。

水火土三元之中，水能藏火，土能藏水，火又温养涵盖土。三元的比例因时因位而有所变化，水火土过度的变化会造成异常，从而影响身体的机能，如火少了，水土就会显得多，水土多，缺少火的动力造成了湿瘀，伤于寒便会发生这样的病理机制。如水火土之中水少了，身体会想办法调整，比如渴，想喝水，少尿等，若不能解决，则火土显得多，火多为热，土多成瘀，没有水的滋润与流动，温度分布不均，表现为上火，水少火土多也是温病的病机病理之一。

水火土三者合而为一，在人体不同的区间位置水火土的比例出现不同的变化，从而呈现不同的象。火多成气，水多成液，土多成形。气、液、形是组成人体的基本物质，气、液、形在人体系统之内是个小的整体，所以气、液、形也是"三元及一"的。以气来举例，中医是唯物的，所以气是物质的，同时气也是物质能量信息的合体，我们对气的认知可以分为"三"来看，分为"三"可以从 3 个方面去观察，这样看得更清晰一些。气中火的要素多一些，土的要素少一些，火的要素多，含很多物质能量的信息流便呈现出气的形态。

积气以为天，积形以为地，水气循环其间是为生命环。天地定位，人气流通其间。人体之中人气流通，便是这川流不息的营卫气血，气血流通之中，时时产生着变化，其实这些变化可以看成水火土三要素的变化，水火土三要素不同比例的变化，从而展现出物质能量信息流不同的象性。精气神，人身三宝，这精气神也是物质能量信息流，是水火土象性三元在人体之中变化而展现出来的。

在自然界中温度高了表现为热，温度低了表现为寒，寒热皆与火相关，火多为热，火少为寒。自然界中湿度高了表现为湿，湿度低了表现为燥，燥湿皆与水相关，水多为湿，水少为燥。自然界中压力小了表现为风，压力大了表现为暑，这个压力与土相关，土少为清，土多为浊，清者易于流动对应着风，浊者难于流通对应着暑。所以水火土三元分为二而成六，对应六气，即风热暑湿燥寒。在病因病机上因水火土衍生出的三元，即：湿度差、温度差、压力差。六气太过是为六淫，六淫伤人是为外感。六淫影响了人体温度、湿度、压力，从而影响体内水火土的变化，进而产生不协调、不和谐。生命体的存在需要一定温度、湿度和压力的外环境，生命体之内很多理化反应也需要一定的温度、湿度和压力。水火土中的土也代表着物质，没有物质营养充实的形体不能够维持相应的压力。水火土是为象性三元，三元合为一，就是一个整体，分开看把一看作三，就显示出3个象性出来，即水的象性、火的象性、土的象性。象性是不能离开本体存在的，一件事物身上都有这3种特性，不过某项比较突出而已。

最后对上面的问题进行梳理。首先，三生万物，生命的系统至于"三"才能形成，天人地是生命的基本系统，天人地是三元及一的，三元不可分，分则系统崩矣。系统之内有气相联系沟通，由三元而诞生三元之气，大自然的三元之气是阴气、阳气与中气，云出地气，雨出天气，这阴阳之气与中气也是云气、雨气和中土之气。人体之中云气、雨气和中土之气对应着火气、水气和土气。水火土是为三元，是为象性三元。然后对水火土象性三元进行描述和阐释，由水火土象性三元不同的变化而引出气液形和精气神。除此之外，水火土又可化身为六，可对应六气，由此也引出温度差、湿度差、压力差的概念，这样我们就可以用水火土不同的象性变化来分析人体的生理病理了。

（4）提出三元及一理论的意义是什么？

我为什么要提出三元及一的理论呢？这三元及一的理论在分析问题、解决问题方面又有什么优势呢？其一，三元及一的理论依据经典而建立，是与我们对自然世界的认知不相违的，且在现实的世界中是能够落到实处的，应用三元及一的思想阐释中医理论可以使中医思维落到实处。其二，用阴阳的思维来说明人体生理病理，其实这阴阳理论之中是有个隐藏的"三"，所有的阴阳关系都是系统整体下的阴阳关系，忽略了这个"三"，对人体的观察就不够清晰透彻，既然如此，何不把"三"找出来呢？把"三"找出来，于是就有了"三元及一"的理论。其三，三元及一的理论包括阴阳的二元观以及气一元观。三元还是阴阳与五行之间的桥梁（将在本书后面阐述），在传统中医基础理论之中，阴阳与五行学说联系并不紧密，有脱节之嫌疑，有了三元学说后，阴阳与五行学说之间的过渡就极为顺畅。三元亦可以对六气进行形容和概括。三元为什么与五行和六气产生联系呢？因为三元是最基本的生命系统，五行和六气都是复杂的系统，复杂的系统是由基础的系统衍化而成的。

十一、通天下一气耳

庄子曰："通天下一气耳。故气聚则生，气散则死。"

水火土三元合而成一气，无水不能成一气，无火不能成一气，无土亦不能成一气。一气之成也，流通天地间。此气形态有三：水火土之中火多者呈现"气"的形态，水多时呈现"液"的形态，土多时呈现"形"的形态。积形以为地，积气以为天，天地者亦为一气之所成。天地间有水气循环，此是大自然的生命环。人体间亦有水气之循环，此是人体的生命环。人体的生命环便为卫气营血之循环。

形体者，阴也，相对静止者也，类象于地，然地气亦可升，天气亦可降。地气上为云，天气下为雨。天地间有云雨之变，人体中有形气相生。形裹于气，气覆于形。形体之中有气血流通，形体之外亦气相盖覆，有道是天覆地载。流通者，阳也。形体者，阴也。阳中又分阴阳，卫气在外，阳中之阳；营血在里，阳中之阴。人有经脉系统，脉管者，形也，营血充其间，卫气行其外。人身处处有营卫，人身处处有气血，气血营卫一气耳，升降出入，以应四时之变。

十二、谈谈气的作用

前文已多次提到气，现在再将一将，并结合现在主流中医对气的认识做出一些对比，试从不同的角度对气进行阐释。水火土合为一气，通天下一气耳，一气之行也，升降出入，行于不同空间，呈现不同的状态，气可成精，精可化气。气者，流通也。地气上为云，天气下为雨。天地间水气循环构成了大自然的生命环，这生命环中流通的便是气。人法地，地法天。人体之中亦有水气循环，这个水气循环是人体的生命环，人体生命环流通的是卫气营血。

现在中医认为气是一种精微物质。气是物质不假，但气不仅仅是物质，而且气还是能量，也是信息，所以我认为气是物质能量信息流。关于气的作用，书上说气有推动、温煦、防御、固摄、营养和气化作用。下面我们试着从气的三元观对气的作用进行推衍，水火土合而成为一气，火有推动温煦的作用，火的因素表现在气就是推动温煦的作用。气有清浊，清浊多与土相关，土少为清，土多为浊。气过清不能滋养形体，气过浊易成瘀滞。气能滋养形体，所以气有营养作用。至于气的防御作用与固摄作用，一方面表现在形的保护，一方面表现在气的张力，形充气盈才能表现出气的防御与固摄作用。关于气化作用，一气流通之时，水火土时刻在变化，水火土比例不同则呈现出不同的表象，这便是气化。

气除以上的几种功能外，我认为气还有一个重要的功能。气是物质能量信息流，气是物质的，气是能量的，气更是信息的，所以气是能量和信息的载体。以上对气的物质和能量方面的功用已经做了总结，但对气的信息方面的功用却未提及，所以在气的功能上还应该阐述气对信息的感应、承载、传输、发布这方面的内容。天地合气，命之曰人。人感天地之气生，四时之法成。天气、地气包含天地的信息，人感天地之气，便是要人体之气与天气、地气交感。气宜所立，神机相应。当外环境变化之时人体的内环境也产生了变化，以求相应，这一过程中，信息的交感、传导、分析、应对必然离不开气。

十三、炁本无火

"炁"是指气的一种功能。火代表着热与动，气往往以能量的形式表现出来，"无火"是说无关于热和动，那"炁本无火"是指"炁"有着信息承载传递的功能。

地球有大气层，人体之外也有一层气层，它就藏在皮毛间，这是我们的生物场。苏联科学家柯尔连用特殊的照相法拍摄出植物体外的光圈，这个光圈就是植物的生物场，这使我们看到了身体表面之外的情景。我们在澡堂洗澡时，水很热，我们身体外也有一层气场在保护我们，如果不去扰乱体外的气场，尽管水烫，还是能接受，如果动起来，扰乱了体外的气场，就会觉得很烫。以上生活经验告诉我们，我们身体之外也有大气层，也能够云升雨降，进行物质能量信息的交换。六气相感，便是与体外的一层交感，进一步感传至体内，这便是"气宜所立"。气宜所立，承载信息的交换传递的便是"炁"。

炁也是元气，《难经》中提出三焦者元气之别使也。三焦中所藏的气除了表现出热与动的气之外，还有这无火之"炁"。三焦位于胸腹膜横膈膜之内五脏六腑之外的大腔子里，这腔子有蒸腾的气，冬天时杀猪宰羊，打开胸腹腔时我们可以明显地看到。这些蒸腾的气承载着五脏六腑的信息。

炁也是胃气，胃肠道里的黏膜凸起像热带雨林一样，雨林里生机盎然，肠道有益菌生活在其间。五味入口，食物被分解，物质能量被吸收，五味的信息也被"炁"

接收了。《素问·六节藏象论》曰："五味入口，藏于肠胃，味有所藏，以养五气，气和而生，津液相成，神乃自生。"五味经过一系列变化可化神，炁在其中有着不可替代的作用。

气如何承载信息呢？云升雨降，当水分子在地面受热，分子外电子云接受热能时，电子云轨道跃迁至高能级，从而使热能贮藏在分子外电子云上。到了另一区间，比如高空，外界的寒使分子相聚，电子云轨道能级降低，从而释放电磁波出来。分子外电子云跃迁与能级降低，使能量运输传导，对稳定生命系统至关重要，而且携带能量的同时也承载着信息。信息以波动的形式承载下来，表现在分子外电子云的排列与组合上。这种分子外电子云富含高能的气便是"炁"，这种能量贮藏在分子外电子云中，不以热和动的形式表现出来，这种高能的气也是元气。元气为命门所化生而出，藏于三焦，元气之中携带着生命信息，先天秩序（具体内容可参见本书其他章节）。

《难经》云："人体三焦，元气之别使也，主持诸气。"其功能为护佑脏腑，贮存能量，为脏腑正常的生理功能提供支持。经络与穴位贮存经气，经气中亦有高能粒子为外周系统提供护佑与能量支持。炁本无火，炁更是储存信息的介质，气宜所立，神机相应，炁可通神，对人体系统进行信息调控。三焦是为炁之海，经脉是为炁之河，物质能量信息流通其中，沟通内外上下，脏腑肢节共同调控人体系统，法天则地，随应而变。

夫物聚则生热。相聚时引力大于斥力，分子外电子云处于低能级状态，姿态低了才好相聚，大家都"趾高气扬"的话早就散伙了。聚集到一定程度，就像一群刺猬在聚团取暖，离得远了冷，离得近了又扎得慌。分子间产生布朗运动，分子间或分子团间彼此撞击，在密闭的空间内，能量以热和向外膨胀的力的形式表现出来。这就像微波炉加热食物，剧烈变化的电磁波使水分子动起来，分子间撞击，食物被加热，变得蓬松而涨大。聚集，很拘束，不自由，不逍遥。聚集，空间压缩，分子间距离不伸展，分子外电子云轨道被压缩，无法跃迁至高能级。散而升，空间加大，距离增加，热化为动，低能级晋升高能级，如鲲鹏扶摇直上九万里。

物极必反，势极而衰。高能的、逍遥的分子碰到一起，就像两个高傲的人相遇，很容易激起怒火，迸出火花，产生雷电。当然真实的雷电产生并不一定是这样的，但是分子电子云跃迁至低能级时会释放电磁波，这个电磁波会改变电场。在自然界，雷电是在高空产生的，在人体中生物电最活跃的地方是大脑。头为精明之府，精而明者才能到达头部为头脑所用。头在上，诸阳之会，高能的精纯的水谷精微为大脑提供营养。精纯的灵动的事物被中医认为是"气"，而提供大脑的又是最精纯的气，即"元气"。大脑是信息处理中心，元气是信息的载体，处于一种高能状态，高能状态的元气产生电磁波改变电场，影响生物电，影响着人体的神经调节系统。相对低能一些的"气"也能携带信息，以水作为主要成分，以液态存在，以五脏为大本营，影响着人体的体液调节系统。

其实我们每个人外面都有生物场，只是我们看不到。苏联科学家柯尔连应用特殊的照相法拍摄植物光圈，比如"幽灵叶"现象，叶子被剪去一部分后，叶子外面的光圈还是完整的。人体最外的一层藏于皮毛间的气层，它能够接收和发射信息，就像大气层之中的对流层，也是一个人的"气场"（图1-1-7）。中医言：望而知之谓之神，望神便是感知一个人的气场。如果以后科技发达能够拍摄人体的气场，这样的仪器一定会成为中医诊断的得力助手。

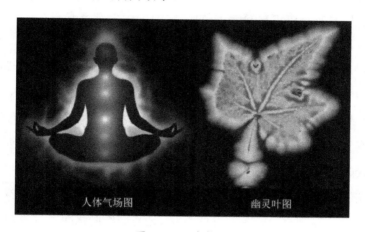

人体气场图　　　　幽灵叶图

图 1-1-7　生物场

地球有一个大气层，人有三个，体外一个，胃肠道一个，三焦一个。有大气层的地方，在地面之际，物质能量信息频繁交换，也是气宜所立的地方。天地是一对阴阳，在人体就变化出了三阴三阳，地面之际是阳，里面的五脏是阴；3个地面之际为三阳，里面的五脏分为三阴，联结其中经脉的为六经。生命是从简单走向复杂，单细胞的微生物只有一阴一阳，到了草履虫进化了胞肛与口沟，这就有了二阴二阳，人体有了三焦，这就是三阴三阳了，无论是一阴一阳还是三阴三阳，都要遵循天地这对阴阳法则。《伤寒论》是三阴三阳的辨证，理解了人体的大气层对于理解伤寒论的条文有很大的帮助。

炁本无火，炁代表着信息。中医本就是信息医学，譬如针灸，作用于腧穴，行补泻，亦是在传递信息，便是进行信息交换，以"无"改变"有"。再如中药，通过药物的"气味"对人体信息进行调节。

十四、热气生清，寒气生浊

谈清浊之前，先说一说阴阳二元属性和水火土三元属性的区别，并通过对"热气生清，寒气生浊"这句话的解释来说明三元观的优越性。阴阳是事物属性的二元观，水火土是事物属性的三元观。水火者，阴阳之征兆也。类象于水火，并以此来分事物的阴阳属性。水火的象有多种，寒热是其中之一，水寒而火热，除此之外，火象还有动象，向上的、向外的、膨胀的象。水象除了有寒象外，还有向下的、静的、沉降的、收缩的象。以水火类象来界定阴阳，这就是事物属性的阴阳二元观，水火土的三元观在二元观的基础之上又加了"土"之象。什么是"土"之象？"土"之象又为"中"之象，中气氤氲，中气循环。"中土"之象有循、环、往、复的意味。天地之间，地面之际是为中，云升雨降，春华秋实，水火出入其中。"土"象多静，虽火动而水静，然相比于土者水火亦属于动。人体之内，土多而成形，气血者水火也，形静而气血动也。水火土是为一家，密不可分。气中有水火土，液（血）中有水火土，形中有水火土。气液（血）是相对流动的水火土，形体是相对静止的水火土。

也许有人会问，气中也有土吗？对于此我们不妨听听气象学家如何说。气象学家在观测云的时候，发现有一种混合云，云的中上部温度已经降到－20℃～－40℃，但是还有许多并没有冻结的雨滴。据说，有的科学家成功地使纯净无瑕的水冷却到－70℃仍不冻结成冰。这种温度低于0℃还不冻结的水叫"过冷却水"。原来，水分子结冰除温度条件外，还要求在水中有冻结核。有了冻结核，乱动着的水分子才能按冰的晶体结构排列起来。江河湖海的水，城市里用的自来水等都含有杂质，这些杂质组成冻结核。于是水到0℃时就结冰了。但是对纯净的水来说，即使温度低于0℃，因为没有冻结核，所以很难冻结，也就不能成为冰。如果在一杯纯净的水里放一些小小的冰晶体，或者沙粒，水分子就有了核心或有依附而按冰的晶体结构排列起来，成为冰。由此可见人体之内气中也有土的成分，使冰晶核有着静止内敛的象。

寒气生浊，热气生清。清浊者，土之多寡之象也。土多成浊，土少而成清。天热时人体温度升高，气血中会溶解很多物质，这就像很多物质的溶解度随温度升高而升高，此时热的气血能够容纳更多的物质而不影响其流动性。如果热的气血遽然受寒，寒的气血便不能够容纳更多物质，气血便会变得混浊起来，甚至物质会从气血中析出，人体之内便会生出各种病理产物，诸如痰湿瘀血，这个过程便是寒气生浊。

人可以适应寒冷的外环境，但受寒过程是缓步而来的，不是遽然而来的。对于缓步而来的寒冷人体有适应的时间，身体可能不生病；而遽然而来的寒冷，人体没有适应的时间，人体气血还没有为寒冷作调整，所以很可能会生病。所以说适度的寒冷不可怕，而温度差异大将令人难以接受。现在夏天时有空调病产生，夏天虽然开着空调，室内也有 20℃左右，这远远比冬季的室温高，但这时候人却很容易受寒，这就是温度差异大，热的气血遽然受寒，卫阳为寒所夺，体液中会析出众多物质，这样体液就失去了良好的流动性，腠理因此闭塞瘀堵，于是病作，所以寒气生浊也是伤寒的发病机理。

人体受寒，寒气生浊，气血循环受阻，阻塞通路而成郁，此即为土郁之象。郁则发热，气血壅堵，聚而发热，热的气血一个方面可以使气血流动加快，压力增加，另一方面可以使气血中溶解更多的物质，从而可以清瘀，这便是热气生清，温度升高可以使身体中的浊物重新溶解在气血中，从而流通起来。人生病时，往往会发热。一般来说，发热可以杀死微生物，但主要还是热气生清。温度升高可以使淤积的病理产物清理干净，发热是人体系统自稳定的一个过程，可见生病时适当地发热也是必要的。

从阴阳、水火的二元观到天人地、水火土的三元观，我觉得这是一种思维上的进步，这样我们可以更清晰地观察自然，观察人体，也能够指导我们建立更精细的生理病理模型，从而更好地为临床诊治进行服务。下面我从《黄帝内经》中找出一些关于清浊的论述，来印证一下三元观也是出于经典，是有理有据的。《素问·阴阳应象大论》谓："寒气生浊，热气生清……清阳为天，浊阴为地……清阳出上窍，浊阴出下窍；清阳发腠理，浊阴走五脏；清阳实四肢，浊阴归六腑。"由此段文字知道，清者在上在外，浊者在下在里，根据生命的梯度我们可以知道人体外上与内下是有着温度、压力、湿度的梯度。愈往下、愈往内愈是热的，湿的，压力大的，所以可以容纳更多物质，浊阴走于脏腑，也可以正常流通，反之浊气在上在外是为病，因为外上为寒，寒将使浊显形而为土郁。

《灵枢·阴阳清浊》谓："受谷者浊，受气者清，清者注阴，浊者注阳，浊而清者上出于咽，清而浊者则下行……清者上注于肺，浊者下走于胃；胃之清气，上出于口；肺之浊气，下注于经，内积于海。"此段中"清者注阴，浊者注阳"，浊的气血需要温热的环境才得以通行，是故浊者注阳，清的气血可以通行于不那么温热的环境（阴），是故清者注阴。《素问·五脏别论》谓："夫胃大肠小肠三焦膀胱……此受五脏浊气，名曰传化之府。"《灵枢·小针解》谓："浊气在中者，言水谷皆入于胃，其精气上注于肺，浊溜于肠胃。"此2段文字表明浊气显形之后通过六腑排出体外，所以治病时有这个原则，要给邪以出路。《素问·阴阳应象大论》谓："清气在下，则生飧泄；浊气在上，则生胀。"《灵枢·五乱》谓："清气在阴，浊气在阳……清浊相干，乱于胸中，是谓大悗。"《灵枢·阴阳清浊》谓："受谷者浊，受气者清，清者注阴，浊者注阳……清浊相干，命曰乱气。"此三段文字指出清浊相干，不在其位时人体会出现病变。

最后说一下，寒气生浊，热气生清。寒气能使气血向浊的方向发展，热气可以使气血向清的方面发展。清浊是一种象，是土的象，清浊是人体的固有属性，不是清的就好，浊的就不好，浊显形而成痰瘀湿这是有害健康的，但浊的气血可以带来丰富的营养，也可以带走很多代谢废物。

第二章　阴阳学说

一、二分阴阳

阴阳者，两分也，相似而相反也。
阴阳应象，各归其类，以应其象。
阴阳者，差异也，运动生焉。
生命是恒动的，故经言，生之本，本于阴阳。

这是我几年前写的一段文字，当时我心有所悟，随感而发，至今看来，意味颇深。现在就从这段文字开始，我们展开对阴阳学说的论述。阴阳者，两分也，相似而相反也。这是阴阳关系中最重要的一条，所以把它放在首位，着重论述之。何谓相似而相反呢？答：因其两分，故相似而相反。阴阳本在一个系统之内，这说明了阴阳具有相似性，今却两分，说明阴阳具有相反性或差异性。经云："阴阳者，天地之道也。"道者，道路也，运动轨迹也。天地之间，地气上行，天气下行，天气、地气的运动是谓天地之道，天气、地气的运动也是阴阳的原始含义。地气是为阳气，天气是为阴气。地气上为云，天气下为雨，天气、地气的运动有云雨之变。云雨者，同为水气所化，相似者也；云雨者，系同出一门（系统），故能交感而变化者也。云雨，在物质成分上大致相同，这就是阴阳的相似性。云雨所含的能量信息以及外观状态、运动方向大有不同，这就是阴阳相反性，相反性也称之为差异性，差异性的指代更广泛一些。再看人体，人体之中营卫津血也在进行着周而复始的循环运动。营气卫气外散如地气之升散也，津液血液内行若天气之降聚也。营卫津血可分阴阳，营卫外行属于阳，津液血液内行属于阴。营卫津血可以互相化生，因为它们同出一体，这就是阴阳的相似性；营卫津血所处状态、运动轨迹、携带能量及信息却大有不同，这就是阴阳的差异性。

相似而相反，表明了阴阳同时具有相似性和差异性（相反），这个看起来有些矛盾，不容易理解。其实这是系统的特性产生的，阴阳是系统的产物，系统是"一"，也是"三"，"三"中包含着"二"。系统的含义，所谓系，即联系、连续；所谓统，即总括，统一。没有联系不成系统，要取得联系双方必然有相似性。下面我们举些例子说明一下为什么没有相似性就很难联系沟通。有个成语叫作风马牛不相及，什么意思呢？马发情的时候，母马的性腺中排出荷尔蒙的气息，风一吹可以散发很远，公马闻到了可以找母马交配，但是公牛闻到却无动于衷，这就说明了公牛与母马相似性不大，不能取得联系，所以说风马牛不相及。植物开花授粉，无论风媒还是虫媒，雌雄花间的授粉都在同类植物之间进行，这是因为同类植物的雌雄花有高度的相似性。再比如说我与世界首富之间联系很少，这是因为我与世界首富虽然同属人类，但是不在一个阶层，不在一个圈子，相似性不大，难以取得有效的联系。在社会活动中，一个公司内有很多人，大家都是同事，普遍具有相似性。这里也讲究阴阳搭配，俗话说男女搭配干活不累，每个人性格、擅长不一样，各有所长，各有所短，搭配起来，各司其职。俗话说，不是一家人不进一家门，夫妻两人具有很大相似性，但是夫妻两人又有很大差异性，男女性格不一样，性格互补这样才和谐，男女的夫妻关系也如阴阳一样。

相似性即是：阴阳同气。有相似性才能取得有效的联系，即是：同气相求，同声相应。在认识药物上，我们去寻找药物之间的相似性，有相似性说明可能有同气，同气相求。比如在水边生长的药材是同气的，像蒲黄、芦苇、荷叶、泽泻之类，多富气孔，其性善利水。在针灸上的应用，同名经同气，同气相求。如病痛在手部，辨明疼痛在何经络，取此经脉穴位，是谓求同气。一阴一阳之谓道，我们根据阴阳之气调谐人体系统的机理，取之对侧足部同名经相应穴位。取足部同名经穴位是谓求同气，寻求阴阳的相似性，求阴阳交感而产生变化。手足同名经，气相似，运行状态、方向却大有不同，此为差异。求差异是为调谐阴阳，稳定人体系统。表里经也具有相似性，比如说足太阴脾经与足阳明胃经，脾与胃之间联系紧密，表里经功用有相反性，如太阴湿土与阳明燥金，湿与燥是性相反的，所以足太阴脾经与足阳明胃经也有着相似而相反的关系，表里经也阴阳相应，可谓是一阴一阳之谓道。阴阳的相似性是阴阳交感的基础，所谓阴阳交感是指具有阴阳属性的两种事物，彼此间能够交流、沟联、感应，只有具有相似性的两种事物才能够进行阴阳交感。相似性越高越容易交感。我们在诊治疾病时找相似性是个很重要的内容，象相近气亦相类，我们通过对脉象、药象的总结归纳辨别对应，以求同气，同气才能相应，才能取得有效联系，才能有效调谐人体系统。

差异性是产生阴阳变化运动的基础。差异就是不平衡，不平衡产生运动，运动产生变化。生命现象的多姿多彩由诸多运动变化产生，复杂的生命系统有着诸多的运动变化。差异性越大产生的运动变化愈剧烈。当人体生病时，人体系统出现不稳定的状态，这时我们要纠偏，以偏纠偏，从而恢复人体系统的中和稳定。诊断疾病时，望闻问切，都是在寻找差异，寻找不平衡与平衡，从而感知人体气血运动的异常。治疗疾病时，我们所使用的药物具有偏性，针灸穴位是刺激，也具有偏性。以偏纠偏，这便是阴阳差异性的具体应用。

阴阳的本质是相似性和差异性，无相似性则无联系，无联系则无阴阳交感，是故相似性是产生阴阳交感的基础。然阴阳交感是否发生变化又取决于阴阳的差异性，差异是为不平衡，不平衡产生运动，阴阳的运动才能使阴阳交感得以进行，阴阳交感后事物才能产生变化。阴阳交感变化，气象万千，生命万象，多姿多彩，生命现象的多样性，这一切皆与这变化相关。阴阳亦是产生运动的原因，人体的各种生理活动莫不是"动"，大自然的各种生命活动莫不是因于"动"，动动不休，生生不息。生命的本质在于运动和变化，而运动和变化又由阴阳所支配，所以这阴阳莫不是生命之本乎？故经言"生之本，本于阴阳"。基于此，我们便可以建立正确的世界观，从而建立正确的人体生理病理模型。

二、阴阳交感

上一节已简略谈了一些关于阴阳交感的内容，这一节再把里面的细节剖析一下。在我读大学时未学过阴阳交感这部分内容，阴阳交感的内容始见于《中医基础理论》第六版教材，书中认为：阴阳交感是阴阳二气在运动中相互感应而交合的过程。书中强调：没有阴阳的交感运动，就没有生命，也没有自然界，可见阴阳交感是生命产生的基本条件。

我对书中的观点是比较赞同的，现在说一说我的认识，且看"交感"一词，"感"字意思即为"感应"，也是联系的意思；"交"字意思即为"交通""交合"，这就有着事物因运动产生相聚相合的意思。阴阳交感指的是阴阳间的联系沟通，阴阳交感的结果是事物产生变化。阴阳交感有 2 层含义，第一层意思是：阴阳代表着呈阴阳属性的物质能量信息流，这两股物质能量信息流能够产生感应，产生联系。第二层意思是：这两股阴阳属性的物质能量信息流之间能够交通，使彼此相聚相合而产生变化。上一节文章已经对阴阳的本质进行了归纳与总结，即阴阳的本质是相似性与差异性，阴阳交感由阴阳的本质决定。阴阳交感的基础在于联系与沟通，有联系是因为事物间有相似性，有沟通是因为事物的运动性，事物的运动使彼此相聚在一起，而事物的运动由阴阳的差异性主导。

同气相求，同声相应，事物之间的联系由事物的相似性决定。比如说我想与外星人进行友好的联系，事实上联系不了，我不懂外星语，外星人也不知道汉语，而且我也不知道这外星人是碳基生命还是硅基生命，彼此间相似性太差，所以无法联系。关系亲密的人常常有心灵感应，比如说父母与孩子，再比如孪生兄弟之间，虽远隔千山万水，冥冥中似有一线之牵，至亲之人相似性高，所以心灵感应才有了可能。地球人与外星人相似性太低，所以难以产生有效的联系。假如我与外星人之间有共通的语言，那么我想与外星人进行沟通，这个也怕是不行，没有交通工具，没有飞出太阳系的动力，一切都是空谈。所以，阴阳交感的"交"字还有着"交通、通达"的含义。

阴阳交感是由阴阳的本质决定的，阴阳交感的结果是产生变化，这生命的世界，多姿多彩的生命现象皆为变化所生。《素问·天元记大论》曰："阴阳相错，而变由生。"这是说阴阳交感产生变化。《淮南子·天文训》曰："阴阳合和而万物生。"这是说阴阳交感产生变化，万物由变化而生。《荀子·礼论》曰："天地合而万物生，阴阳接而变化起。"这句话便是把天地阴阳联系在一起讲了。经云，阴阳者，天地之道也。这天地之道便是阴阳的原始含义。天地合气，命之曰人，天地合气于地面之际，此为中。中也者，人气之所发也，中生万物。"中"在中医中占有极其重要的地位，是故，《中庸》曰："中也者，天下之大本也。"亦为此意也。阴阳接而变化起，阴气阳气交感于地面之际，化生中气。言"二"者必有"三"，言阴阳者必言系统，在系统的框架里谈阴阳才有意义，阴阳之交必有中气，阴阳中是谓"三"，三生万物，系统成矣。

天地气交于地面之际，这地面之际也是天地之中位，天地气交，交感而生变化，天气、地气交感后差异会变小，渐有合一之势，而呈缓和之象，变化之态，是故中

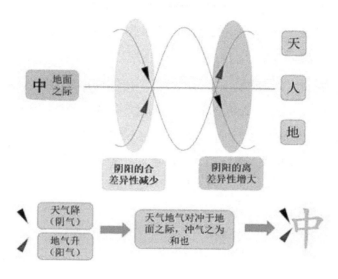

图 1-2-1　仿"冲"字意之阴阳离合图

气氤氲，中气缓和，中生万物。

如图 1-2-1 所示，天地气交阴阳合也就是阴阳交感，阴阳交感后会生出诸般变化，产生诸多的生命现象，所以地球上这地面之际是生命最多的地方，中生万物。天地气阴阳交感后，阴阳气对冲，冲气以为和，阴阳差异性会变小，是故中气和缓，中气氤氲，然后生命的系统又会吸收能量，这能量便促进阴阳气的分离。如何从外界吸收能量呢？地球主要接收太阳的热量，人体接收能量的方式是饮食。天地气交，阴阳交感，冲气以为和，化生中气，此为二生三，《黄帝内经》言"天地合气，命之曰人"，即为此意。

阴阳的合，阴阳的交感会造成阴阳之间的差异性变小，继而造成阴阳运动变得缓和。如果只有阴阳的合没有阴阳的离，系统的阴阳的运动最终会丢失，这样系统将失去生命的活力。所以系统之中有阴阳之合，亦有阴阳之离也。中者，中土也，中虽有土，然中土之中亦有火之性，有火之性，则阴阳离也；然有火亦有水焉，有水方能云生水起。自然界中，地面之际的事物接受太阳光的辐射，吸收能量而温度升高，继而水气蒸腾，地气上为云也，这是阴阳的离，阴阳的离是接收了太阳光的能量造成的。地气上为云，天气下为雨。接收了太阳的能量，清浊分离，清气上升，浊气渗入地下，此为阴阳的离。接收太阳的能量从而又造成新的差异，造成新的不平衡，不平衡产生运动，于是"动"作矣，动动不息，生命不息。天地合气，命之曰人，气交在中，人之根在于五脏。天气着于皮毛、肺泡，其气至于五脏；地气着于胃肠道，其气亦至于五脏，天气、地气交汇于五脏，其气和缓。五脏做功压缩，又制造出差异来，如此者里气之外发也，营卫气血周而复始地运动，生命之环转也。若以五脏为一整体，五脏之中是为脾土，脾者后天之本也，正因为脾土不断运化后天水谷精微，为人体增加能量，制造差异，产生运动，才造成人体生命之环转，有着生命现象的存在。关于五脏间的工作机制后文还要详细讲，这里说个大概。

在第十版《中医基础理论》教材中是这样说阴阳交感的："阴阳交感是事物和现象发展变化的动力。阴和阳属性相反，两者不断相摩相荡，发生交互作用，宇宙万物才能生生不息，变化无穷。"这句话粗看起来还行，但是细究起来还是有些瑕疵，阴阳交感并不是事物和现象发展变化的动力，这个推动事物和现象发展变化的动力由阴阳的差异性产生，阴阳交感的过程是耗能的，阴阳交感的结果是阴阳差异性变小，动力变小，运动变缓，这才产生诸般变化。这个动力的产生，还需要人体吸收外界能量，制造阴阳间的差异，制造阴阳间的不平衡。下面我们举个例子说明人体在时时制造不平衡。

我们学习过细胞动作电位产生的机理，细胞膜两侧存在离子浓度差，细胞膜内的钾离子浓度高于细胞膜外的，而细胞外的钠离子、钙离子、氯离子高于细胞内的，这种浓度差的维持依靠离子泵的主动转运。主要是钠钾泵（每 3 个 Na^+ 流出细胞，就有 2 个 K^+ 流入细胞内。即：$Na^+ : K^+ = 3 : 2$）的转运，钠钾泵的主动转运便是制造细胞内外离子浓度差异，制造不平衡，制造阴阳。当细胞膜上离子通道打开，细胞内外取得沟通与联系的同时细胞内外离子浓度也产生变化，这便是阴阳的合，也是阴阳的交感变化，变化的结果是产生动作电位。钠钾泵主要转运能制造阴阳的离，差异性增大，需要耗费能量，耗费能量的阴阳离子是为阴阳合提供动力。细胞内外的液体具有很高的相似性，可以说是同出一体，细胞内外液体中的离子浓度不一样，这是阴阳间的差异性。细胞内外离子浓度不一样，存在差异，这是一种势能差，也是一种压力差，就像空气总是从压力高的地方流向压力低的地方一样，离子也是从浓度高的地方流向浓度低的地方。压力差也是差异，这个差异也能造成运动，阴阳本质之一是为差异性，那压力差也可分阴阳。以此例可以看出阴阳离合可以产生诸般变化，这变化包括细胞膜内外的离子浓度，动作电位的产生，最重要的还是细胞膜内外的物质进行了交换和沟通。促成这一系列变化的是钠钾泵的主动转运，钠钾泵实际上的工作就是在制造差异，也是在制造阴阳。在人体之中阴阳产生动力，然后产生运动，从而产生变化，这里还是有次第之分的。

中医学界有一种思想，认为阴阳就是寒热，常以寒热论阴阳，这其实是眼界窄了，格局小了。阴阳学说的灵魂在于"动"，阴阳于生命系统而言在于"动"，阴阳于人体而言也在于"动"，动动不息，生命不息，不动了则死了，生命系统崩矣。凡诸差异皆能产生"动"，而最常见的差异莫过于这 3 种：温度差、湿度差（浓度差）、压力差。温度差、压力差、浓度差都能够促进事物之间的阴阳交感，同样温度差、压力差、浓度差也是从不同层面来描述阴阳。

行文至此，最后小结一下，阴阳交感也就是阴阳的合，阴阳交感由阴阳的本质决定，阴阳交感所产生的变化由阴阳的相似性和差异性（运动性）决定。自然界中地面之际的事物吸收了太阳光的辐射能量造就了阴阳的离；人体之中在于五脏，五脏处理精微，生产精气，贮藏精气，精气者，人体能源也，人体之中制造差异不平衡便需耗费这精气。阴阳离合，环转而成中气，此为二生三，中气缓和有力，中气氤氲，中生万物。是故，谈阴阳必有中，谈"二"必有"三"，谈阴阳必在系统框架之下才有意义。

三、阴阳互比

阴阳的实质之一就是差异，差异产生运动。那如何理解这个差异，如何在认识大自然或人体时感知这个差异，又如何在临床诊治过程中找到这个差异呢？《黄帝内经》言"察色按脉，先别阴阳"，这个"别"就是比较、分别的意思，所以说要先别阴阳，就要运用阴阳互比的方法。

阴阳互比是和谁比，如何比？这里我们就引入"中"这个概念，引入了"中"，阴、阳、中便成了"三"。三生万物，至于"三"才能成为系统，三"中"又有"一"，此之谓：三元及一。谈阴阳又要涉及"中"，讲到三元又要论及一。这就是一二三搁在一起论述，一二三是分不开的，如果只是谈阴阳，那么很可能从静止的平面看阴阳，这时看的阴阳是死板的、呆滞的，只有运动的、立体的、多维度地看阴阳，才能看出一个灵活的活泼泼的阴阳。阴阳互比是要和"中"比的，这个"中"，一是指"中位"，二是指"常态"。所谓"中位"，是以空间而论，比如诊脉与脉之中位相比较可以分浮沉高下。所谓"常态"，是以象性而论。知常而达变，与正常状态一比就知。比如人体正常腋温范围是 36.1 ~ 37℃，那么腋温高于 37℃就是发热，高得越多，差异越大，愈是高热。热的可以认为是阳，低于 36.1℃可以认为是阴。也许这样举例不是很恰当，但是对于大概的意思读者应该明白。阴阳互比就是用比较的方法，和中位常态进行比较，比较后的结果还要经过归类才能分出阴阳，这恰是"阴"一个筐,"阳"一个筐,把与"阴"相似的放在"阴"这个筐里,把与"阳"类似的放在"阳"这个筐里,这便是阴阳应象。

阴阳有可分性,阴阳之中又分阴阳,比如一天昼夜分阴阳,昼为阳,夜为阴。白昼亦可阴阳,上午为阳,下午为阴。之所以阴阳有可分性,在于所看的整体不一样,整体不一样,则取"中"不一样,取"中"不同,则阴阳有所不同。所以阴阳互比之时,一定要看清整体,把握中位。失去中位是为"失中",失去常态是为"失和",失中和便是病了。诊脉的中位,有纵向横向之分,纵向来看,关脉居于寸尺之间,是为中位。何以定关?以膈点定关,膈点位于掌后高骨之上的一个显著骨棱线上,膈点相当于人体的横膈膜,须知人体横膈膜可不是静止不动的,而是随着呼吸横膈膜上下运动,所以这个中位也是活动的。以膈点为中心对应人体手指中心,膈点上下半指皆为关脉之所在,关脉对应横膈膜上下运动的区间。查关脉可知阴阳气交,中气强弱。诊脉手法以一指法,一夫当关,左右对比,查阴阳差异。左右者阴阳之道路也,对比左右,有阴阳精神之应。另有二指法,以膈点为界,寸尺相比,可以查气机升降。

横向的脉之中位有2种,一个是脉体的中位,是指寸口这一段桡动脉位于皮肤与骨骼之间空间中的那个位置,脉管偏于皮肤侧则为浮脉,脉管偏于骨侧则为沉脉。脉位随着季节气候变化而浮动,夏天的脉浮,这个浮便是"中",所以我们将得到的脉与这个"中"相比,分辨正常与否,从而分出阴阳来。冬天的脉沉,这个沉便是"中"。横向的"中"也指脉管之中心,可以想象成位于脉中心的一条细线,在后面的篇章中我会论述精专营气,行于脉中央,脉管之中心线可以通过指力的强弱依次诊出,通过手指按脉,脉应指最明显时是为中,这是指力的浮中沉。通过对比指力浮中沉,我们可以观察人体精专营气之运行。脉浮取沉取与中取对比,可以知道气机升降,这里同样是应用阴阳互比的方法。阴阳合则阴阳交感,阴阳交感其势变缓,其动为和,和而不同,有包容之姿,有氤氲之态;阴阳离则为有能量补充,其动有力,行动有序。是故脉之中和者,和缓有力,不徐不疾,秩序井然,此为常也。脉的纵横之中位皆有中和之象,是为常。阴阳互比亦是与常态比,择其善者而从之,其不善者而改之。

查色按脉,先别阴阳。这也是一种阴阳互比的方法,是色脉相比。我们知道营行脉里,卫行脉外,诊寸口脉主要查的是营气之"动",其实卫气行于脉外,它是"静"的。察言观色可知卫气之状态,是故,色脉相比,也是动静相比,营卫之比。另有诊尺肤之法,亦可查卫气之状态。尺肤之寒热、滑涩、燥湿、强弱,有无弹性,皆可诊尺肤而得知。我们通过色脉相比而知人体营卫和与不和。经云："能合色脉，可以万全。"察色脉者，知营卫也，知生命环矣。尝以诊老人之脉，其脉浅在，应指明显。察尺肤者，其皮毛枯，失润泽也，可知其卫气不行于微末也。卫气循行道路多有瘀滞，其微循环灌注不足，其脉有力亦不为实证。又有胖人者，其脉甚无力，难以寻摸，察色及尺肤之诊，但见色红润，肤润泽，或有热色，其脉虽无力难寻，亦不得以为虚寒之证，或为气分湿热，湿热郁于卫分，营气薄弱，故脉甚无力。又有人多汗，其脉波澜小，起伏不甚者，诊尺肤有疏泄之象，知其卫气不藏，卫分不坚，营难束缚，故营血起伏不甚，波澜小也。察色按脉，先别阴阳。是故，察色按脉，知荣卫也。

　　阴阳互比找差异，差异过大与差异过小都不正常，当以中和为度。温度差、压力差、湿度差皆可在色脉上显示出来。色脉者，随人体以及外环境变化而变化，应于四时，法于天地，是谓中和。

四、阴阳应象

　　《素问·阴阳应象大论》云："阴阳者，天地之道也，万物之纲纪，变化之父母，生杀之本始，神明之府也。"阴阳应象，阴阳何以应象？"象"字何解？今作文以释之。"象"，一是指动物大象。《说文解字》："象，南越大兽，长鼻牙。"在这里，阴阳应象的"象"字不是大象的含义。我们知道，汉字是象形文化衍生而出的文字，"象形"是汉字的主要构造法，所造汉字与所指代事物形似或神似，这个"象"就有了"形象""征象"的含意，从造字法可以看出象文化和象思维已经深入到中华民族的骨子里，在中医里"象思维"更是处处可见，在《黄帝内经》中有一篇关于阴阳应象的专述，《黄帝内经》中还有重要的藏象理论，这些都是对"象"的描述与论述。

　　《易传·系辞上》："见乃谓之象，形乃谓之器。"由此话可知，事物的外在形象、现象、表象、征象者，是为象。这个外在形象是为信息，这信息是可以转移的。比如一只大公鸡，大公鸡的形象在公鸡身上，这是本相，是真实的。大公鸡的"象"可画在纸上，记录到相机里，这是转移的"象"。不在事物本身上的象，转移的象，是为"类象"，一切类象皆为虚妄。类象除了能记录在画布上、相机里，类象也可以转移到我们的头脑里，转移到我们的思维里。转移到人类头脑的象，我们且称之为意象，这意象往往会经过加工，抽取其中特征性信息，所以意象是建立在事物的本相基础之上的加工处理品。比如漫画家寥寥几笔把一个人的形象勾画出来，极为神似，这是因为漫画家提取了这个人特征性的信息，并进行了艺术加工。《灵枢·本神》

"心有所忆谓之意"。"意"或"意象"，是将从外界获得的知识经过思维取舍，保留下来形成回忆的印象、想象、意念等。

第十版《中医基础理论》教材对象思维分为3种，即形象思维、意象思维、应象思维。我觉得"意象"这个词缺了点神韵，所表达的思想，所包含的意思缺失了一些关键的东西。这意象是为类象，是对事物的本相进行了加工处理提取，是事物的特征性信息，是贮藏在人类的头脑与思维之中的象，人类头脑之中有关于"象"的信息数据库。举个例子吧，从前，人从来没有吃过螃蟹，也不知道螃蟹的美味，在人们的意象中螃蟹便是有着两个大钳子，外壳坚硬，生活在水里的一种动物。随着时间的推移，大胆的人第一个吃螃蟹，渐渐吃螃蟹的人越来越多。这时在人们的意象中，螃蟹是美味的，有蟹黄蟹肉，有各种烹调法，有海蟹、河蟹，以及哪个季节的蟹最肥，哪个地方的蟹最好吃，螃蟹的生活习性如何，如何捕捞螃蟹，如何养殖螃蟹。每个人关于螃蟹的信息数据库是不一样的，当数据库愈庞大，信息愈接近客观时，则螃蟹的意象愈接近真实。这意象中不仅仅包括螃蟹的外观形象，更多的是螃蟹内里的特性，比如蟹肉好吃，蟹黄更为鲜美等，所以这时再用"意象"这个词就感觉不太够用了，我觉得用"象性"这个词来形容会恰当一些。何谓"象性"？外显其象，内藏其性。象显于外，性藏于内。我们对事物的观察总是由表及里的，对螃蟹的观察亦如是，从观察螃蟹的外观形象到研究螃蟹的内里特性，这是一个由表及里的过程。用"象性"一词不仅是对表的描述，而且也是对里的概括，事物通过"象性"的描述后，事物的外在形象与内里特性就立刻丰富起来。

象近气相近，象近性亦相近。在自然的造物中，外在的表象与内里的特性往往是统一的，这也就是表里如一。中医上也常常用这种方法司外而揣内，中医的藏象学说也是根据这个机理发展出来的。在现代科学研究中也有着类似的研究方法，这便是现代著名物理学家钱学森、杨振宁提出的"唯象理论"。"唯象理论"简单说来，即"知其然不知其所以然"的科学理论。唯象理论以"象"为第一性，是借助于现象或者直接从现象中来的理论，又被称作"前科学"，因为它们也能被实践所证实。杨振宁先生把物理学分为实验、唯象理论和理论架构3个路径，唯象理论是实验现象更概括的总结和提炼，但是无法用已有的科学理论体系作出解释。科学研究中也是从观察现象得到灵感，然后对实验现象提炼归纳总结，找出内在的逻辑，然后用实验或其他方法进一步证实并形成理论框架。这也是一个由表及里的过程，由"象"及"性"的过程。

"象"相近，气亦相近，性亦相近。在自然的造物中大多是这样的，然在非自然的造物却不一定如此。举个例子，西药中有受体拮抗剂，就是象与性不同的产物，这些受体拮抗剂有着人体自然分泌物质类似的外观形象，却没有内在的生理特性，所以它是表里不一的。再如疫苗，有着与病毒一般的外观，却无病毒的致病能力，通过外观的形似而刺激人体产生相应的免疫力。再如，人类社会中，有人外表忠厚如老农，却是大奸之人，某女貌美如花却心如蛇蝎。象相近，性却不同。可见，表里不一的现象不是个例。"象"可以由观察可知，而"性"更多是由实践而证实，现代科学研究中实验就是对"性"的验证。所以我们仅仅以象来对事物进行形容与概括是不准确的，所以我提出"象性"一词的内涵要比"意象"一词的内涵丰富得多。

阴阳是事物的属性，阴阳也是"象"，所以阴阳也是"象性"，阴阳不仅仅描述事物的外在形象，而且对事物的内在特性也有着形容的概括。是故，阴阳是对事物"象性"的形容与概括。我们通读《素问·阴阳应象大论篇》可以知道，整篇文章不仅仅是谈论阴阳的"象"，更多的是关于阴阳之"性"的阐述。如《内经》言："阳胜则身热，腠理闭，喘粗为之俯仰，汗不出而热，齿干以烦冤，腹满死，能冬不能夏。阴胜则身寒，汗出，身常清，数栗而寒，寒则厥，厥则腹满死，能夏不能冬。此阴阳更胜之变，病之形能也。"以上经文皆是在谈阴阳的性。此篇经文不仅有关于阴阳象性的描述，在《素问·阴阳应象大论》篇中更多论述的是阴阳的应象。

何谓"应象"？关于"应象"，第十版《中医基础理论》教材中如是说："中医应象思维强调，人与自然，其象相应，故称应象……应象思维以援物比类为基本方法，即根据某类事物的特性，将与其相近、相似、相同特性的物象、现象、具象，归纳为同一类别。"其实教材对"应象"解释得十分恰当，我就从其他角度论述。所谓"应象"就是把我们感知的信息与我们头脑思维中的信息数据库进行对应、比对。所谓"阴阳应象"也就是把比对后的信息进行归类，或归于阳的象，或归于阴的象。我们头脑思维中的信息数据库是通过学习，或者观察自然事物后建立的，比如我们在书本学习关于螃蟹的知识，在菜市场里看过螃蟹，这些都能充实我们的数据库，当我们在书本看到"螃蟹"这两个汉字时，脑海中便调出关于螃蟹的象性来，这便是"应象"。而阴阳是抽象的概念，《素问·阴阳应象大论》篇有很多关于阴阳的知识，当我们学会此篇文章时，这些关于阴阳象性的记叙都能丰富我们的信息数据库，我们掌握阴阳的诸多象性，以后再去观察事物便可以对被观察的事物进行分类，这个方法称之为"取象比类"。

观察众多的事物，把它们共同的、相似的象抽离出来形成抽象的概念，这概念可以储存在头脑中，成为一个类似文件夹一样的东西。阴阳的概念在我们的思维里就是抽象的概念，也是一个类似文件夹的存在。这个方法称之为"取类比象"。通过比较找相似，使用这个方法可以使我们的思维更有条理，头脑的储存空间更为简洁，同时也能够发现各种事物之间的联系以及背后的逻辑关系。取类比象，通过观察诸多事物取共同相似的"象"，这是对事物的归纳与总结，提取抽离特征性的"象"，取类比象是学习的过程，这可以丰富我们头脑中的信息数据库。取象比类，应用头脑的数据库对事物进行分类，这是分析的方法。取类比象，这些都是应象的方法。

《素问·阴阳应象大论》云："阴阳者，天地之道也，万物之纲纪，变化之父母，生杀之本始，神明之府也。"阴阳的原始含义便是这天地之道。"道"的含义是指：道路，运动轨迹。天气下行，地气上行是为阴阳，天一生水，地二生火，火上行，水下行，故经云"水火者，阴阳之征兆也"。凡诸有"火"之象性者皆属于阳，凡诸有"水"之象性者皆属于阴。是故，类象于火，表现出明亮的、向上、向外、强硬、热烈、光亮、积极、活跃、进取、伸张、功能、无形、急速、实性、外露、开放的皆属阳。类象于水，表现出晦暗的、向下、向内、柔弱、寒冷、消极、安静、退守、屈缩、物质、有形、迟缓、虚性、闭合、收藏的皆属阴。

现在我们做一个思维实验，我们用火加热一团潮湿的空气，随着加热的过程空气温度升高了，当我们立足于寒热看阴阳时，热空气就属于阳，冷空气就属于阴。然而事物的象性是复杂的，它不仅仅只表现出寒热的一面。实际上很多中医在谈及事物象性时，认为寒热是阴阳的全部，其实这样的分类很粗糙。再回到那个思维实验，在加热空气时，温度升高的同时还伴随着湿度与压力的变化，空气会变得干燥，空气间的斥力会增大，空气团呈现出向外膨胀的趋势。温度差、湿度差与压力差，都是差异，都能从不同层面分出阴阳。所以以温度差、湿度差与压力差来分阴阳，即为寒热燥湿虚实。

水火土是为三元，这是三元理论的一部分内容，为什么要分三元？只因为这样能够更加细化阴阳，从而更清晰地感知这个世界，发现其中的规律，为我们的临床诊治提供更多的思路。阴阳者，天地之道也。天气下行，地气上行，这即为阴阳的初始含义。阴阳之气交互循环运行之中，往往伴随着温度、压力、湿度的变化，这个理论可以用气象学的知识证明。

如图 1-2-2 所示，信风的形成与地球三圈环流有关，太阳长期照射下，赤道受热最多，赤道近地面空气受热上升，在近地面形成赤道低气压带，在高空形成相对高气压，高空高气压向南北两方高空低气压方向移动，由于受到地转偏向力的影响，在南北纬 30° 附近偏转与等压线平行，大气在此处堆积，被迫下沉，在近地面形成

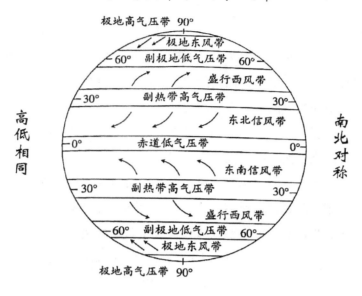

七个气压带和六个风带

极地高气压带 90°

极地东风带

60° 副极地低气压带 60°

盛行西风带

30° 副热带高气压带 30°

东北信风带

0° 赤道低气压带 0°

东南信风带

30° 副热带高气压带 30°

盛行西风带

60° 副极地低气压带 60°

极地东风带

极地高气压带 90°

高低相同

南北对称

图 1-2-2　气压带

副热带高气压带。此时，赤道低气压带与副热带高气压带之间产生气压差，气流从"副热带高气压带"流向"赤道低气压带"。信风带一般分布在南北纬 5°～25° 附近，并仅限于对流层的下层，平均厚度在 4000 米左右。由于信风是向纬度低、气温高的地带吹送，所以没有水汽凝结条件，属性干燥；世界上有些沙漠和半沙漠，多分布在信风带。

从上段文字我们大略知道信风的成因，赤道区域气温高，热气蒸腾，天地之气交互循行，首先是温度变化，其次是压力变化和燥湿变化。在阳光照射下，赤道低压带的空气温度升高，气压降低，空气干燥，这些都是阳的象性。由此可见天地之气伴随着温度、湿度、压力变化，因为天地之气运行便是阴阳的初始含义，所以温度、压力与湿度都可以归属于事物的阴阳象性，这是说阴阳不仅仅是寒热。

空气加热会上升，向上的与在上的皆属于阳，实际上它们有所不同，"在上的"从空间属性论阴阳，"向上的"类火，因为火曰炎上，所以"向上的"从象性上论阴阳。不在同一维度上就不能随意比较而论阴阳，更不能随意地比类阴阳，否则你就会陷入空谈妄想之中，往往我们学习阴阳学说时会把这些问题混淆，所以学来学去很糊涂，这是因为基础概念不清晰。事物往往呈现出多维度的复杂的阴阳属性，比如说事物的空间阴阳属性往往与象性阴阳属性相逆，这就是阴阳顺逆的原则，这些将在下文中叙述。

五、阴阳顺逆

上节文章谈到物质是可以分阴阳的，当物质之上附着的能量与信息不一样时，就有了阴阳之分，这就像水加热成了水蒸气，受寒水结成冰，如以常温为"中"，虽然冰与水蒸气都还是氢二氧一，但是因为附着能量不同就分出阴阳来。既然事物有阴阳之分，那么空间与时间是否有阴阳之分呢？中医认为春夏为阳，秋冬为阴，所以时间也有了阴阳属性。又，中医认为外者为阳，内者为阴，这样空间也具有了阴阳属性。我一直认为中医是唯物的，空间与时间不是物，为何空间与时间又具有阴阳属性呢？春夏之时，太阳光逐渐直射过来，太阳馈赠给我们更多的能量，使得自然界生机盎然，阳生阴长，植物郁郁葱葱。因为得到太阳光更多馈赠，所以春夏时的事物多呈现"阳"的象性，是故这春夏便有了阳的属性。同理，秋冬之时，太阳光逐渐斜射，能量逐渐不容易吸纳，阳杀阴藏，这世间一片萧索，人间几度秋凉，秋冬之时的阳光少，秋冬之时的事物便多有"阴"的象性，于是秋冬就属了阴。

《黄帝内经》云："阳在外，阴之使也；阴在内，阳之守也。"又云："清阳发腠理，浊阴走五脏；清阳实四肢，浊阴归六腑。"《黄帝内经》中规定外为阳，内为阴。这样空间也有了阴阳之分。阴阳顺逆便与这时空阴阳属性相关。阴阳顺逆的规律是我在研究人体系统的过程中发现的，这个规律对我们认识人体、认识生命有着重要的帮助。阴阳顺逆主要有两个方面的内容，一是指不同时空维度上的阴阳属性的逆与顺，二是指人体与大自然之间的适应与对抗，人与自然也是一对阴阳。

时间上分阴阳，春夏为阳，秋冬为阴。春夏季节，时间上是阳的属性，气温升高，草木繁茂，人体新陈代谢加速，从象性来讲也是阳的属性。秋冬季节，时间上属于阴，气温降低，天寒地冻，草木凋零，有些动物要去冬眠了，人们在寒冷季节新陈代谢减慢，皮肤温度也会降低，象性上属阴。另外白天属阳，晚上属阴，人体白天象性上也属阳，晚上人体象性上也属阴。由上可知，时间的阴阳属性往往与事物的象性阴阳属性是一致的，这就是阴阳顺逆法则的"顺"。

空间也可以分阴阳，我们看看我们居住的地球，核心的温度可不低，约5000℃，相当于太阳表面的温度，而对流层温度却很低，湿空气升到高空会结成小冰晶，飞机在高空飞行机翼都要有除冰的设备。从阴阳的空间属性我们可以知道，在上者为阳，在外者为阳，在大气层的对流层中高处却是寒的，高处不胜寒，所以在象性上应该是阴的属性。地心是热的，为阳，而地心又是最低最里的，属于阴。再看看人体，人体的表面属于阳，人体的内里属于阴，人体表面温度没有内里高，在象性上论阴阳，人体内阳而外阴。人法地，地法天，天法道，道法自然。人体是与自然相应的。所以阴阳属性也是一致的。由上可知，空间的阴阳属性与生命系统的象性阴阳属性是相逆的，这就是阴阳顺逆法则的"逆"。

阴阳顺逆，阴阳的"顺"很容易理解，阴阳的"逆"就不容易明白了，这个还要好好解说一下。既然我们规定外为阳，内为阴，那么为什么在外的事物却有着下行内聚的趋势，有着"阴"的属性呢？同样，内为阴，而在里之事物却有着上行外散的趋势，有着"阳"的属性呢？其实这是与阴阳的运动和阴阳的转变相关，物相聚则生热，散则生寒，阴阳在运动的过程中发生了转变，阴阳的转变运动方向就发生了变化，如此造就了循环往复的运动。以上是从运动变化的层面看阴阳的"逆"，如果从物质能量信息流这个角度来看，凡能到达外表的皆为精气，反过来说浊者到不了体表，精者为阳，浊者为阴，这样对应一下，思考一下，就容易明白《黄帝内经》为什么规定"外为阳，内为阴"了。我们知道人类社会是有阶层的，不同阶层的人群混不同的圈子，人体之内的气血也有能量层次。在本书经脉学说的章节中我将谈到"精专营气"的问题，这"精专营气"便是人体之中能量层次较高的精华，经过五脏的层层锤炼压缩，祛除杂质，化为了精专，这样才能容纳更多的能量。精专营气拥有了更多能量，所以能够出于脉，化为卫气，从而卫外而为固。道家说："炼精化气，炼气化神，炼神还虚。"只有不断锤炼自身才能萃取精华，才能够到达人体体表，或出于体表形成人体表面大气层的物质皆是精华，天生具有阳的属性，有着升散的，趋向于无的特性，这便是阳化气。气血中的"浊"，即使加热，即使压缩，也无法到达高层，其形粗大，无法通过人体之内那些细微的通道，所以气血的"浊"只能在血液中流通，只有锤炼自身化浊为清才成。能够到达表的皆为精华，皆具有趋向于无的特性，所以以此特性而论，则表为阳。在阳气出表的时候，外环境低于人体体温，所以一部分能量将散于外环境中，另一部分能量将以电子轨道跃迁的形式将能量贮藏在原子核外的电子云上，能量或失或隐，阳气上升外散的趋势将尽，将化雨而下行，这是云化雨，阳化阴，是个动态的过程。

阴阳顺逆是在系统架构之下的动态过程，之前我们谈论的阴阳本质，阴阳交感等阴阳关系也都是表现在系统框架之下。因此，我再次重复我的观点，即：所有阴阳关系都是在系统框架之下，谈"二"必有"三"。系统是为"一"，至"三"方成系统，故"三元及一"。下面简要谈谈系统，谈谈这个"一"。何谓系统？系为联系，统为统一。联系和统一是系统的要素，然除此之外，系统还具有什么特性呢？以下简要谈之。

（一）系统有自我稳定的功能

所有生命系统都具有自我稳定的功能，系统能够保持自我稳定的状态，称之为"稳态"。所有生命系统的稳态都能围绕着一个中心进行，这个中心称之为"稳态中心"。天地合气，命之曰人。天地气交于地面之际，地面之际是为中，地面之际也是这天地大系统的稳态中心。执中而致和，中和之道是为中医的核心，中医何以称之为"中"，致中和是也。所有生命系统都有自我稳定的功能，所谓疾病即是系统失中和的表现，很多时候疾病现象也是系统趋向中和态所表现出的异常状态。比如咳嗽时是要把气管内的痰液咳出来，发炎是要把病原体固定住杀灭它，发热更多时候是为了热气生清，热气化浊，从而把病理产物排泄出去。因为系统有自稳的特性，所以医生更多时候是帮助人体恢复中和，恢复秩序。为什么生命系统能够维持自我稳定呢？这些与系统其他特性相关，下面再说。

（二）下级系统服从上级系统的法则

以天地人的系统论述之。天地合气，命之曰人。人以天地之气生，四时之法成。是故，人体系统必须依存天地之法则。《道德经》曰："人法地，地法天，天法道，道法自然。"此之谓也。

（三）下级系统从上级系统之中获取物质能量信息

还是以天地人的系统论述之。天地之间，生机盎然。生命系统从天地间获取物质、能量（天阳和地火）以及信息。就像植物生长一样，需要土壤、肥料、水、阳光、空气，这些都是天地所给予的，除此之外植物生长还需要天地信息。这天地信息也是生命生长的必需营养，比如说药材生活在适宜环境里有着很好的质量，野生的中药远比种植的中药药效高，这不仅仅是物质成分的问题。大山之中，山清水秀，药材之中留下了更多的天地信息，留存了更多的天之气与地之味。现代都市，水泥森林，远离了天地之气的滋养，失眠、焦虑的患者日益增多，这也与缺乏信息营养相关。天地合气，命之曰人。人是天地所生，天地是人的父母，父母给予孩子的不仅仅是物质层面的东西，还应该包括精神方面的财富。

（四）下级系统从上级系统之中获得秩序

生命系统为什么有自稳性？生命的系统为什么能够恢复本来秩序？《黄帝内经》说："人以天地之气生，四时之法成。"所以生命系统能够从天地之中获得秩序，秩序是系统法则的体现。对于人体而言天地就是大系统，人体是天地大系统之内的小系统，人体这个下级系统能够从天地这个上级系统里获得秩序。人生病是人体生命系统的秩序紊乱，天人感应，天地的秩序会给人体生命系统以补充，生命系统从而达到稳定的状态。每天我们生命系统的秩序都会被打乱，每天夜晚五脏感受天地的秩序，整理补充人体紊乱的丢失的秩序，所以人睡一觉后，精神又饱满起来。当人体越来越老，秩序丢失得越多，所以人体很多功能都被屏蔽了，当秩序恢复不了时，也就到了死亡的一天。五脏藏精气，精气者，秩序也。五脏之精气可以协调五脏关系，使整体系统趋于平和。

（五）生命系统随外环境的变化而变化

法天则地，随应而变。外环境变，内环境亦变，变化是为了与外环境合一，此之谓"天人合一"。

（六）下级系统对上级系统也有着影响

我们常说生产力是人类改造自然的能力，生产力愈强，改天换地的能力愈强。我觉得如果改造自然能力是逆天地法则进行的，那么终会给人类招来灾祸。生态圈是多种多样的生物构成的，多种多样的生物给我们的世界带来丰富的物质，每个生命生活在这天地间，不仅仅只有索取，另一方面也在付出以及对抗，也在改变着周遭的生态环境。这些年来动植物灭绝的种类越来越多，转基因生物等各种非自然造物越来越多，就像打开了潘多拉魔盒，灾祸不远矣。所以我希望更多的人学习一下中医，领悟道家天人合一的思想，爱护生我养我的这方天地。

中医的整体观念告诉我们：人体系统是个整体，人与自然也是一个整体。从系统的观点来看，阴阳顺逆的第一层意思主要体现在系统具有自我完整性和统一性，阴阳顺逆的第二层意思主要表现在人与外环境的关系上。作家冯骥才说："风可以吹起一张大白纸，却无法吹走一只蝴蝶，因为生命的力量在于不顺从。"这段话道出了一部分生命的真谛，抗争是为了对抗外环境的变化，从而保持自身系统的稳定性。人每时每刻都在与外环境进行着对抗，愈是高级的生物对抗的能力愈强。冬天树会落叶，青蛙会冬眠，这是它们对抗寒冷的招数，而人类是恒温的，天寒时会加衣，会烤火。人类对抗外环境的能力要比青蛙明显强得多。对抗的另一面是顺应，顺应外环境改变自身系统亦产生相应的一些改变，人体稳态中心会发生偏移，比如夏天人的体温会有些升高，冬天体温会有些低。干燥环境皮肤会干，湿润的环境皮肤湿润。我用一张图表明人体的稳态中心，人体的稳态中心会随着外环境的变化而产生一定的偏移，稳态中心的偏移是为了更好地适应外环境的变化，从而维持自身系统的稳定性。稳态中心的偏移是阴阳对冲的结果，冲气以为和，在人体内表现为阴阳经脉的对冲。

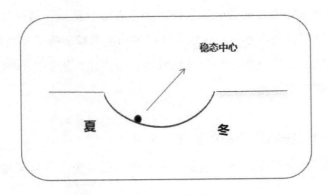

图 1-2-3　人体稳态示意图

　　如图 1-2-3 所示，稳态中心的小球在凹槽内运动着，随外环境的变化，系统的稳态中心也在偏移。当春夏之时，小球趋向阳的一侧。小球的运动处于凹槽时，系统将失稳。人对抗自然的能力强，如太阳寒水与少阴君火对冲取得平衡和谐，所以人体温变化不大，稳态中心在一个小范围里波动。青蛙对抗能力差，所以体温变化大，当外环境寒冷到一定程度时，它的身体就不能够自适应，就如图 1-2-3 中的小球不能左右地运动了，于是青蛙有了另一种方式对抗寒冷 —— 冬眠。把新陈代谢压到最低，把生命活动压到最低。对抗和顺应相辅相成。低级动物（如青蛙）表现出的更多是顺应，恒温动物拥有了更多适应环境、改变环境的能力，所以表现出的更多是对抗。顺应与对抗是生物与大自然之间永恒的话题，人与自然也是一对阴阳关系。如果把外环境看作阳的话，生物体为阴。生物体顺应外环境的变化，我们称之为阴阳的顺。生物体对抗外环境的变化，我们称之为阴阳的逆。故生物体对外环境顺应和对抗称之为"阴阳顺逆"。

　　人们常说正邪斗争，仿佛正邪不两立，一胜则一负。用阴阳顺逆去理解，其实正气与邪气永远不只有战斗，彼此也有妥协。过度寒冷作为一种邪气，青蛙对抗寒冷，变成了寒冷的一部分，但保住了再次苏醒的生机，青蛙的正气与寒冷的邪气产生了妥协。在与疾病斗争中，斗争并不一定是最重要的主题，很多时候是妥协、再妥协，直至打破身体的稳态，于是产生疾病。疾病是否产生的原因在于人能不能与自然相应，能不能合一，能不能够保持自身系统的稳定性与和谐性。

阴阳顺逆的理论非常重要，我在几年前发现这条理论时我的理解还不是很全面，这几年又思来想去，阴阳顺逆的面目才逐渐清晰起来。阴阳顺逆的理论能够指导我们建立正确的人体生理病理模型。其实古之圣贤对此也早有阐述，只不过散见于经典条文之间，很隐晦。比如说，冬伤于寒，春必病温的伏邪理论，比如《伤寒论》中疾病发生发展的机理，这些都与阴阳顺逆相关，这里先提出阴阳顺逆理论的大致内容，以后我还会继续论述阴阳顺逆的理论。除此之外，阴阳顺逆还表现在治疗法则上，当人体稳态中心发生大的偏移时我们往往采取对冲的方法使系统归于平衡，当人体正气抗邪时我们往往顺应正气抗邪以通闭解结。

六、阴阳关系

（一）阴阳对立

我多年前学过的《中医基础理论》与现今的第十版教材已有很大的不同，记得那时书中记载阴阳关系主要有4种，即阴阳的对立制约、阴阳的消长平衡、阴阳的互根互用、阴阳的相互转化。第十版教材中的阴阳关系主要是：阴阳交感、阴阳对立、阴阳互根、阴阳消长、阴阳转化、阴阳自和。看得出，经过这些年的发展，《中医基础理论》这门学科的发展变化还是挺大的。我一直主张所有的阴阳关系都是在系统框架下成立的，下面我们就在天地人的系统之下论述这些阴阳关系吧！《易经》曰："古者包牺氏之王天下也，仰则观象于天，俯则观法于地，观鸟兽之文与地之宜，近取诸身，远取诸物。"把中医的理论放在活生生的生命世界里，在生命系统内论述阴阳，我觉得这样的学问才实在，才有根底。中医理论不是玄学，不是空谈，中医是唯物的。

阴阳交感的话题已谈，现在从阴阳对立说起。阴阳对立，即是指阴阳的差异性、相反性，这个很容易理解。差异产生不平衡，不平衡产生运动，生命是恒动的，在于生命体不断地制造差异。阴阳气的对冲，阴阳气的交感都损耗能量，如果系统内不能及时制造出差异，则"动"将熄矣。人吃饭吸收能量是为了制造差异，植物晒太阳吸收能量也是为了制造差异，可见阴阳的对立与差异是"动"之源，故经云"生之本，本于阴阳"。

下面引用第十版《中医基础理论》的文字，诸位读者通过比较可以看出我的思想与主流观点有何异同。"阴阳对立的形式，通过阴阳之间的相互斗争、相互制约而发挥作用。阴可制约阳，阳能制约阴。"阴阳之间的相互斗争，用"斗争"一词形容阴阳，就好似阴阳是不共戴天的敌人，我觉得阴阳的关系更似协作协同的关系，大家都在一个系统内，和而不同，更多的应该是合作，好似天仙配般，你在家，我在外，你织衣，我耕田。阴阳之间确实有拮抗制约的作用，但我们不能够只看到拮抗制约，还要看到阴阳之间拮抗制约是为了什么？阴阳之间的拮抗制约是为了平衡，阴阳平衡则阴阳运动不会失衡，生命环的运动不会失中和，可见阴阳间的拮抗制约也是为了系统内的运动服务。

再看第十版《中医基础理论》的这一段话："春夏之所以温热，是因为春夏阳气上升抑制了秋冬的寒凉之气；秋冬之所以寒冷，是因为秋冬阴气上升抑制了春夏的温热之气。阴阳相互制约是自然界四时寒暑往复变化的根源。"我看这段话觉得有些莫名其妙，如果都像这样解说中医的话，很多人会认为中医是玄学。春夏之所以温热，是因为接收更多的太阳光辐射，接收了更多的能量，夏天才热。秋冬之所以寒冷，是因为太阳光的斜射，被照射之处吸纳不了更多的热。四时季节变化是因为天地的运行变化，这与阴阳对立制约有什么关系？下级系统应上级系统的变化而变化，在这里天地运动是大的，是主要的原因，是上级系统；而地球温度变化，四时变化，是地球小生命圈的变化，是下级的系统。所谓阴阳对立制约主要表现为阴阳气对冲以及阴阳经脉的对冲拮抗调谐人体稳态中心，阴阳对立制约可以使系统整体不至于产生太大的偏移。

（二）阴阳互根

在第十版《中医基础理论》阴阳互根的含义有两层，一是阴阳互藏，二是阴阳互根。我查阅过《黄帝内经》原文，并没有发现关于阴阳互藏互根的原文，至于为什么出现阴阳互藏互根的观点，这个不清楚，倒是《类经·运气类》说："天本阳也，然阳中有阴；地本阴也，然阴中有阳，此阴阳互藏之道。"诸如《类经》之类，皆为注释《黄帝内经》之书，不足信矣。阴阳的互藏互根其实表达的意思也是阴阳的相似性。阴阳本出一体，系出同门，用阴阳的互藏互根这个词语，仿佛就是两家人一般。春夏之时，生命圈的事物得到了更多的太阳光能量，便成了阳；秋冬之时，得不到更多的太阳光能量，便成了阴。这阴阳之间的差异主要在能量信息方面，在于能量的显与隐。能量和信息能够传递和转移，所以这天地间才有了这般阴阳变幻的现象。

阴阳相似性的概念远比阴阳互根互藏的概念内涵丰富。比如说阴阳相似程度愈高，愈容易产生阴阳交感变化，所以在中药应用上，有形似而入药的理论，通过形似而预判中药的作用，再通过临床实践而验证。以脏补脏，以形补形，诸如此类，不胜枚举。发源于西方的顺势医学也指出：相似即有效。中西方医学观点如此雷同，诸君可思之。用阴阳互藏互根的观点去解释形似即有效的药学理论是解释不通的。阴阳互藏互根的理念是站在"两家人"的角度上看问题，阴阳本为一家，系出一门，所以只有在系统框架下看阴阳才得真。

（三）阴阳消长

第十版《中医基础理论》中关于阴阳消长的内容有阴阳互为消长和阴阳同消同长。具体引文如下："阴阳消长的根本原因，在于阴阳之间对立制约与互藏互根关系的变化。阴阳对立制约关系的变化主要表现为阴阳双方互为消长，即此长彼消，或此消彼长；阴阳互藏互根关系的变化主要表现为阴阳双方的同消同长，即此长彼长，或此消彼消。"这段话看似很有道理，却经不住推敲。且说说我对阴阳消长的认识吧，先从阴阳的同消同长讲起。

阴阳同消共长的典型例子在《黄帝内经》中是有的，《素问·阴阳应象大论》言"阳生阴长，阳杀阴藏"。春夏之时，天气温和，太阳光逐渐直射，地球生命圈的事物接收了更多的能量，阳气渐生渐旺，此为阳生；春夏植物生长，枝繁叶茂，此为阴长。阳生阴长，这是阴阳同时增多。秋冬之时，天气渐凉，太阳光逐渐斜射，地球之上生命圈的事物吸纳不了更多的能量，阳气不得填充是为被杀；秋冬植物萧索，叶落归根，此为阴藏。阳杀阴藏，这时阴阳共同减少。我在论述阴阳顺逆的原理时讲过稳态中心的概念，现在我依然用图1-2-4来解释阴阳同消同长的问题。

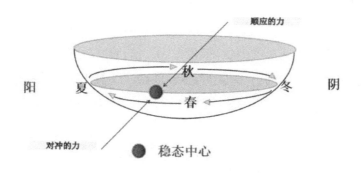

图 1-2-4　人体稳态中心应四季周行图

春夏太阳光盛，天气渐暖，阳气升，图1-2-4中冬到春到夏这个线路中，地气上升日益强盛，地气上升过程中又有太阳光的照射，所以春夏之时地气上升趋势强劲，此时地气上升大于天气下降幅度。地气上升也是阳气升，阳气升大于阴气降，生命体的稳态中心偏向左，阳的一侧。稳态中心左移，生命体外显强壮，比如植物地上部分枝繁叶茂。到了秋冬时节，天气下降的趋势大于地气上升的趋势，生命体的稳态中心右移，偏向阴的一侧。春夏秋冬，生命体的稳态中心也在进行着左右旋转的圆运动。生命体稳态中心是为生命的"中"，生命体的气机运动围绕着"中"进行。以植物为例，春夏之时，这个"中"将出于地面，阳生阴长，这是阴阳的共同生长。秋冬之时，这个"中"将入于地面之下，气机围绕地面之下的"中"运动，阴阳则藏而不见，故曰"阳杀阴藏"。这是阴阳的消。

人体的稳态中心应四季进行升降旋转的圆运动，年复一年，这圆运动成了周期，故《黄帝内经》认为人以四时之法成。稳态中心的运动不仅有年周期，同理亦有日周期、月周期。生命体稳态中心的运动是为了更好地适应外环境，从而维持自身系统的稳定性。且看图 1-2-3 中的小球不在凹槽的中心，人体稳态中心是在进行周期性的圆运动，所以它在凹槽的壁上盘旋着环转前进。我们小时候可能做过这样的游戏，把一颗小球放在碗里，当晃动碗时，小球随即在碗壁上进行着圆运动。小球之所以运动是因为有力在推动它，人体稳态中心之所以进行着圆运动，也是因为天地四时对它产生了推动力。

前面文章谈过阴阳顺逆的原理，人体系统不仅仅是适应大自然，随波逐流，在适应的同时还有对抗。那如何对抗呢？这里就要提到阴阳有对立制约的功能，还是以天地人的生命系统举例说明。春夏之时人体阳气上升趋势强，这是因为外环境的阳气升发强，体内的阳气有了外助，所以表现出强劲的一面，这个强劲势头把人体的稳态中心也冲到阳的一面。春夏的时候，人外部的气血旺盛，颜色红润，皮肤润滑，小孩子生长得也比较快，这些都是阳生阴长的表现。此时，人体也是为了协调平衡，所以也加强了"阴"的力量，加强"阴"的势力可使稳态中心在一个小范围内波动，就像图 1-2-3 中的小球在小范围内波动，如若"阴"的势力不强，不能协调平衡，小球可能冲出碗里，这样稳态将会破坏，系统失去稳定。在天热的时候，人总是不爱动，因为动作一大就阳气翻腾，这样不利于阴气的"降"，安静下来，人体的气就容易潜藏起来。还有天热的时候，人就爱出汗，水的蒸发带走大量的热，因而皮肤清凉，皮肤清凉有助于阴气的下行。在本书的后面还会讲标本中气的理论，这标本中气的理论就是来源于阴阳顺逆的原理。比如说少阴君火盛时，则太阳寒水亦盛，寒水以制约君火也。除此之外，厥阴风木与少阳相火拮抗调谐也，阳明燥金与太阴湿土拮抗调谐也。在针灸上我们可以选择有针对性的穴位，一是从气机运动方向协调制约以达到运动复原，二是从功能上协调制约以达到系统中和。

人体系统总是随外环境变化而变化，当外环境比较平和之时，人体之内阴阳气升降势力大致相等，这就是阴阳的动态平衡。事实上，外环境总是在变化之中，外环境的变化感应人体，使人体之内阴阳产生相应的变化，这样阴阳动态平衡必然会打破。人体系统有自稳功能，所以人体系统必然会去中和外力来稳定自身系统，所以当外环境阳盛之时，人体的阴势力当开足马力以中和阳势力，当外环境阴盛之时，人体的阳势力当行动起来以中和阴势力。这就是阴阳的制约平衡，也是阴阳的消长平衡，其实这 2 个概念所表达的医理非常相似，可以归为一个概念。

前面我们讲过阴阳对立的话题，这阴阳对立与制约有什么不同呢？阴阳对立主要产生动力，好比开车，内燃机产生动力，推动车的前进，阴阳制约好比转向，施加向左或向右的力，使车的运行更平稳，不走错路，不翻车。相比而言，动力是第一位，调向是第二位。所以阴阳的对立差异是第一，阴阳的制约平衡为第二。

（四）阴阳转化

阴阳学说认为：阴阳对立的双方在一定条件下可以向其相反的方向转化，如阴转化为阳。如寒饮中阻患者本为阴证，但由于某种原因，寒饮可以化热，即为阴证转化为阳证。阳证也可以转化为阴证，如某些急性温热病，由于热毒极重，大量耗伤元气。在持续高热的情况下，可能突然出现体温下降、面色苍白、四肢厥冷、脉微欲绝等阳气暴脱的危象，这种病证变化，即属于阳证转化为阴证。但如果抢救及时，处理得当，四肢转温，色脉转和，阳气得以恢复，病情又可出现好的转机，可见阴阳互相转化是有条件的。

以上关于阴阳转化的内容来自网络，主要认为阴阳转化是病理状态下的寒热变化。阴阳转化可以表现在病理情况下，但更重要的是阴阳转化是时时刻刻发生在人体之内的正常的生理现象。《道德经》云："人法地，地法天，天法道，道法自然。"《易经》说："仰观天文，俯察地理，远取诸物，近取诸身。"《黄帝内经》言："地气上为云，天气下为雨。"所以要明白阴阳转变的道理，就要先观察大自然，大自然存在的道理也适用于人。大气会有对流层、同温层，再上边为逸散层，地下有岩浆、地核。从上到下具有温度、湿度、压力的梯度，愈往上压力愈小，湿度愈小，温度愈低。天地如是，人体亦如是。地气上为云。水在地下受热，密度渐小，化为汽，升浮而上。向上的，热的，弥散的具有阳的属性。再往上，温度愈低，水汽分子碰撞而凝聚，成为小水滴，再聚成为雨，雨落下，这就是天气下为雨的过程。成雨之时，阳气转化成阴气。雨水降于地，再受热成云气。这便是阴阳转变，天地如是，人亦如是。天地有云雨之变，人体亦有云雨之变，阴阳转变，每时每刻，生生不息。《黄帝内经》云："升己而降，降者谓天，降己而升，升者谓地。"即言其天地升降，云雨之变。

《黄帝内经》云："重阳必阴，重阴必阳。"何谓"重阳"？九月九重阳节，九为阳数，九与九相逢，是谓重阳。阳气上行，至于肌表，肌表者属于阳，阳气处于阳位，是谓重阳，阳气行于此则渐行渐变化为阴气，阴气下行，故言重阳必阴。阴气下行，至于里，里属阴，阴气处于阴位，是谓重阴，阴气行于此则渐行渐变化为阳气，阳气复上行，故言重阴必阳。

前文已提过阴阳顺逆的道理，今再言之。以空间位置而言，上为阳，下为阴，外为阳，内为阴。阳性空间里气的性质却是阴性的，比如地下为阴，气却是热的。天上为阳，气却是寒的。正是因为阴阳空间属性与本身属性相逆，所以造就了循环往复的运动，这便是生命环。阴阳转化是气血运行到一定区间，自然而然地发生变化，是很正常的生理现象，所以要用发展的、运动的、变化的眼光看事物，这样才能看得真切。

人体横向来分，可以分为表中里3个层面，表里两端皆为"极"，是为人体的两极，系统的完整性要求表气要内收，里气要外发，是故两极通应。表里气相聚于中，中气氤氲，中气缓和，然缓和之中又要有力，有力阴阳气才得以从中而出。表中里皆为阴阳气交汇相聚环转之重要场地。人体之表，皮毛也；人体之里，胃肠道也。表里是人体两极，阴阳之气运行至此亦将达于"极"也，物极而变，物极而反，是故表里两极是阴阳转化之所也。人体是恒温的，气至于表，外环境之清凉助阳气转阴也，此云化雨也。气至于里，胃肠道有肠道益生菌，水谷一入，有稼穑之用，种与收之间，升清排浊，完成物质交换。清升浊降，阴阳转变。表里之气，相聚于中，五脏是为中。表气里气交感于五脏，五脏对水谷精微进行分解、压缩，气血从中而发，是故中为阴阳消长之主要场所。阴阳转变和阴阳消长虽全身处处皆有，但是阴阳转化的主要场所在于表里两端，阴阳消长的主要场所在于五脏。由上文也可以看出，谈阴阳关系一定要在系统框架下才能说清楚。

（五）阴阳自和

阴阳自和这个理念，从系统的角度去看非常简单。所谓阴阳自和是系统自我稳定的表现。系统法则告诉我们，生命系统都有着自稳的功能，而系统自稳状态的外观表象就是阴阳自和。经云：道可道，非常道。生命系统法则不可知，然而却可以通过阴阳气的运动轨迹去揣度它，因此可以观察阴阳气的运动状态而知系统和与不和。是故，《伤寒论·辨太阳病脉证并治》说："凡病若发汗，若吐，若下，若亡津液，阴阳自和者，必自愈。"张仲景告诉我们观察阴阳气运动状态，当阴阳气运动和谐时，系统将恢复自我稳定的状态，病将愈。

在《中医基础理论》第十版教材中谈到："阴阳自和是以'自'为核心，依靠内在自我的相互作用而实现'和'。由于人体内的阴阳二气具有自身调节的能力，在疾病过程中，人体阴阳自动恢复协调是促使病势向愈的内在机制。"第十版《中医基础理论》教材之所以有这样的观点，是因为其认为阴阳凌驾于系统整体之上，这生命系统的诸般变化，诸般运动，诸般制衡，皆为阴阳运动的内在机制，皆以"自"为核心。阴阳有着自主运动、自我调控、自我制衡的功能。即使是原始的人类，充满兽性，絮毛饮血的远古人类，也受着天地的制约。阴阳作为系统的要素，服务于整体系统。"天地不仁，以万物为刍狗"，下级系统服从上级系统。在天地伟力面前人力渺小，在人体整体系统面前，阴阳也是被支配的，局部不可能大于整体。

（六）阴阳盛衰

所谓阴盛则寒，阳盛则热。主流思想认为：阴阳交战，综合实力对比从而产生热或寒的症状。当然这样认为无可厚非，但总也缺乏几分韵味。当我们提到阴阳时，便要想到上升或下降的物质能量信息流，要动态地、多维度地看阴阳才看得真实。当上升外出物质能量信息流占优势时，此时便是阳盛，人体有可能会发热。当下降内收物质能量信息流占优势时，此时便是阴盛，人体有可能会发寒。这里之所以用了"有可能"一词，是因为阳盛未必热，阴盛也未必寒。这里面还有一个重要的因素，那就是外环境。

人与天地相应，外环境不断变化，所以人体内的阴阳不可能绝对地平衡，人体内阴阳也在时刻变化，人体内阴阳偏盛偏衰的结果造成人体的寒与热，这种寒与热与外环境的寒与热相互中和，这样就取得了平衡，维护了系统的稳定。比如说夏天时，人体内阴胜于阳产生"寒"，来对抗外环境的"热"，这时候皮肤打开，汗出，蒸腾散热，蒸腾效应会吸热，在人体之中会产生"寒"的气宜。这时人体之内阴的力量大于阳的力量，多余的部分被外环境的"热"中和了，从而系统稳定。再如说冬天时，人体内阳胜于阴产生"热"，来对抗外环境的"寒"，这时候皮肤气孔关闭，排尿减少，散热减慢，肌肉震颤，在人体之中会产生"热"的气宜。这时人体之内阳的力量大于阴的力量，多余的部分被外环境的"寒"中和了，从而系统稳定。彼之有病，换个环境未必有病。彼之正常，换个环境未必正常。所谓冬伤于寒春必病，温亦是此理，阳盛之时处于寒冷之地未必不适，阴盛之时处于燥热之地也算是适应。

七、阴平阳秘

《黄帝内经》云："阴平阳秘，精神乃治；阴阳离决，精气乃绝。"这段耳熟能详的箴言，不仅概括了中医追求的生理协调观，还指导着中医诊疗、养生的理论与实践。就"阴平阳秘"一句，后世医家或注家多有发挥，于微言间见大义。

关于"阴平阳秘，精神乃治"的注释，归纳起来，主要有以下几种看法：训"平""秘"为"和平"（或"平和"）、"秘（闭）密"。如王冰注为："阴气和平，阳气闭密，则精神之用，日益治也。"马莳注曰："必彼之阴气得其和平，而此之阳气知所秘密，则情神乃治。"高士宗则以为："是必阴平和，阳秘密，则精神乃治。若阴不平和，阳不秘密，而阴阳离决，则精气乃绝。"张景岳注曰："平，即静也。秘，即固也。人生所赖，惟精与神，精以阴生，神从阳化，故阴平阳整，则精神治矣。"张志聪注曰："测养精气神者，当先平秘其阴阳，推圣人能敷陈其阴阳之和平也。"观其上诸医家注释，"平"字多注释为"平和""平静"之意，"秘"字多注释为"秘密""固守"之意。读者能够明白这样的注释，但是却不能体会其呈现的经典的韵味。

阴平阳秘，见于《素问·生气通天论》："凡阴阳之要，阳密乃固，两者不和，若春无秋，若冬无夏。因而和之，是谓圣度。故阳强不能密，阴气乃绝。阴平阳秘，精神乃治；阴阳离决，精气乃绝。"首先把人体分为"二"，一是流动气血，一是相对静止的形体。气血与形体之间便有了阴阳关系，气血为阳，形体属阴。一阴一阳谓之道，道的本义便是道路，人体之内形体之间便有无数条气血的通道，这些通道是有形体构成的物质基础。道路平不平关乎气血运行的通畅不通畅，气血运行事关人体的健康，所以这个"平"字有着"平坦通畅"的含义。另外，"平"也有着"中正平和"的意思在，阴（形体）的中正平和有利于阳（气血）的布散。

"秘"字有"秘守不出"的含义。本书之前对阴阳的定义：向上的、向外的为阳。阳气秘守不出，不出于整体系统，出于整体系统则阴阳离决，在这里阳气可以看作气血。系统内阴阳循环往复的运动是为生命环，生命环的运动如大自然的云雨变化，若阳气不能秘则系统失稳，恰如地球之上大气飞散，大气层消失。阴阳互根互用，气血与形体相辅相成。气血给形体带来营养，并运走代谢废物。形体维持着气血运行的通道，并能够开关这些通道，使气血灌注不同位置，发挥不同的功能。

综合以上结论，我们可以得到人体健康的要素在于：①气血运行的道路是否通畅。②整体系统是否稳定。气血运行的道路通畅，即为阴平。整体系统的稳定是为阳秘。现在有很多人把阴平阳秘看作阴阳平衡，这是不确切的。由此可见，健康的定义就是阴平阳秘。而帮助人体恢复健康的法则也有两个，即：①必先五胜；②疏其血气。"必先五胜"是协调五脏关系，恢复系统稳态；"疏其血气"是为通闭解结，使气血流通。《素问·至真要大论》中岐伯这样说："谨守病机，各司其属，有者求之，无者求之，盛者责之，虚者责之，必先五胜，疏其血气，令其条达，而致和平。"

八、取中的问题

本书有个显著的观点，就是把阴阳放在系统之中，而至"三"才成系统，阴阳中是谓"三"，所以谈阴阳的时候离不开"中"。关于取"中"，我觉得有必要把这个问题单独地说一下，取中首先要确定整体，整体不一样则取中不一样。提到了人体的"中"，人们常联系到脾胃，中土即为脾胃，而我在本书认为五脏是人体之"中"。之所以有这样不同的认识，就在于我们看到的整体不同。当把五脏看作一个整体时，其"中"便为脾土；当把人体作为一个整体时，五脏便可看为是整体的"中"。如果把人与自然看作一个整体的话，人体的表面和人体胃肠道又成了"中"。如果把视野缩小一下，看一个细胞，细胞内外可以分阴阳，细胞膜位于阴阳之间是为"中"。但凡"中"，皆为阴阳交感之处，阴阳变化之所，故在建立中医生理病理模型时这应是我们着重考虑的点。

自然界中地球悬于大气层中，在外者为天，在内者为地，天地之间水气循环是为生命环，故曰：天地定位，人气流通。经云："夫十二经脉者，内属于脏腑，外络于肢节。"人体之中在外者为皮毛肢节，在内者为脏腑，外者为天，内者为地，外内之间经脉流通，所以经脉者是为人气流通，人气者，天地之中气也。从这个角度看，经脉系统也是为"中"。

人体是立体的，多维度的。当整体是人时，视角不一样，取中也是有所不同。纵向来看，横膈膜将人体躯干分成上下两部分，所以横膈膜也是人体中位，这个中位在脉学上有很大的应用。横向来看，五脏与三焦也是人体的"中"，五脏是营血循环的"中"，三焦是卫气循行的"中"，所以可以把五脏与三焦看作人体气血循环之"中"。随着我们对人体生理病理的认识不断加深，以及观察人体的角度不一样，这个取中是变化的，所以我们要灵活地看待这个问题。

第三章　经脉学说

《灵枢·海论》云："夫十二经脉者，内属于脏腑，外络于肢节。"由此段文字可知，经脉是为道路，是联结内外的道路。《灵枢·本藏》云："经脉者，所以行血气而营阴阳。"由此段经文可知：经脉之内运行的是气血。气血者，扩而言之便是营气、卫气、津液、血液，故经脉者，营气、卫气、津液、血液运行之通路也。

言经脉系统者，包括气血运行的道路以及道路上所行之气血，气血和道路两者之间相辅相成，共为系统。鲁迅先生说："世上本无路，走的人多了便有了路。"设道路无气血之运行，则道路终将荒废；设道路不通达，则气血无以达。是故气血与道路相辅相成，共为系统。所以本章内容，一是讲气血，即营气、卫气、津液、血液。二是讲道路，即三阴三阳之六经。

经脉学说内容庞大，本章只言其基础部分的知识，比如说营卫气血、经脉运行等，关于六经之间的工作机制，以及命门相火等内容也属于经脉学说，这些将另开章节论述。经脉学说是构建在"三元及一"理论之上的学说，它将对人体的生理病理进行更为精细的描述，下节我们将从这个议题出发，继续对人体生理病理模型进行构建。

一、宗气、营气、卫气

经脉学说包括 2 个部分的内容，如果把经脉比喻成一条道路的话，那么这两方面的内容便是：道路和道路上行进的人。此篇文章先从走道的人说起。《灵枢·邪客》云："五谷入于胃也，其糟粕津液宗气，分为三隧。故宗气积于胸中，出于喉咙，以贯心脉，而行呼吸焉。营气者，泌其津液，注之于脉，化以为血，以荣四末，内注五脏六腑，以应刻数焉。卫气者，出其悍气之慓疾，而先行于四末分肉皮肤之间，而不休者也。"此节谈及宗气、营气、卫气，是《黄帝内经》中为数不多的谈宗气的经文。水谷入于胃中，经消化吸收后分为3种事物——糟粕、津液、宗气。糟粕经大肠排出，津液和宗气入脉中化生血液，宗气较津液而言是充满活性的、富有灵机的。古人认为气是充满活性且富有灵机的事物，中医书中的种种"气"，诸如脾气、肺气、肾气、土气、水气、谷气等，莫不是言相应事物之中灵动的部分。

水谷经胃肠道吸收，脾的运化，水谷之中富有营养、精粹的部分称为宗气，宗气继续上行，积于胸中，出于喉咙，以贯心脉，而行呼吸。实际上就是进行气体交换，静脉血变成动脉血，动脉血中精粹灵动的部分成为营气，可以说营气由宗气变化而成。《黄帝内经》中的此段经文说完宗气说营气，说完营气说卫气，这个顺序可以说明一些问题。既然营卫可以化生，那么宗气与营气自然也可以化生，原文虽然没有明言，但根据行文规律可以推测出此规律。

《素问·营卫生会》云："营出于中焦，卫出于下焦。"在内经中论述宗气的条文不多，宗气是营气的前身，宗气出于中焦，经上焦变化而成营气。营气之中营养成分多出自中焦，所以说营气出于中焦。宗气和营气都是运行在血脉中的气，而卫气是行于脉外的气。卫气者，出其悍气之慓疾。此"出"即为营气出，营气出于脉则为卫气。营气欲出于脉，自身必经锤炼压缩，祛粗存精，化为精专，才得飞升。营气至于下焦经肾命之火炼化之后才有了飞升的能力，故经言卫出于下焦（关于营卫化生后文当详尽述之）。明白了宗气、营气、卫气的由来，以后再谈其功能与循环。

二、气血津液

接上节，宗气和营气行于脉中，我认为宗气与营气同类，只是在不同的位置有不同的称呼而已。宗气是由脾胃初级加工而成，好似一个半成品，五脏对其的加工并没有到最终阶段。正因为宗气是脏腑的初级加工品，所以《黄帝内经》中谈及宗气的条文极少，而谈营卫之气却极多。宗气在经过心肺循环后，完成气体交换，化为营气，可以说营气在富含营养、氧气的动脉血中是比较灵动的部分。营气进一步的变化却与卫气相关，宗气、营气、卫气同属于气，且看《黄帝内经》中对气血津液是如何定义的。

《灵枢·决气》云："何谓气？岐伯曰：上焦开发，宣五谷味，熏肤、充身、泽毛，若雾露之溉，是谓气。何谓津？岐伯曰：腠理发泄，汗出溱溱，是谓津。何谓液？岐伯曰：谷入气满，淖泽注于骨，骨属屈伸，泄泽补益脑髓，皮肤润泽，是谓液。何谓血？岐伯曰：中焦受气，取汁变化而赤，是谓血。"天地定位，人气流通。在人体之中人气流通是经脉循环，它包括道路以及道路之上运行的气血，这气血又分为脉里脉外。通过研读《灵枢·决气》篇相关经文，所谓熏肤充身泽毛的气主要是卫气，是脉外之气。津在腠理间，所以这津也在脉外。液淖泽注于骨，这个也应该在脉外。津与液相比，津属于轻清的部分，液则相对比较稠厚。所以岐伯曰："腠理发泄，汗出溱溱，是谓津。"人体之内骨骼属于最里面，所以液比较稠厚。津与液都在脉外，在外的终将至于里，这样加入人体的大循环之中。

营气行于脉里，血液行于脉里。富含营气的血属于动脉血，而缺少营气的血液属于静脉血。卫气津液，营气血液便是流通于经脉系统的物质能量信息流。营行脉中，卫行脉外。营气血液在脉里循行可成一系统，卫气与津液在脉外循行也可以成一系统，脉里为阴，脉外为阳，营阴系统与卫阳系统又可互相连通，两者合一成一系统。这个系统联系内外，沟通上下，外络肢节，内达脏腑，将人体联结成一个整体，气机的升降出入，物质的生化成灭皆在此中。此系统便是经脉系统，在外者为阳，我们暂且称之为经络，在内者为阴，我们暂且称之为血脉。经络之中流通的是卫气和津液，血脉之中流通的是营气和血液。天地定位，人气流通其中。所谓人气者，卫津营血是也。经络与血脉合而为经脉，每条经脉都包括经络部分和血脉部分。

以上是我对经脉系统的概述，这个结论是如何推导出的，违反不违反经典的原则，这些将在后文中论述。下文是一些名词的解释，通过了解这些知识，我们将继续论述经脉的事。

三、一些术语名词的解释

（一）肌　肉　肌肉　肉肓

肌，指皮下、肉上的部分，俗语称作"白肉"，《析骨分经》曰："肌肉，白为肌赤为肉，营血之分也，属脾。"白肉为经络所过，流通的是卫气和津液，故色白。红肉为血脉所过，流通的是营气和血液，故色红。赤白之际、分肉之间是营卫之分。肌、肉之间的肓膜又曰肉肓，肉肓分隔了肌与肉，同时也是卫气常规循行路径的主干道，也是经络之所在。

《内经·天年》云："黄帝曰：人之寿夭各不同，或夭寿，或卒死，或病久，愿闻其道。岐伯曰：五脏坚固，血脉和调，肌肉解利，皮肤致密，营卫之行，不失其常，呼吸微徐，气以度行，六腑化谷，津液布扬，各如其常，故能长久。"由此段文字可知，"五脏坚固"一语中五脏属阴属藏，处于地下；"皮肤致密"一语中皮肤居于阳，在人体之中属于"天"这个层面。天地合气，命之曰人。在人为道，人气流通，故有营卫之行也。内经认为人体的天地2个层面的健康标准为五脏坚固，皮肤致密。紧接着又给出营卫之行的健康标准，即营卫之行，不失其常。其中"血脉和调"是指营卫循行的营气部分；"肌肉解利"是指营卫循行的卫气部分。肌肉解利，经气畅通。肌肉解利便是肌肉间为筋膜所包裹的空隙，这里是卫气所行之道，很多时候经络之气也是指卫气。

（二）分理　分间　分腠　分肉

分理，体表视而可见之肌肉走行轮廓曰分理，简曰"分"。"分肉"之义有二：其一，体表可见之两肉之分或之会；其二，皮、肉之分处，又曰"分肉之间"。分肉是皮与肉之分的间隙；分腠则是皮与皮下之分的间隙。"分腠"之"腠"字本作"凑"，《生气通天论》曰："骨正筋柔，气血以流，腠理以密。"人体之中皮纹间、皮与肌、肌与肉、肉与肉之间、骨节之交处皆曰"腠"或"凑"，由浅而深而有毫毛腠理（又曰毛腠）、皮腠、腠理分腠、肌腠、肉腠节腠，皆为气之所凑、津之所凑、邪之所凑之虚空处。"分腠"又作"分腠之间"，指皮与肌之间的虚空，为卫气之道，其外达皮肤内至分肉之间。

（三）肓膜

关于"肓"，《说文》曰："肓，心下鬲上也。"《左传·成公十年》曰："居肓之上膏之下。"注："鬲也。按：心下膏，膏下肓，肓下鬲。"又如病入膏肓（古代医学称心尖的脂肪为膏。病极严重，难以医治）。肓膜即膈膜，人体之内胸腔与腹腔的分隔之膜，肓膜又称膜原。"原"意为"初始"，又为"大"的意思。故肓膜为人体筋膜之最大者，也是筋膜延续伸展的初始之地。筋膜之内为卫气循行，那么肓膜和其他筋膜共同构成的空间，其内也有卫气循行。因其膜大，所以构筑空间大，所藏卫气多，故称气海。又因其膜为膜之原始，故其藏气是为元气。

（四）气街

气街，古医籍也常写作"气冲"，是指连接阴脉与阳脉的交通要道。在人体的头部、胸部、腹部和下肢部各有气街，故又曰"四街"。在经脉通畅，血气运行正常时，气街并不开放。而当经脉不通，血气运行受阻时，则经脉不通区域的"气街"开放，血气改道由"气街"循环往复，待经脉恢复通畅时，气街再次关闭。具有现代医学血管解剖学知识背景的人读到这里必定会冒出一个很大的疑问——难道2000多年前的中国人就已经发现了血管吻合支或侧支循环的概念？没错！现代医学的血管吻合，特别是动静脉吻合的结构与功能描述与2000多年前中国人发现的"气街"如出一辙。

《内经·卫气》云："请言气街，胸气有街，腹气有街，头气有街，胫气有街。故气在头者，止之于脑；气在胸者，止之膺与背腧；气在腹者，止之背腧，与冲脉于脐左右之动脉者；气在胫者，止之于气街，与承山踝上以下。"此段文字指出经气可以前后通应，也是缪刺法的理论根据。经气的前后通应说明经气不仅仅有着纵向的联系，而且还能够通过气街进行横向联系。能够横向联系除了气街之外还有"络"，络既包括通行卫气的"络"，也有通行营血的血络。气街与络相比，气街大而集中宽阔，络则小而分散细密。纵向联系加横向联系构成了全身上下内外的网状结构。

气街的理论为三焦元气和气海提供了证明，胸腹有街，头部有街，两腿有街，其中街市最大者当为胸腹之街。街市，货物流通汇聚之地，胸腹之街有脉相连，任冲督一元三歧，同起于少腹胞中，联系胸腹头部，使胸腹空间连为一体。横膈膜分胸腹部大腔子为2部分，其间又有三脉相连，故也可看作一个大空间，其名曰"三焦"。五脏为血脉集结之地，可称血海，三焦是元气之海，可以说三脉联系血海与气海。联系血海与气海这是横向的角度，联系胸腹头这是纵向的角度。两胫有气街，这是把腿部的经脉联系在一起，足三阴三阳的汇聚交通；头部有气街，这是把手部的经脉联系在一起，手三阴三阳的汇聚交通。百川入海，汇聚天下，其卫气部分为三焦气海，其营血部分为五脏血海。

（五）孙脉

孙脉，又曰毛脉。孙脉虽是脉系中最低一级的脉，然而经脉的"所以行血气而营阴阳，濡筋骨，利关节"功能却最终通过孙脉实现，脉输与气穴的跨界也通过孙脉沟通。孙脉是极细小的脉，是营气出于脉化生卫气的地方，在营卫学说中也扮演了十分重要的角色。

（六）溪谷

溪谷的本义是指流水处，《黄帝内经》借用水表达气穴的体表特征凹陷，当经气行于分肉或骨肉之间，分肉与骨肉之间有凹陷处，以小的凹陷曰溪，大者曰谷，所谓"肉之大会为谷，肉之小会为溪"（《气穴论》）。单言时则大小凹陷皆可曰溪或谷，肉会于骨，骨会于节，故最大的"谷"应是手足腕踝肘膝肩髀12个大关节，故有"人有大谷十二分"（《五藏生成》）之说；十二大节中又以两肘、两腋、两髀、两腘为五脏虚邪留驻之所，谓之"八虚"，又曰"八溪"，故有"溪谷属骨"之说。可见肉之会、骨之会，皆可言"溪"或"谷"，其中骨之会又曰"节""节之交""节间"。皆为虚空凹陷处，皆为气行之处，其言肉之会曰"肉分之间，溪谷之会，以行荣卫，以会大气""溪谷三百六十五穴会，亦应一岁"（《气穴论》）；言骨之会曰"节之交，三百六十五会""所言节者，神气之所游行出入也，非皮肉筋骨也"（《九针十二原》）。

从上述的名词解释中我们可以看到，卫气行走之处是什么构造，这是道路的问题。营血走在脉管之中，通过搜集内经中的资料，我们发现卫气行走的地方是由"膜"构成的通道。所谓腠理、分肉之间，这些空间外围都是由筋膜构成，再如肓膜、溪谷、气穴等同样具有这样的结构。卫气之行也，分肉之间是狭长的通路，皮里膜外亦是扁平网状的结构，腠理之间就是点状的小空间。诸如气穴、溪谷之类，空间要大些，就如同路上的车站一样，是经气汇聚、交通交感的地方，针灸的穴位便是取这样经气汇聚的地方。至于肓膜、膜原，这是膜之大者，其构筑的空间大而广，由膜原而构建的三焦空间是为气之海。

卫气之行于分肉腠理之间，卫气表现出的状态多是液态，卫气之行终将化为津液，这津液也是液态的，所以这分肉腠理之间的卫气津液多是液态的，液态的事物可以看得到摸得到，生物体活着的时候经脉是活生生的、水灵灵的，死之后就闭合了看不到了，所以用解剖的方法怎么找得到呢？卫气除显象为液态外，也可显象为气态。我们的体外还有一层，这一层便是人体的大气层，白昼之时人体表面气门开，身体之中最精纯的气可出于外，出于外形成人体表面的大气层，这便是气行虚空。人体表面之外的大气层有什么用呢？除了有保卫、防寒泄热、感知外环境信息的作用，还有传递自身信息到达体外的作用。夜晚之时人体气门闭，卫气收缩在体内，这时人体表面的大气层将非常薄弱，所以人晚上睡觉要盖被子，这样将起到保护人体的作用。

卫气行于人体的大气层，在《黄帝内经》中这个叫作"气行于府"，我认为这个"府"含义非常广泛，不仅仅指"六腑"。这皮毛就是最大的府，其他诸如腠理分肉之间的气穴等皆可称之为府。在《黄帝内经》中是这样描述的:"食气入胃,散精于肝,淫气于筋。食气入胃,浊气归心,淫精于脉。脉气流经,经气归于肺,肺朝百脉,输精于皮毛。毛脉合精,行气于府。府精神明,留于四脏,气归于权衡。权衡以平,气口成寸,以决死生。"(《素问·经脉别论》)。在人体皮毛之中有"玄府",玄生神,府精神明,玄府通常被认为是汗毛孔,这是皮毛之中接近外环境的一种结构,这里的精气能化神,化为无形之神,这也是虚空,所以"气行虚空"的概念用到这里是比较恰当的。或问人体之气能出于皮毛吗?《素问·水热穴论》曰:"肾汗出逢于风,内不得入于藏府,外不得越于皮肤,客于玄府……所谓玄府者,汗空也。"由此文可以看出人体之气可以越于皮肤。另外《素问·调经论》云:"上焦不通利,则皮肤致密,腠理闭塞,玄府不通,卫气不得泄越,故外热。"通过这句话我们可以知道正常生理情况下,体内之气可以出于皮肤,玄府类似气门。

四、经脉图说

营行脉里,卫行脉外,营卫循环周流不息,营卫循环便是人体的生命环,生命环的运动出于外,入于里,沟通上下,联系内外,连于脏腑,络于肢节,全身上下无不包含在营卫循环之中。营卫行,当有道路,遵循一定的道路,有序地把人体各部连接成一个整体。这些道路,便是经脉系统。

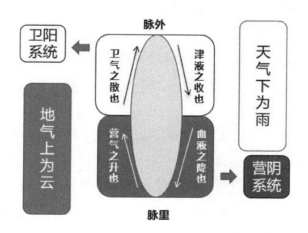

图 1-3-1 经脉系统示意图

图 1-3-1 可分为上下 2 个部分,即卫阳系统和营阴系统。《黄帝内经》云:"营行脉里,卫行脉外。"可知营气与卫气所行的道路是不一样的。经脉系统包括经络部

分和血脉部分，如果分阴阳的话，经络部分在外属阳，称为卫阳系统；血脉部分在内属阴，称为营阴系统。这样，一条完整的经脉就包括2个部分，即在外的经络与在内的血脉。经络之内运行的是卫气和津液，卫气宣发化为津液，津液与细胞产生物质能量信息的交换，交换回流入血，进行营血循环。营血循环的通道是血脉，血脉系统和西医中的循环系统类似，有回心的血脉，有远心的血脉，也就是动脉、静脉。整个来看，富含氧气、营养物质能量的动脉血沿脉道向远端渐行，脉道分支越小越细，直至微循环，血管的最末支血细胞被束缚在细小的脉管里不得出，血液携带物质渗于脉外，这便是卫气，之前行于脉内富有活力的动脉血便是营气。营行脉里，卫行脉外，卫气为营气所化。卫气行于分肉之间，分肉之间是由筋膜构成的通道，着于溪谷骨空之处，经气有所留，有所藏，此经气汇聚点是为穴位。卫气之行也，有云雨之变，云升雨降，清升浊降，完成物质能量信息的交换，携带着交换过的废物入于静脉，回心、排浊，继续加氧加能量进入下一循环。

图1-3-1也可分为左右2个部分，即左侧的地气上为云，右侧的天气下为雨。左侧是上升外散的部分，右侧是收敛降聚的部分。左侧脉里有营气之升，是为动脉；右侧脉里有血液之降。左侧脉外有卫气之散，散于细胞、组织、器官周围，充肤，泽毛，温分肉，肥腠理，有防卫、营养、管理之能。右侧脉外有津液之收，收集细胞、组织、器官代谢的废物，有滋润、润泽、过滤之能。卫气之散，散于无间，譬如河流，河水渗溢而成湿地。湿地之中有水聚集，其聚集之处，径向而缓动者，经络也。经络在活生生的生物体上是有迹可循的，生物体失去生命，则气散液凝，其形不在，因此用解剖的方法是找不到经络的。津液之收，收而有形，其大者如淋巴管、淋巴结之类，伴随静脉而行，其小者如微静脉，其将汇入更大的静脉。津液之收，入于淋巴，淋巴结有过滤之功，防卫之能；入于微静脉者为直捷通路，有调控血流之能。

一条道路往往是有来有去的，非是单行，地气之去，亦有天气之来。卫气之散，刚出于脉时亦有所聚集，其卫气聚集之处径向而列，往往伴随动脉血管而行，营在脉中，卫在脉外，阴阳相贯，如环无端。有些人认为营卫循环是两个循环，营卫就像两家人一样，其实营气时刻渗出以化生卫气，津液常常回收以化生血液，这就像一条道路有来有去，时刻交通运动着。

人体之内处处有营卫，动脉加上伴随的静脉便是营阴系统，如果再加上经络与淋巴循环（卫阳系统）便是完整的经脉系统。如图1-3-2所示，红色的血管遍布全身，如果再有卫气之散，津液之收更是庞大而细密，可谓人体之内处处皆有营卫。其在表者，称之为阳；其在里者，称之为阴。

图 1-3-2 所示的微循环只有动脉静脉的部分，即只有营阴系统，如果把卫阳系统加上去，这图便完整了，便是全部的微循环图。

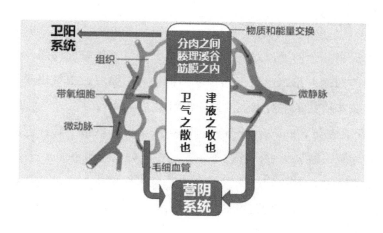

图 1-3-2　营卫循环图

如果对一条经脉进行了横向的切分，可以切成 2 部分，即营阴部分和卫阳部分。横向来看从外到里便是卫津营血（这里的津液也是气）。卫和营都是有活力的部分，地气升的部分，津液与血是回来的部分，天气降的部分。全身的经络连成网络，血脉也是连成网，所以横向分可以把人体分成 4 个层次，即卫气营血。叶天士所创的卫气营血辨证，用于温病辨证，即以外感温病由浅入深或由轻而重的病理过程分为卫分、气分、营分、血分 4 个阶段，这些阶段各有其相应的证候特点。

以上是横向地看，现在纵向来看。全身经络主要的有 12 条：手三阳经、手三阴经、足三阳经、足三阴经。十二经脉分阴经和阳经，阳经连腑，阴经走脏，又在体表各有显现。经脉走表又走里，沟通天地，人气流通于中。十二经脉即是手足三阳经、手足三阴经，也即是三阴三阳，阳经连于体表与六腑之间，阴经连于体表与五脏之间。阳经与阴经有联系，少阳经位于表里之间，为太阳经与阳明经之间的枢转，为阳枢。少阴是为阴枢，为太阴与厥阴之间的枢转。所谓枢，就是转运沟通的枢纽，但凡枢纽，为多方汇聚之地，亦为商旅往来，贸易发达，货物集散之地，所以枢之处也是大的库房，有所藏。阳枢藏元气，阴枢藏精血。以上是从营卫气血谈少阳枢和少阴枢，可能还比较片面。

张仲景用三阴三阳的理论模型进行伤寒的辨证，叶天士用卫气营血的理论模型进行温病的辨证。经脉系统纵向看便是三阴三阳，横向看便是卫气营血，如果我们立体的、动态的、网格化地去看，在经脉系统体系之下是不是可以做到寒温一体呢？关于这个问题我们先大胆假设，以后有兴趣的话可以谨慎求证。

五、营卫化生

写此篇先提出几个问题，这几个问题也是人们常常争论的问题。第一，清者为营，浊者为卫的问题；第二，卫气循行以何为动力；第三，卫气出于下焦，还是出于上焦。我将在本篇文章中对以上问题作出解说。

《灵枢·营卫生会》曰："人受气于谷，谷入于胃，以传于肺，五脏六腑，皆以受气。其清者为营，浊者为卫，营在脉中，卫在脉外。营周不休，五十度而复大会，阴阳相贯，如环无端。卫气行于阴二十五度，行于阳二十五度分为昼夜，故气至阳而起，至阴而止。"前文已言营卫循环，这节谈营卫化生，营卫循环是从营气开始，营行脉中，卫在脉外，阴阳相贯，如环无端。或有人问为什么说营气化生卫气，《黄帝内经》中并没有相关条文直接说明营气化生卫气。那么，我们这样想一想，营气在血脉中是灵动的、富含营养的物质能量信息流，它只在血管流动吗？如果它不出来，携带的营养和氧气又有什么意义呢？所以血液中必然有成分渗入体液中，既然有成分出来，那必然是营气，因为营气活泼灵动。而且经文中也说"阴阳相贯，如环无端"，这阴阳相贯便是指营卫之间相互贯通。

"清者为营，浊者为卫"的话题常常为学者所争论。营气在血脉运行，它是灵动的、温热的，当营气出于脉以后，流动阻力便会加大，而且能量供给也不如在血脉，在血脉中能量会很容易地从其他地方转移过来。卫气刚出来时速度慢，没有在血管流动的营气的速度快，所以这时卫气就显露出"浊"的象。经言："卫气循皮肤之中、分肉之间，熏于肓膜，散于胸腹。"卫气者，剽悍者也，剽悍是指其能够解脱血管的约束。卫气刚出于脉，其性热，其质浊，升散而上，渐行于无间，散而为清。血脉就像大自然的河流，腠理、分肉、筋膜间相当于大自然的湿地。这片湿地生机盎然，人体细胞就像湿地里的植物，河流的水渗漉到湿地，富含营养的水分布到每株植物周围。这种富含养分的水流动得比较慢，看起来比较稠厚，这就像所谓的"浊"。植物吸收着来自河流的养分，周围的水重新变得清澈起来，这在人体就是津液。津出于皮毛，升腾而起，如云如雾，形成人体表面的大气层，外环境的变化也会影响大气层，如风吹雨降造成人体大气层的变化，继而引起人体的变化。关于"液"，津液中富含油脂，着于骨、关节、皮毛、脑髓，有营养润泽的作用。

或有人问：卫气浊、行动慢何以运动到细胞周围？这个问题也是卫气循行的动力问题。答曰：第一，压力差的原因，血管内的压力大于组织间隙的压力，营气刚出脉管化为卫气，这卫气有膨胀外散的趋势。第二，浓度差的原因，刚出脉管的卫气有着丰富的营养，所以可以顺着浓度差向外扩散。从血液到组织液也有着浓度差。或有人问，细胞组织排出的废物也是"浊"，这个"浊"会不会顺应浓度差扩散呢？其实营气又称为精专营气，它是人体的精华，卫气由精专营气所化生，更是人体的精华，这精华便可以散于无形。代谢废物是为浊物，不能散而无形。这就像一撮白糖在热水中很快溶化，而化谢废物却是不能。第三，温度差的作用，人体血液的温度高于组织液，卫气刚出脉管之时也是温度稍高的，有这个温度差便可产生运动。第四，皮毛的虹吸现象，风作用于人体，气门开，汗的蒸发，这些都能产生虹吸作用，使卫气趋向于表。阴阳是为差异，差异产生动力。同理，也有相应的道路流通人体的代谢废物，代谢废物也会顺应浓度压力差被静脉血管回收。

《灵枢·本藏》曰："卫气者，所以温分肉、充皮肤、肥腠理、司开合者也。"卫气相对于营气是偏寒的，但对于外围细胞来说又是偏热的，偏热，因为人体之中有着温度、压力、浓度的梯度，所以卫气可以温分肉。卫气中富含养分，所以充肤、泽毛、肥腠理。最后讲一下卫气司毛孔之开合的功用，《黄帝内经》中有一句话，叫作：卫外而为固也。司毛孔之开合与卫外而为固有着相同的意思。第一，卫气浊，有张力，能够维持组织间的压力。第二，卫气有养分，使皮毛细胞得到营养，能够发挥正常的功能。充肤，像充气球一样，有张力，气不易外泄。泽毛，润泽毛孔细胞，使其做好岗哨。倘若皮毛中卫气的成分过少，津液稀薄，很易外出，是为不固。

或问清气出于体表之后便逸散了，如何成了人体的大气层？其实我观察天地便会知道有这种现象，看地面之际气象万千，对流明显且温度、湿度、压力相对稳定，可见地球对地面之际的大气有强大的束缚。在物理学中有个边界层理论，边界层理论是一个复杂的物理学内容，研究热力学特点，研究供热机制、传热效率等。在现代物理热力学研究中，一根发热的管壁在冷水环境中，水体与管壁之间存在温度差。在管壁附近的一个薄层内，流体温度在管壁的垂直方向上发生剧烈的变化，发生温度剧烈变化的这一薄层称为温度边界层（热边界层），温度边界层使得对流换热发生，流体经过管壁时发生热量传递现象。我认为地球表面也存在热边界层现象，对流层内气体对流很频繁、很剧烈。我认为人体的表面也存在着热边界层，所以人体的大气层也有着同温层对流层，人体的大气层在保护自身的同时也在与外环境进行物质能量信息的交换。

地球上有树木的地方适合生物生存，树林树木对温度、湿度、压力进行调节，使之更为稳定，人有汗毛，类似树木，可以维护人体之外的人体大气层，这个人体大气层能够感受大自然的气宜，接收信息或者传递信息。哺乳动物，鸟类身上外披着皮毛，稠厚皮毛保护动物的气场。人类汗毛较稀，但人类有衣服，一年四季可根据气温进行更换。动物也会季节性换毛，皮毛不仅仅具有保温保护的作用，更重要的还有交换信息的作用。

我们每个人身上都有气场，用苏联科学家柯尔连的照相术可看到这个气场，其功能与接收发射信息相关，也与生长发育相关，有些人被截肢后还会出现幻肢痛，也是与这一层相关。《金匮要略》曰："夫人秉五常，因风气而生长，风气虽能生万物，亦能害万物，如水能浮舟，亦能覆舟。若五脏元真通畅，人即安和，客气邪风，中人多死。"其实风气扰动的就是人体的气场。另外胃肠道内的胃肠道黏膜也像一棵棵树一样，稳定胃肠道内的气场，感受食物的滋味。

血管的表面也存在着热边界层现象，所以血管表面与内里存在强的对流现象。血管内压力大，压力大则火气以热的形式存在，所以血管内外有温度差，营行脉内，卫行脉外，围绕着血管壁营卫气血进行着物质能量信息的交换。以上讲营卫化生中的卫气部分，下面谈谈偏重于营气的部分。

阴者藏精而起亟也，阳者卫外而为固也。脉络藏精，营气之精专者为精专营气，营气发荣，是为起亟。经络卫外，温分肉，肥腠理，充肤泽毛，司毛孔之开合，是为固也。诚如《黄帝内经》指出的："营气之道，内谷为宝。谷入于胃，乃传于肺，流溢于中，布散于外。精专者行于经隧，常营无已，终而复始，是谓天地之纪。"

营气来源于水谷与氧气，故经言谷入于胃，乃传于肺。精专者是指其中"精"更为精微，活动力更强的部分。水谷精微何以成为精专者，这之间还需要一些工作过程才能达到。《经脉别论篇第二十一》："饮入于胃，游溢精气，上输于脾，脾气散精，上归于肺，通调水道，下输膀胱，水精四布，五经并行。"水谷精微之所以成为精专者，还要运输至肾与膀胱，肾对富含水谷精微的血液进行压缩、过滤，除去代谢废物，这时精专者便诞生了，精专者也就是精专营气。五脏之中，肺形质疏松，脾空囊状，肝稍硬一些，肾与心应该是形质最硬的，心与肾对血液都有压缩作用，压缩能产生热。在地球上地心的高热与地心引力压缩相关，压缩还能产生动象，热与动之象是为火象。在人体肾在下如炉下之火，蒸腾而上；心在上接力于肾，蒸腾于外。心肾的功能与火相关，故为君火。

少火生气，壮火食气。少火可为君火，其生气可为营气。前文已言，火大致有

3 种姿态，一为热，一为动，一为高能态（炁态）。少火也称之为幼火，它的成长需要空间，适宜的温度、湿度与压力。这样少火就可非常有序地、和谐地成长起来，以 3 种姿态展现在我们面前，血液之中水谷精微经少火所炼化而成精专营气。此之谓"少火生气"。

当肾处于压力比较大的外环境下，肾的工作会更费力，将会费更多的能量才能更好地压缩过滤血液，这个过程生成更多的热量。我们知道火山爆发是因为积蓄了太多能量，遽然而发，能量释放暴躁而无序。在人体也是，壮火是由更多的能量蓄积而成，这些能量也耗费大量的肾精，壮火烧灼血液，这些能量必须很快地从身体里释放出来。在我们手心、脚心有动静脉吻合支，通过动静脉短路，热度可以快速释放，当人体能量积累过多时，人体可以以这种方式释放热量。可见这样的循环下无法进行有效微循环，进行不了物质能量交换，能量白白损失，所以说壮火食气。临床可以见到心肾虚的人手脚心热，可以用这个原理去解释。

经云："君火以明，相火以位。"君火是少阴心肾工作而产生的火，相火是三焦所藏之火。少阳相火，少阳三焦，三焦是胸腹部除了五脏六腑后筋膜所包的空间，其间藏有元气。三焦之"三"，有三生万物的意思，三焦也分上、中、下三焦，三焦包裹着五脏六腑，其实也在为五脏六腑提供工作环境，三焦为脏腑提供适宜温度、湿度、压力的外环境，所以三焦功能的正常也在影响着脏腑的工作。心肾工作所产生的火是我们身体气血循环的主要动力，故称君火；三焦相火所贮藏的火主要为脏腑工作保驾护航，拱卫脏腑之周围，辅佐君火，故称之为相火。君火以明，日月明而在高空，君火炎上而通达，发号施令，故曰君火以明。相火以位，各在其位以辅佐脏腑，上焦心肺，中焦肝脾，下焦肾命，各在其位，各行其是，故曰相火以位。

关于脉管内营气流行的问题，精专者为营气，用西医学中的血流动力学层流理论从侧面印证。如同 1-3-3 所示，血液在血管内的流动方式可以分为层流和湍流。层流是流体规则的流动，有清晰的流线。在层流的情况下，液体每个质点的流动方向一致，与管道的长轴平行，但各质点的流速不同，在血管轴心处流速最快，越靠近管壁越慢。血细胞浓度越靠近轴心越高。正常情况下，血液在血管内的流动是层流形式。但当血流速度加快到一定程度时，层流情况即被破坏，血液中各质点的流动方向不再一致，可出现旋涡，产生湍流。

动脉管内中心流速最快，这部分是精专的，便属于营，而相对浊的气血依附在血管壁附近，流速较慢。营气运行，脉管愈加细小，愈加细小的脉管选择性地接受营气通过，浊者流动慢，抢不过营气。所以血管至最细微处只有精专的营气通过，营气出于脉后化生卫气，此后经络之中的卫气循行，西医学的微循环理论对于经络中卫气循行的现象是无法解释的。

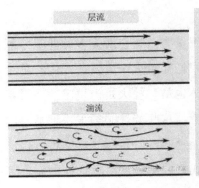

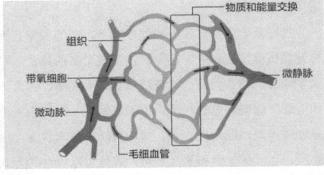

图 1-3-3　血液的层流与湍流　　　　　图 1-3-4　微循环图

现在回头看，附于血管壁流速较慢的气血去了哪里？我们知道西医的微循环模式（图 1-3-4）有 3 种。第一种模式，迂回通路（营养通路）：①组成：血液从微动脉→后微动脉→毛细血管前括约肌→真毛细血管→微静脉流动的通路；②作用：是血液与组织细胞进行物质交换的主要场所。迂回通路便是我们所言的营卫循环，只不过西医学缺失了卫气循行这部分内容。第二种模式，直捷通路：①组成：血液从微动脉→后微动脉→通血毛细血管→微静脉流动的通路；②作用：促进血液迅速回流。此通路在骨骼肌中多见。血流从微动脉经后微动脉，通血毛细血管至微静脉。这条通路较直，流速较快，加之通血毛细血管管壁较厚，又承受较大的血流压力，故经常处于开放状态。因此这条通路的作用不是在于物质交换，而是使一部分血液通过微循环快速返回心脏。第三种模式，动静脉短路：①组成：血液从微动脉→动静脉吻合支→微静脉流动的通路；②作用：调节体温。此途径皮肤分布较多。血流经微动脉通过动静脉吻合支直接回到微静脉。动静脉吻合支的管壁厚，有完整的平滑肌层。多分布在皮肤、手掌、足底和耳郭，其口径变化与体温调节有关。当环境温度升高时，吻合支开放，上述组织的血流量增加，有利于散发热量；当环境温度降低时，吻合支关闭，有利于保存体内的热量。知道了关于脉管的诸多玄机，我们可以推测出附于血管壁附近的那部分流速慢且气浊的气血是通过动静脉吻合支流到静脉中的。脉管层流现象牵涉到动脉粥样硬化和血栓形成的问题，因流速慢，所以易于淤积。若是气血浊，若是血管壁不光洁，若是气机逆乱造成湍流，若是卫气不畅后压力加大，这些都是造成淤积的因素。

或问：卫气浊，是稠厚的，运动慢的，且前文定义气为事物中相对灵动活泼的部分，那卫气还属于气吗？答曰：卫气浊，是稠厚的，运动慢的，这是相对于营气而言的。营气化卫，卫气初出于脉，其质浊，其性热，其压力大，于是可以顺应温度差、浓度差、压力差向外向上运动，因其有运动性，有生生之气，故名之为"气"。少火生气，卫气的运动有序而缓和，卫强者若壮火运动无序而暴烈。

卫气是出于上焦，还是出于下焦？有很多学者认为卫气出于上焦，所凭据的内经条文如下——《灵枢·痈疽》："黄帝曰：余闻肠胃受谷，上焦出气，以温分肉，而养骨节，通腠理。""卫出下焦"一语首见于《灵枢·营卫生会》篇，原文是这样的："黄帝曰：愿闻营卫之所行，皆何道从来？岐伯答曰：营出于中焦，卫出于下焦。"我认为卫气是出于下焦的，但言上焦出气也并不矛盾。卫气经过下焦经肾命加工压缩才最终成形，肾命位于下焦，是人体压缩能力最强的部分，所谓少阴君火，命门真火是也。肾命能够炼化水谷精微，炼化的同时也打上自身的印记，打上生命体自身的信息，这样才能化水谷精微为自身物质。我们知道卫气有防卫的功能，就像两军打仗一样，是需要敌我识别的，肾命在下焦打下印记便是敌我识别的标志。水谷精微在下焦经肾命炼化之后，成为精专营气，参与下焦的营卫循环，我们知道三焦为五脏六腑之外围，所以下焦精专营气渗入到三焦之中，而成少阳相火。这便是卫气出于下焦。精专营气渗入三焦之中的只是一部分，不是全部，另一部分精专营气经过心肺二次压缩接力，精专营气汇入体循环中，而最终出于脉，化为卫气，这就是上焦出气。

或有人问：你所言皆为精专营气的生化，不是卫气的变化，如何解答卫出下焦还是上焦呢？我说：只有精专营气才能出于脉化生卫气。《黄帝内经》中有一句话叫作"毛脉合精，行气于府"。什么叫作"毛脉合精"呢？这个毛脉是很细的动脉，也叫孙脉，直径只比血细胞大一点点，是人体之中最细的动脉。这个毛脉中行进的都是精专营气，我们知道精专营气行于脉中央。刚开始精专营气行于大血管之中，到了小一点的动脉，只有中央部分流速快的精专营气才容易通过，再到细一点的动脉，还是脉中央的精专营气才容易通过，直至毛脉这个人体的最细动脉，层层筛选，行进在毛脉里的都是精华，故曰：毛脉合精。毛脉之精专出于脉，化生卫气，此曰：行气于府。这个"府"便是指腠理、分肉、溪谷等。能够出于脉的都是精专，不能成为精专便在这血脉继续"修炼"。中医还有句话叫作：气为血帅。这里的"气"指的便是这精专营气。所谓精专营气便是经下焦肾命锤炼出来的，精专营气出于下焦，精专营气又能化生卫气，所以说：卫出于下焦。

六、关于营卫循行的一些问题

《素问·营卫生会》曰:"人受气于谷,谷入于胃,以传与肺,五脏六腑,皆以受气,其清者为营,浊者为卫,营在脉中,卫在脉外,营周不休,五十度而复大会,阴阳相贯,如环无端,卫气行于阴二十五度,行于阳二十五度,分为昼夜,故气至阳而起,至阴而止。"以上是《黄帝内经》中关于营卫循行理论重要的经文,众学者对这段话往往会有不同的认识。

有学者认为营血是一个循环,卫气是一个循环,因此提出营卫偕行和卫气独行的理论,认为营卫偕行的相关依据便是:"营在脉中,卫在脉外。营周不休,五十度而复大会,阴阳相贯,如环无端。"营卫偕行理论认为"卫在脉外"的卫,是和"营在脉中"的营,不即不离,自始至终,相将偕行。二者朝着一个方向,迈着同样步伐,周流不停地在全身运行,一昼夜循行五十周次,再牛郎织女般地"见面"一次,循着十二经脉的阴阳表里,像"圆环"一样没有尽头。认为卫气独行的相关依据便是:"卫气行于阴二十五度,行于阳二十五度分为昼夜,故气至阳而起,至阴而止。"

我认为这2种认识都不是很恰当。我认为营卫常在一起,皆属于经脉系统之内,是一家人,分得很开,就落了生分。纵向地看,营气血液运行于血脉之中,卫气津液行于经络之中,血脉与经络共成经脉系统,纵向看荣卫偕行,不即不离,而成十四经脉的循行。横向来看,营气、卫气、津液、血液不断地进行着循行环转,营化卫,卫化津液,津液化血,血液提纯压缩变为精专营气,这个过程循环往复地进行。如果卫气循行是独立的,那么卫气循行的动力是谁提供的?如果不能解决动力问题,卫气独立循行是不成立的。而营卫偕行的营卫循行也不是营卫孤立,这是因为卫气循行的动力是营阴系统提供的。营卫偕行理论认为营卫之气循行五十度后会面一次,相会于子时,夜深人静之时,营卫之气像这样进行大规模的相会,这显然是不切实际的。

其实《黄帝内经》也认为营卫阴阳不即不离。《素问·营卫生会》曰:"阴阳相贯,如环无端……(卫气)常与营俱行于阳二十五度,行于阴亦二十五度,一周也,故五十度而复大会于手太阴矣。"人体体表属于阳,人体内部属于阴。白天营卫皆往体表去,故言卫气行于阳二十五度,晚上营卫皆往五脏去,故言卫气行于阴二十五度。一条经脉分为2个部分,即营阴和卫阳。白昼之时,营卫大多出于表,一条经脉卫阳与营阴相比,卫阳占优势,所以气在阳。夜晚营卫大部入于里,一条经脉之内卫阳与营阴相比，营阴占优势，气血归于血脉之中。五十度而复大会，是气血在营阴之中相会，在血脉中相会，而五脏为血脉集中之地，所以可以说营卫是相会于五脏之中。

《黄帝内经》中提出营卫夜半大会于手太阴，须知这营卫大会是个渐进的过程，是水到渠成、自然而然的进程，营卫除了有大会面之时，而且时时刻刻都有着小会面，正是因为营气、卫气、津液时时刻刻循环转生，才使营卫之会水到渠成而不起波澜。晚上人入睡之时，肢体静下来，大脑也静下来，这卫气的循行自然地少，卫气入于里，继而卫气入于营血，因为要静下来，所以阳气入于阴液之中。人睡，气血归于五脏，五脏有重要的工作，便是整理这些血液，补充物质能量，排出浊物。其中最重要的工作就是恢复秩序。五脏能够感知天地间的五行之气，感知五行之气的频率，而调整人体频率与天地相应，这便是恢复秩序。恢复秩序，调谐人体，人体生命系统得以稳定。

或问：《黄帝内经》中说营卫相会于手太阴肺中，而非五脏？我认为营卫相会于肺只是个起始，其后还会相会于其余四脏。上焦出气，气先出于肺，故先回于肺。在《素问·五藏生成篇》还有这样的说法："人卧血归于肝，肝受血而能视，足受血而能步，掌受血而能握，指受血而能摄。"肝能藏血，夜晚之时肝血就充盈起来，肝是人体最大的化工厂，夜卧血归于肝，可以处理血中杂质，其实不仅仅是肝，夜卧之时，其他四脏也是血气充盈。我们知道五脏有个重要的功能便是：藏精气。晚上气血归于五脏便是这个功能的体现，藏精气，精专营气与剽悍卫气皆隐于血脉之中，隐于五脏之中，隐而不见是谓"藏"。

七、再谈气

书中之前已多次论述到"气"，随着前期铺垫，思维进一步地打开，我在本章再次对"气"的理论进行归纳与总结。中医之所以难学，其中有一个很重要的因素，就是《黄帝内经》里提到的"气"，一般非中医专业人员，很难理解这么多的含义。"气"这个字在《黄帝内经》中被提到超过 3000 次，大约占到全文的 2%，如此大篇幅地提到这个概念，我们认为它就是中医最根底的理论基础。

同样，气在中华文化里面，也是一个非常常见的符号，汉语里大量使用这个词，却无法精确地解释它的真实含义，颇有"只可意会，不可言传"的感觉。比如，我们常说"生气了""气急败坏""中气十足""气色很好""气贯长虹""浩然正气"等，中医里面有"阴气""阳气""营气""卫气"，还有专门练气的功夫 —— 气功，甚至现在还流行"气场"这个词。所以，我们可以看出来"气"在中国文化中有着举足轻重的作用。长期从事中医工作的人，经过多年的实践，可能会理解气的含义，但要想把气解释清楚，却不是一件容易的事，往往是越解释越让人一头雾水。现代也有人提出假设，说气是量子或者构成世界的基本元素，但对于普通人而言，这些概念是那么陌生和遥远，无法感知，无法理解。看起来，气是一种神秘和抽象的东西。同时，由于气又是中医里面几乎最基础的概念，如果气的本体无法精确定义，必将导致所有和"气"这个本体相关的概念都会是抽象的，那么基于"气"这个概念产生的所有诊断和治疗也将变得抽象而无法落地。

更进一步来说，《黄帝内经》中讲道，不但人体有气，自然界也有气，而且自然界的气还和天上的星辰运行有关，自然界的气还可以和人体的气产生各种互动。这些关联的方式和逻辑至少在目前看来，还很难明确地描述，更别说清晰地解释了。所以说，中医难学，难就难在很多内容过于抽象，无法落地。反过来看，只要弄懂并清楚地解释"气"，许多中医的复杂问题也将迎刃而解。

我之前对"气"的定义有2种，第一种是火多为气。这里的"气"是狭义的气，是气液形成的气，这个应该不难理解。第二种定义：气是事物中比较灵动的部分。"气"来源于天气、地气，有道是"地气上为云，天气下为雨，云出地气，雨出天气"，在大自然系统中天气、地气离合运动化生中气，中气者，亦为人气。天地定位，人气流通。天气、地气、人气是为三气，又实为一气。一气者，中气也，人气也。通天下一气耳，此既是气一元论的基础，也是一气周流的理论基础，是为大系统下的小系统。天气、地气有云雨之变，中气、人气有氤氲之象。可见"气"是实实在在的，"气"是物质的，"气"是物质能量信息流，"气"是运动着的物质能量信息流，"气"是运动着的不同属性的物质能量信息流，简而言之：气是事物中比较灵动的部分，这个事物亦可以系统视之。

以阴阳看，所谓阳气和阴气，便是有阴属性或阳属性的物质能量信息流；以三元看，所谓水气、火气、土气，便是有着不同比例的水火土属性的物质能量信息流；以五行看，所谓木气、金气、火气、土气、水气，便是有着5种不同属性的物质能量信息流；从六气来看，所谓，风气、寒气、火气、暑气、燥气、湿气，便是有着6种不同属性的物质能量信息流。

天气、地气交合而呈一气，三元也是一气，一气之升降出入，生命之系统也。五行、六气又为三元变化而出（这些后文将有叙述）。阴阳、三元、五行、六气这些都是对事物的属性进行描述。根据属性可以把事物进行类分，比如肝气，肝属木，又称木气，这样是以五行分类。那肝与肝气有何不同呢？肝在中医多是指肝系统，在肝这个系统中肝气就属于比较灵动的部分，是能够发挥功能的物质能量信息流。有人认为气是功能的表现，肝气就是肝系统的功能表现，其实我认为这个功能表现应该叫作气化。气化是由气导致的变化。

《灵枢·本神》云："岐伯答曰：天之在我者，德也，地之在我者，气也，德流气薄而生者也。"从这段经文看，"地之在我者，气也"这句话明确指出，大地给予我们的是气，这个气便是地气，地气上为云，这是个升散的气，在气的定义中认为火多为气，这就是地气的意思。地二生火，地气是火多的气，是升散的气。地气上升如果没有大气层阻挡，这股物质能量信息流会一直升，而致离散。所以《黄帝内经》中又说"天之在我者，德也"。《黄帝内经》中也有"天藏德不止"的文字，天能藏德，也就是说天能藏气，天给予人们的是"德"的功能，"藏"的力量。天德能藏，地气能升，但这还不能形成系统，于是《黄帝内经》中又说："德流气薄而生者也。"天藏德不止，蓄满时以下，有所藏，有所下，故曰：德流。天对地有束缚，有压力，故地气以薄，薄者，薄发也。德流气薄即为冲气也，冲气以为和，系统成矣，万物生矣。

人体之内，分肉之间，皮毛之内，腠理之中，三焦之里皆可藏气，经气出于皮毛之处称为气穴，这些经络气穴能与天气沟通，也具有天德的性质。人体之内，血脉之中，营气所行，营气者，精专也，有地火之性。营卫循环恰似德流气薄，循环往复，中气以生，冲气以为和也。

气初始便为地气、火气，继而引申为地气、天气，阴阳水火气，再而引申为天人地水火土三元之气，再致五行之气，六淫之气。最后气泛指事物中较灵动的部分。比如说英雄气，做英雄要有物质基础，像强壮的身体之类，英雄气散发要有能量的波动，信息的传递，所以综合来看，英雄气就是人体之中表现出来动态的物质能量信息流，也可以说是事物中灵动的部分。

最后结合气的概念，再谈一谈阴阳与三元的关系。阴阳者，两分也，差异也，运动也。系统中阳气（阳属性的物质能量信息流）上升，必然有另一团阴气（阴属性的物质能量信息流）在下降。春夏属阳，阴生阳长，身体里阴阳势力均等；秋冬属阴，阳杀阴藏，身体里阴阳势力也是均等的。身体里阴阳无论什么季节都是处于一种对立制约的相对平衡状态，我们所谓阴阳平衡也指的就是这些。

那么什么是三元一气呢？阳气上升，这团阳气便可分为三元来看，这团阳气（物质能量信息流）中"火"的成分比较多，所以它表现出"炎上"的特性来。另一团阴气下降，这团阴气中所含"水"的成分比较多，所以它表现出"润下"的特性来。水火土三元不分，水火土三元一气，"三"是构建系统最基本的要求，所以那团阳气是为三元一气，那团阴气亦是三元一气。郑钦安所表达出的水火一体便是这个理念，然郑钦安忽略了"土"，三元之中水火是流动着的，火升而水降，土是相对静止的，有荣养、缓和、氤氲之象，土多而成郁，郁者道路不通，所以这在病机病理中占有极为重要的位置。只看到水火一体而忽略了土，这表示着理论体系的不完整。而现在很多人又把阴阳水火搞在一起，这是基础概念不清晰，讲到阴阳，便有差异，这是两分的概念；讲到三元，便为一气，这是系统、整体的概念。

八、经脉生理病理

经云：经脉者，所以能决死生，处百病，调虚实，不可不通。

经云：夫十二经脉者，人之所以生，病之所以成，人之所以治，病之所以起。

经云：夫十二经脉者，内属于脏腑，外络于肢节。

由此3段文字可知，经脉对于人体而言是何等的重要，抓住经脉就是抓住了根本，所以经脉的生理功能无需赘言，经脉的功能已涉及人体功能的全部。至于经脉的病理，简而言之便是：道路的问题和系统状态失稳。道路问题之一便是道路不通，也即是经脉不通，气血运行的道路不通畅。经脉不通包括2个方面的内容：一为经络不通，二为血脉不通，其中经络与血脉相互影响。气滞血瘀便是常见经脉不通畅的原因，另外气血运行情况与经脉的状况息息相关，比如说，气血少，则道路年久失修，以至于荒废。气血多而郁也可导致经脉不通。

经脉束缚气血的前进，同时也施加于气血一定的压力，施加压力，是为了维持人体的压力梯度，如果经脉不能束缚气血，气血妄流会造成人体的体液丢失，比如汗出过多，腹泻，等等。气血自身的状态也与这压力相关，气血浊则阻力大，行进困难，气血过清则易于丢失。

系统状态失稳，多由气血的运动失稳引起，包括2个方面的内容：一为气运行的失常，二为血运行的失常。其实道路问题与系统状态往往同时出现，相互影响。比如说"营卫不和"的病理，不仅仅只有营卫运动状态的问题，它还包括气血运行通路的问题。

《灵枢·口问》曰："夫百病之始生也，皆生于风雨寒暑，阴阳喜怒，饮食起居，大惊卒恐，则血气分离，阴阳破败，经络厥绝，脉道不通，阴阳相逆，卫气稽留，经脉虚空，血气不次，乃失其常。"

可见卫气稽留、经脉不通在百病之始生中有着重要意义，在《灵枢·禁服》说："审查卫气，为百病母。"卫气紊乱是疾病发生发展的根本原因，疾病的发生发展往往也是从卫气循环的紊乱开始。所以在研究经脉的生理病理时，卫阳系统是着重考虑的点，在研究中我们发现，人先是从微循环不通畅开始衰老，而改善了微循环就可以改善很多慢性疾病。因此"审查卫气，为百病母"是诊治疾病的一个关键点，也是治疗慢性病的一个有力的抓手。

现代中医将瘀血与痰饮视之为基本的病理，瘀血来自血脉之中，痰饮主要来自津液。血液在人体的运行无处不到，周流不息，濡养全身，而津液则遍布机体，无处不在，所以，瘀血、痰饮致病非常广泛，诚为基本病理之一。然而，从《黄帝内经》的病理观点来看，在瘀血、痰饮之前还有一个更为本源的病理 —— 卫气失常。卫气失常导致的血行瘀涩、津液滞留，常为瘀血、痰饮之成因。因此，《黄帝内经》言之谆谆，何以后世之人听之渺渺也！

卫气白昼行于体表，晚上则周行于五脏，又与营血并行，入于脏腑之间，不离不弃，人身处处有营卫；卫阳位于营阴之外，若受邪其当先受邪；卫阳与外环境相交，若祛邪排浊则卫阳首当其冲，给邪以出路，就是要打开卫阳系统的门户。所以诊治之先，当审查卫气。

《黄帝内经》全书所载病症本不甚多，但凡举发热、恶寒、疟疾、痹证、痈疽、肠覃、麻风、肉苛、疼痛、深部脓肿、寒湿、失眠、酒醉、嗜睡、呵欠、胸闷、脉胀、肤胀、胁痛、癥瘕、胃中满、喘气、肠瘤、风疟等病症的病机皆与卫气有关，与卫气的阻滞、稽留、积聚、受损、不足、化热、循行失常相关，这是一个十分值得注意的现象，读者当深思之。

第四章　五行五味学说

一、五行由来

"五行"一词，首见于《尚书》的"洪范"篇。《尚书·洪范》："五行：一曰水，二曰火，三曰木，四曰金，五曰土。水曰润下，火曰炎上，木曰曲直，金曰从革，土爰稼穑。"《尚书正义》为其疏证说："水火者，百姓之所饮食也；金木者，百姓之所兴作也；土者，万物之所资生也，是为人用。五行，即五材也。"这就是最初的五行学说。《尚书·洪范》还对五行的属性做出了经典性的阐释："润下作咸，炎上作苦，曲直作酸，从革作辛，稼穑作甘。"此段文字为五行学说的形成和发展奠定了基础。

道生一，一生二，二生三，三生万物。至"三"才成系统，系统是为"一"，故三元及一。三元是最基础的生命系统模型，那么五行就是在三元基础之上的更为精细的生命系统模型。《春秋繁露》上有一段话道明了五行的由来，而且也提到了三元到五行的过程。《春秋繁露》曰："天地之气，合而为一，分为阴阳，判为四时，列为五行。行者，行也，其行不同，故谓之五行。""天地之气，合而为一"，这句话说明天气、地气合而为一，合为一气便是人气，人气者，三也，故谓之三生万物。天气、地气、人气，谓之三元，三元及一。天、地、人构成最基本的生命系统，此三气流通便构成了生命系统中的运动和变化。天、地、人生命系统的"三"气是为人气，"天地合气，命之曰人""人合天地之气生"，所以说在天地人三气之中，人气尤为重要，以人为本，有时可以把人气看作天、地、人三气的集合。"分为阴阳，判为四时，列为五行"，天气、地气合为人气，人气不是一成不变的，它也是时刻产生变化的。地球与其周围的天体不断运动着，所以地球接收的能量也是不断变化着的，当接收能量多时便呈现出"阳"的状态，当接收能量少时便呈现出"阴"的状态，白天与黑夜就是阴阳的具体表现，《春秋》称这种现象为：分为阴阳。"判为四季"也是这种思路的延伸，不过更为具体了，一年分为春夏秋冬四季，这四季亦会影响人气运动变化。"列为五行"，人气的运动可以用五行的运动来表示，人气的变化可以用五行的排列而推衍变化。"行者，行也，其行不同，故谓之五行"，这句话指出五行有运动性以及变化性，在不同的时间表现出不同的表象性质，而且这些表象与性质又在不断变化与转变，是一种动态的象，因其是为动态，故称之为"行"。

三元的运动包括地气上为云，天气下为雨，中气缓和于地面之际。五行是把地气上升分为 2 部分，地下部分的运动叫作生，地上部分的运动称为长。天气下为雨的过程也分为 2 部分，地上部分称为收，地下部分称为藏。同样的中土之气盘桓于中。生、长、收、藏，以应四季，合于中气，是为"五行"。五行者，木、火、土、金、水，以应生、长、化、收、藏。

《黄帝内经》阴阳离合论曰："天覆地载，万物方生，未出地者，命曰阴处，名曰阴中之阴；则出地者，命曰阴中之阳。阳予之正，阴为之主；故生因春，长因夏，收因秋，藏因冬。失常则天地四塞。"天覆地载，万物方生。天地合气，命之曰人。天气、地气交感合和而成人气，有道是，天地定位，人气流通。这个"天地定位"，是不是与"天覆地载"有异曲同工之妙，这句话包括了天地，其实也包括天气、地气的和合交感，虽"人气"未说，但已在其中。"人气"是为三，三生万物。

以一株植物的生长发育为例，未出于地者为阴，出于地者为阳。此段文字中未出地为阴中之阴，出于地为阴中之阳，这里的阴是指形体，阳是指流通的气机。未出地的形体称之为阴处，是为阴中之阴；出于地的形体，是为阴中之阳。阴处之所气机有生有藏，出于地面的形体之中的气机有长有收，土气居中。从空间层面上来说，五行是从三元进化而来的，只不过五行的建模比三元更为精细，地上分为长与收 2 种运动，地下分为藏与生 2 种运动，再加中央土的"化"的运动，共为五行。生长收藏的变化对应着木火金水的运动，木生、火长、金收、水藏，那么土气在中，土气是静止的还是运动的？我认为土气在中也是运动着的，五行既然称之为"行"，已经点明了其运动性，它相当于系统稳态中心，也是在上下左右地运动着。

如图 1-4-1 所示，图中外圈表示木火金水四行的运动，内圈代表着土行的运动，土行在地面之际进行着环转的运动。在天、地、人三元的生命系统之中，稳态中心在于"中"，在五行的生命系统之中，稳态中心在于"土"。但凡运动皆有动力，那么五行的运动动力是什么？五行的运动与三元相关，三元是生命中最基础的系统，三元系统的动力构成与阴阳的差异性相关，所以五行运动的动力之源亦可以追溯到阴阳的差异性。由阴阳，到三元，再至五行，这个逻辑思维的过程就很顺畅，而三元在其中起到了"桥梁"的作用。

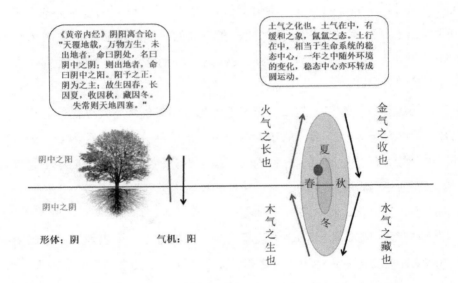

《黄帝内经》阴阳离合论："天覆地载，万物方生，未出地者，命曰阴处，名曰阴中之阴；则出地者，命曰阴中之阳。阳予之正，阴为之主；故生因春，长因夏，收因秋，藏因冬。失常则天地四塞。"

土气之化也。土气在中，有缓和之象，氤氲之态。土行在中，相当于生命系统的稳态中心，一年之中随外环境的变化，稳态中心亦环转成圆运动。

阴中之阳

阴中之阴

形体：阴　　气机：阳

火气之长也　金气之收也

夏

春　秋

冬

木气之生也　水气之藏也

图 1-4-1　稳态中心图

五行与三元的联系在《黄帝内经》中也有所记录。《黄帝内经》生气通天论："夫自古通天者，生之本，本于阴阳。天地之间，六合之内，其气九州、九窍、五藏、十二节，皆通乎天气。其生五，其气三。数犯此者，则邪气伤人，此寿命之本也。"我们知道天地的生命系统是由天一而来，由天一而至地二，由天地之气交感而成人三。故万物皆通乎天气。其生五，其气三。"三"者，三元一气也，人气流通也。三元可生五行，故曰：其生五。

二、五行的时空属性

五行的时间属性。一年四季可分五行，这里四季与五行好像有些不对应，其实中医也有五季之说，夏秋之间是为长夏，对应五行之土。另一种说法，《太阴阳明论》曰:"脾不主时,寄旺于四季。"《素问·太阴阳明论》云:"帝曰:脾不主时何也?岐伯曰:脾者,土也。治中央,常以四时长四藏各十八日寄治,不得独主于时也。"脾不主时,根据五行理论,五脏配五行,肝、心、肺、肾分别主春、夏、秋、冬四季。脾脏属土,旺于每季后十八天,不独主四时之一,故曰脾不主时。一年时间可与五行对应,一天的时间也与五行有所对应,十天的时间也可与五行对应,比如甲乙东方木,丙丁南方火,等等。但其中最重要的还是一年分五季,与五行对应。

　　五行的空间属性。东方属木,南方属火,西方属金,北方属水,中央属土。在《素问·玉机真藏论》《素问·太阴阳明论》《素问·刺要论》等篇章中的"脾者土也,治中央""中央土以灌四傍"等表述,均反映出脾土居中央,这个中央也是生命系统的稳态中心,所以有着调控其他四脏四行的能力。五行方位不仅仅是平面东南西北中,也可能是上下左右中。在时间上和在空间上五行排位是不一样的,所以五行图有2种,如图1-4-2所示,一种是以时间排位的圆图,一种是以空间排位的土枢四象图,所以看图或者应用五行图时当要明白我们是站在时间的角度看五行,还是站在空间的角度看五行。

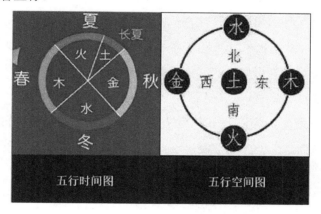

图 1-4-2　五行图

　　五行表示五种属性,五种运动现象,五行有其时间属性与空间属性,即不同的时间空间,事物表现出不同的表象与特性,这些象性分为5种,具体的是什么象性下文再说。

三、五行的象性

　　象性者,外显其象,内藏其性,有其象必有其性。外显其形,流气于中,有其形必有其气。性与气不可见者,以在外之形象测之。

《尚书·洪范》对五行的内容及各自特征及功能有详细的叙述。"五行：一曰水，二曰火，三曰木，四曰金，五曰土。水曰润下，火曰炎上，木曰曲直，金曰从革，土爰稼穑。润下作咸，炎上作苦，曲直作酸，从革作辛，稼穑作甘。"五行之中，水的直下，火的直上，土气盘桓于中，金助火气以收，水得木气才升，金木作用于两极，以利于系统运动的复、返、回、转，法天则地以成振荡之势。水曰润下，火曰炎上，木曰曲直，金曰从革，土爰稼穑。润下、炎上、曲直、从革、稼穑是为五行的象。火性热，水性寒，木性风，金性燥，土性趋中而缓，是为五行的性。润下作咸，炎上作苦，曲直作酸，从革作辛，稼穑作甘。五味与五行相应，五味入口，藏于肠胃，增加或减弱五行的运动，从而达到调整整体系统的目的。

下面我们到大自然里看一看，感受一下大自然的五行之气。看植物生长，体悟一下因四时气候变化以及生物体外"象"与内在"性"的变化。

初，春风来了，枝头芽苞渐渐显绿，露开了口，鲜嫩光泽的幼芽探出身来，像极了初生的婴儿，感受大自然"风"的气宜，屈曲的芽叶渐渐舒展，在外显出曲直之象，叶脉展开，内里显现出条达的性，此谓之生。夏日炎炎，幼芽伸展开身躯，嫩绿的叶片迎接温暖的阳光，茁壮生长，显现出炎上的象来，逐次拔节以长，内里显现出宣通的性，此谓之长。长夏湿重，暑气蕴蒸，肥厚的叶片受天气、地气滋养，湿气与热气的交蒸，其形以丰，其态以美，若丰满之月，外有稼穑丰收之象，内具缓和滋养之性，此谓之化。秋高气爽，天干物燥，植物叶片渐黄，由壮及老，树皮由绿转苍，水分渐失，燥而且坚，其外显为从革，内具收敛肃降之性，此谓之收。冬寒凛冽，叶黄而落，营养归于根，水火集于下，外显于润下之象，内具收藏之性，此谓之藏。

整体来看，从春到夏到长夏，大气中温度、湿度在增加，压力在减小。湿度是指小颗粒的水分子团体均匀散布，如冬春季节阴雨绵绵，那种湿是重浊的，而且也不是均匀散布，下面比较潮，温度比较低。感受大自然的气宜，从春到夏到长夏，植物的植株越来越大，所含水分越来越多，质地也越来越疏松。生物的压力与大气的压力相应，外界的大气压力愈低，愈利于植物生长，所以植株生长得快，植物受到的压力小，质地愈是疏松。从秋到冬，大气的温度、湿度减少，压力增高。感受大自然的气宜，植物温度水分降低，植株被压缩。从树木的年轮上也可以观察天气的变化，春季是气的展放运动，所以春季生长的细胞逐渐变大，夏季气上升，树的细胞变得最大，秋季气内收，细胞变小，冬季气潜降，细胞变得更小，甚至不长了。细胞大的时候颜色浅，细胞小的时候颜色深，这样就留下了一圈年轮。人体亦如植物一样，温度、湿度、压力随大自然的变化而作相应的调整，生命的梯度也随着季节气候的变化产生相应的变化，这是对大自然的适应，是阴阳顺逆原理中顺应法则在人体的体现。

金木者，生成之终始也。植物生于春，成于秋。木气在里，伸展筋膜，铺平道路，敛水气以升发，是谓生。金气在外，充实表皮，增强压力，敛火气以肃降，此谓之成。生者，植物生长之初始也；成者，植物生长之结束也。故言：金木者，生成之终始也。生于春，长于夏，收于秋，藏于冬，长夏居中，主运化。土在五行圆图中居于西南，夏秋之间，一年之中间。在方位图中，土枢在中，气机的升降出入由此入，物质的生化成灭在此中。

五行之生，木生火，火生土，土生金，金生水，水生木。从五行圆图上看木应春，火应夏，土应长夏，金应秋，水应冬。从时间上看，春天的气生夏天的气，夏天的气生长夏的气，长夏的气生秋的气，秋的气生冬的气，冬的气生春的气。这个"生"的关系如果从五行时间属性上去考虑就很容易理解，先生的为母，后生的为子。先生的"母"要为后生的"子"的生存生活做准备，就像人类的繁衍一代传一代。中医书上说，虚则补其母，实则泻其子。又言，子盗母气。这些都是从五行的"生"去考虑问题的。

五行的"克"。水克火，火克金，金克木，木克土，土克水。首先我们先说下水火土的"克"，水能克火，这个很容易理解，水能藏火，火被水藏，能量转移，外不显象，故言水能克火。土克水，土能藏水，水被土藏，或成结合水，或散布于形质之中，外不显象，故言土能克水。火能生土，火能涵土，若冬日天寒地冻，水被凝结或被结合，缺乏流动性，这时有火来助，冰消雪融，水土流动，又充满了活力，土有火气涵盖温养才是活土，故言火能生土。

木克土。在三元理论，土居中，地面之际，其外有气层，其下有形质。土主稼穑，使万物生长，土气氤氲，使生气聚集。在土气滋养缓冲协调下，温度、湿度、压力变化的区间不大。风为木性，风是指空气的流动性，流动太过则使区间内温度、湿度、压力变化大，伤了中和。生活经验告诉我们，天冷时，风一吹分外寒。在北方洗澡泡大池，水很烫，轻轻地进去，不扰动水流不会很热。动一下，体外隔热层紊乱了，立马很热。种庄稼的人有这样的经验，过度的种植损伤地力。所以说木气过盛有伤中和，故言：木克土。

金克木。我们从季节气候分析中可以看到，到了秋天生命将被浓缩，生机将被收藏，这是为了应对天气寒冷、食物匮乏的冬季，将外周的消耗降到最低，这样才能维持核心正常运转，以待来年春生。所以秋天是肃杀之气，这种肃杀针对的是外周，从外到内压缩，春气是把压缩的生机催发出来，从内到外。所以秋气与春气是对冲的，金与木不和，生得不易，杀得简单，故言：金克木。

火克金。金曰从革，有甲胄的象，从外到内的压缩，使种子脱去水分变得坚实。火是斥力的来源，若火太强，则斥力大，难以被压缩，所以说火能克金。在临床上，热病用辛味药时要考虑到火能不能被克制、被压缩，如果能量不能够转移，被压缩空间后，火愈显出热性来，这将冲破金的封锁，使金的功能遭到破坏，这便是火克金。

这个五行生克制化往往被人用来算命，指导人生。我对此持保留态度，中医是研究自然人体，诊治疾病的一种学问，所以做中医一定要脚踏实地，做中医的学问要有实证，切不可顺口胡说，把中医的学问玄学化。生生克克的，转着圈子做文字游戏，总之不能落到实处。

四、五味解

（一）木曰曲直

木曰曲直。春和景明，惠风和畅。种子萌发，万物复苏。东方甲乙木，"甲"字像种子萌发，"乙"字像嫩芽屈曲破土层。由曲而直，由压抑而致舒展，故中医认为肝木有条达之象。何能条达？因天气使然，春风生万物，因风流动，压力渐轻，束缚渐解，而得舒展条达。天有六气，降生五味。因于风而木相应，故曰风木。

木曰曲直，曲直作酸。酸味药生津液，舒筋膜，化食积，除痹结。皆因其舒展条达也。白芍、枳壳、牛膝、山楂、五味子、山茱萸，酸味之属，其效可参木曰曲直之理。脉有屈曲，见于两关，不得舒展，左为情志不遂，右多为食积，皆可用酸味条达之。郁甚或生热者，苦味泄之，泻心之属。火曰炎上，炎上作苦。苦味通泄，因能泄而火能上，能散。

问：世俗但言酸味能涩，今尔反言酸味有条达之功，何哉？答：酸能收能敛，酸味敛营血，敛阴气。敛于阴分，则气见于阳分，条达于阳分。阴分阳分这就像一根管子联通的两个气囊，压缩一个气囊，则另一个气囊会充分地鼓起来。酸应木，木应春，春风起，气机从内部压缩起来，然后新芽就冒出来了，展现出生命的绿色，这就是条达。另外，木曰曲直，肝主筋膜，筋膜以展，铺平道路，则能量渐发，富含能量的三元一气顺势而出。

木曰曲直，曲直作酸。应天气是为风，应地气是为木。故在卫分可条达气机使气以展，在营分可酸敛压缩营血入于血海。酸味之敛，敛水气以升，故能滋阴，常与甘药合用，名曰：酸甘养阴。

（二）火曰炎上

火曰炎上，炎上作苦。其实对五行五味的研究起于对苦味药的思考，大家都知道苦味药大多能够清热，比如黄连能够清胃火。但为什么经典中把苦味药归类为"火"属性，真令人百思不得其解。后来又看到《伤寒论》中泻心类方，像三泻心汤都离不开黄芩、黄连，这些药味苦。再看方剂主治，多有心下痞满之症，心中想苦味药莫不就是泻心下痞满的。后来麻黄引起了我的关注，药书上包括教材中都说麻黄性辛温，辛温发汗解表，于是我就用麻黄煮汤喝，以身试药。先是 10 克，再至 15 克，再至 20 克，喝下去并不发汗，小便有些多，身上有轻微恶寒感。这麻黄闻起来气味不大，喝起来味道涩苦，无论是闻还是喝皆与辛味无关，而喝起来也绝不会热，还有些凉的感觉，这也与性温无关。亲身实测麻黄之后，我对教材以及本草书产生了深深的怀疑，后来看到本经上说麻黄性苦温，但是我还是不确定，麻黄只是苦未见热，这问题困扰我多年，直至后来引入三元观的思想，再对五行学说进行思考后，找到了一些思路。

通过对大自然生命环的思考，我体悟到这种能量并不都是以热的形式存在，它有时候表现为热，有时候表现为动，有时候还表现为无火的"炁"。当在一个狭小的空间里，分子吸收了能量，又不得伸展，这时候才表现出热的现象，郁则发热。当外部压力减小时，分子吸收能量会产生动能以及贮藏在分子外电子云上的电磁能。火曰炎上，这句话的重点在炎上而不是热，人们往往把火与热紧密联系在一起，成了思维定式，牢不可破，而忽略火的其他形态与主要功用。火的主要功能在于宣通、透达，有火的作用，气才能够分布全身，能量才能均匀分布，局部郁结的热才会重新分布，于是降温了。皮毛疏通了，热气散发出体外，于是体内的热也散了。如果在体温高的基础上，服用疏通皮毛的苦味药会造成发汗，发汗后热也退了，这就是麻黄汤发汗解表的作用。如果说麻黄性苦温也是对的，麻黄味苦不假，另外麻黄兴奋心脏，增加心率，能够使热向体表转移。喝中药不能够使人体能量增加或者减少多少，但是苦味药和人体的共同作用能够使能量更均匀地分布，有多余的能量散出体外。

夏天五行属火，夏天热的气宜造成人体毛孔开放，气血均匀分布，像一些寒湿痹症疼痛的患者夏天会好过一些，因为痹症风湿局部气血流通不畅，夏天的气宜帮助不太通的气血使之通一些。火的味是苦，苦能炎上宣通，天之气与地之味是相应的，所以夏天最好吃点苦味蔬菜，喝点茶。

再浅谈一下泻心汤，黄连黄芩治心下痞满，大黄治疗热结便秘，蒲公英、黄连治疗疮疡，苦味药炎上，炎上说明它能顶住外界的压力，疏通郁结，使能量再分布，使仅以热为表现形式的能量转化成其他形式。本草学一直认为辛温药才能解表发汗，所以麻黄的苦味就改成辛味，《神农本草经》也认为麻黄是性苦温的。实际上辛味能发汗吗？辛味药又如何使人发汗呢？这些值得人深思。

五行五味作为中药学的基础理论，古典理论与现代流行理论（教材里的理论）已经产生割裂与断层。建立在基础理论之上的中药学和治疗法不免出现谬误，所以很有必要对经典进行发掘，从中理出一条路来，使理论能够圆融自洽，并能够验之于临床。

（三）金曰从革

金曰从革，是指事物和现象的五行归类。现在主流认为"从革"是指"变革"的意思，引申为具有清洁、肃降、收敛等作用的事物，均归属于金。有人认为以"戈"通"革"，引申义为肃杀、沉降。也有人认为革字为切割杀戮之意。其实我认为以上对"金曰从革"的解释都不到位，"革"字的原义为皮革，《说文解字》对"革"的解释为："兽皮治去其皮毛。"引申义为：清洁、肃降、收敛。其实"从革"原始之意即是把毛皮整成皮革。从毛皮整成皮革的过程发生了一些变化，皮毛变硬了，逐渐失去水分，变得干燥、不透气。通过这些表象变化，我认为"金曰从革"有 2 个涵义。第一个是"燥化"。第二个是"甲胄"。古代牛皮是重要的战略物资，人们是用牛皮制作甲胄的，称之为"皮甲"。

我们可以想象，夏天动物的皮肤比较湿，到了秋天皮肤渐渐变得干燥，毛孔也渐渐闭合，变得不怎么透气。我们知道夏天的气是热的，长夏的气是湿的，秋天的气是燥的，感受秋天"燥"的气宜，人体的皮肤也是燥的，这是顺应，也即是阴阳顺逆原则中的顺应。金曰从革，从革言其象，燥言其性。第二个涵义，革者，甲胄也。秋天，动物为过冬做准备，皮下脂肪蓄积，体表的血脉充盈，营养贮藏在皮下、内脏。表皮敛而少泻，肺应皮毛，秋天皮毛始盛。很多动物和鸟类秋天会换毛，换上毛密温暖的冬装，春天换单薄的夏装。是故从革有"甲胄"的意义，为了过冬，皮肤要增厚，不宜散热，且能很好地保护自己。

综合以上这 2 个涵义，从革作辛，辛味的作用在皮毛，使表皮气血充盈，燥而敛收。长夏湿之盛，应秋之燥敛。天之六气变化，地之五行相应。天人相应，顺势或对抗，以至于平。是故燥与金应，称之为：阳明燥金。阳明燥金与太阴湿土互为中见，中见者，相互对抗协调者也。

前文提到过辛温发汗的问题，辛温能不能发汗？辛何以温？什么时候才能发汗？我喝酒时身上皮肤会干燥，皮肤颜色会一片红一片白，红白相间，有些骇人，这也许可以用身体内缺乏某些解酒的酶来解释。我也有吃辣椒的经验，吃太辣的食物，第二天蹲坑时肛门会灼热疼痛，大便艰涩难行。白酒与辣椒都是辣的，这个"辣"字，便是一个"辛"字，一个"束"字，意思便是把"辛"束缚住，束缚着"辛"而成了辣，束缚之意有限制的意思。白酒性剽悍，走于肤表，束缚住体表的皮毛，使皮下血管充血，故喝酒后可见皮肤的燥与红。因白酒束缚住了皮毛，束缚热的散发，所以身体会发热，人会兴奋。辣椒气浊，走于肠道，辣椒的辣作用于胃肠道，辣而燥，燥而涩，涩则不通，不通则郁，郁则发热。故吃辣椒后肛门灼热大便不畅，甚或有腹急腹痛。

由上可知，服辛可以生热，因为燥抑制皮肤散热，若热到一定程度便会启动散热机制——发汗，这就是吃辣的食物可以发热出汗的原因。发汗一般都是在身体发热的基础上，所以当体温不高时，服用苦味药是不能够出汗的，这也说明了我之前服麻黄的试验现象，因为我身体不热，所以麻黄不发汗。在一些情况下，比如恐惧、紧张刺激等，紧张过后人体有时也会发汗，俗话说急得一头汗就是这个情况。紧张刺激下皮毛也会紧张，这样会抑制散热，另外紧张的情况下心跳加快，产热增多，两相结合导致出汗。由紧张刺激这种生理情况可以联想辛味药的作用，其实两者之间还是比较相像的。

一般情况下苦味药是发汗药，辛温发汗是因辛味药能使体温升高进而引起发汗，这种发汗类似于喝酒出汗，吃辣椒辣出汗。在治疗外感发热时，往往是辛苦合用，苦味宣通，辛味反佐监制，以防发汗太过。同时辛味者也有使气血向皮部聚集，改善皮部供血的作用。

辛味有气辛和味辛之分，有些药闻起来味道很香，有些药吃起来味道很冲。前文已论述闻起来气味重的中药，能够入于气分，理气行通经络，兼有燥性，这个燥性是在理气行气的基础上实现的。芳香化湿药、芳香燥湿药、祛风湿药中有很多都是气味浓重的。气辛之药与味辛之药作用有相似的地方，这一类药我们常称为风药。气辛之药比味辛之药作用层次要轻浅得多，可以作用于人体之外的大气层。

味辛的药很多也能祛除风湿，燥以除湿，金以克木，这样解释也挺好的。现代认为辛能散血活血，我却认为味辛者滞于血，何也？先从风湿痹症的病理说起。风湿痹症，为何以"风"打头？风能令人虚，因风在，机体三元之一气中水火去，而土留，土壅而痹阻，成结聚。欲通结开痹，当补以水火，水火聚，水火土比例和谐，结散于中。风性动，治风以暑，"暑"的气宜，让人觉得"午后慵懒"。桂枝汤治疗中风，其中桂枝汤服后可以覆被取汗，这个覆被便是营造"暑"的气宜。以理推之，应用中药温敷一样可以治疗"风痹"之证，因为中药温敷可以使气血汇聚，水火留，河水涨，痹阻通。

若风证兼以湿，治湿以燥，"燥"的气宜，像九月，像披甲的士兵。味辛者滞于血，皮部血滞，皮下充盈，这个聚集的"火"宜通以散结，聚集的"火"使湿气流通起来，河水动，则土气溃散，此为祛风湿逐痹之理。辛味药滞于皮，增强压力，有若蓄力，移时而放，而筋骨肌肉郁结将散矣。因此，味辛者可活血化瘀，活血化瘀的作用是其从革作用的后续表现。

结合前文论述，这个酸味之药可由里向外，由下向上进行压力释放，使人体气血趋向于表，有生之意；这个辛味药可由外到里，由上到下进行压缩，使人体气血趋向于里，有收藏之意。是故经云："金木者，生成之终始也。"

（四）水曰润下

火曰炎上，水曰润下。火性直上，水性直下，土气盘桓于中。水火土三元，火使分子间斥力增加，大于分子间引力，克服了地球引力时，趋向压力小的方向运动，这压力小的方向便是远离地球的方向，所以说火性炎上。水性润下，水能藏火，当能量分散在更多的介质之中就显不出火性来，所以当水的成分比例愈来愈多时，火的斥力就会减弱，地球的引力在作用，水性趋下的力量就显现出来。

水火土三元素之间的关系：火藏于水，水藏于土，土藏于火。

水能藏火。故郑钦安："水盛一分，龙亦盛一分（龙即火也），水高一尺，龙亦高一尺，是龙之因水盛而游，非龙之不潜而反其常。"天在上，地在下，地面之际水气最为旺盛，故言土能藏水。

观察大自然，地下有水，地上有水，天上亦有水。水在高层，水化为气，气中火盛，而地球悬于大气之中。故言："土藏于火。"水火土互藏，在于水火土三元合一，合一而成系统，三元合一气而生万物。水曰润下，主令于冬，感天之寒气，其性为藏。在天为寒，在地为水，在人为太阳。故曰：太阳寒水。

《黄帝内经》云："圣人春夏养阳，秋冬养阴，以从其根，故与万物沉浮于生长之门。"冬天天寒地冻，人要防寒，树要防冻。树防冻，营养归于根部，水分不上输于枝叶，枝燥而叶落，树皮厚而干燥，利于防寒。可见树木为了防寒丢弃了树叶嫩枝，营养回归根部，这是水润下而藏的表现。人要防寒，亦要排出身体中多余的水分，干燥的物体利于防冻，所以天冷时尿多，冬天的皮肤也很干燥。热气生清，寒气生浊。热的气血可以溶解更多的物质，寒的气血溶解不了很多物质。水火土比例是相应的，火少时，水和土都应该少一些，这才是相应的。所以天冷时水润下，水行地下，在人体六腑属于地，水行于地，所以从胃肠道或膀胱中排出。水曰润下并非水走于下肢，走于下肢难于上行，此属于病理状态。

水性直下，但人体生命环要循环往复，所以水不能一直下，到了一定程度定要回返。人体的生命梯度愈是内下愈是热，所以水的直下，火为之对冲，令其升。木为旁力，助水气旁升（此时已不称为水气，是为火气，升者为天）。人体之中太阳寒水与少阴君火，若君火强横燃烧精血，则火气上腾，太阳寒水力弱，不能对抗协调，是为温病，当助太阳寒水以制少阴君火之鼎沸。水曰润下，润下作咸，故当以重用咸药为君，方用白虎汤。白虎汤为太阳寒水之方，因方名白虎，故人们多把石膏归于辛味，此是思维定式，应打破。石膏味咸，水行药，能泻火行之气。综上所述，水曰润下，润下作咸。水行主令冬，归根而静，静曰复命。咸味药多寒凉，从太阳寒水之性，性趋下而潜藏，减少外周循环。

中药书中又言苦味坚阴，介类潜阳之说。其实介类多属咸味，所以说像龙骨、牡蛎、珍珠母、石决明等能抑制过亢之阳气。苦味坚阴，苦味药最重要的作用便是宣通，能够使能量均匀分布，多余的热量由毛孔排出，这样机体气机畅通，系统稳态正常。若有郁结，便有结热，热不去，煎熬津液而致阴虚，故言苦能坚阴。火曰炎上，水曰润下。能上能下，是为通。上之又上，出而为汗。下之又下，出而为二便。汗与二便不畅，百病由生。

（五）土曰稼穑

土爱稼穑，稼穑作甘。稼者，种也。穑者，收也。春华秋实，春种秋收，先种而后收。种植需要人力、水、光照、肥料，要有劳动有付出，才能有收获。脾胃者，中土也。土枢四象，土居于中，能藏。甘味能出，稼之属。甘味者多属食物，食物入口，要消化，要吸收，就像种庄稼，要先有能量津液的付出，才能把食物腐熟变小，变成能吸收的食糜，这就是种，是稼。土有凝聚之象，汇聚营养供植物吸收，植物吸收而产粮食，这便是穑。

中药有五味之分，酸、苦、甘、辛、咸。甘味，美好的味道，食物的味道。中药之中的补药大多是甘味，比如人参、甘草、熟地，等等。甘味能补，补气养血。甘味五行属土，甘味入口，与人体脾胃相应产生同频共振。甘味是食物的味道，甘味入口，告诉机体：食物来了。甘味的信息激发了人体脾胃的机能。甘味入口也能够导致人体产生食物的热效应。食物的热效应：是指由于进食而引起能量消耗增加的现象。营养学家把这种因为摄食而引起的热能的额外消耗称为食物热效应，又叫食物的特殊动力作用。看电视剧里人参常有续命之能，如果从营养学的角度考量，看看人参之中含有多少大卡的热量，那人参就如同等质量的蔗糖。事实上人参补气的作用远远大于蔗糖，所以考量人参不能单单从物质的层面去考虑。以信息而言，可能人参更能激发人体的本能，人参味甘微苦，甘苦之性合于少阳，所以能够激发少阳相火之气。于是人体得到能量，这个能量是从人的身体中来的，人参是个引子，把人体的潜力或者说先天之气挖掘出来。这有可能是长期自然选择的结果，生物生存，食物是第一位的，对待食物的渴望与尊重深深地刻在生物本能之中。《黄帝内经》云："辛甘发散为阳。"又言，"阳能化气"。阳者，气者，皆能生热也。机体产生热便是为了消化所得到的食物，这也从另一层面阐述了甘味能助阳能补养的道理。

当下对肠道研究比较热的课题是关于肠道微生态，下面我们从肠道微生态这个方面谈谈土爱稼穑的道理。想象人体胃肠道就是人体之中的一块地，土地上的收成就是我们的口粮。有了土地，可以种庄稼，那庄稼就是胃肠道里的细菌，当新生儿从母腹中分娩出来，从父母和外界获得了肠道益生菌（庄稼的种子），种子在自身胃肠道中成长为庄稼。我们吃的食物都是庄稼的肥料，庄稼把肥料转化成我们能够吸收的养分。我们吃的食物除了一小部分能直接吸收外，其余大部分要经过肠道菌群的加工处理。长期服用精致的食物，或人体能够直接吸收的食物，会削弱肠道菌群的能力，不用则废。不同的饮食习惯，也会滋养不同的肠道菌群，不同的肠道菌群就像不同庄稼会结出不同的粮食，这些会对人体产生影响，所以说一方水土养一方人，一方人有些共同的象。以经营土地的思想来考量中医营养学也是一件很有意思的事。

种庄稼需要阳光、水分、肥料，也需要改善土壤环境，经营人体之内的土地亦需如此。阳光的照射、雨露的滋润以及土地的滋养与承载，这3个因素是大自然中庄稼生长的要素，对应着三元之中水、火、土三要素。在人体之中，火能温煦推动提供动力，水为滋润稀释提供介质，土为滋养凝聚提供承载，水火土三元也是肠道益生菌（庄稼）生存生活的必备条件。土爱稼穑，稼穑作甘。甘味与中土相应，所以能够与地面之际的胃肠道黏膜同频共振，振奋土地的功能，兴奋了庄稼，加快了种与收的过程，使人体更快地收获，更快地得到水谷精微的补给，这便是后天之本，能源基地，生存生活之必备。

天地之间，地面之际，生机最为旺盛，空气、压力、温度、湿度变化不大，在一个适宜范围内，大气的对流颇为剧烈，活力十足，因此会有风云雨晴等种种变化，这个是大自然地面之际的特性，那人体之中地面之际亦有如此之特性。中土与甘味相应，中气氤氲，活力充盈，且又限定在一定区间，为万物生存生活之所。所以甘味药有阳的象（活力充盈），有气的象（中气氤氲），有缓和的象（天气变化主要产生在地面之际，而地面之际的温度、压力、湿度却较为稳定），有滋润营养的象（中土生万物），有承载的象。以上种种象便也是甘味药的功用。

水火土三元，土是相对静止的凝聚元素，水火易去，而土难离，故土多成郁。火去，水土留，推动无力成寒结；水去，火土留，无介质、无水舟难行，成热结。水火去，土留，成虚结。寒结热结，是为伤寒温病发热之机要也。通闭散结，则使水火土的比例关系重归于协调和谐。

六经之中土与太阴相应。神在天为湿，在地为土，在人为太阴，太阴经内连脏外及表，营卫循环在其中，故曰：太阴湿土。湿的含义：湿气氤氲，散于无间。《黄帝内经》云："脾气散精，上输于肺。"肺脾者，太阴也。宣发布散，水精四布，从而使水谷精微在全身弥漫，若湿气氤氲，散于无间。太阳为开，开或为抵御外邪；太阴为开，开则提供补给。甘味入于太阴，与太阴同频共振也。

五、五味杂谈

五行五味是萦绕我心中很多年的话题，前面虽然只有短短的几篇综述，却也是我几年的心血。为了克服心中的思维定式我付出了极大的努力，创新的路上不会永远是一帆风顺的，有所付出，有所回报，且无论对错。在对五行五味的论述中，与当前学说偏差较大的便是：对苦味药、酸味药以及辛味药的认识。

火性直上，水性直下；辛敛火以降，若不过冬，其气则亢；酸涩津以升，若不过夏，其性则凉；外环境削其雍余，以致于平。故金木者，生成之终使也。酸辛者，血气之所以转折也。土气居中。土爱稼穑，稼穑作甘。甘有补益之功，有辛相助，阳气充，有酸相助，阴液充。故书云，辛甘化阳，酸甘化阴。

药物的作用是药物与人体产生的共象，分为直接作用和间接作用。间接作用是后续产生的一系列变化，如果把间接作用当作直接作用来看，那么理论就会越来越繁杂，而且理论也会偏离正确的方向，当我们发现理论不能指导实践时，就打补丁，或创立新的学说，于是理论体系愈是繁杂了。所以理论要追根溯源，要从根基上做牢靠，这样以后就不容易走歪，所以我对五行五味理论的阐释出自《尚书·洪范》的原文，结合《道德经》与《黄帝内经》的理论，中间再无掺杂。反观现今中医教材，从《中医基础理论》的五行五味理论与《中药学总论》的五行五味理论已产生割裂，以至于中药学各论与治疗学产生偏差，为了使理论圆融自洽，就要不停地打补丁，或更改药物的性味，以附和理论的要求和临床实践需要；更要提出药物口尝味与气化味不同的问题，以及药物双向调节的问题，这些都是补丁。

六、中药的作用

中药本身是为物质能量信息，所以作用到人体时必然有物质、能量、信息这 3 个方面的作用。比如羊肝中含有大量的维生素 A，中药羊肝丸可治疗眼疾，饴糖中含有麦芽糖可补充人体能量，但是可以补充物质能量的中药所占比例还是比较少的，大多数中药的作用还是信息方面的，它的作用在于打开或关闭人体内部某些开关，或与人体内部某些器官产生同频共振或抑制。

我曾学过一段时间的振荡中医，振荡中医用药量极小，很多时候不过 5～6 克，通过极小量的用药可以在很短时间内改变患者的脉象，这个很短时间可能只有几十秒，我曾经思考过其中的道理，我想物质与能量都不能很快使患者的脉象改变，最有可能的是信息。信息可以传递得很快，也可以用极少的量改变人体的状态，因为只有信息干涉共振才能做到这些，信息的作用就像四两拨千斤，是一种巧妙的力量。

那么药物的信息反映在药物的哪些方面呢？在电视中可以看到，过去的老中医鉴别一味中药时，常常用手指捻起中药查看质地，用鼻子嗅嗅，最后用嘴巴尝尝。这几个动作考察中药几个方面的情况，鼻子嗅的是中药的气味，口中尝的是中药的味道，手中捻的是中药的质地。有其形必有其气，有其象必有其性。通过鼻嗅、口尝、手捻这些方法对药物外观表象进行探查，我们可以得到药物的气、味、形质。中医藏象学说指出：藏居于内，象居于外。中医中很多地方就是运用这种"司外揣内"的方法，"司外揣内"的方法也是开黑箱的方法。通过鼻嗅、口尝、手捻的方法采集药物信息，然后再用中医的理论把药物的气味形质进行归类，这样就可以司外而揣内来推断出药物的功效与作用了。

气、味与形质都是信息的载体，我们通过药物气味形质来揣测药物所含信息，以及这信息会与人体产生何种反应。气、味、形质是判断药物作用功效的 3 个角度。气，鼻子可以闻得到；味，口里可以尝得到；形质，以手的触觉感受到。气味在空气中流动，味道在液体中流动。从流动速度上看，气的传递速度最快，味为第二，形质流动最慢。气、味、形质虽然都是信息的载体，但是因为气和味流动速度快，这也说明气和味作用速度快，所以中医用药首重气味。中药的汤剂有作用迅速之著称，汤者，荡也，有涤荡之势。中药汤剂由煎煮而成，弃药渣而不用，那药渣中多是药物的形质部分，单取气味，以取速效。再看一些急救的丹剂丸剂，采用口下含服的方法，如丹参滴丸、救心丸之类，这些药多辛香走窜，这是单取其气之法，气走窜更快，故用以急救。

　　内服中药要入于肠胃，《黄帝内经》说五味入口藏于肠胃，这个五味与肠胃同属性，同为地气所生，所以五味对于肠胃有着天然的亲近性，故中药的五味在考量中药功效时占有极重要的位置。前文已着重论述中药五行五味，这里不再赘述，这一节简要地说一说中药的"气"。中药的"气"，一种是鼻子可以闻到的"气"，一种是无形之"气"。很多中药的气味都是比较好闻的，也有一部分中药的气味不好闻，气味不好的药我不爱用，大家知道植物为了保护自己，分泌出不好的味道防止害虫吃，这些植物也大多有毒。中药药性大多还是平和的，所以中药中气味好闻的中药比较多，这些中药的作用大多相似，如化湿、理气、通经络之类。比如紫苏、佩兰、白术气味都很清新。有句成语叫作"沁人心脾"。沁人心脾又或是沁人肺腑。清气宜人，怡我心灵；芳香入鼻，直达肺腑。心为君主之官，肺为相傅之官。由心肺感知大自然的信息，由外而动脾土，土枢一转，是为升清，是为降浊。水谷精微与糟粕，各入其道，各有其出，是为化湿。

　　气味浓厚的药物多入于气分，有行气、理气、化湿的作用，比如陈皮、木香、砂仁、白术，等等。人体体表皮毛之间含气多，气香之药与此产生共振，芳香走于皮毛，出于皮毛，到达体外的大气层，带动气的流通，使经络循行通畅，经气流通起来了，也会把瘀积的湿气排放出来。这就像一间房子，空气不流通，房间可能很潮，这时通通风，潮气可以祛除。而且气香之药还能够滞于体外的大气层，使气流通出皮毛，却又不能过度泄气。美好的气味能够萦绕鼻端久久不散，醇和透达，此之意也。

　　再说一说中药之中的无形之"气"吧！中药学上有"四气五味"之说，药物的四气是：温、热、寒、凉。中药的四气一般指的是无形之气。我们学习时往往认为四气就是药物寒热属性，其实这是对四气的误解与小视。这里的四气代表着四季，即春夏秋冬的气，温如春，热如夏，凉如秋，寒如冬。四季的气不仅仅只有温度的表现，还有压力、湿度的变化，还有运动趋向与态势。

气以形显，有其形必有其象，有其象必有其气。对中药的无形之气采集与判别，望气由望形开始。比如说菟丝子有肾形可以补肾；鹿鞭可以壮阳；皂角刺尖利可以通透排脓；泽泻、麻黄、黄芪、木通之类的药材都有细长的管道，这与尿道相似，所以有利尿的作用。药物形质的坚脆、燥湿、轻重、钝锐等与药物功效有所联系，假若我们会诊脉，脉形与药形也有着一定联系，比如说洪大的脉用重镇的石膏，细数而动的脉用生地，这些都是用药形与脉形相对抗，从而使异常的脉形回归正常。另外，药物的无形之气除了与外在形象相关外，还与采摘季节、生长环境、生长区域有着关联，这些这里就不再深入探讨了。

综合来看，判断一个药的作用，要综合气味这2方面来看，且看那一碗香气浓郁的药汤吧，莫不是天之气、地之味的具体体现，莫不是天地信息的集成吗？以下是我朋友圈记载的一段文字，权作为此文的结束吧。

天有六气，降生五味，与土相合，化为形质。乾天如盖，若火无形；坤地承载，若土有质。有无相感，水居于中，联通天地，沟通有无。药有气，药有味，药有形质。气者，火气所化。味者，水气所化。形质者，土气所化。天之气，地之味。天地合气，命之曰人。中药多作用于胃肠，胃肠类大地，故中药之作用更重药之味。五味者，酸苦甘辛咸。木曰曲直，曲直作酸，火曰炎上，炎上作苦，金曰从革，从革作辛，水曰润下，润下作咸，土爱稼穑，稼穑作甘。五味归于五行，五行是为天地生。当明五行，以归五类，各有效用，推之于理，验之于人。

第五章 三焦命门学说

一、三焦名实之说

提起三焦膜原，这是个令人争议的话题。三焦形质有无，自《内》《难》伊始，即开争论之端。我把这些争论综合归类为以下。

（一）区域说

《难经》十五难称"心主与三焦为表里，俱有名而无形"，十八难说："所谓府有六者，谓三焦也……有名而无形。"后世持此论者，以"形"为"实"，认为三焦仅仅只是脏腑在人体不同区段的代称，上焦为心肺，中焦为脾胃，下焦为肝肾。舍此而求三焦，三焦并无形质具体组织可征。历史上华佗、王叔和、孙思邈、杨玄操、吴瑭均持此说，此说长期占有统领地位，至清据此发展为温病三焦学说。王冰注《黄帝素问》未置可否，乃引《正理论》以为说，然而仍未脱离《难经》之窠臼。以上认为的三焦没有明确的脏腑所指，而为躯干上中下3个区域，上焦为心肺，中焦为脾胃，下焦为肝肾。三焦有名而无实，如以此义泛指"三焦"之全部，殊为不妥。《灵枢·本输篇》云："少阳属肾，肾上连肺，故将两脏。三焦者，中渎之府也，水道出焉，属膀胱，是孤之府也是六府之所与合者。"《论勇》篇更是形象地指出："勇士者三焦理横，怯士者三焦理纵。"以上经文指出三焦为中渎之府，水道所出之地，又言"三焦理横，三焦理纵"，这里讲得非常形象和具体。由此可知三焦绝不会是有名无实的空论，一定有其物质基础的存在。但三焦的物质基础到底是什么？《黄帝内经》却又未明示，因此三焦名实之争成了千古之谜。

（二）有形无形说

张志聪在《侣山堂类辨·辨三焦》中认为：有形无形皆是也。高士宗所论语言模糊，其归结与张志聪同。今人孟竟璧认为：三焦是一切有生命机体的新陈代谢过程。有形是人体所有的构件，三焦均参与；所谓无形，是人体内构件修补，能量改变是不可能看见的，应该是无形的。

（三）功能说

巢元方在《诸病源候论·三焦病候》中认为：三焦为水谷之道路，气之所终始也。这指出三焦具有脏腑气化的功能。喻昌在《医门法律》中认为：三焦取火能腐物之义，皆相火之自下而上也。

（四）有名有形说

有名有形说大致分为 3 种：一是张景岳的腔子说；二是唐容川、张锡纯所言的油膜；三是今人陈潮祖所认为的"膜腠三焦"之说。从这些论述来看，人们对三焦膜原的研究越来越深入越细致了，这也越来越接近问题的真相了。

（1）腔子说

虞搏在《医学正传·医学或问》中认为：三焦为腔子。张景岳在《类经附翼·求正录·三焦包络命门辨》中认为：三焦为大囊。明代医家张景岳，他在《类经》中明确提出："此三焦之所以际上极下，象同六合，而无所不包也观本篇六府之别，极为明显，以其皆有盛贮，因名为府。盖即脏腑之外，躯体之内，包罗诸脏，一腔之大腑也。故有中渎、是孤之名而亦有六府之形。"

（2）脂膜说

陈言在《三因极一病证方论》中认为：三焦为脂膜。清代医家唐容川、张锡纯所论最详。唐容川在《血证论》中认为三焦"即人身上下内外之油膜也"。张锡纯对此说也极为赞同，他在《衷中参西录》中更进一步发挥，谓"三焦为少阳之府。既名为府，则实有其物可知……至唐容川独有会心，谓三焦即网油，其根蒂连于命门，诚为确当之论。"又："焦亦是膜，发源于命门，下焦为包肾络肠之膜，中焦为包脾连胃之膜，上焦为心下膈膜及心肺一系相连之膜。"

（3）膜腠三焦说

陈潮祖在深研《内》《难》经义和充分吸收前人成果的基础之上，提出了"膜腠三焦"说。他在《中医病机治法学》一书中提出："筋膜是人体的重要组织，筋是膜的束聚，膜是筋的延展。由于它是肝系统的组成部分，所以《素问·痿论》说肝主身之筋膜为手少阳三焦的组织结构，包括膜原和腠理 2 个部分。膜原是筋的延展部分，腠理是膜外的组织间隙，《黄帝内经》称为分肉。膜腠无处不有，无处不包，外则布于皮里肉外，内则维系五脏六腑，上至巅顶，下至于足，随处异形，所在皆是，不似其他五脏，有其一定形态，所以《难经》谓其有名无形。"

综观以上诸说，自汉至今，大家小学，见仁见智，不一而足，从无到有，从点到面，大至器官，中至网膜，均对"三焦"功能有所阐发，并与三焦实体有所探索，然均未能揭示《黄帝内经》三焦之真谛。三焦的形质有无？三焦的功能是何？这些问题也困扰我多年，如果有一个理论体系能够融汇各家学说，而且把形质与功能有机地整合统一起来，这将是一件美好的事。于是我在尝试，在天地人三元医学体系之下对三焦膜原重新定位界定，具体内容请看下文。

二、膜原解

谈到三焦，我觉得先从膜原说起比较顺一些，明代医学家薛雪认为"膜原为三焦之门户"。这句话是为真知灼见，一语道破天机。而且薛雪发明湿热论，发明了邪伏膜原，湿热郁瘀三焦的理论学说。

薛雪，字生白，自号一瓢，吴县（今江苏苏州）人，生于康熙二十年（1681 年），卒于乾隆三十五年（1770 年）。薛雪自幼好学，颇具才气，所著诗文甚富；工画兰，善拳勇，博学多通。乾隆初年，两征博学鸿词科，均不就。因母多病而悉心研医，博览群书，精于医术，尤长于温热病。著《湿热病篇》，该书对湿热之辨证论治有进一步发挥，丰富并充实了温热病学的内容，对温热病的发展有相当贡献。

"膜原为三焦之门户"，薛生白这句话给我以莫大的启发，这句话也是我解开三焦命门这个医学难题的一把钥匙。少阳相火所对应季节即为暑季，气候湿热，少阳象性亦湿热。湿热与膜原瘀堵是有莫大关联的，可见湿热之证也是与三焦关联甚密。那么，膜原是什么呢？有什么功能呢？首先这个"膜"字就是"隔膜"的意思，膜有着"分隔""阻挡"的功能，其覆在肌肉上叫肌筋膜，覆在油脂上称为油膜或脂膜。"膜"也可以称为"筋膜"，膜聚而成筋，我们看肌肉的膜在肌肉两端就相聚为筋了，所以"膜"与"筋膜"可以混称。我们知道肝主筋，所以这个筋膜亦是为肝之所主。这个筋膜分隔两块肌肉而成分肉之间，这个"分肉之间"就是筋膜所围绕构成的空间。同理，腠理也是筋膜所构筑的空间，这个"腠理"就是"理之所凑"的意思，像肌肉的纹理就是由筋膜所包裹着一束束肌肉造成，肌肉筋膜之间的空隙也是为"理之所凑"。腠理的含义更广大一些，不仅仅包括肌肉纹理，还包括其他被筋膜包裹的组织，这个"理"字有条顺的意思，被筋膜包裹了相应的组织就被理顺了，条理化了。"腠理"是为筋膜所构筑的空间，其内为卫气所充，卫气所行。

膜之大者，是谓膜之原。"原"有大的意思，如原野、平原；"原"亦有初始的意思。膜之大者，膈膜也。其略小者，胸膜、腹膜、肠系膜；再小者，肌筋膜、骨筋膜，等等。故膈膜、胸膜、腹膜等胸腹腔内的膜为膜之大者，是为膜原。其小者如骨筋膜、肌筋膜等为膜原之延续，多分布于四肢。

气运行在膜构建的空间，膈膜胸腹膜构建了三焦空间，空间内运行着原气。而肌筋膜、骨筋膜构建了经络空间，空间运行着经络之气（卫气）。三焦与经络空间相比，有大小之分，三焦运行原气，故膈膜胸腹膜又称"膜原"。三焦为空间，故有名而无形。《道德经》曰："埏埴以为器，当其无，有器之用。凿户牖以为室，当其无，有室之用。故有之以为利，无之以为用。"膜原为之器，三焦是为空间，故三焦与膜原之关系，若老子所言有无之类。三焦为之用，故《金匮要略》有"三焦竭部"之说。三焦竭部，三焦元气空虚，不能护持其内脏腑的正常运转，于是上焦竭则噫气，下焦竭则遗溺。膜原之为利，有之为物，邪可依附。故邪聚膜原，横生枝节。吴又可、薛生白以邪聚膜原而立论，诚良言也。薛生白谓，膜原为三焦之门户。门户者有形者也，有形者构建无形之空间。三焦有名无形，三焦是空间，有云雨之变。所以认为三焦有形的是膜原筋膜，认为三焦无形的是空间，有形无形都对，但都看得不全面。

《难经·六十六难》曰："三焦者，原气之别使也。"气运行在膜构建的空间，膈膜、胸膜、腹膜、肠系膜等构建了三焦空间，空间内运行着原气。这原气又称为"元气"，意为元初之气、初生之气、本元之气，这元气由命门真火炼化而成。本元之气通过什么途径散布于三焦之中呢？在之前的经脉理论中我们谈到过卫阳系统与营阴系统，同样，在人体的胸腹腔之内亦是存在着卫阳系统和营阴系统。营卫在人体是无处不在的，胸腹腔中的这些膜往往有血络灌注，这样血脉的营气可出于脉化生卫气，这便是三焦内的营卫化生。胸腹腔内膜上血络与脏腑的血脉相连，所以脏腑化生的精气通过血脉可以很快地充盈到三焦空间，尤其来自肾命的精专营气可以到达膜原之内化生为原气。原气在三焦之中多是以液态存在，少数以气态存在。三焦之内的营卫化生之卫气又称为"原气"，这是为了区别在外之"卫气"。原气直接来源于肾命，路途近，更精纯，所以称之为原气。其次三焦空间护佑在脏腑之外，也接收着五脏之精气，且彼此之间也存在着物质能量信息流的交换。另外，三焦与经络空间相比，有大小之分。三焦为大者，有"气海"之称。

薛雪谓膜原为三焦之门户。门户者有形者也，有形者构建无形之空间。门户一词已道破玄机，门户可关可闭，气可入可出，若门户不利则三焦气郁，水火土俱盛，病有湿热之形，亦有瘟疫之变。"门户"之用表现为2个方面，一方面膜原之上血络成为营血进出通道，这就像房屋的进水系统与排水系统；另一方面，膜原之上有气门分布，膜原之运动又能控制气门的开合，控制着气的出与入，这就像房屋的窗户与通气道。

关于三焦膜原的论述《难经》阐述最多，有二十五难、三十一难、三十八难、六十六难等条文，所以在本章之中会更多地引用《难经》的经文。有关膜原的最早古籍经典是《黄帝内经》五篇大论，我们从《黄帝内经》中关于膜原的论述，可以找找理论的源头，理理其中的脉络。

《黄帝内经》五大论膜原说分别为：

（一）《素问·太阴阳明论》："脾与胃以膜相连耳，而能为之行其津液。"释：胸腹腔内各脏腑间有膜相连，膜之间有卫气津液通行，故言脾为胃行其津液也。延伸理解，脏腑间亦有血脉相连，有血液相互联通，脾与胃是阴阳表里关系，脾胃之间有营卫气血的循行。脾与其他四脏之间亦有联系。胸腹腔内膜构建的空间内充满了卫气津液，卫气之多也是为卫气的海洋，故可言气海。血脉在脏腑间集结，五脏又为血脉的集结，所以又可称血海。血海、气海之间有末梢相连，又有大脉行其间，大脉者冲任督是也。冲任督三脉在胸腹腔沟联成网，不可分割，冲脉亦有"血海"之称。

（二）《素问·疟论》："其间日发者，由邪气内薄于五脏，横连膜原也，其道远，其气深，其行迟，不能与卫气俱行，不得皆出，故间日乃作也。"释：膜原构筑空间为三焦，是为脏腑之外围，是为脏腑之"天"。膜原者，有形者也，邪气可依。其位于躯干，相对于表皮四肢，其位较深，故言其气深，其行迟。三焦为元气之海，十二经如川，百川归海，海水亦灌注百川，今膜原受邪，海水不能正常灌注河流，故言不能与卫气同行，不得皆出。

（三）《素问·举痛论》："寒气客于肠胃之间，膜原之下，血不得散，小络急行，故痛……寒气客于小肠膜原之间，络血之中，血泣不得注于大经，血气稽留不得行，故宿昔而成积矣。"释：此条参看第一条，第一条是言卫气和津液，这一条是言血脉。客：停留。客留，有所居，若无居，何以留客。故留客之所必有形质。寒气客：寒气客于膜原，膜原有形质者也。寒性凝滞，寒气客，膜原形质有所变，功能有所异。膜原者，三焦之门户也。寒气客，网状结构的膜原形质改变，三焦门户不开，内入和外出难，三焦气郁，压力增高。寒气客于肠胃之间，膜原之下：气郁，血不得散，水精不布，营养缺失，所以小络急行（痉挛），故痛。寒气客于小肠膜原之间：气郁血瘀，久之成积。

（四）《灵枢·百病始生篇》："留而不去，传舍于肠胃之外，募原之间，留著于脉，稽留而不去，息而成积……或著于伏冲之脉，或著于膂筋，或著于肠胃之募原，上连于缓筋，邪气淫泆，不可胜论……其著于肠胃之募原也，痛而外连缓筋，饱食则去，饥则痛。"释：此条同上。

（五）《灵枢·岁露论》："其内搏于五脏，横连募原，其道远，其气深，其行迟，不能日作，故次日乃稽积而作焉。"释：此条言膜原与五脏之间的位置关系，说明了膜原构筑三焦空间在五脏之外。

三、三焦解

"焦"字，由上下两部分构成，"隹"字象形，意为短尾鸟，像鹌鹑一类的鸟，下面四点是个"火"字，意思就是用火来烤鸟。"火来烤鸟"这里蕴含着 2 层含意，一是指"火"，二是把鸟烤熟。三焦属手少阳，少阳与相火相配，这是与"火"相关的，第二层含义与腐熟食物有关。这个"焦"字很形象，读者耐心把本文看完后就能明白其中含义。

"三"字指上中下三焦，胸腹腔是个大空间，其间有膜所隔，又分成诸多小空间，这就像大房子里有很多小房间。上中下三焦是我们一种习惯的分法，上焦包含着心肺，中焦包含着肝脾，下焦包含着肾命。分为三这是一种分法，我们还可以这样分，以横膈膜分上下两焦。"三"字另一重含义，即是三生万物的"三"，三焦是个重要的营卫化生场所，内有五脏六腑，着实能生物，以其有生物之能，故名之曰"三焦"。

《难经·三十一难》说："三焦者，水谷之道路，气之所终始也。"《难经·三十八难》说："所以腑有六者，谓三焦也，有原气之别使，主持诸气。"《难经·三十六难》说："三焦者，原气之别使也，主通行三气，经历五脏六腑。"以上是《难经》的条文，皆论三焦主气的功能。其中三十一难论述，三焦是气之终始也。我用一个比喻：三焦是气海，百川归海是谓气之终，海水灌注百川是气之始。《内经·营卫生会》指出，卫气行阳二十五度，行阴二十五度，分为昼夜。白天的四肢要运动所以卫气行于阳，海水流向四肢；晚上五脏工作比较多，所以卫气行于阴，百川入海。卫气运行如潮汐，故三焦气海为气之终始也。三十八难指出，三焦为原气之别始也。三焦并不能制造原气，它只是贮藏原气，原气为五脏所生产，其中最重要的生产者是下焦的肾命。三十六难指出，三焦通行三气，经历五脏六腑。这个三气可能有种种解释，用三元论来看这三气就是天气、地气、人气，三焦包裹着五脏六腑，三焦这个空间是有云雨之变的，地气上为云，天气下为雨，人气氤氲其中。农村生活过的人可能知道，在冬天过年杀猪时，猪被开膛破腹时，肚子里有腾腾热气出来，这便是氤氲的气。古时相传有人受重伤时，把牛肚子剖开，除去脏腑，把人藏进去可以治伤，这便是利用三焦的气来治病的。

《中藏经·论三焦虚实寒热生死逆顺脉证之法》："三焦者，人之三元之气也，号曰中清之府，总领五脏六腑、营卫、经络、内外、左右、上下之气也。三焦通，则内外左右上下皆通也，其于周身灌体，和内调外，营左养右，导上宣下，莫大于此也。"这段经文讲得非常细致，三焦的功能已经呼之欲出了。外周经络与三焦相通，外周经络与三焦是河流与海洋的关系。足六经在腿部有气街相联通，手六经在头部有气街相联通，胸腹亦有气街沟通上下两焦。所以十二经络通行的卫气皆可入于三焦。三焦有主持诸气的功能，十二经络内经气不充足时可借调气海的气，十二经络内经气过度充盈时可泄洪到三焦，十二经络的经气不平衡时可通过三焦进行汇通平衡。三焦气海对于十二经络而言，有很重要的调节作用。

三焦护佑五脏六腑之外，接收着五脏生产的精气，最重要的是接收命门所产生的原气。三焦是五脏六腑的"天"，提供给五脏六腑合适的工作环境，适宜的温度、湿度与压力。相对于卫气而言，这个气高温、高湿、高压。我们知道食物的消化腐熟需要一定温度、湿度与压力，饮食入胃以后，胃肠道有自身的内环境，这内环境也与三焦这个外环境相连通，它们可以相互影响，三焦是贮藏气的，也是仓库，也可以作为缓冲之地，这个就像三焦与外周经络的关系一样。三焦是沟通内外的一个重要空间，所以有人认为它是半表半里的，这是非常有道理的。水谷入于中焦之后，经过肝脾胃肠腐熟、分拣、排浊、压缩，变成水谷精微，其到下焦，经肾命再腐熟分拣压缩成为更精华的精专，这精专到达上焦，经心肺压缩再宣发出去，进入周身循环。以上讲的是营卫大的运行，脏腑工作多余的气会排到三焦，特别是命门真火工作时，其气寄存三焦处更多，所以中医说命门真火寄于三焦而成少阳相火。

阴阳相辅相成，三焦同样为五脏六腑提供好的工作环境，没有这个好环境，五脏六腑的工作做不好。所以在《金匮要略》有"三焦竭部"之说，三焦竭部，三焦元气空虚，不能护持其内脏腑的正常运转，于是上焦竭则噫气，下焦竭则遗溺。

三焦提供高温、高湿、高压的环境，高温以脏腑的腐熟功能，三焦之所以谓之"焦"，与此相关，想象把鸟烤熟，想象香气四溢的场景。把食材做成精美的食物，这莫不是"焦"的作用吗？

三焦时相：三气之时，暑热蕴蕴。

三焦象性：水火土皆多，是为湿热。

三焦时相与三焦象性是与其功能结构以及所处位置相应。三焦藏原气，原气除了热象和动象外，亦为高势能的粒子，为精纯的气，为方便简捷、高效清洁的生物能源。元气浊，病将生。三焦者，元气之别使也。"别使"，三焦非是气血生化之源，非气之主，却是气相聚之海，上焦为上气海，下焦为下气海。

《金匮要略》曰："五脏元真通畅，人即安和。"元气是为五脏元真，五脏者，元真汇聚产生之所，三焦者受五脏元真之余气，汇聚成海。元气汇聚，故能主持诸气。地气上为云，天气下为雨。元气之行也，有云雨之变，故经云，三焦者，中渎之腑，水道出焉。

《难经》言三焦"主通行三气"，《中藏经》言三焦"人之三元之气也"，三元之气莫不是为天气地气人气哉？《素问·营卫生会》曰："上焦如雾，中焦如沤，下焦如渎。"三焦之内可分天地人，上焦应天，中焦应人，下焦应地。上焦如雾，地气上为云，云雾弥散以成天。下焦如渎，渎为小水渠，天气下为雨，雨水汇聚成沟渠。中焦应人，人气氤氲，大自然的"人"这个层面是为地面之际，是生物体吸收外来能量的重要场所。中焦如沤，我小时候池塘里常有沤麻的情景，沤麻其实就是个腐熟的过程，通过浸泡发酵把麻纤维变成柔软的状态。再如沤肥，是腐熟粪便等有机质的过程。中焦如沤，说明了中焦重要的功能，腐熟水谷，化水谷为精微。另外，"沤"的过程是比较静态的，这与人气氤氲相应。其实我们看到的《黄帝内经》中对三焦之气的形容，上焦如雾，中焦如沤，下焦如渎，就是从天地人的角度去观察的。雾、沤、渎，皆与水气相关，其实就是在说天地之间的水气循环。

四、三焦与肝胆心包的关系

（一）三焦与胆的关系

《中藏经·论三焦虚实寒热生死逆顺脉证之法》："三焦者，人之三元之气也，号曰中清之府。"《灵枢·本输》："胆者，中精之府。"三焦为中清之府，胆为中精之府。这中清之府与中精之府，名字上很接近，从其象性分析也有很多重合之处，故认为足少阳胆在功能上依附于三焦功能。胆依附于三焦，所以在论述少阳功能时当以三焦为重。为什么会这么认为呢？下面就对"中清""中精"的词义进行分析，从而在功能上对胆与三焦进行比较。胆与三焦号称中清之府与中精之府，其中都有个"中"字，这个"中"点明三焦的位置与功能。第一，三焦位于表里之间，半表半里是谓中，《伤寒论》中外邪入于此部称为小柴胡汤证。《伤寒论》第 97 条："血弱气尽，腠理开，邪气因入，与正相搏，结于胁下。"《伤寒论》第 148 条："伤寒五六日，头汗出，微恶寒，手足冷，心下满，口不欲食，大便硬，脉细者，此为阳微结，必有表，复有里也。脉沉，亦在里也。汗出为阳微，假令纯阴结，不得复有外证，悉入在里，此为半在里半在外也。脉虽沉紧，不得为少阴病。所以然者，阴不得有汗，今头汗出，故知非少阴也。可与小柴胡汤。设不了了者，得屎而解。"由《伤寒论》可知三焦位于脏腑与肌表之间，居于表里之中位，才与《伤寒论》相吻合。第二，这个"中"不仅仅表现在表里之间，而且还表现在营卫之间。少阳三焦居于阳经之最里，是卫气之间比较大的缓冲地带。胃肠道接收地之气，体表接收天之气，这天地之气要在三焦之中汇通，三焦可以调衡外部经络之气、六腑之气，也可以调衡外部经络与里部六腑之气。这就像一个居民区中间有个大的集市，所有居民都买货卖货，大家互通有无，三焦就是这个大集市。除此之外，三焦还是沟通血海与气海的桥梁。胆是中精之府，位于中焦，是中焦重要的排浊通道。胆也位于中位，只不过这个"中位"与三焦这个"中位"相比，涵义要简单得多。

"精"或"清"字，意思相近。"精"是精纯的，"清"是无杂质的，三焦藏原气，是精粹的气，是清洁的、高效的生物能源。三焦位于脏腑外围，脏腑之气多余者寄于此，其中命门寄于此最多。三焦的象性——高温、高湿、高压，三焦提供脏腑工作的外环境，有助于脏腑对水谷的腐熟、分拣、压缩。热气生清，寒气生浊。三焦内高温的环境可以容纳更多的物质，这是荣养内外的物质基础，因其热，所以"清"，因其有营养，所以"精"。小柴胡汤证伤于寒气，腠理开，邪气因入，三焦因虚而伤于寒，三焦是为受伤，寒气生浊，三焦之气不再"清"，不再"精"，三焦不能维持高温、高湿、高压正常的生理状态，"浊"堵塞通路，于是变症纷出。瘟疫或湿热，乃是三焦中物质太多，也就是水火土之土增多，土多，清将变浊，浊物塞于膜原，三焦气郁，压更高，热更甚，发病迅速，症状严重。

胆为"中精之府"，肝胆相照，人体肝与胆紧密相连。肝是人体重要的解毒器官，位于中焦，对脾运输来的水谷精微进行再加工，发挥着腐熟、分拣、压缩的功能，肝解毒发挥正常，三焦或胆的气则清而不浊。胆汁为肝气之余，胆可以接收肝的排浊，然后排到肠道之中，这也是号称"中精之官"的原因之一。胆为肝排浊于肠道，同样也担负着中焦的排浊功能。中焦在三焦之中占有极其重要的位置，中焦接收外来水谷，腐熟变化而成精微，肝胆在其中担负了极其重要的工作，所以三焦清浊与胆的排浊功能息息相关。胆排浊于肠道可以说也是三焦功能的延续，是保持"清"与"精"的关键。

以上是对"中清""中精"的词义辨析，由此分三焦和胆的异同性，分析的结果是"三焦"与"胆"互为同气，有极大的相似性，功能上相互补充，而"三焦"的概念更大，所包含的内容更多，在结构上更是一个大空间，所以我认为胆的功能依附于三焦功能，但凡提到少阳相火是以三焦为主。

（二）三焦与肝以及心包络的关系

肝藏血，肝主筋膜，卫气和原气都运行在筋膜构筑的通道之中，通道是形体，卫气是流动的物质能量信息流，所以这是阴阳动静的关系。肝的功能为卫气的流通准备了物质条件，所以肝与三焦也有着类似的阴阳关系。这也是《道德经》所描述的有无关系，肝系统构筑了空间的四壁，三焦是为空间。心包为心之外围，其本身也可视作是一种筋膜，这与肝主筋膜的功能类似。

肝是人体重要的解毒器官，位于中焦，肝解毒功能发挥正常，三焦或胆的气则清而不浊。肝主藏血，心包位于心之外围，胸中又称血府。其中肝也是血脉集结之地，也可称为小血海，这血海亦可延伸至五脏，因为五脏都是血脉集结之地。血海藏精血，三焦藏原气。所以三焦、肝和心包之间亦有气血的类似关系。

下节我们谈命门学说，我们还没有说完三焦的认知，因为要继续谈三焦的话，就要牵涉命门这个话题，中医学问是多维的，中医的模型架构也是立体网络状的，所以很多时候我需要把我的认知掺杂着说出。

五、命门学说概述

命门学说是中医学理论中一个重要的组成部分，也是中医学理论中最让人争论的问题之一。自《黄帝内经》《难经》之后，几乎所有的医籍均涉及它。至今，它还是大家热烈争论的课题。

历代医家对命门的认识首见于《黄帝内经》，系指眼睛。《灵枢·根结》云："太阳根于至阴，结于命门。命门者，目也。"但《难经·三十六难》提出："肾两者，非皆肾也，其左者为肾，右者为命门。命门者，诸精神之所舍，原气之所系也；故男子以藏精，女子以系胞，其气与肾通。"此段文字明确将命门作为内脏提出，为后世医家所重视，并对命门的部位以及生理功能争论不休，并提出种种不同的见解与认识。常见论述有以下几种。

（一）右肾为命门说

肾有两枚，其左者为肾，右者为命门说，始见于《难经》。晋代王叔和、元代滑寿以及明代李梴等均认为右肾为命门。持此说者，将命门的概念及其生理功能概括为 3 个方面：第一，指出命门在人体中有着重要地位，为精神之所舍，是人体生命之根本，是维持生命的门户，故曰命门。第二，指出命门具有男子以藏精、女子以系胞的生理功能，说明了人体的生殖功能在于命门。第三，指出命门与肾相通。虽有左肾右命门之分，但在生理功能上却联系密切。也就是说，肾具有命门的功能，命门也具有肾的功能。

（二）两肾俱称命门说

倡此说者，首推元代滑寿。他虽承认左肾为肾，右肾为命门，但同时又认为"命门，其气与肾通，是肾之两者，其实则一耳"。明代虞抟在《医学正传》中也明确提出"两肾总号为命门"。他说："夫两肾固为真元之根本，性命之所关，虽有水脏，而实有相火寓乎其中，象水中龙火，因其动而发也。愚意当以两肾总号为命门，其命门穴正象门中之枨阑，司开阖之象也。推其静而阖，涵养乎一阴之真水；动而开，鼓舞乎龙雷之相火。夫水者常也，火者变也，若独指乎右肾为相火，以为三焦之配，尚恐立言之未精也，未知识者以为何如？"虞抟的这一论点，否定了左为肾，右为命门之说。

明代张介宾对命门有着不同的解释，但他强调"两肾皆属命门"的观点，他在《类经附翼》中言："肾者，坎外之偶也，命门一者，坎中之奇也。以一统两，两以包一，是命门总乎两肾，而两肾皆属命门。故命门者，为水火之府，为阴阳之宅，为精气之海，为死生之窦。"张氏认为："命门总乎两肾，而两肾皆属命门。"此后，他又在《景岳全书》中提出"命门为元气之根，为水火之宅，五脏之阴气，非此不能滋；五脏之阳气，非此不能发"，强调了命门中具有阴阳、水火二气，从而发挥阴阳、水火的相互制约、相互为用的作用。他在《类经附翼·真阴论》中还指出："命门之火，谓之元气；命门之水，谓之元精。"张氏的这些论述，认为命门不独属右肾，且"命门总乎两肾"，内寓水火、阴阳，即真阴、真阳，他的这一论点，给肾阴、肾阳理论奠定了基础。

（三）两肾之间为命门说

以命门独立于两肾之外，位于两肾之间的学说，以赵献可为首。明代赵献可在《素问·灵兰秘典论》关于"主不明，则十二官危"的启示下，认为十二官之外还有一个人身之主，人身之主即是命门，把命门的地位置于心之上，称为"立命之门"，是人身"真君真主"。他在《医贯·内经十二官论》中说："命门即在两肾各寸五分之间，当一身之中，《易》所谓一阳陷于二阴中，《黄帝内经》曰：'七节之傍，中有小心'是也，名曰命门，是为真君真主，乃一身之太极，无形可见，两肾之中，是其安宅也……可见命门为十二经之主。肾无此则无以作强，而技巧不出矣；三焦无此则三焦之气不化，而水道不行矣；脾胃无此则不能蒸腐水谷，而五味不出矣；肝胆无此则将军无决断，而谋虑不出矣；大小肠无此则变化不行，而二便闭矣；心无此则神明昏，而万事不能应矣，正所谓主不明则十二官危也。余有一譬焉，譬之元宵之鳌山走马灯，拜者舞者飞者走者，无一不具，其中间惟是一火耳。火旺则动速，火微则动缓，火熄则寂然不动…夫既曰立命之门，火乃人身之至宝。"明确指出了命门在两肾各一寸五分之间，强调命门是真君真主、十二经之主，在人身具有重要作用。同时，赵氏在此论中进一步提出了命门在人体的具体位置，说："命门在人身之中，对脐附脊骨。自上数下，则为十四椎；自下数上，则为七椎。"

赵献可认为两肾之间即为命门，命门即是真火，主持人体一身之阳气的论点，在明清两代的影响很大。张介宾与赵氏也有相同的认识。他在《景岳全书·传忠录·命门余义》中说："命门有火候，即元阳之谓也，即生物之火也。"清代医家陈士铎、陈修园、林珮琴、张路玉等亦认为命门为真火，命门的部位在两肾之间。又如陈士铎的《石室秘录》说："命门者，先天之火也。此火无形，而居于水之中。天下有形之火，水之所克：无形之火，水之所生。火克于水中，有形之水也；火生于水者，无形之水也。然而无形之火，偏能生无形之水，故火不藏于火，而转藏于水也。命门之火，阳火也，一阳而陷于二阴之间者也。"陈氏认为命门为先天之火，命门（一阳）在两肾（二阴）之间，其基本论点与赵氏一致。

（四）命门为肾间动气说

此说虽然认为两肾中间为命门，但其间非水非火，而只是存在着一种原气发动之机，同时认为，命门并不是一个具有形质的脏器。倡此说者首推明代孙一奎，他认为《难经·八难》所说的肾间动气即是命门。孙一奎在《医旨绪余·命门图说》中指出："细考《灵》《素》，两肾未尝有分言者，然则分立者，自秦越人始也。追越人两呼命门为精神之舍，原气之系，男子藏精，女子系胞者，岂漫语哉！是极归重于肾为言，谓肾间元气，人之生命，故不可不重也，越人亦曰：肾间动气者，人之生命，五脏六腑之本，十二经脉之根，呼吸之门，三焦之原。命门之意，盖本于此命门乃两肾中间之动气，非水非火，乃造化之枢纽，阴阳之根蒂，即先天之太极。五行由此而生，脏腑以继而成。若属水属火，属脏属腑，乃是有形质之物，则外当有经络动脉，而形于诊，《灵》《素》亦必著之于经也。"观孙氏所论，他对命门的认识有3个方面：一是命门并不是一个具有形质的脏器，所以无经络之循行，又无动脉之可诊。二是命门的部位虽在两肾之间，但它不过为肾间动气之所在，是一种生生不息，造化之枢机而已。三是肾间动气虽为脏腑之本、生命之源，但不能认为是火，即所谓"非水非火，乃造化之枢纽，阴阳之根蒂"。

（五）命门为产门、精关说

倡此说者，首推张介宾，他认为命门之义当为立命之门户。张介宾在《类经附翼·求正录·三焦包络命门辨》中说："子宫之下有一门，其在女者，可以手探而得，俗人名为产门；其在男者，于精泄之时，自有关阑知觉。请问此为何处？客曰：得非此即命门耶？曰：然也。请为再悉其解。夫身形未生之初，父母交会之际，男之施由此门而出，女之摄由此门而入，及胎元既足复由此出，其出其入，皆由此门，谓非先天立命之门户乎？及乎既生，则三焦精气，皆藏乎此。故《金丹大要》曰：'气聚则精盈，精盈则气盛。'梁丘子曰：'人生系命于精。'《珠玉集》曰：'水是三才之祖，精为元气之根。'然则精去则气去，气去则命去，其固其去，皆由此门，谓非后天立命之门户乎？再阅'四十四难'有七冲门者，皆指出入之处而言。故凡出入之所，皆谓之门。而此一门者，最为巨会，焉得无名？此非命门，更属何所？既知此处为命门，则男子藏精，女子系胞，皆有归着，而千古之疑，可顿释矣。"他在《质疑录》中又进一步指出："命门居两肾之中，而不偏于右，即妇人子宫之门户也。子宫者，肾脏藏精之府也。当关元、气海之间，男精女血皆聚于此，为先天真一之气，所谓坎中之真阳，为一身生化之原。"清代陈修园在《医学实在易》和《医学三字经》中皆有与此相同的见解。

（六）小结

综观以上对命门的认识，从形态言，有有形与无形之论。《难经》以右肾为命门，张介宾认为命门为子宫、精室，均为有形。从功能言，赵献可主火论，张介宾主水火共主论，孙一奎主肾间动气论。从部位言，有右肾与两肾及两肾之间的区别。历代医家对命门部位的认识有着原则性分歧，对命门的生理功能的认识也有大的分歧。肾和命门同为五脏之本，内寓真阴与真阳，现代学者将肾与命门学说联为一体进行研究。肾阴、肾水、真阴、真水、命门之水、坎水等名词均归纳为肾阴；将元阳、肾阳、真阳、真火、相火、命门之火、先天之火等名词均归纳为肾阳；将肾气、肾间动气、原气、元气、生气等名词均归纳为肾气，并认为肾气涵元阴、元阳。

六、命门说（一）

由命门的综述可知古今多少医家对命门的部位与生理功能争议不休。我在研读相关资料之后结合三一理论对命门的结构与功能做出一些解读。在诸多的命门学说之中，我觉得孙一奎提倡的命门为肾间动气说最为恰当，但孙氏认为命门无经络动脉，我认为命门恰为两肾之间，肚脐之后的经络与动脉形成网状结构。

（一）命门的结构与位置

命门不是具体的实体器官，它属于经脉的一部分，经脉是气血运行的通道，而通道调谐气血的功能，我们把这个功能称之"门"，这个"门"是个类似关卡或者开关的存在，因其所处位置，所司开关，与人而言，至关重要，关乎性命，故曰"命门"。人体督脉有个穴位唤作"命门"，这命门穴是与我们所谈的命门位置相近。百度百科中对命门穴有这样的形容：命，指生命。门，指门户。穴在第二腰椎棘突下，两肾俞之间，当肾间动气处，为元气之根本，生命之门户。《类经图翼》云："一云平脐、用线牵而取之……若年二十以上者，灸恐绝子。"

我认为命门在后背的投影便是在第二腰椎下，在腹部的投影便是肚脐。第二腰椎下与肚脐是体表的两个点，命门所在应是一片区域，是这两点之间的血脉与经络交织的网。这张网便是肾间动气所在，肾间有动气，它是动动不休的，这张网络通道内行走气血，它也是动的，这张网络动的状态与肾间动气相符，从描述上看是不相悖的。

这种结构位置在《黄帝内经》中称之为气街，《灵枢·卫气》曰："胸气有街，腹气有街，头气有街，胫气有街。"其中腹气有街，其位置当在肚脐周围或偏于肚脐之下。气街是气血汇通的位置，有如街市一般。我认为命门的结构与位置便是这腹之气街。命门之所以有很多重要的功能，是与其所处位置有关，在婴儿还在母体之中，母体的气血通过胎盘进入脐带，脐带由肚脐位置进入儿体，并在婴儿体内形成网络状气血的运行通道。这命门处在这生命起源的地方，故名"命门"。

（二）命门与五脏的关系

首先讲讲命门与肾脏的关系，历代医家在阐释命门之时总脱离不了肾，甚至将命门与肾混为一谈。而且治疗命门病症的药物和方剂与治疗肾病的药物和方剂几乎一致，这些都使现代人认为，前人之所以创造"命门学说"，无非是强调先天之本的肾阴、肾阳在人体生命活动中的重要性罢了。阴阳五行学说是中医脏腑理论的重要的说理工具，五脏在这个五行系统各自占着对等的势力与位置，命门学说突出了肾，那其他四脏的功能位置岂不处于从属地位？突出了肾中阴阳，那么是不是其他四脏都要围着肾来开展工作呢？这些显然是不和谐的。

我们看待问题要用发展的眼光去看，从命门发展的源流来看，命门（也即是肾间动气）在人体中占有很重要的位置，具有非常强的功能。《难经·八难》曰："诸十二经脉者，皆系于生气之原。所谓生气之原者，谓十二经之根本也，谓肾间动气也。此五脏六腑之本，十二经脉之根，呼吸之门，三焦之原。一名守邪之神。"这段文字指出肾间动气是十二经脉之根，是五脏六腑之根，是生气之原，呼吸之门，三焦之原，守邪之神。这些功能对于人体而言极其重要，看得出命门是超出五脏六腑的存在，而现实中中医诊疗活动大多围绕着五脏来进行。当我们深入研究命门之时，命门却如《难经·八难》所言，有着如此强大的功能。这是因为命门（肾间动气）的功能在胎儿时期便是如此，而随着胎儿的长大，命门的工作渐渐转移到五脏，所以待出生之后五脏就占据了人体生命系统的中心位置。

在胎儿时期，命门的工作就是五脏的工作，命门是肚脐之内的气血交通网络，这些气血推动着胎儿的生长发育，护佑胎儿健康成长。当还在母腹之内时，五脏的工作是辅助性质的，当胎儿愈来愈大时，五脏参与的工作愈来愈多。当然胎儿发育也不仅仅只依靠命门，但命门是生命的根源，这就显得极为重要。命门是腹中动气和胸中动气，还有任督冲三脉，这些在胎儿发育过程中都起着重要的作用。在母腹之中，五脏参与的工作多是从命门转移来的，当胎儿出母体之后，哇哇大哭之时，肺泡张开，吸入清气，婴儿吸吮母乳，脾胃也开始工作，这时五脏就接收了命门大部分的工作，出生之后命门主要的工作是保卫功能，主要表现在几个方面，第一，保护我们的遗传信息，这一点与生殖繁衍相关。第二，保卫人体，建立敌我识别系统，这一点与卫气的功能相关。第三，急救功能，在生命存亡危急之时，命门大开，能够燃烧精血，维护生命。《难经》说命门为守邪之神，便是指命门具有守卫防护的功能。

我们知道，在以阴阳五行脏腑学说为主要的中医生理模型的今天，上述命门的3个主要功能还是依附在肾的功能之上，表现在肾藏先天之精，主生殖、生长、发育。其实这样认为也不为错，我之所以把命门的功能从肾的功能中剥离出来，主要是想使学者认识其中源流以及人体的先天之基究竟是什么。

我们知道肾主藏精，这个精不仅仅是后天之精，肾也藏先天之精，这点与其他四脏有所不同，其他四脏也藏精气，但所藏之精多属后天。肾藏先天之精的功能与人体胚胎发育有关系，胎儿时期先天之精为命门所藏，出生之后命门藏精的功能渐渐转移到肾了，将肾与命门的功能紧密联结在一起，我们常常以肾命来称呼它们。另外，在胎儿时期，人体建立腹中动气，胸中动气，以及联结两动气之间任督冲三脉，三脉上行在头部，形成气街汇聚成网，渐渐腹中动气（命门）化生脏腑，生成腹中诸脏器，如肝、脾、肾，功能也渐渐转移至诸脏器之上；胸间动气化生脏腑，生成心肺，功能也渐渐转移至心肺之上；三脉也渐渐化生十二经脉。《难经·八难》曰："所谓生气之原者，谓十二经之根本也，谓肾间动气也，此五脏六腑之本，十二经脉之根，呼吸之门，三焦之原，一名守邪之神。"是故，肾间动气者，命门也，先天之基也，先天生后天，而生诸脏腑，诸经脉也。

（三）命门与一源三歧

胎儿在母体中靠脐带、胎盘联结母体，脐带连在肚脐上，然后血液在婴儿体内运行，运行到脐下的位置，大约是在石门气海关元的位置，也就是丹田之处，这也是命门之处，命门是块区域，是腹之气街所在。这三条大脉便任脉、督脉、冲脉汇聚。

任督冲一源三歧，这一源便是任督冲三脉的起源之地，也就是丹田，也是所谓的肾间动气之所在，在这里接收来自母体的营养并运送到身体各处。在医书中任督冲三脉起源于胞中，医书对"胞中"的解释为女子胞或者男子胞，女子胞还在腹中，男子胞为睾丸之属，这显然已在腹外，可见这样的解释并不恰当。其实这"胞中"是会意的，是有所指代的，胞中是孕育生命的场所，命门是生命之门，是小腹内血脉经络汇聚成网，这是生气之源，也是孕育生命的地方，所以一源三歧的"一源"在丹田，在命门，在腹之气街。在青海省有个三江源，是长江、黄河和澜沧江（国外称湄公河）的源头汇水区。一源三歧的"一源"大略如此吧。

所谓"三歧"，即任督冲脉在人体所行相互交织成网，甚至完全重叠，但它们循行极其不同，那就是任脉是阴脉之海，主要行于人体前部，督脉是阳脉之海，主要行于背部正中，与脊椎伴行，冲脉在其中。如果把人视作四肢着地的动物，其实人出生也是爬行的，这时我们就会发现，任督冲脉构成天人地的关系。任脉是阴脉之海，其位置在下，接收了地气，督脉是阳脉之海，其位置在上，接收了天气。天地之间是为人气，这冲脉便是汇聚天地之气的人脉，故冲脉为十二经脉之海。或有问，这母腹之婴儿却不是爬行的，如何以之类比？岂不知婴儿在母体内是蜷缩的状态，阴经在里，阳经在外。《道德经》云："万物负阴而抱阳，冲气以为和。"婴儿此刻正是阴阳相对，冲气以为和的状态。冲脉者，冲气以为和也。冲脉汇通任督二脉的血气，可见冲脉在三脉中极其重要。

任督冲三脉一源三歧地运行周围，汇成网络，这便是先天的物质能量信息流转的途径，这一途径在婴儿出生之后也发挥着主要的生理功能，只不过婴儿出生之后由后天脾胃吸收营养，代替先天脐带输送营养。我们之前讲过三焦，三焦像个大集市，那货物从哪里而来呢？经脉是气血运行的通道，也就是运送货物的通道，人体之后真正的生物工厂是五脏，六腑也是五脏的辅助。人体的五脏分解、合成、产出人体所必需的物质、能量、信息，所以《黄帝内经》以五脏为本位来架构论述人体。婴儿在母体时，是不需要呼吸、饮食的，所以这时运动比较多的是肾脏与心脏，肾脏与心脏又属于少阴，少阴君火便是在母体内早早燃起。我们知道肾主藏精，主生长、发育、生殖。婴儿在母体内会解小便，代谢废物经胎盘由母亲排出体外，这时肾在辛勤地工作，婴儿生长发育由肾来主导，所以这时肾藏精，藏的是先天之精。

任督冲脉一源三歧，这其中最重要的就是冲脉，冲脉在运送气血方面发挥着重要的作用。这冲脉通过肾相连，肾在胎儿时期是人体重要的工厂，任督冲三脉便是运送工厂产出与代谢废物的部位。《灵枢·动输》篇曰"冲脉者，十二经之海也，与少阴之大络，起于肾下，出于气街……此脉常动也。"《灵枢·逆顺肥瘦》曰："冲脉者，五脏六腑之海也，五脏六腑皆禀焉……其下者，注少阴之大络，出于气街。"从这两段可以看出三脉之中最重要的冲脉与气街和肾经关联甚大，这气街便是腹之气街，便是命门。命门常与肾掺合在一起，出生以后命门的很多功能转移到肾之上，故我们常常以肾命称呼之。下面我们谈谈命门与先天之精。

（四）命门与先天之精

冲脉与少阴之大络，起于肾下，这"肾下"便是肾间动气也，脐下丹田，一源三歧之"一源"，也可以说任督冲三脉皆连于肾，为肾主生长发育的功能作后援支持。人体的生长发育需要物质能量信息，来自母体的营养要经过处理才能变成自己的，肾进行工作，对营养进行蒸熟、分拣、压缩，出来的产品便是"精"，这个"精"可以藏起来，以备后用，这就是"藏精"。先天之精藏于血脉经络之中，这血脉经络汇聚成网便是气街，气街便如街市，有货物交通，财货有所藏。命门为腹之气街，财货所藏最多之处。另外藏财货当藏得密，在人体之中，骨髓之中为最密之处，所以先天之精另一藏处便是头部脑髓之中，头有气街，气街与脑髓相关联，所以先天之精得以藏。这个"精"可以补充人体物质，也可以"化气"变成能量，推动着人体的生长发育。这个"精"亦可以"化神"，这个"神"代表一种秩序，物质能量信息皆有秩序，万物按照一定秩序发生发展，才是正常的。少阴肾主精化气，主导能量秩序方面的工作；少阴心主精化神，主导信息秩序方面的工作。

当婴孩在母体内之时，人体生长发育所需要的能量皆来自母体精血，母体精血经过胎盘传递至婴孩体内，由脐带深入胎儿的命门，进一步转化为胎儿的精血，胎儿时期所产之精是先天之精，肾参与胎儿转化先天之精的过程。在母体命门与肾协同工作，随着胎儿渐渐长大，制造先天之精的工作逐渐转移到肾。胎儿在母体之中，先天生命之门常开，燃烧先天之精，以助生命的生长。所谓"命门"，也即是这先天生命之门。来源于肚脐，下汇于丹田，经由肾来加工处理的肾精，由生命之门而出，或藏或用，或化气，或炼神。命门是为肾系的功能之一，在出生前命门常开，先天之精常烧，同时婴儿也从母体接收气血和天地之气，源源不断地生产出先天之精。出生之后，后天之精作为主要的燃料，但是后天之精的燃烧是需要先天之精作为引火之物。作为引火之物所用量少，所以在后天，命门不是大开的，而是开一条缝隙，透出一些先天精气。肾主导命门的开与关，所以命门可以视为肾的功能。如果偏要有个形体的话，那便是在脐下三寸丹田之处，这是肾间动气之所在，肾命可以主导这动气的大小，从源头上掌控着任督冲三脉的开与合。若后天之精似天阳，则先天之精似地火，所以在人体处理物质能量信息时，肾是位于最后一道工序最关键的部分。

（五）命门与玄牝之门

《道德经》云："谷神不死，是谓玄牝。玄牝之门，是谓天地根。绵绵若存，用之不勤。"谷神之"谷"，便是我们饮食所摄取的水谷，这"谷"还在植株上活着时，它是有神的，这个"神"，便是天地之气赋予它的。天地合气，命之曰人。这"谷"也是天地之气的产物，所以谷子里存在天的气，地的味，天地之气味，便是神。当谷子成熟了，采摘下来，生命活动处于相对静止的状态，此时它是活力不够的，神气不旺的。把谷子种下去，可以长出新的植株，生命繁衍，可谓谷神不死。种子发育与胚胎生长类似，我们可以把"谷神不死"类比人类胚胎发育。谷子里含有天地信息，人吃下谷物，这物质能量信息流如何转换到自己身上呢？把谷子所蕴含的天地信息转移到人身上来，这也是"谷神不死"。

谷神不死，是谓玄牝。玄是天，内经说在天为玄，这牝是溪谷的意思，也是地下的意思，玄牝是谓天地。谷神不死，方能上得天，入得地，得天地之造化。谷神者，人气也，是为天地合气而成。玄牝之门，是谓天地根。这物质能量信息流上得天入得地，流转起来，是因为水谷之精得到先天之精气炼化，才得和其光，同其尘，变成自己的，炼化的过程也是改变秩序的过程，把谷子秩序改变成人体秩序。人体秩序从何而来，是从先天之精里来。所以水谷之精经由先天之精点化，改变秩序才能变成自己的。如何改变秩序呢？是以先天之精为模板印记，肾命生成本命真火，此真火可炼化水谷精微，打下印记，从而改变秩序，使水谷精微拥有自身生命系统的印记和秩序。老子曰："高以下为基"。所以玄牝之门在下面，是天地的根。生命之门也是玄牝之门，先天之精之所出，在人体位于肾下丹田。

绵绵若存，用之不勤。先天之精贮藏着遗传的信息，种族的记忆，后天之精以此为模板改变秩序。先天之精储存是有限的，用一点少一点，所以命门开得小一些，绵绵若存，用之不勤，方得长久。人在危难之时、冻饿之间、劳心之际，人体系统的秩序就会变得很乱，命门便会开得大，先天之精流出加速，先天之精内蕴含的大量秩序便会补充人体系统，从而维持人体系统的稳态。这时是在保命，保命便会燃烧精血。老子曰："致虚极，守静笃。"内经云："恬淡虚无，真气从之。"噫，古之人诚不余欺也！玄牝之门亦为呼吸之门，先天之精吞吐其间。此与《难经·八难》相对应也。

（六）命门生成脏腑

命门可谓是经脉的一部分，是生命之源，十二经脉之源。下面从人体胚胎谈谈任督冲三脉与人体脏腑发育的问题。在人体胚胎发育过程中，这个经脉系统发育比较早，如同建一个房子要把道路先修好，不然没办法运进建筑材料。俗话说兵马未动粮草先行，古时打仗也要先修好道路。我看过鸡蛋孵小鸡的过程，鸡胚还没成形的时候，鸡蛋里已满布血管。经脉就是运送资粮的道路，所以说在胚胎发育中，经脉先成，脏腑后成。

全身的经脉有很多条，如十二正经、奇经八脉等。任督冲三脉分布于人体躯干部，一源三歧，这一源又与肚脐相近，所以说这三脉应该是最早发育的经脉，这一源又是脐下肾间动气之所在。任督冲在腹部交叉形成网状结构，形成气血运行的网络，这些为腹部脏腑的发育提供物质结构基础（腹中气街），同时这三脉在胸部形成网络状结构（胸中气街），这些也为胸中器官发育提供资粮。如果把三脉看作大树的话，纵向看，它在我们腹中发了根，这些根会结出脏腑的果来，大树向上穿过横膈膜就到了地上，这横膈膜就是地面之际，大树在上焦伸出枝叶来，胸中的器官就是这树结出的果。天地定位，人气流通，这上焦如天，下焦如地，三脉为人气流通其间。

三脉为人体脏腑的发育提供资粮，同时三脉也先于外周经脉体系的发育，在人体胚胎发育过程中，躯干早于四肢的发育，所以四肢的经脉可视为三脉的延伸，所以《黄帝内经》认为，任脉是阴脉之海，督脉为阳脉之海，冲脉为十二经脉之海。任督冲脉一源三歧，这一源即为脐下肾间动气之所在。所以《难经》对此描述为："脐下肾间动气者，人之生命也，十二经之根本也，故名曰原。三焦者，原气之别使也，主通行三气，经历于五脏六腑。"肾间动气是三脉启动之源，亦是十二经发育之源，以肾间动气为起源，沿三脉上行至胸中成胸中动气，这"动气"便是气血交织充盈的网络，脏腑生成之基。

在人体胚胎发育过程中，大脑发育比较早，怀孕前八周大脑脊髓神经已经在发育，它由外胚层分化出，按照中医观点来看，肾生骨生髓，肾藏精于骨髓，大脑早早地发育有助于贮存先天之精。先天之精转化来自母体的气血，这个先天之精在母体的环境中转化效率非常高。或问，先天之精出生后还能补充吗？如果是成人的话，先天之精基本就是用一些少一些，很难补充。老子在《道德经》第十章里有这么一段文字："载营魄抱一，能无离乎？专气致柔，能婴儿乎？"我觉得如果我们达到婴儿的状态，先天之精肯定能补得之，人只要生下来，便有种种的欲望，便无时不在损耗，使用得多，积累得少，所以怎能补充得上。

七、命门说（二）

之前谈过先天之精与命门的关系，这先天之精在中医上有众多的称呼，先天之精又叫真精、原精、元精。先天之精是物质能量信息流，由其诞生演化而出的有真火、真水、真阴、真阳、元阴、元阳、真气、原气等，所以看相关中医书时我们要仔细鉴别作者意为何指。先天之精贮存多少决定着人寿数的长短，用一丝便少一丝，这就像干细胞一样只能够分裂这么多次数。肾藏先天之精，大多藏于命门与骨髓之中，脑为髓之海，故藏精甚多。肾除藏先天之精外，亦藏后天之精，其他四脏藏精亦多属后天之精，心藏精于血，肝藏精于筋，脾藏精于肉，肺藏精于皮毛，肾藏精于骨髓。

这里简要说一下五脏的功能，《黄帝内经》认为五脏者藏精气而不泄，因此很多中医书都认为五脏的共同功能就是藏精气，其实这是不确切的。我总结五脏的共同功能在于：藏精、化气、炼神。恢复秩序，恢复人体内部的物质秩序、能量秩序、信息秩序，维护人体系统的和谐稳定，以应内外环境之变化而至于和。

我在之前谈脏腑功能时常用到这几个词语：腐熟（蒸熟）、分拣、压缩。这里腑主要协助五脏工作，可视为五脏工作的延伸。为什么要用这3个词呢？其实五脏就像人体的大化工厂，化工厂对物质进行分解合成，生成产品，排泄废物，人体五脏亦如是，腐熟（蒸熟）是对物质能量分解的过程，分拣是对物质能量除故纳新的过程，压缩是对物质能量合成的过程。化工厂反应需要一定的湿度、温度与压力，同样人体五脏工作时亦需要一定的湿度、温度与压力，五脏为物质能量信息的代谢提供适宜的内环境，三焦为五脏工作提供适宜的外环境。

五脏工作需要能量推动，身体其他器官工作也需要能量，能量从何而来？能量有很大一部分是由五脏产生的，五脏能够使精化气，这个过程产生了大量的能量，有人做过研究，人体温度很多是由于内脏工作而产生的。除此之外，五脏处理水谷精微使之成为人体之精气，并贮藏精气，运行精气至全身。除此之外，五脏还有一项重要的工作——"炼神"，在气立神机篇提到过，五脏是"神气乃生"的关键。应对外环境的变化，五脏提供物质的、能量的、信息的3方面支持。

白天时人体外部气血可能亢盛一些，晚上时气血归于五脏，大脑与肢体都不怎么工作了，五脏还在辛勤地工作。五脏在晚上有个很重要的工作，即恢复秩序：恢复物质秩序，新陈代谢，除故纳新；恢复能量秩序，应日月四时之流转；恢复信息秩序，随天地气机而变化。物质能量信息流和谐有序，系统方能稳定。晚上美美地睡了一觉，白天则神清气爽，这是因为物质能量信息的秩序得到了整理。提到营养，人们往往想到物质营养，各种美食。其实天地信息才是我们最大的营养，亲近大自然，从天地中得到最宝贵的馈赠，和于天地，合于道，身心可以得到安静，秩序得到补充。天地的信息是人体系统稳定的最大保证，是有序之源。观古代房子勾檐斗角，可以勾连天地，接收天地信息保养生命。五脏藏精气，精从何来？精从水谷精微以及外界清气中来。水谷之精微又如何转化成自身之精？谷神何以不死？在于五脏的工作以及先天之精催化引导，先天之精虽用量不多，但在其中却占有极重要的位置。五脏对物质的蒸熟、分拣、压缩的过程就是在转化外界之精成自身之精。由先天之精演化出真火真水，如真君真种子，与其相关的肾在人体的地位仿佛超出其他四脏，其实其他四脏的工作也极为重要，只不过肾的工作处于五脏工作的最后一环，有了肾的工作，神功才算大成，这就显得肾尤为重要。就像吃饼一样，吃了五个才饱，难道说前面四个饼不重要吗？肾居于五脏工作的最后一环，这与肾的位置有关，肾处于五脏的最下面，是使地气上升的地方，是人气循行转折往复的地方。玄牝之门，是谓天地根。高以下为基。命门之处，天地之根，生气所发。居于下，压力更大，热力更甚，可以更好地压缩、排浊，更好地打上自身印记，携带遗传的信息、种族的记忆。

《黄帝内经》曰："营出于中焦，卫出于下焦。水谷入胃，上输于脾，脾气散精，上输于肺。食气入胃，散精于肝，淫气于筋。"其实水谷和清气经过肝脾的处理已经富含营养，可以运送到身体各处来滋养组织细胞。如果从营养角度来看，营气出于中焦就可以达到要求了。卫出于下焦，经过其他四脏处理的水谷精微还要经过肾的最后一步处理才能够出于脉成为卫气。地二生火，命门有真火在，就像地球内部的地热，有了这个地热在，水谷精微进一步蒸熟、分拣、压缩，成了更精专的气，这精专的气行于脉的中心地带，流动快可以出于脉，化生剽悍的卫气，所以古人说卫出于下焦。没有经过肾整理的气血难出于脉，则继续在五脏间流转，继续整理。经过肾处理的气血，有时因为肾功能不行，达不到卫气的要求，血流在五脏之间流转，到外周循环中去得少，所以《伤寒论》中说少阴病脉微细，精不化神但欲寐。关于精专者行于脉中心地带，可参见西医的血管平流理论。其实人体能量循环模式是潮汐式的，达到了一定阈值就出去一股子，达不到就冲不出去。

中医书说肾是水火之宅，初学的人往往搞不清楚阴阳水火。阴阳是两分法，分阴阳是为了差异，命门之火是炉下之火，正是造差异的火，制造阴阳的火，有了高温、高压的气血，气血运行方有动力。以水火土来看，是以"三元及一"的观点来看，三元一体，水火土不分家，水火土是为一体。少火生气，壮火食气。命门之火温和有序，是为生气之源。丹溪倡相火论，东垣发明阴火说，皆与命门以及壮火食气相关，后文可详论。

最后再谈谈君火相火的事情。所谓命门真火只不过是带有先天之精印记的火，肾除了藏先天之精外，最主要的是还藏后天之精。精能化气，这便产生了能量，产生了火，水火土一体，相互调谐，三者不谐则为病。水火土是一家，我们只看到火时，便是火象，看到水时便是水象，着眼点不一样，看到的光景不一样，于是就有了种种说法与称呼。命门真火是带有先天之精印记的火，命门真水是带有先天之精印记的水。肾所藏之后天之精经过先天之精所炼化而成真火真水，而又以真火真水炼化其他四脏流转来的气血。肾位于躯干之最低，地火之位，故其功能常以火来命名，称之为命门真火。肾归属少阴，故命门之火又称为少阴君火。心肾皆属少阴，足少阴肾在最低，气血至向上枢转，手少阴心在上，是为足少阴之接力，继续压缩，制造波动，气血由内向外枢转。所以《黄帝内经》又言少阴为枢，少阴君火是气血流动输送的主要动力，从中央到地方，气血携带着地方上所需要的物资信息，同时也下达指令到地方，回收地方之反馈。有君主之功，故言君火。

少阳者，相火也。相火以位，这个"位"就有"位置"的意思。少阳三焦位于五脏六腑之外围，命门三脉以及五脏六腑俱在其中。少阳相火来源于君火，肾命在下焦，制造出上升的热气流，制造出精专，这精专能出于脉，化生卫气，卫出于下焦。这精专一部分循环于人体全身，一部分经任督冲三脉流行运转，出于任督冲三脉，化为原气，藏于三焦。三焦就是个大集市，也是气机枢转的地方，位于卫阳之最里，故言少阳如枢。三焦藏原气，提供脏腑合适的工作环境，拱卫脏腑周围，就像宰相一样辅佐在君王周围，故言相火以位。很多医家提出命门相火的观点，虽然命门与相火关联甚大，但是却不能等同起来。通过以上的解说，希望读者能够分得清相火、君火、真火，这对于我们理解其他的一些医学理论很重要。

八、命门说（三）

前面两篇文章大概地解说了命门学说，这篇文章会谈一些细节问题。为什么人在危难之时会损耗先天之精？先天之精是人体潜藏的最精粹的精华，燃烧先天之精会爆发惊人的力量。人在危难之时往往会爆发出惊人的潜力，有这样一个故事，有小孩从楼上掉下来，妈妈看到了，冲过去，以惊人的速度接住孩子，这种速度是妈妈以前不可能达到的，这种潜力的激发便是燃烧先天之精的结果。有时候人们突然遇到危险，险之又险躲过去了，事后腿都是软的，这是因为危急时刻人体燃烧了过多的精华，危急过后，一时半会难以补回来，所以身体会无力。这样的例子挺多，兹不赘述。

明代李时珍认为命门的形态"颇似胡桃"，是一种"非脂非肉"的特殊组织，附着于肾。在现在看来这分明描述的就是肾上腺。现代医学证明，肾上附着肾上腺，肾上腺髓质和皮质都能分泌激素，危急之时，肾上腺分泌的激素可以救命，我猜测就是这些激素调控着命门的大小，调控着先天之精的输送。

先天之精不是生命生存的常规燃料，它最主要的作用还是人体秩序的模板，有序之源。冻饿了，劳心劳形了，生病了，人体系统就会失稳失和谐，导致秩序乱了，这时就需要大量的秩序补充进来，这时便会损耗先天之精。古时人寿命不长，都是因为艰难的生活环境过多地损耗先天之精。《倚天屠龙记》里有个故事，张无忌给常遇春治病，蝶谷医仙胡青牛看到张无忌的治疗方法，说张无忌伤了常遇春的根本，调用过多的先天的气，病治好了，却伤了常遇春的寿数，后来常遇春壮年而殁。

先天之精带有遗传信息，所以先天之精与生殖与遗传相关，那精子和卵子的产出都要带先天的烙印，所以排出精子和卵子是要耗费先天之精的，所以房事过度会影响寿命，历史上很多皇帝都不长寿，《水浒传》里西门庆纵欲过度，年纪轻轻精尽而亡。

有人或问，为什么肾位于物质能量信息处理的最后一个工序？回答这个问题先从"浊气归心"谈起，《黄帝内经》云："食气入胃，浊气归心，淫精于脉。"初读《黄帝内经》时往往不容易理解"浊气归心"，不是清升浊降吗？不应该清气归心吗？类似的疑问，古人也有。在《吴医汇讲》中有这样一篇文章：辨《素问》"浊气归心"之讹。读《素问》至"食气入胃，浊气归心，淫精于脉"节，此"浊气归心"，不得其解。因思心者，君主之官，神明出焉。如果浊气归心，焉得虚灵不昧，具众理而应万事乎？按此"心"字，必因千百年相传之书，"脾"字误为"心"字。考《灵枢·阴阳清浊篇》曰："受谷者浊，受气者清。"又曰："营者，水谷之精气也，和调于五脏，洒陈于六腑。"又曰："阴清而阳浊。"又曰："诸阴皆清，足太阴独受其浊。"夫腑为阳，脏为阴，既曰"诸阴皆清"，则心之受清可知；既曰"足太阴独受其浊"，则浊气归脾之外，更无一脏再受其浊。可知是浊气归脾，《经》文无不印合，窃以为一字之讹，敢以质诸高明。

我认为《黄帝内经》所言浊气归心是没错的，所谓浊气（气血）归心虽归于心却不能进入卫气循环，也就是微循环。《素问·阴阳应象大论》篇明确指出："清阳发腠理，浊阴走五脏。"这句经文说明了浊阴不仅仅可以归于心，而且也可归于其他四脏，浊阴在五脏间循环，说明这些气血还没有整理好，等它整理好了，性质就变了，变成清阳了，可以发腠理了。那么为什么肾的工作是最后的工序呢？这与肾的位置相关，肾在最下，且与命门相近，承载的压力最大，被压缩得越厉害，越能产生更多的热。《黄帝内经》说卫气出于下焦，这也证明了肾命是最后的工序。在肾命的蒸熟、分拣、压缩后气血一部分成为精专，行于脉中央。

或问：精专者是营气非是卫气？依据就是《灵枢·营气》："营气之道，内谷为宝，谷入于胃，乃传之肺，流溢于中，布散于外，精专者行于经隧，常营无已，终而复始，是谓天地之纪。"其实只有行于脉中心地带的精专者，才有动力，有能力输送到更细微的脉中，才能够顶住压力输送到脉外去。所以只有气之精专者既是营气也可能是卫气。关于精专者为何行于脉之中心地带，这也是个问题。现代医学已经证明，血液在血管中流动有分层的现象，而脉中心是流动最快的。物理学的热边界理论也能说明这个问题，行于血管壁附近的血液阻力会加大，当然我们也可以从流体力学中找出相关的物理学知识。我曾经对"气"下过定义，"气"为事物中相对灵动的部分，那么在血管当中我们就可以看到相对灵动的血流，所以我们把它称为"营气"。中医言气能行血，这营气相当于血中的带头大哥，愈往小的血管阻力愈大，所以愈是需要马力强劲的带头大哥。到了微血管的末端，营气冲出血管需要一定动力，所以只有活力充沛的大哥才能进入有效的卫气微循环，而且营气虽行于脉中央，但也未必能够全部出于脉，只有精专者才能出于脉而化生卫气！人体气血运行模式是潮汐式的，达到阈值就过去了，达不到阈值就过不去。当精专营气出于脉后，化生卫气，卫气充于腠理，腠理之间充盈着卫气津液，这卫气津液会形成对血管的压力，使血管的血液不能够轻易地流出来，即所谓的"气能摄血"。

在这小小一条血管内，气血要分层而流，因为气血有差异，营气与血液有差异，这就是阴阳，阴阳无处不在。我写这本书时也查阅了不少资料，现在很多中医谈"阴阳合一"的问题，以及"阴阳不二"的问题，为什么总要把阴阳归于一呢？有差异才有运动，不同运动呈现不同象，这才有精彩纷呈的世界。阴阳本是二分，二分才得阴阳，如此浅显的道理为何大家总是搞不清楚，总是把简单的问题复杂化呢？

我知道很多人在谈阴阳合一时，说的可能不是上面我所说的情形，而是另有所指。我花了10多年时间从经典中找到"三元及一"的理念，以及天人地生命环系统，这些理论一出来，很多问题就可迎刃而解，这就像我找到一只蛋，发现还有一堆蛋。

所以学习要敢于想象，敢于思考，敢于打破常规。

最后再讲一个问题。《难经·八难》言肾间动气为守邪之神，如何理解这个守邪之神呢？我觉得"守邪"二字非常有神意，何谓"守邪"？这"守邪"有防卫困守的意思，想象着病菌进入人体，白细胞、免疫细胞围着病菌而攻击之、吞噬之，这像不像"守邪"呀？邪为外来之物，或为外来的能量信息，这物质能量信息流与人体生命系统不相应，秩序不一样，外来的物质能量信息流会扰乱生命系统的秩序。这就像一个温馨的家里出现了许多不相干的人，这些不相干的人严重干扰了家庭的秩序。命门藏有先天之精，先天之精拥有生命系统的自身秩序，拥有种群的记忆，家族的遗传，先天之精出于命门，在肾命真火的作用下，水谷精微经此转化而成后天之精，转化的过程也即是改变了秩序，打上了印记。卫出下焦，肾命真火炼化过程其气透入三焦，化生原气，此原气也是卫气。卫气就是打下印记的气，具有敌我识别的功能，就像警察军队一样能够识别不守秩序的"邪气"，识别邪气并围攻它，是谓"守邪"，是谓"卫气"。关于肾命与免疫的关系，可以参阅西医学的知识，这方面我不太懂，兹不赘述。

九、三焦和三脉

讲完命门继续谈三焦，因为不把命门介绍清楚，三焦也讲不明白，中医很多知识联系成网，牵一发而动全身，这可能也是中医特别重视整体的原因吧。

三焦是胸腹部的筋膜构筑的空间，这筋膜可称作膜原，也可称作肓膜。三焦者，原气之所居，可视为气之海。在中医上我们把膻中称为"上气海"，把丹田称为"下气海"。上气海是胸中动气之所在，下气海是腹中动气之所在。横膈膜是人体中极为重要的筋膜，它横亘于胸腹腔之间，把这个大腔子分为上下2部分，上面是胸腔，下面是腹腔。胸腹腔内筋膜构筑空间都是三焦，因横膈膜故分为上下两焦，上焦内为手经的脏（心、心包、肺），下焦内为足经的脏（肝、脾、肾）。三焦分为二，它们之间不可能没有联系，上下气海之间也应该有交通，海与海之间有血脉相连。《黄帝内经》指出经脉是联系上下内外的通道，那么联系上下两焦的便是三脉：任脉、冲脉、督脉。

《素问·骨空论篇第六十》："冲脉者，起于气街，并足少阴之经，侠脐上行，至胸中而散。"此段经文明确指出冲脉联结胸腹，而且其中也明确指出"至胸中而散"，这个"散"字极得神韵，物质能量信息流从大到小，以有形入于无间称为"散"，一个"散"字道尽营卫化生之神韵。所以从这段文字中我们大概知晓3个信息，第一，冲脉联结上下焦；第二，命门原气可布散至三焦；第三，腹中动气（丹田）与胸中动气（膻中）有经脉相连。

《灵枢·经脉》："任脉之别，名曰尾翳，下鸠尾，散于腹。"这段经文的"散于腹"与上段经文的"散于胸"有异曲同工之妙，所以这也支持了上面的观点。《难经·二十八难》："督脉者，起于下极之俞，并于脊里上至风府，入属于脑。"这是《难经》对督脉的描述，其实与《黄帝内经》的描述类似，督脉也是纵向地贯穿人体，它所行位置更靠脊椎，主要是络脑，联系外部信息。

任督冲三条经脉在人身体内循行时又相互联络，如《素问·痿论》："冲脉者，经脉之海也……络于督脉。"再如《灵枢·五音五味》："冲脉，任脉皆起于胞中，上循背里，为经络之海。"古书对三脉循环的描写也不是很清晰，尤其对任脉与冲脉的循行更难分清，几乎是两条脉合为一体了。王冰则干脆说任、冲、督三脉乃"一源三歧"，异名而同体，只是一脉了。现在我们知道三脉连于上下两焦之间，而且也是腹中动气和胸中动气的联系通道，从而使手足少阴的气散于三焦之中。

人在胚胎时期，脐带引气血入腹，并以此为中心向四周发散形成经脉网络，这是腹中动气之所在，其主要分支散于上，并于胸中，四散成网络，分布更细更微，入于筋膜而成卫气循环，这便是胸中动气。《黄帝内经》中有多条经文指出冲脉"出于气街"，或"起于气街"，或"会于气街"，这个冲脉由腹中四散，下连于气街。气街，顾名思义就是卫气相互交流沟通的地方。

《灵枢·卫气》："胸有气街，腹有气街，头有气街，胫有气街。"胫有气街，沟通交流着足六经的气，头有气街，沟通交流着手六经的气，胸腹气街沟通交流三焦原气。任督冲三脉连于气街，冲脉连胫之气街，督脉主连头部气街，任督冲贯穿胸腹部气街，这样就把十二经络的经气与三焦联系在一起，使三焦成了十二经络的经气之海，故称为"气海"。《金匮要略》："腠者，是三焦通会元真之处，为气血所注，理者，是皮肤脏腑之纹理也。"此处已点明三焦原气通于腠理之中，这也说明外周经络与三焦是相互流通的，外周经络与三焦是川与海的关系。

三脉、气街、十二经络之间的联系沟通，这为百川归海以及海灌百川提供物质结构基础。如此勾连，使三焦真正成了气之海洋，从而发挥出它与众不同的功能。于是乎，《中藏经》如是说："三焦者，人之三元之气也，号曰中清之府，总领五脏六腑、营卫、经络、内外、左右、上下之气也。三焦通，则内外左右上下皆通也，其于周身灌体，和内调外，营左养右，导上宣下，莫大于此也。"

气街就是个小的集市，那么集市有什么功能呢？货物的买卖、贮存、流通，等等。那么三焦就是个大的集市，大集市有大宗货物出入，沟通交流，所以三焦是脏腑与外部体表之间的交流汇通的空间，三焦原气滋养脏腑，同时也滋养着外部经络。大的集市就有大的货物贮藏中心，所以三焦吸纳脏腑之原气，由其吸纳命门的原气，同时三焦也吸纳外部经络之气。三焦有藏气的作用，有交流汇通的作用，这也就可以推导出三焦也是缓冲平衡之地，它既可以缓冲外部经络的压力，也能在温度上、湿度上对外部经络进行平衡，同时三焦也能够缓冲平衡脏腑的温度、湿度与压力。

三焦之所以有这般重要的功能，是因为三脉在其中起着极其重要的作用。三焦这个气海是扩大版的气海，是上、下气海的扩大版。气海是卫气的海洋，于气而言对应的便是血，这里我便又提出扩大版血海的概念（冲为血海，冲任督脉以及五脏是扩大版的血海），这三脉便是联结血海与气海之间的桥梁。这血海具体是什么呢？王清任有本书叫作《医林改错》，书里面有个很著名的方子，叫作血府逐瘀汤，王清任解剖人体时，看到胸中血液比较多，所以称之为血府。其中五脏都是血脉的集中地，可以说是血海了。《黄帝内经》说清阳发腠理，浊阴归五脏，这清阳可以是气，这浊阴指的便是血。五脏之中肝藏血，脾统血。脾脏解剖时就是囊状物，里面充满了血液，如果意外碰裂，可能会大出血，造成生命危险。五脏之中肝脾藏血最多，肝脾又居中焦位置，所以也就有"枢"的味道，这是血脉之中的"枢"，临床上调肝调脾的流派不少，很多医家用小柴胡逍遥散调脾胃，可解决不少问题，其实三焦是更大的"枢"，我对命门三焦进行了系统的整理，也独创了诸多新义，我相信三焦命门学说一定会在慢性病抗衰老方面大有作为，希望以后有志之士加入，共同开创新局面。

十、三焦之天人地

三焦命门篇写到这里差不多要结束了，最后一篇文章写一写三焦之天人地。在谈这个话题之前先说一说三焦里的"三气"是什么。《难经·六十六难》曰："脐下肾间动气者，人之生命也，十二经之根本也，故名曰原。三焦者，原气之别使也，主通行三气，经历于五脏六腑。"《难经》提出三焦为原气之别使，主通行三气，经历于五脏六腑。别使的意思是原气是为少阴所化，原气藏于三焦。通行三气，这"三气"黄龙祥在《中国古典针灸学大纲》一书中第73页解释为："上焦主卫气，中焦主营气，下焦主原气。"我认为这种解释是不恰当的，营气是血中之气，行于血脉之中，出于血脉是为卫气，才能为三焦所主持。我们一般称三焦所藏的气为原气，一般称外周经络腠理所藏之气之为卫气。原气相比卫气较为精纯一些，热度更高一些，压力也更大一些，因为这原气直接由肾命所发，距离近，能量营养丢失少。卫气和原气都是贮于筋膜之中，这与血脉之中的营气有着显著的区别。

三焦者，原气之别使也，主通行三气。那么天地间本原的气是什么？莫不是天气、地气、人气乎？我认为这"三气"是天气、地气、人气更为恰当一些，或者说三气是为阴气、阳气、中气，这都是有道理的。地气上为云，天气下为雨，太阳为开，阳明主合，少阳为枢，三阳合为一阳，共为一气，这三阳之离合一如天气、地气、人气乎。人气氤氲在其中，三焦内有个小天地。俗话说"宇宙大天地，人身小天地"，这个人身小天地可是在三焦之内淋漓尽致地表现出来了。《中藏经》更是指出："三焦者，人之三元之气也，号曰中清之腑。总领五脏六腑，荣卫经络，内外左右上下之气也。三焦通，则内外左右上下皆通也。其于周身灌体，和内调外，荣左养右，导上宣下，莫大于此者也。"从《难经》的"三气"到《中藏经》的"三元之气"，更是指出"气"的本质在于"元"（或原），而营卫之气皆为原气所化生，所以称不得"元"。一源三歧，任督冲三脉出于一源，肾间动气，这里有命门，命门开启，先天之精出，先天之精与水谷之精共同炼化而生原气。原气经由任脉杂合了更多五脏之气，故为地气；原气经由督脉杂合了更多头部脊椎的调控中枢的气，故为天气。天地合气，命之曰人，人气流通，冲气以为和。

在《道德经》《黄帝内经》《难经》等诸多经典中屡次出现"三"这个概念，而在后世医家传承中却鲜有以"三"立论者，我们考虑过上古医学中肯定有以"三"立论的专著，可能这些学问已经失传，泯灭于历史长河之中。我现在要做的工作就是把经典中关于"三"的论述集中起来，使之条理化，形成学说，这将是对中医基础理论的新突破，将会自下而上推进中医学的进步。

由"一"到"三"再到"五"，这些都是奇数，由一发展而来，所以更注重整体，你看那五行图就是一个圆，而我也提出了"三元及一"的理念。由"二"到"四"到"六"，这些都是偶数，由二发展而来，所以更着重于对立、差异。过去皇帝上朝时，文武两班左右列，就是互相制衡的意思，君主坐中间成为三，文武两班的意见交由皇帝来裁判，所以皇权稳定，过去的皇帝注重权力制衡，权力制衡肯定需要矛盾对立的双方。只有对抗不成系统，所以一定要有"三"，"三"在对立双方之间调和、缓冲、主导着双方的矛盾，这样系统才能稳定。明末崇祯帝刚愎自用，性格有缺陷，所以做不了这第三者，终崇祯一朝，换了 17 个首辅，平均不到一年换一个，可见朝堂动荡，国家系统处于严重不平衡状态。在中医上，谈阴阳时就是看差异对立，阴静阳燥，这静与燥就是差异。至"三"才成系统，所以我们论"三"时常常会考虑整体，明白这个道理之后，我们就不会认为"阴阳合一"是多么玄妙高深的理念了。任督冲一源三歧，我们考虑过没有，为什么不是一源二歧，或者一源四歧？一气含三，三元一气，我们看重的更是整体。

在三焦这个空间里，我们一般分为3部分：上焦心肺，中焦肝脾，下焦肾命。这样分是可以的，但我发现很多人在谈及三焦的功能时，把上焦的功能等同心肺的功能，把中焦的功能等同于肝脾的功能，把下焦的功能等同肾命的功能，这是不正确的。三焦为五脏之外围，它是辅佐五脏的，所以不能以仆为主。在五脏这个小系统里，我们单从血脉循环来看，肝脾在中间，起到了转承枢的作用，所以可以认为是人气流通。肝脾是人气，那么心肺就为天，肾命就是地。五脏是物质能量信息调控中心，上焦心肺偏于信息调控，中焦肝脾偏于物质调控，下焦肾命偏于能量调控。所以同为少阴，心主导着精化神，肾命主导着精化气。

现在我们把眼光放得大一些，如果把五脏视为血脉集结之地的话，那么三焦气海是为天，血海为地，三脉流通其间是为人气，这是三焦内营卫关系的天人地。把三焦纵向看，胸中动气在上是为天，肾间动气在下是为地，三脉流通于中是为人。把三焦横向看，就如四肢着地动物，督脉在上，任脉在下，冲脉在其中。督脉连于头脑脊椎，任脉连于五脏，在上者为天，在下者为地，冲脉在其中，勾连天地，冲气以为和，三脉共同联通外部物质能量信息，是调控中心头部与内部的五脏物质能量信息中心。内外两个调控中心联通起来，这也使"气宜所立，神机相应"成为可能。现在我们把眼光放得大一些，三焦位于体表与脏腑之间的位置，外为天，内为地，人气连通其间。这时三焦就成了《伤寒论》中所述的半表半里之地了。其实三焦内分天人地的方法有多种，三元分法一定知道整体是什么，一定要三元及一，确定整体之后，我们再分析其内部关系，确定天人地的归属，这样才不会犯错。

冲脉与"冲气之为和"之间存在着密切的关系，胎儿在母体的时候蜷缩着，呈现出负阴而抱阳的状态。有人或问负阴莫不是脊背属于阴，抱阳莫不是肚腹是为阳，其实这样认为是不对的，负阴抱阳体现出的是人与自然的平衡和谐，这是阴阳逆顺原理的体现。且看我们脊背部分肌肉皮肤紧致，腹部腠理松弛，紧致的肌肤需要精纯的阳气才得灌注，清纯阳气才能够抵抗外界的寒冷。人在寒冷时也常蜷缩着身子，保护着腹部不受寒，这时就是背负着阴寒。清阳发腠理，浊阴走五脏。腹部要热，浊阴走于五脏而不瘀滞。腹部的寒热与三焦相关，三焦在脏腑的外围，给脏腑工作提供适宜的温度、湿度与压力，所以保障三焦功能的正常可以支持脏腑的工作。

本章系统整理了三焦命门学说，明白了其间诸多隐秘，理论自洽而圆融，而且出于经典，融合了古代医家众多观点，且又与现代科学认知有一定的重合之处。这样一套理论虽与众不同，但有根底，有理有据，自成体系，所以这样的理论必将引导诊疗技术的发展。三焦命门学说与慢性疾病、老年疾病的发病息息相关，我们后期也将在应用中继续探索，总结新疗法、新技术。针调压力，灸调温度，药调秩序，我们可以用多种方法探索三焦命门功能，这将在慢性病、多脏器合病的疑难病症以及老年病诊疗的应用上显示出突出的优势和巨大的潜力。

第六章　秩序学说

一、物质与能量

　　之前的文章已多次提到物质能量信息流，这一章我还要把几个概念理一理，这样能够使思维更加清晰。我主要从物理学角度去阐述这几个概念，我觉得用常见的科学常识去解释中医的问题，这很恰当，很接地气，受众也多。

　　现在中医界有种思潮，要把中医隔离出来，隔离于现代科学之外，认为学习中医、研究中医要回到原点，回归《黄帝内经》时代，其实这是很不现实的。借用《吕氏春秋》之文以喻之："故治国无法则乱，守法而弗变则悖，悖乱不可以持国。世易时移，变法宜矣。譬之若良医，病万变，药亦万变。病变而药不变，向之寿民，今为殇子矣。"现代社会的文化背景、生活习惯、饮食卫生、居住条件、精神认知与古代已是大为不同，脱离现代社会的背景反溯回归古中医无异于缘木求鱼，水中捞月。

　　江山代有人才出，不同的时代皆有杰出的医家出世。《黄帝内经》的形成，集当时科学、天文、地理、农学、社会学等一系列先进的学科知识为一体，后来西汉张仲景，以至于金元四大家皆在其所在的社会背景下，发掘古义，融汇新知，从而创立形成特色鲜明的中医各家学说。

　　而今的社会，大多数人接受的是现代科学教育，所以科学常识深入人心，在不违背经典的核心思想的情况下如何把古老中医思维用现代语言说出来，这个很重要。

翻译解说的工作一个方面需要我们深入研读经典，体悟古中医的思维，并把古中医的知识串成线，连成片，沟通成网；另外一方面我们还要了解现代科学知识，用系统整体的思维对现代科学知识进行条分缕析，然后把这 2 方面的内容联系起来，沟通起来。

宋代陆九渊说"学苟知本，六经皆我注脚"，这里我说："坚定古中医思维，各科皆为我注脚。"农夫山泉有一句很著名的广告词，说："我们不生产水，我们只是大自然的搬运工。"其实我也想做古中医的搬运工，同时也希望这样的搬运工愈来愈多。

现代物理学的理论和大量事实证明，质量与能量是可以相互转化的。爱因斯坦提出的质能关系的方程 $E=mc^2$ 表明，可以把质量看作是能量的一种形式，由公式可以看出极少的质量就可以转化为极大的能量。根据 $E=mc^2$ 公式，将 1 克质量完全转化成能量，这个能量值相当于燃烧 2000 吨汽油释放出的能量。爱因斯坦的方程 $E=mc^2$ 推翻了拉瓦锡的"质量守恒定律"说，拉瓦锡认为质量既不能创造，也不能消灭。可事实上，一切释放能量的化学反应都将一小部分质量转化成了能量。如果有办法极其精密地测定质量的话，就会发现，生成物的质量并不完全等于反应物的质量。只是一般的化学反应中，减少的质量小得根本无法用 19 世纪化学家的技术测定出来。而现在，物理学家们所处理的是与 19 世纪不同的化学现象，19 世纪涉及的只是煤燃烧这一类化学反应，现今可以接触到放射性的核反应。核反应所释放的能量是如此之大，因而亏损的质量也大到可以测定的程度。后来，质量可以转化为能量的事实已经用阿斯顿用质谱仪进行的实验证实了，质谱仪能利用原子核在磁场中的偏转，可以非常精密地测定它的质量。1925 年，阿斯顿利用一台改进了的质谱仪发现，各种原子核的质量并不刚好是构成它们的中子与质子的质量的总和，这种失踪的质量称之为"质量亏损"。当然，质量并不是真的消失了，它只是按照爱因斯坦的方程 $E=mc^2$ 由质量转化成了能量。

1934 年发现了正电子，它与电子相互湮灭时产生了一对伽马射线，它的能量正好相当于那 2 个粒子的质量。布莱克特曾经第一个指出，一定的能量也可以转化为质量。一束强度适当的伽马射线在一定条件下会消失，产生一对"电子、正电子偶"，它纯粹是能量转化成的。宇宙射线粒子或质子同步加速器所发射出的粒子具有更大的能量，也就可以转化成更重的粒子。能量转化为质量，这在爱因斯坦的相对论中早已被认为是可能的，现在也已经成了经常观察到的现象了。所以我们认为，质量与能量都是这种客观存在的，是哲学上广义物质的 2 种基本形态。质量和能量如同一个钱币的两面，质量在特定条件下可以转化成能量，能量亦可以转化成物质。

物质重量的单位可以用"千克"来表示，能量的单位可以"焦耳"来表示。物质是恒动的，我们从不同的观察角度去看，物质可视为运动的物体，能量可视为物体的运动。关于运动的物体以及物体的运动，这很像物理学上的波粒二象性，当看到运动的物体时反映出的是粒子的象，当看到物体的运动时显现出波动的象时，这是物质与能量在特定尺度观察出的不同的象。这里稍微科普一下粒子的波粒二象性，波粒二象性指出的是所有的粒子或量子不仅可以部分地以粒子的术语来描述，也可以部分地用波的术语来描述。这意味着经典的有关"粒子"与"波"的概念失去了完全描述量子范围内的物理行为的能力。爱因斯坦这样描述这一现象："好像有时我们必须用一套理论，有时候又必须用另一套理论来描述（这些粒子的行为），有时候又必须两者都用。我们遇到了一类新的困难，这种困难迫使我们要借助两种互相矛盾的观点来描述现实，两种观点单独是无法完全解释光的现象的，但是合在一起便可以。"

从上文可知，物质与能量犹如一个钱币的两面，那么信息又是什么呢？信息是物质与能量在不同时间和空间上的分布排列与组合，翻译成中医说法，信息就是物质的时空象。用"象"的概念来表示信息，这是中医的说法，是我对信息的理解与认知，各个学科对"信息"的概念也会有不同，下篇文章着重谈信息。

二、信息之中医观

信息：指音讯、消息、通信系统传输和处理的对象，泛指人类社会传播的一切内容。人通过获得、识别自然界和社会的不同信息来区别不同事物，得以认识和改造世界。在一切通信和控制系统中，信息是一种普遍联系的形式。1948年，数学家香农在题为"通信的数学理论"的论文中指出"信息是用来消除随机不定性的东西"。香农认为创建一切宇宙万物的最基本单位是信息。这一定义被人们看作是经典性定义并加以引用。

控制论创始人维纳（Norbert Wiener）认为"信息是人们在适应外部世界，并使这种适应反作用于外部世界的过程中，同外部世界进行互相交换的内容和名称"，它也被作为经典性定义加以引用。经济管理学家认为"信息是提供决策的有效数据"。美国著名物理化学家吉布斯（Josiah WillardTDT Gibbs）创立了向量分析并将其引入数学物理中，使事件的不确定性和偶然性研究找到了一个全新的角度，从而使人类在科学把握信息的意义上迈出了第一步。他认为"熵"是一个关于物理系统信息不足的量度。电子学家、计算机科学家认为"信息是电子线路中传输的以信号作为载体的内容"。我国著名的信息学专家钟义信教授认为"信息是事物的存在方式或运动状态，以这种方式或状态直接或间接的表述"。美国信息管理专家霍顿（F·W·Horton）给信息下的定义是："信息是为了满足用户决策的需要而经过加工处理的数据。"简单地说，信息是经过加工的数据，或者说，信息是数据处理的结果。

根据对信息的研究成果。科学的信息概念可以概括如下：信息是对客观世界中各种事物的运动状态和变化的反映，是客观事物之间相互联系和相互作用的表征，表现的是客观事物的运动状态和变化的实质内容。从物理学上来讲，信息与物质是两个不同的概念，信息不是物质，虽然信息的传递需要能量，但是信息本身并不具有能量。信息最显著的特点是不能独立存在，信息的存在必须依托载体。以上我们简要谈了"信息"的大致情况，下面我从中医学的角度谈谈对"信息"的认知。

信息是物质与能量在不同时间和空间上的分布排列与组合，翻译成中医的说法信息就是物质的时空象。用"象"的概念来表示信息，这是中医的说法，是我对信息的理解与认知。比如一颗行进中的子弹，弹头是铜包铅的，它是物质的，物体内含物质多少是可以用"千克"表示的。行进的子弹也是携带能量的，比如 AK47 射击后子弹大约携带 1920～1980 焦耳的能量。某一时某一刻子弹射击于某处，质量多少，存能多少，处于什么状态等这些便是信息。子弹在行进，下一刻又到达某处，存能还剩多少，姿态有无改变，这便是下一刻的信息，把子弹行进时间串联起来，这样就可以描述出一条弹道轨迹，以及子弹本体之上发生的变化，这便是物质能量信息流。

质量能量信息一体三面，密不可分，其中质量与能量可以用中医学的概念"性"来表示，代表着物质特性和能量特性，信息可以用"象"这个概念来表示，加上时间与空间便有了"时空象性"这个复合概念，物质的时空象性即是物质能量信息流。

中医是唯物的，中医学的思维也是唯物观，我一直认为中医与现代科学之间并无巨大的鸿沟，我一直寻找联系古中医与现代科学的桥梁，原本古中医的理念也可以赋予新时代的内涵，我提出时空象性的概念是基于以上理念的。现在有不少人认为中医学是象医学，如果我们用"象"这个概念表示信息时，中医学也是信息医学。

信息是可以转移的，还是以行进的子弹为例，子弹携带的信息是为本象，本象含有最全的信息，是为全象。而我们观察到的采集到的信息是为转移的信息，大多是记录一些关键特征，是不全的信息。这个"象"是有特征的"象"，是物或能的突出表现，我们观察物质或能量时首先抓住的便是突出的、特色的征象。比如一个漫画家画人像，寥寥几笔把一个人的特征描写下来，让人看来觉得十分神似。象是信息，是信息中那部分特征较突出的信息。

用文字可以描述一颗行进的子弹，这个信息量很少，是不全的象。用图画表示行进的子弹，可以标注弹道、时间、速度等，这些都是对关键的特征进行描述。信息可以记录在纸上、胶卷里、画布上、硬盘里，也可以记录在水里、空气里，信息也可以从一个载体之上转移到另一个载体之上。天地间的水气循环便是大自然的生命环，生命环的信息便是记载在大自然的云雨里。江本胜有本书叫作《水知道答案》，写了水与信息的故事，康继周老先生的《康氏信息医学》记载了用信息治病的内容。这2本书都指出水是生命信息最佳的载体。信息是以物质能量作为载体的，信息的转移是因为更换了载体，但凡转移之象皆为类象。

老药师手捻药草，鼻子嗅一嗅，嘴巴尝一尝，这便是提取采集药物信息。所有记载在本体的信息是最真最全的象，天地间云雨图记载着真实的天地信息。而记载在纸张上、画布上、胶卷上的信息皆为类象。无论是本象还是类象都要进入我们的大脑，都要与人类大脑中的信息数据库进行比对，比对过程称为"应象"。在现实世界中计算机也是模仿人脑在工作，例如，天气预报中卫星云图是种"类象"，此"类象"与电脑信息数据库进行比对称为"应象"。记录在纸张的信息是为类象，记录在大脑中的信息也是为类象。信息可以记录在人体之上，信息记录在固态物质之上，这便是"精"，记录在液态物质之上是为"气"，记录在气态的物质之上是为"神"。人类信息数据库是与精神相关，具体内容后文再谈。

《黄帝内经》中阴阳应象大论便是把自然界的物质类象于水火，然后与大脑中信息数据库的水火类象进行比对，故称阴阳应象。同一本书，不同的人看到，产生的结果或有不同，一个小学生看成人的书可能看不懂，这是因为小孩子的数据库里类象太少，所以难以应象，所以难以理解书中的意思。当我们掌握了更多客观信息客观规律之后，再去观察事物可以看到更多的东西。

何以应象？还需要满足几个条件。首先要传入信息源，这就像我们要对文字或者画面产生联想，首先要有相应的文字或画面；其次还要有产生联系，要看到文字和画面，信息源与信息接收端之间的道路要通达；第三，是否能够应象还在于信息源与接收端信息数据库能否产生交感。何谓交感？是为两种信息相互交合感应，从而产生后续变化，变化是交感的结果，变化愈大说明交感愈强，变化愈小说明交感愈弱。能够交感说明信息彼此有相关性，相近或相似，举个例子：可见光只占电磁波谱中极小的一段，我们的眼睛只是与这一段信息产生交感，而对其他大段信息波却视而不见。最后，信息接收端数据库要有此信息的类象，比如，地球某个地方的人们从来没有见过汽车，当他看到汽车时，他只能用其他事物来形容汽车，比如把汽车形容成钢铁怪兽。于是在脑海中构建汽车的类象，并形成记忆，刻画于脑海之中。类象何以称为类象？取其相近或相似的意思。

交感以后产生的变化，一种主要是在精神层面产生的变化，另一种主要反映为物质和能量的变化。前文已提及人体有两大中枢，一是头脑，一是五脏。识神在脑，元神在脏。所以精神层面交感变化主要是在头脑中，物质能量的交感变化在五脏。《黄帝内经》说："在天为玄，在地为化。"其实这就是讲交感变化之道。

我们举个修仙的例子对应象加以解说，欲想修仙，必先通灵。第一，天地间要有灵气的存在，然今为末法时期，天地间已无灵气，故先天道胚亦无法修炼；第二，天地间若有灵气，然今人经脉多不通畅，虽有灵气却无法灌体，所以修仙成了少数人的专利；第三，天地间灵气复苏，无灵根者亦难以修仙，何也？灵根者，交合感应之地也。最后，灵气复苏，先天道胚，灵根优异，无功法亦难以修仙，诸修炼功法乃是前人在修炼过程中构建的功法模型，灵气类象。

三、水火土三元象性观

信息是为"象"，物质能量信息是为"象性"，物质能量信息流是为"时空象性"。依照上述定义我们对阴阳进行论述，阴阳是事物的属性，阴阳是为象，阴阳的类象是为水火，阴阳是对事物的形容与概括，把事物外在的特征性的"象"以及内里特征性的"性"抽取出来用阴阳来归类，此之谓"取象比类"。

下面再谈谈天地人三元的象性观。天人地是为天地间最基本的系统，天地定位，人气流通，这个视角是为远观，这是第三者的视角。地气上为云，天气下为雨，此为内部视角，站在地面之际看天地云雨变化。系统之内天气、地气流转循环，这是动动不休的部分，是为"二"，是为"阴阳"，是为火升水降。天气、地气在地面之际升降出入，地面之际是为"中"。中者，土也；阴阳者，水火也。故以"水火土"而为"三元及一"之象，天人地的系统是以"水火土"为之类象。"水火土"各具其性，各具其象，外显其象，内具其性，依此类象可分三元。察色按脉，先辨阴阳，望闻问切，当知中和。"阴阳中"而显"水火土"三元之象，察"水火土"三元之象，揣度"水火土"三元之性，察象揣性，从而知人之病因病机病理。

水火土三元是为信息，是为象，是为天人地大系统的类象，以水火土形容的事物便是为"象性"，某一刻的象性是为即时的象性，连续的便是时空象性，便是物质能量信息流。二分阴阳，三元及一皆是生命系统不可或缺的。一生二，二生三，三生万物，至三而成系统矣，系统者，一也。故言：三元及一。三元及一，三与一并立，天人地不可分，水火土不可分，分则系统破矣。大系统内有小系统，这小系统也是三元及一的。

以上文字说明了水火土是一种类象，是对事物本体信息的模拟与概括，也是对生命系统的模拟与概括，我们掌握了这个方法，在自己的脑海构建水火土的类象，这样我们可以用三元及一的生命系统理念分析现实之中复杂的问题，成为我们认识世界和解决问题的工具。

下面谈谈"有"和"无"的问题，我觉得《道德经》中阐述的有和无的关系，也是物质能量信息之间的关系。物质是为运动的物质，能量是为物质的运动，信息是为物质和能量在时空中的分布、排列与组合。物质是"有"，信息是"无"，能量介于有和无之间。无形之信息能改变有形之世界，有形的事物是为无形的信息的载体。

无，名天地之始；有，名万物之母。常无，欲以观其妙；常有，欲以观其徼。《道德经》（第一章）

释：我们所在的地球，这个生命星球诞生与日月星辰的运动相关，日月星辰的运动规律与分布是信息，这便是"无"，这个"无"便是生命星球的诞生之基，也是这方小天地的变化之始。有了天人地的生命系统，便渐渐有简单的生命。简单的生命体是为"有"，这简单的生命体便是天人地生命系统的复制，生命愈衍化，愈复杂，"有"也就愈来愈多，所以说有为万物之母。《黄帝内经》说："在天为玄，在地为化。"玄者，不可捉摸者也，变化之始也，在天之信息变化在前，物质变化在后。观其妙，妙者，变化之妙也。常无，欲以观其妙，即为：站在信息的角度上看事物变化之妙。徼，巡察运动的意思。常有，欲以观其徼，即为：站在物质的角度上看物质的运动，以物质的运动揣度天地运动的法则与规律。

天下万物生于有，有生于无。《道德经》（第四十章）

释：此段经文可以与前段经文相互印证，也说明了无形之信息可以改变有形之世界，同时也有着"三生万物"的意思。生命的进化由简单到复杂，由少至多，生命的系统亦是如此，由简单到复杂，由少至多。

有无相生。《道德经》（第二章）

释：无形之信息能改变有形之世界，有形的事物是为无形信息之承载。气宜所立，神机相随。无形的信息改变了有形的世界，有形的世界改变也会向外界发射出自身的信息。

以上是对《道德经》经文中关于"有无"条文的阐释，由探讨有无关系来研究物质能量信息流之间的关系，这将给我们的研究带来提示。从大的方面来说日月星辰的分布相对运动创造出地球上的诸多生命，位于"天"的物质能量信息流创造出了生命的系统。其实在易经也有相关记载，《易经》曰："大哉乾元，万物资始，乃统天。云行雨施，品物流形。大明始终，六位时成，时乘六龙以御天。乾道变化，各正性命。保合大和，乃利贞。首出庶物，万国咸宁。"

下面我们举一些生活中的例子谈谈物质能量信息之间的事，这是从小的方面对物质能量信息的观察。汉语有个成语叫作"众口铄金"，还有个成语叫作"三人成虎"，俗话说谎话说了一百遍就成了真事，哪怕是虚假的信息也能改变有形的世界。我听到这样的一个故事：1946 年，美国加州监狱内有一个著名的实验，将一名死刑犯关进一间密室，蒙上双眼，教授对死囚犯宣布要将他处以极刑。方法是割开他的手腕，让他鲜血滴尽而死。接着实验者把囚犯的眼睛蒙住，双手反绑到背后，用手术刀划了他的手腕一下，实际并未割破，然后用一盆水滴到桶里的声音来模仿血滴下来的声音。死囚犯以为是自己的血不断地滴出，没过多久，他就在这巨大的恐惧中死亡了，而实际上他一滴血也没流出。他的身体是吓死的还是流血过多死的？事后对他身体的检查发现，身体的所有反应居然与大量失血的症状一样！也就是说，他的意识相信自己正在流血，进而使身体产生了失血过多的反应。从这个故事我们可以看出虚假的信息导致的结果如同真的一样。这便是无形之信息改变有形之世界。虚假的毕竟是假的，谎言被戳破后就会失去它的效力。这虚假的信息也就是个类象，类象者，相近相似也。而附于真实物体之上的信息是为本象，是真实不虚的，比如一颗行进的子弹，当它击中人体时便会毁坏人体系统，因为它是真实的，不以人的意志而改变。

为什么无形的信息能够改变有形的世界和能量结构状态？这是因为我们是有生命的系统，有生命的系统要对外界的刺激产生反应，要产生变化，使变化后的系统适应外部环境的改变，从而维护自身系统的和谐稳定。有形的世界包括物质的结构以及能量的状态，有生于无，"无"的改变在先，故信息的改变在先，继而产生物质能量的变化。

这个外环境大则如天地，天地最大。生命系统因外环境的信息而改变，这也就是法天则地，随应而变。天地信息是人体生命的背景板，天地信息是人体生命的规律，秩序的源泉，我们汲取天地信息以修复补全自身系统的秩序。天地合气，命之曰人。人合天地之气生，四时之法成。《素问·上古天真论》："其次有贤人者，法则天地，象似日月，辩列星辰，逆从阴阳，分别四时，将从上古合同于道，亦可使益寿而有极时。"诚如斯言哉。

四、秩序说

《辞海》对秩序的解释为："秩，常也；秩序，常度也，指人或事物所在的位置，含有整齐守规则之意。"秩序的意思是指有条理、不混乱的情况，是"无序"的相对面。

秩序在百度百科中有这几种解释：①次序（秩侧重于有条理、不混乱；序侧重于有先后、不颠倒）。②整齐而有条理的状况。③意指在自然进程和社会进程中都存在着某种程度的一致性、连续性和确定性。④稳定的、具有可延续性的一种状态。⑤有条理，不混乱，符合社会规范化状态。

从法理学角度来看，美国法学家博登海默认为，秩序意指在自然进程和社会进程中都存在着某种程序的一致性、连续性和确定性。一般而言，秩序可以分为自然秩序和社会秩序。自然秩序由自然规律所支配，如日出日落、月亏月盈等；社会秩序由社会规则所构建和维系，是指人们在长期社会交往过程中形成相对稳定的关系模式、结构和状态。

我们生活的大自然是个生命系统，我们生活的社会也是个有活力的系统。系统之内的事物有规律、有次第地运动，这些规律次第地运动便是秩序。系统之外有大的系统，系统之内也有小的系统，各个系统之间相互交感、相互影响，何以能够秩序井然？这就是因为系统的运行遵循着一定的规律、一定的法则。所以辞海对秩序定义为：秩者，常也；秩序，常度也。何以为常？遵循一定规律法则的运动运行是为常。譬如开车要遵循交规，这样交通才能不乱。在我们的这个时空里，天地最大。所以天地的法则最大，天地法则也是最基本的法则。所以《黄帝内经》说人禀天地之气生，四时之法成；所以古之贤人者，法则天地，象似日月，辨列星辰，逆从阴阳，分别四时，将从上古合同于道，亦可使益寿而有极时。

法则是系统运行和谐稳定的规律和准则，按照法则系统运行是和谐稳定的，失去法则系统运行混乱无序。遵循系统的法则而展现出一定的秩序，是故秩序是法则的体现。天地法则是最大的，是最基本的，是生活在这片天地里的生命都必须遵循的，这是基本法、最高法。天人地的系统，也是基于"三"的系统，是最基本的系统。是故，"天地定位，人气流通"是秩序；"天气下为雨，地气上为云"是秩序；"生命的梯度"是秩序，等等，这些都是最基本的秩序。秩序是法则的体现，是我们能够观察到的物质能量有序的运动、分布、排列、组合。"天地玄黄，宇宙洪荒。日月盈昃，辰宿列张。寒来暑往，秋收冬藏。闰余成岁，律吕调阳。云腾致雨，露结为霜。"这些都是秩序，我们看不到法则，我们可以看到秩序，由秩序而反推法则。

生命的发展衍化从低级走向高级，生命的系统发展也是从简单到复杂。简单的生命，诸如微生物、草履虫之类的生命系统遵循着基本的法则，展现出简单的秩序。生命系统愈简单，秩序愈少；生命系统愈复杂，秩序愈多。从鱼到青蛙，呼吸器官从鳃到肺，呼吸系统愈来愈复杂，遵循的法则规律就会愈多，展现出的秩序也会愈多，因此我们观察到的生命现象会更复杂。系统之内秩序愈少，愈是稳定。人体系统是极为复杂的，而微生物则极为简单，所以微生物的系统要比人类稳定，微生物更能够适应恶劣的环境。地球上有许多生命力极强的微生物，它们生活在一些匪夷所思的极端环境里，对寒冷、炎热、干旱、辐射、酸碱、缺氧等致命因素有极强的忍耐力。2009 年，俄罗斯的科学家发现了猛犸象的尸体，这种动物非常古老，早在 1 万年前就已经灭绝了。在猛犸象的尸体里面，俄罗斯科学家发现了一种来自 350 万年之前的细菌。这种细菌之所以能活到现在，是因为它有着超级厉害的休眠能力，能够在缺乏氧气、温度低、没有光照的环境中进行休眠，等到碰到适合生长的环境以后再苏醒，就好像动物的冬眠一样。另外，科学家还发现这种细菌有着耐高温、耐酸碱度、耐辐射的特点。细菌休眠时以芽孢的形态存在，芽孢是细菌的休眠体。芽孢最主要的特点就是抗性强，对高温、紫外线、干燥、电离辐射和很多有毒的化学物质都有很强的抗性。当外环境一有变化，细菌会时不时地以休眠体存在。

简单的生命有着简单的生理活动，而人类为万物之灵，人体之复杂远超其他生物，复杂的生命系统能够展现出复杂的生理活动，展现出更多功能。生命系统的复杂与生命系统的稳定这是一对矛盾，所以愈复杂的生命系统愈需要更精细的调控，系统之内需要更多的秩序。我挺喜欢看修仙小说，我们所说的"神仙"这个词语，这个"神"要比"气"更为灵动，能够展示出更多的功能，这个"仙"字是人倚着山，说明系统非常稳定。生命系统既灵活又稳定，既能展现出移山倒海的功能，又能够寿比南山，可谓神仙。《素问·上古天真论》曰："黄帝曰：余闻上古有真人者，提挈天地，把握阴阳，呼吸精气，独立守神，肌肉若一，故能寿敝天地，无有终时，此其道生。"这神仙一如上古真人般掌握了更多的天地法则，吸收了更多的天地间秩序，所以寿敝天地。

曾经在街头看到过一个怪人，脑子有些不灵光，大夏天穿着棉袄也不见热，大冬天也是穿着这身棉袄也不见冷，可见是寒暑不侵，一年到头也不见生病，那这样的人身心健康吗？未必，其实这个人对外环境的刺激是迟钝的，他的生命系统虽然稳定，但不灵活，缺乏秩序。人到老时好多功能也被用废了，反应迟钝，生命的系统不灵动了，这也是系统的秩序丢失了。现在我们小结一下，秩序是常度，秩序是系统法则的体现，愈复杂的系统需要的秩序愈多，秩序愈多则系统表现出的功能愈多、愈灵动，人老了或病了表现出系统内秩序减少。

最后还有2个问题，第一是秩序和阴阳的关系，第二是秩序和信息的关系。阴阳就是差异，差异产生运动，不同差异产生不同的运动，秩序是指符合系统法则的物质能量的运动分布与排序，所以秩序也是由差异产生的，所以系统之内阴阳愈多，差异愈多，才有可能产生更多的秩序。正如《素问·阴阳应象大论》中所说："阴阳者，天地之道也，万物之纲纪，变化之父母，生杀之本始，神明之府也。"阴阳是产生秩序的原动力，阴阳推动着系统的运行，所以说阴阳是天地之道，万物纲纪，变化之父母。无阴阳则无差异，无差异则无运动，运动熄，系统危矣，故言阴阳是生杀之本始。系统内阴阳愈多，秩序愈多，这个秩序就是系统稳定的保证，内经说，阴阳为神明之府也。信息是指物质能量在时空中的分布、排列、组合，其实秩序也是信息的一种，秩序是符合系统法则的信息。信息有本象和类象之分，秩序一样可由本体携带，也可以转移到其他物体之上，比如药物的信息携带于本体之上，也可通过煎煮使药物的信息转移到水液之上。同样这碗药液中含药物的系统秩序，这个秩序有可能调整补充我们人体的秩序，这便是秩序的转移。

符合系统法则的物质能量信息流，其中以物质的象出现的称之为"精"，以能量为表现形式的称之为"气"，更为灵动的，穿透力更强的，传播得更远的称之"神"。物质能量信息是不可分的，所以精气神皆能展现其物质方面、能量方面、信息方面的象，不过是各有所侧重。物质能量信息逐渐从有到无，精气神也是逐渐从有到无。

五、精气神（一）

从这一节开始讲精气神，其实在本书命门三焦的内容中已讲过先天之精与后天之精，在上篇文章中也给精气神下了定义，即：精气神是人体系统之内有秩序的物质能量信息流。精偏于物质向，气偏于能量向，神偏于信息向。炼精化气，炼气化神，从精到神是一个从"有"到"无"的过程。老子曰："天下万物生于有，有说生于无。"这个过程是从"无"到"有"的过程，外界信息传入人体系统，人体感受应象，从而在人体系统内产生物质能量的变化。这个过程是由外向内的，而上一过程是由内而外的，这2个过程说明了有无相生，也说明从精到神，以及从神到精是可以相互转化的。

这一节我们把经典中关于精气神的阐述梳理一下，我们看看古人如何说，依据经典我们把古人的语言翻译成今人容易懂的语言。还是那句话，我们不是理论的创造者，我们只是古中医的搬运工。

我在写这本书时翻阅了不少资料，也参看了其他中医书的写法。我看他们经常是这样写的，以精为例。首先写基本概念，然后再写精是如何产生的、贮藏的、运输的，然后再写精有什么功能，以及精气神之间的关系。这样写比较有条理，显得很规整，但也有不好的地方，总是感觉像是看教科书。读者看书总是要看到些与众不同的东西吧，总是要有所收获吧，所以我会着重写一些与众不同的知识，认知上与大家相同的知识一笔带过，这样写可能会显得重点集中，通俗易懂。

我看过好几本书对精的定义是这样的："精是构成和维持人体生命活动的最基本物质，对于人体生命活动具有重要意义。"这样定义精是可以的，但是太笼统了，举个例子，小鼠身上的本原物质是精，人体之上的本原物质也是精，这两种精可否互换，把小鼠身上的精提取出来转移人体之上，这显然不行。哪怕都是人体，路人甲身体内的精也不能轻易用到路人乙身上。这个精除了是生命本原物质之外，还烙有自身系统的烙印，即含有自身系统的秩序。《道德经》言"谷神不死"，谷神何以不死，谷物中含有天地的法则，天地的信息，天地的秩序。谷物进入人体，人体对其进行炼化，炼化的意义在于"祛其粗，取其精"，使之成为精华，同时也在祛除谷物的印记，打上自身系统的印记，使之成为自身之精。这样谷神在人体之内又灵动起来，这里的谷神指的是这方天地的信息与秩序。所以，精除了是生命的本源物质之外，精还具有鲜明的标记。

我看到好多书对精和气的定义都差不多，认为都是精微的物质，很多时候都把精气混作一团了。其实精和气还能分开，精偏于物质，气偏于能量。这个气要比精更为灵动一些，神比气更加灵动一些。"神"字右边有个"申"字，示申神也。《说文解字》："天神引出万物者也。"《风俗通》引《传》曰："神者，申也，申亦引也。"神、申、引声并相近。可见神具有申、引的含义。这个"引"字有"引导"的含义，意思为造就万物之主，产生万物之源，也是天地万物的主宰。有些学者把"申"解释为电，我认为这也很恰当，可以认为神是以生物电或电磁波作为载体。因其更趋向于无，所以更轻灵，走得更快，走得更远。《素问·解精微论》说："火之精为神。"我在"三元及一"学说中提出，"火"的象性更趋向于无，所以说，火之精纯者为神。火能藏于水中，我在论述水时也说过水是生命信息最好的载体，这里面已经有了火之精为神的意思。水火土三元，火在其中是最灵动的，最轻，趋向于无的，火之精可为神。

《道德经·第二十一章》："孔德之容，惟道是从。道之为物，惟恍惟惚。惚兮恍兮，其中有象；恍兮惚兮，其中有物；窈兮冥兮，其中有精。其精甚真，其中有信。"

这段经文提到物、象、精和信。我对这段解释一下，会发现很有意思。"孔"有"孔洞"的意思，"德"是指天德，"德"有"得到"的意思。天能藏德，天能得到，故能成天。我在寻找生命星球一文中说过，有了大气层才有生命圈，大气层位于地球的外面，它保持着地球表面相对稳定的温度、湿度和压力，这就是德，"天德"（大气层）能够使水气运动得到缓冲，另外也能够保护水气运动而不失去。我们再看到火星的表面，火星无天德，所以它不能得到合适的温度、湿度和压力。从大的方面看天德，天德以藏；孔德之容则是我们从一个小的视角看天德，就像从一个小的孔洞向外看，它也是时刻运动着的，遵循着一定规则进行运动。我们虽然不能够直接观察到法则，但是我们可以根据物的运动轨迹推测法则（惟道是从），观察研究物的运动，可能一时也不能够看得清楚（道之为物，惟恍惟惚），我不断地去观察、去研究，对于物质的运动或运动的物，我们可以把它突出的特征记下来，这便是象。从象到物，从物到象，不断比对印证，不断地发现（惚兮恍兮，其中有象；恍兮惚兮，其中有物）。观察学习过程中，恍兮惚兮，惚兮恍兮，精诚所至，感而遂通，我们会逐渐发现其中的一些规律，这些规则记录在"精"上，这个"精"便是精华，去芜存精之"精"，是秩序，是天地法则的体现，"精"之中含有天地的信息（窈兮冥兮，其中有精。其精甚真，其中有信）。通过学习《道德经》的这段经文，我们可以清晰地感知到老子的思想也是唯物的，老子所说的这段话分明就是一个科学研究的过程。何以为证？

老子又说："自古及今，其名不去，以阅众甫。吾何以知众甫之状哉？以此。"

释：从古到今，道之存在，天地法则依然如此，所以其名不去。甫者，美也。以道或天地法则看万物之美，法则是不变的，变化却有万千之美。我怎么知道万物之美之状呢？就是依靠着以上对事物观察研究的方法，通过对事物观察研究从而得到相应的客观规律。

很多书认为精是生命体的本原物质，这种认知来源于《黄帝内经》。《素问·金匮真言论篇》："夫精者，身之本也。"在天人地这个大系统之内，道之常存，天地法则常在，然道可道，非常道，名可名，非常名，常在的法则衍化出众生，有万千之美。每个生命体都包含这方天地基本的法则、基本的信息、基本的秩序；除此之外，还有自身系统的特征，自己种族遗传的烙印。所以每个物种都有着自身之精，这是自身以及种族的秩序。那么我们就可以把"精"定义为：有秩序的精华，有自身系统秩序的生命本源物质。我觉得这样会恰当一些，用这个定义再往下推理就很顺畅。

书本上将"精"分为"先天之精"和"后天之精"，又分为"广义之精"和"狭义之精"，当我们对"精"重新定义之后，我们说一说这些概念吧。先天之精来源于父母，经过母体的孕育藏于命门以及骨髓之中，含有自身生命体的特征印记、家族的遗传、种族的记忆的精华物质。

《灵枢·天年》认为："人之始生，以母为基，以父为楯。"

《灵枢·本神》说："生之来，谓之精。"

《灵枢·经脉篇》云："人始生，先成精，精成而脑髓生。"

从以上经文可知，从受精卵在母体发育开始，受精卵吸取母体气血而成先天之精，这些先天之精贮藏在脑髓或者命门之中。我认为干细胞也属于先天之精的一种，干细胞是具有自我复制和多向分化潜能的原始细胞，是生命的起源细胞，是形成人体各种组织器官的原始细胞。干细胞主要贮藏在骨髓中，其次在血液里，骨髓能够造血，血液循环又可以流通全身，所以先天之精可以通过血液循环到达它需要去的地方。干细胞贮藏于骨髓和血液中，这也印证了先天之精贮藏于命门与脑髓的论断，这命门本就是小腹的血脉与经络的网络。命门是管理先天之精输出多少的一个关卡，命门开得大，先天之精出去得多。当命门贮藏的先天之精量少时，骨髓之中先天之精为之补充；当命门中先天之精充盈之时，其精可转移至骨髓中潜藏。练气功要意守丹田，要练气入丹田，这丹田之精可入骨髓。

先天之精有什么作用呢？本书提出这个"精"就是浓缩的秩序，"气"是流通的秩序，"神"是发散的秩序。秩序是系统法则的体现，有秩序系统才会和谐稳定。先天之精中记录着系统的法则，种群的记忆，家族的遗传，所以先天之精有个最重要的作用，它是我们身体内的秩序模板。不以规矩不成方圆，盖一座高楼要时时测量，防止出现大的误差。人类的身体系统是极其复杂精细的，如果没有一个秩序模板时时纠正它，它将混乱而野蛮地生长，这样长出来的不是正常的组织，是癌瘤。癌瘤者，是混乱秩序的体现。社会的正常运行依据的是法规道德，人体系统的正常运行需要秩序，秩序提供者是先天之精。有秩序系统方能稳定，人体之内先天之精便是担此重任的最好角色，除此之外，别无其他。

后天之精是来自于水谷以及大自然的清气，食物进入人体后一定要变成自己的才能为自身系统所用，一定打上自己的烙印才能通过敌我识别系统。五脏就像5个大化工厂，食物变成水谷精微在5个工厂里加工，肾工厂位于加工的最后一个位置，它把先天之精和水谷精微炼化在一起，这样就成了后天之精。后天之精是水谷精微经过一系列加工，打上先天的烙印，拥有自身系统的秩序，这个过程叫作炼化。"炼化"这个词极有神韵，就像修仙小说中对灵气的炼化，对天材地宝的炼化。炼化的地方在肾，肾藏有真火，故能炼化。肾除藏先天之精，也藏后天之精，五脏各能藏精，所藏多为后天之精，五脏之精藏有大地五行的秩序，五行生克，制则生化，协调着整体系统稳态。后天之精为真火和先天之精所炼化，已具有系统秩序，为秩序之源。中医书在论证五脏功能时缺失了一个很重要的内容，即：五脏具有整理秩序、恢复秩序、补充秩序的作用。晚上气血归于五脏，五脏吸收大地五行的秩序，并对全身的精血进行整理，睡一觉，神清气爽，这是秩序恢复了。

以上是谈先天之精和后天之精，下面谈谈广义之精和狭义之精。广义之精，泛指人体之内一切的精华、精微的物质，狭义之精主要是指生殖之精，生殖之精与遗传繁衍相关，需要打上更深的烙印，生殖之精需要更多的先天之精才能制造，所以房室过多伤肾、伤先天之精。在人类胚胎发育过程中，胚胎有时像鱼，有时像猪，有时有尾巴，看胚胎发育过程就像看生物进化史。这些都是先天之精中藏有种群的记忆，由胚胎发育过程可以展现出这些记忆。精子和卵子都是先天之精，是来自父母的先天之精，再打上自身烙印，重新炼化制造出的自己的先天之精。人类就是这样一代又一代繁衍的，一代一代祖辈的特征就这样遗传下来。

六、精气神（二）

接上节，精是浓缩的秩序，气是流通的秩序，神是发散的秩序。从精到神，从有至无，从神到精，无中生有，老子：有无相生。道家：炼精化气，炼气化神，炼神还虚。养生家：精气神，人身三宝。俗话：精神，有精神，龙马精神，等等。这精神两字紧密相连，精可化神，神聚为精，《黄帝内经》中有两精相搏，亦有两神相搏之言。这篇文章对《黄帝内经》中关于精神的两段经文进行分析解说，从经文中我们看看古人怎么说。立足于经典，这样才有根底，联系于现代，这样才能有发展，这便是传承与创新。

《灵枢·本神》："生之来谓之精，两精相搏谓之神，随神往来者谓之魂。"

《灵枢·决气》说："两神相搏，合而成形，常先身生，是谓精。"

网上查资料，对这两句话的解释多从男女生殖之精方面去阐述，两精相搏是男精与女精结合成受精卵的过程，对两神相搏亦是有从此角度阐述的。如张介宾注："两精者，阴阳之精也，搏者，交结也，凡万物生成之道，莫不阴阳交而后神明见。"又如杨上善注："雄雌两神相搏，其成一形，先我身生，故谓之精也。"诚然，对于"两精""两神"从男女之精这个角度考虑也不全错，但是"精神"伴随着人的生活起居，朝朝暮暮，人之一生都与此两字须臾不可分离，所以对《黄帝内经》上这两段经文仅从受精卵这个阶段考虑是不全面的。

"两精相搏谓之神"这句话揭示了一个重要东西 —— "神"的产生原因和条件。神是人之三宝即精气神之一，是生命体与非生命的主要区别指标，所以理解"神"的产生原因和条件是很重要的事。张志聪言："神者，水谷之精气也，盖本于先天所生之精，后天水谷之精而生此神。"张志聪这段对《黄帝内经》经文的阐释，符合《道德经》"谷神不死"的宗旨，认为神是先天之精与水谷之精生化而成。之前我已经对这个过程进行过具体的描述，使之细微之处更为清晰。水谷之精与先天之精在命门真火的炼化下，生成后天之精，后天之精入于五脏之中是为五脏之精，五脏之精可化神明，是为两精相搏谓之神。

五脏之精有肝之精、心之精、脾之精、肺之精、肾之精。肝输精至筋，心输精至脉，脾输精至肌肉，肺输精至皮毛，肾输精于骨。后天之精除了到达这些部位外，更重要的一个去处是到达头脑，《素问·脉要精微论》指出："头者，精明之府"，可见头脑是藏精的地方。《黄帝内经》中又说："脑为髓之海，骨为髓之府"。这个肾输精于骨，精藏于髓。精除潜藏之外，亦可化为神，神而明之，故《黄帝内经》中有"头者，精明之府"之说。

精气神，人身三宝，与人而言，精气神是无处不在的，精气神也是不可分，是同根共生的，之所以有精气神的区分是因其在不同区间展现出不同的象。人体之内，血脉系统之中我们谈论更多的是精专营气，其实这个"精"在血脉之中更多一些，在经络之中行走的卫气多以体液的形式存在。神是以生物电或电磁波为载体的物质能量信息流，神在体外以电磁波形式存在，神在体内以生物电的形式传递着信息。神经是生物电的良导体，是信息传递的高速公路。除此之外，生物电亦可通过经络来传递信息，经络是由筋膜围成的液体通道，亦是生物电的良导体，与神经这样的高速公路相比，经络这个良导体要稍差一些，大略像省道之类吧。省道下面还有乡道，还有更小的路，这些道路都能传递信息，全身上下构成细密的网络，能传达神的指令和引导，道路是双向的，指令发布的同时能反馈信息至中枢。

精能化气，气能化神。精能化气表现在精专营气出于脉管能化生卫气，气能化神，在《黄帝内经》中也有描述。《素问·经脉别论》："食气入胃，散精于肝，淫气于筋。食气入胃，浊气归心，淫精于脉。脉气流经，经气归于肺，肺朝百脉，输精于皮毛。毛脉合精，行气于府。府精神明，留于四藏，气归于权衡。权衡以平，气口成寸，以决死生。"这段经文中"毛脉合精，行气于府"形象地说明了精专营气、化生卫气的过程。"府精神明，留于四藏"这句话又指出了精气化为了神明，信息又反馈于内脏的过程。

"肺输精于皮毛，毛脉合精，行气于府。"前文已提过精专营气的理论，精专者行于脉中央，精专者是为血之帅，其行速，其力强，其质精，故能行于更细之脉中，血脉循行愈往末端愈细、愈散，以至于毛脉。毛脉者，极细小者也，仅比红细胞大一些，唯行于脉中央之精专者能行于此，其浊者尽去也，故曰毛脉合精。一个"合"字，意味悠长，神韵悠然。毛脉合精，至此，精专者将出于脉，化为卫气，故曰行气于府。所谓府者，包裹者也，如包裹者有包袱皮，如张府、李府者有围墙。如脉者，亦为血之府。经气行于腠理，分肉，骨空，皮里膜外，有筋膜之包裹，是为府。其皮毛有孔处又称玄府，俗称汗毛孔，此是气府之具体而微者也。夫在天为玄，玄生神，神而明之也，玄府之地，精化神也，故名玄府。其实在刘完素看来，玄府不仅仅是汗毛孔，它的涵义要更广大一些，刘氏认为所谓"玄府"是为气府。《素问玄机原病式》曰："玄府者，无物不有，人之脏腑、皮毛、肌肉、筋膜、骨髓、爪牙，至于世之万物，尽皆有之，乃气出入升降之道路门户也，人之眼、耳、鼻、舌、意、神、识能为用者，皆升降出入之通利也，有所闭塞，不能为用也。"由此可见，刘氏认为的"玄府"与"行气于府"的"府"涵义一致。玄府者，藏有精气也，玄能生神，故玄府者亦为化神之府也，神而明之也，故曰府精神明。留著于气府之中之精将继续上升而散，此地气上为云之延续也，精气化神，是为府精神明。其出于人体表面一层，形成人体之表的大气层，或出或入，出者融入外环境之中，入者化生津液，天气下为雨之始也。

地气上为云，是为精化神也，水谷清气化为精微与先天之精，打上印记，携带秩序，流通于形体末端，化神而明之，营养温养，逶巡守卫，恢复秩序。何以为"卫"？不打上印记，何以进行敌我识别。卫气者，熏肤、充身、泽毛、司开合，若雾露之溉也。卫气之行也，提供物质营养，供给能量，恢复秩序，唯有恢复秩序才能再维持器官组织的功能，维持系统稳态。

天气下为雨，是神化精也。两神相搏，大自然的神，外环境的信息与人体系统的神相交感，合而成形，由无至于有，为云雨之变也，下流而留四脏。四脏者，除肺之外，心肾肝脾也，肺主皮毛为最外，外有所变，里亦有所应。天气下为雨，由皮毛至于筋脉肉骨，筋脉肉骨之所应而传入心肾肝脾也。

气宜所立，神机相随。气宜，适宜的气是为营养，有适宜的气场，人体的系统才能稳定，人无六气无以生，六气过之而为六淫，六淫之于系统是为不稳定的因素，是故六淫不能造就气宜。气宜所立，神机相随。机在五脏，五脏应外环境变化而生机变，提供秩序以应外之变化，以维持系统的和谐稳定。生之来谓之精，五脏生成精，携带秩序，输出秩序，身体为之变化，先有精后有身变，故曰生之来谓之精。两神相搏，合而成形，常先身生，是谓精。

精气神皆是秩序，是系统法则的体现。精能化气，气能化神。反之，神亦能化气，气亦可以浓缩成精。精化气化神是一个由内而外的过程，神化气浓缩成精是个由外而内的过程。是故经言，两精相搏是谓神，又言两神相搏是谓精。

《素问·六节藏象论》："天食人以五气，地食人以五味。五气入鼻，藏于心肺，上使五色修明，音声能彰；五味入口，藏于肠胃，味有所藏，以养五气，气和而生，津液相成，神乃自生。"由此段看出，"五味入口，藏于肠胃"这便是一个由内而外的过程，五味入口，水谷之精化为精专，精专营气化生卫气，卫气化为神明，故经言："气和而生，津液相成，神乃自生。""五气入鼻，藏于心肺"这是一个由外向内的过程。五脏者，藏精气而不泄也。即能藏于心肺，那便是两神相搏化为精气，如此方能藏于心肺。"两神相搏"便是外环境之六气（神）和人体之神气形成"气宜"，此"气宜"回传至五脏便会浓缩成精。

"两神相搏，合而成形，常先身生，是谓精。"除上述含义外，我觉得还有另外一层含义，即：元神与识神相搏而化生精。关于元神识神下一节再谈。

七、精气神（三）

本书行文至此已对精气论述甚多，然"神"最为玄妙，论述较少，所以本篇对"神"多加阐述，以明理解惑。

（一）神的概念与机能

"神"的概念与机能若以当下说法，便有如下观：一是指人体内一切生命活动的主宰；二是指精神意识、思维活动；三为人体生命活动的外在表现。我认为精气神是符合系统法则的物质能量信息流，符合系统法则即为有秩序，秩序也是信息，是物质能量在时空之内的排列、组织与分布。精涵有着凝聚的秩序，气汇合着流通的秩序，神蕴涵着发散的秩序。秩序有着引导、领导的作用，"神"是发散的秩序，位于信息传递的细末的阶段，就像快递最后递交收货人手中的这个阶段，所以"神"有着主宰生命活动的机能。秩序可以补充人体系统丢失的秩序，亦可以扶正混乱的秩序。秩序丢失了，生命系统将失去相应的生理功能；秩序混乱了，生命系统将发挥不了相应的生理功能。《黄帝内经》中言："得神者昌，失神者亡。"可见"神"对于人体的重要性。

之前我们曾经谈过"炁本无火"的话题，"炁本无火"的主要表现在2个方面：其一，"炁"本为高能级的粒子，却不是以热象在世人面前表现；其二，在"炁"的高能级状态下，随时会向外环境中释放电磁波，粒子外电子云跃迁至低能级，同时粒子也渐渐失去升散的姿态，失去了"火"的象。这个"炁"便是信息携带者，秩序的载体，当高能级状态的"炁"向外释放电磁波，这电磁波便成了信息的载体，这便是发散秩序，这便是"神"。神在体外以电磁波的形式存在，在体内是以生物电的形式存在。

《素问·脉要精微论》："夫精明五色者，气之华也。赤欲如白裹朱，不欲如赭；白欲如鹅羽，不欲如盐；青欲如苍璧之泽，不欲如蓝；黄欲如罗裹雄黄，不欲如黄土；黑欲如重漆色，不欲如地苍。五色精微象见矣，其寿不久也。"由此段经文可知，色有润泽者是谓有神，但凡无神之色皆无光泽。在我们皮毛之际以及人体外大气层中，神气居于其中，神完气足，则皮肤细密，圆润充实，光线反射则见柔和润泽之色。若神气不足，则皮肤粗陋，皱涩空瘪，光线反射则见色块斑驳，散漫而无光泽。得神者昌，失神者亡。望神之法，其一可察色有无光泽，其二可看其应答，若其人对于外界刺激应答灵动机敏，合理有度是为有神，反之则为无神。人体应对外界刺激产生反应的过程，包括感知刺激、信息传入、中枢处理、信息传入，做出相应动作，在这中间生物电的传递起到至关重要的作用。神在体内是以生物电的形式存在，所以我们可以通过观察生命系统应对外界刺激正常与否来判断有神还是无神。神的含义第三条便是神是人体生命活动的外在表现。神还有个含义就是指人类的精神意识和思维活动，这也是我们所说狭义之神的含义。

（二）识神与元神

人类的精神意识思维活动也称之为"识神"，与识神相对应的还有"元神"。我认为元神不受人类主观意识所支配，不以人类思维活动而转移，"元"有"元初""初始"的含义，故"元神"又可以认为是"元初之神"，元初之神所主导的是人体生命系统的基本盘，基础的代谢，应对刺激的基本应答，而识神主导的是更高级一些信息调控。老子曰："高以下为基"。在人体之中，头脑为高，五脏居于下，所以应该是元神在脏，识神在脑。事实上现代科学也认为头脑主导精神意识和思维活动，识神在脑也是与常识相一致的。

李时诊认为："脑为元神之府"，我们又该如何理解这句话呢？其实我觉得这句话改成"脑为元精之府"会恰当一些，为什么会这么说呢？在《灵枢·经脉》中这样说："人始生，先成精，精成脑髓生，骨为干，脉为营，筋为刚，肉为墙，皮肤坚而毛发长。"人在胎儿时期，脑髓的化生比较早，脑髓中主要藏的是先天之精，先天之精可视之为元初之精，简称"元精"。依《黄帝内经》意，脑称之为"元精之府"是比较恰当的。元精可化元神，既然脑髓主藏元精，那么是不是可以认为脑主导元神呢？显然不能作如此推理，其内部逻辑关系且听我具体分析。

胎儿的发育生长先有经脉后有脏腑，初始有腹间动气，也是腹中气街，也是下气海，也是命门，这是经脉的起点，是腹中血脉经络构成的网络，此网络生腹中诸脏腑也。其上，血脉经络在胸中构结成网，这是胸间动气，也是上气海、血府，胸中气街，此动气生胸中诸脏腑。再其上，血脉与经络在头脑成气街。先有经脉后有脏腑，经脉者，先有三条大脉，任督冲是也。任督冲三脉生诸脏腑，亦生十二经脉也。头脑与五脏都像是经脉之树上结成的果实，头脑与五脏位于经脉之两极，头脑为上之极点，五脏尤其是肾位于下之极点。头脑是为人体的一个物质能量信息调控中枢，五脏也是为人体的一个物质能量信息调控中枢。头脑的调控偏于信息向，五脏的调控偏于物质能量向。头脑与五脏有三脉相连，两者之间有紧密的联系以及大量物质能量信息的交换，两者紧密协调共同调控人体的稳态，维护着人体生命系统的稳定性。

先天之精贮藏于命门之中，亦藏于胸中动气之中，上则藏于脑髓之中。先天之精之中携带生命系统的秩序，是人体生命系统秩序的模板，能够补充人体丢失的秩序，能够扶正人体混乱的秩序。头脑与五脏（胸中与腹中的脏）是人体物质能量信息调控中枢，混乱秩序流在这里相聚，所以这里就是补充秩序和扶正秩序的重要场所，所以这里就需要有贮藏先天之精的库房。离得近，方能得用，以备不时之需。

头脑与五脏都是物质能量信息调控中枢，单从信息的角度来看，我们认为：识神在脑，元神在脏。识神与元神又有何区别呢？识神：一切我们能觉察的、感知的思想（或称为念头、想法，等等），是表层的神的活动，称为识神。识神之"识"是认识、识见、知识之谓。与后天所受教育及社会经验有关，其为后天之神。识神借助于元神之灵知以为用，有思有虑，对客观事物有所知、有所识，表现为由"任物"到"处物"的意识思维感应认知的过程，是以自我意识为主体的思虑。即教科书常说的主精神意识思维活动之神。张锡纯将其特点概括为"有思有虑，灵而不虚"（《医学衷中参西录·人身神明诠》），其性类火，火性飞扬，故识神易动难静、难收、难制。由于识神以自我意识为主体，七情六欲生于兹，常以耗损体内物质为代价。元神：元神为先天之神，与生俱来，是生命活动固有的内在机制及规律，不以人的意志为转移，是主宰人体基础的生命活动之神。元神主宰睡眠、免疫、心跳、血液循环乃至基因、性行为等客观存在而又难以改变的基础功能。

当胎儿还在母体时，元神是强大的，支配着身体，那时候就长啊长，很少动脑筋。当婴儿出生之后，一天要睡十几或二十几个小时，对外环境的刺激反应还不强烈，这时候元神还是强大的，支配着身体。随着孩子渐渐思考、学习、模仿，识神逐渐强大起来。从小孩子发育来看，我们知道元神主要调控的是人体的生长发育，基础的代谢，免疫，等等，而识神主要调控的是人类的精神意识和思维活动。

在现今医学界里也有这样的认知，即：元神在头脑，识神在五脏。这恰与我的推论是相反的，这个疑问如何破解呢？头为诸阳之会，但凡阳经皆达于头脑，而头脑又为人体上部一个极点，为物质能量信息的调控中枢，故头脑称之为"阳枢"。但凡阴经皆通于五脏，而五脏是为人体内部的一极，为物质能量信息调控中枢，故五脏可称之为"阴枢"。阴阳相对，上下通应。阳在外，阴之使也，阴在内，阳之守也。识神相对元神，识神灵动而多变，元神基础而稳定，故识神为阳，元神为阴。故识神为阳枢所调控，元神为阴枢所调控。从空间位置来看，头脑在上居于显位，有"阳"之象；五脏在下居于内部，有"阴"之象。就像一棵树一样，树根深沉而稳定，树叶婆娑，花朵炫美。识神在上若花叶之轻灵，元神在下若树根之深沉。以此来看，故识神在头，元神在脏。

（三）心与五神脏

《素问·灵兰秘典论》曰："心者，君主之官，神明出焉。"元神在于五脏，心为君主之官，心脏又为五脏之代表，故曰神明出焉，一个"出焉"之词细品之下也有不少意味。

《灵枢·邪客》云："心者，五脏六腑之大主，精神之所舍也。"心为五脏六腑之大主，故可为五脏之代表。心主神志，五脏亦主神志。五脏主神志，故有"五神脏"之说。心主神志的功能是基于心主血脉功能之上的。《素问·八正神明论》："血气者，人之神。"《灵枢·营卫生会》："血者，神气也。"这两句话都表明血气与神气联系紧密，可以神气藏于血脉之中。神气藏于血脉之时展现出的是另一个姿态，我们称之为"精专"，精专出于脉将为神气，这就是府精神明。故《素问·灵兰秘典论》中说："心者，君主之官，神明出焉。""出焉"一词道尽其中意味。五脏可以作为一个整体看，在处理水谷精微的过程中，肝脾的运化，肾命的炼化，心肺的敷布，都是不可或缺的，心肺的敷布位于这些过程之最后，所以尤显得重要，所以《黄帝内经》中说心为君主之官，肺为相傅之官，一个君主，一个宰相，就是为突出其中的重要性。

五脏藏神，元神调控在于五脏。当夜深人静之时，人要睡觉，这时肢体不再运动，脑中也不再思考。睡觉之时气血归于五脏，五脏在工作，在调控物质能量信息，补充缺失的秩序，调整混乱的秩序，恢复元初的秩序，使物质能量的流通有秩序，也在整理混乱信息使之有秩序。五脏偏重于整理物质能量方面的秩序，在整理信息秩序方面五脏居于辅助的功能，这时头脑一些功能启动了。我们所说元神在脏，识神在脑，其实也不是一刀切的，头脑与五脏之间紧密联系，互通有无，互根互用，也有着阴阳之间的关系，总要两者配合才能把工作做好的。

（四）两神相搏

先天之精来源于父精母卵，以及母体气血的灌养，先天之精化元初之神主导着胎儿的发育生长。先天之精的多少决定人的禀赋，这与寿数健康相关。出生之后，元神还在掌控身体，所以这时先天之精还在增长之中。等长大之后，劳心劳力劳肾，这些都在耗费先天之精。当先天之精损耗太过之时，我们的身体将会失去众多的功能，秩序将会混乱，生命系统将会衰败。

现在我在思考一个问题，即成人之后，先天之精能不能够得到补充？《灵枢·决气》说："两神相搏，合而成形，常先身生，是谓精。"细细揣度这段经文或有所得。上一篇文章我们谈过两神相搏的问题，所谓两神相搏是外环境的神气与人体的神气相搏，现在说的两神相搏是指人体的元神与识神相搏，我认为元神与识神相交感变化，合而成形，成为真种子，立命之根，常先身生，是谓精，这个精便与先天之精同类，且能补充先天之精。在道家内家丹道修炼法中有如下说法：炼精化气，炼气化神，炼神还虚。所谓炼精化气，是人体正常的生理情况都会出现的，那么炼神还虚是不是也会在正常的生理情况下出现呢？我认为炼神还虚，便是炼化识神、元神，浓缩二神而成精。从精到神，从神到精，这样就是一个轮回，内丹修炼法可以促进这个过程，从而使人体得到更多的"精"，拥有更多的秩序，这也是后天返先天的方法。在医学百科中是这样介绍"炼神还虚"的："炼神还虚，气功内丹术术语。为内丹功法 3 个阶段中的最高阶段。系在前几个阶段的基础上进入完全的性功，以返回先天。"

我们如何理解这识神与元神相搏呢？人活着总是有思考，有思维，有性情的，这些大略都归于识神的功用，是头脑在调控。孩子们常与父母的形象和性情有类似之处，这些我们称之为遗传。最近我发现我九岁的儿子吃饭时表现出一些习惯，很像我小的时候。我现在吃饭早已不这样，孩子没人教，怎么和我小时候一样呢？而且我的两个孩子不耐烦之时的语气和表情和我小时候也很相像，这些都没人教，为何如此相像，对此人们认为是遗传。父母的性情传递至孩子身上，人类就这样一代又一代繁衍至今。不知道你们发现没有，现代的孩子要比过去的孩子聪明，一对高智商的父母很可能生出高智商的孩子。逻辑思维能力、性情这些后天养成的能力也能传递到下一代。后天养成的能力多与识神相关，这说明识神也能够遗传。人类一代又一代繁衍下来，每一代都与上一代有所不同，这些不同多是与后天的因素相关，从这一点推论，识神与元神交感化生精，这"精"同时刻上先天、后天的印记，由此"精"加工而成的"生殖之精"便拥有了遗传信息。此"精"亦可贮藏在血脉与骨髓里，成为秩序的模板。是故《灵枢·决气》说："两神相搏，合而成形，常先身生，是谓精。"然识神与元神相搏，并非全都能够化生类似"先天之精"的物质，只有识神与元神有极大相似性才能够同气相求，化生先天之精，甚而化生生殖之精，一代又一代把这些性状遗传下去。识神与元神类似，这就要求心态恬淡虚无，这也是老子所说的"专气致柔，能如婴儿乎？涤除玄览，能无疵乎"的状态。当心态恬淡则类似先天的境界，此正是炼神还虚，填补先天之时。

能够遗传的事物一定是稳定的，能经得起时间考验。要稳定一定要求识神与元神有较高的相似度，改变得少才稳定。遗传的性状一定要经得起时间的考验，经不起时间考验的一定会被自然淘汰，这也表明这些遗传的性状不符合天地运行的法则。适者生存，自然选择。达尔文的理论也适用于中医，这里适应的是天地的法则，大自然的变化。识神与元神相搏化生精，除去很少一小部分能够成就先天之精之外，此精大多入于五脏，成为信使，为五脏神机化生神气做准备，气宜所立，神机相随，机体因此调整气机以应外环境之变。在此过程中，头脑与五脏协同工作，互通有无，互根互用，共同发挥着物质能量信息调控功能。

八、开方即是开秩序

"开方即是开秩序"这个标题让我想起一本书，多年前读过刘力红老师的《思考中医》一书，受益匪浅，其中有一个观点便是"开方即是开时间"，这一观点令我耳目一新，原来中医还可以这样。《思考中医》一书使我更多地关注经典，读经典，悟经典，现在我之所以写出这本书也是与《思考中医》一书的启蒙有关，在此非常感谢刘力红老师。

我中学时英语成绩非常不好，每次英语考试成绩都在二三十分左右，所以我也考不上大学。1995 年我就读于安徽中医学院成人教育学院，报考成教院是不考英语的。三年的大专学习，学的是中西医结合专业，课程很多，中医四大经典却是不教的，而且老师介绍的也很少，所以毕业之后我对经典的认识是很肤浅的。后来读过一些书，觉得学习中医还是要从经典学起，所以临症之余经常思考一些中医基础的问题，思悟所得，集腋成裘，于是就有了用来写这本书的原始资料。学中医并不容易，这些年走来，一路上磕磕绊绊，并不顺畅。

秩序是系统法则的体现，秩序是符合系统法则的信息，信息具有调控功能，无形之信息可以改变有形之世界，增加秩序和扶正秩序可以稳定系统和增加系统的功能。开方是为了扶正祛邪，维持人体生命系统的稳定，从秩序学说的观点去看，所谓扶正祛邪也即是增加秩序、祛除混乱，是故：开方即为开秩序。

中药的信息是在其生长过程中凝聚的天地信息，人亦是合天地之气生，是故中药与人的信息本源都来源于这片天地，本源一致，相似性就多，是故草木的信息可以补充扶正人体的信息。信息是可以转移的，可以从本体转移到其他介质，也可以从一种介质转移到另一种介质。开方时所开中药，一般采用汤剂的剂型，这是把中药的信息从本体转移到水液。开方开中药，集草木之精华转移到药汤之中，且看那药气氤氲的药汤之中莫不是凝聚着天地之气味。

要调整秩序，首先要知道人体生命系统的秩序混乱或缺失与否。如何知道人体秩序丢失或秩序混乱呢？察色按脉，先辨阴阳；望闻问切，当知中和。秩序是为常度常态，失却常度常态则为秩序丢失或秩序混乱。脉有象，舌有象，象者，外显也。象亦为信息，为事物外显之特征性信息。特征性信息很容易被我们抓到，所以在诊断中我们找出事物特征性的"象"来。有其形则见其象，有其象内藏其气。象显于外，性藏于中，由象而揣度其性，由此而知事物之象性也。诊舌脉，抓其特征性外显之象，由外显之象而揣度内藏之性，如是者事物象性可知矣。如何由外显之象揣度内藏之性呢？可以应用三元分析法。水火土是一家，外显水火土之象则内具水火土之性。由诊察而知外显之象水火土各占多少，由此而揣度水火土之性，并因此而推断病因病机。

诊断中诊为诊察，找外显；断为判断，像断案一样进行逻辑分析。诊察与判断两相结合而成诊断，诊断也是形象思维与逻辑思维的结合。由诊断而知事物的象性，此象性与常度常态相比，由此而知人体秩序的混乱与丢失。望闻问切，当知中和。中和之象便为常度常态，我们通过不断的训练，诊察常人之舌脉，如此可以在心中建立中和之象。

草木亦外显其象，内具其性。抽其象与人体之象比对，取其相似或相反而归类。调整混乱的秩序，矫枉过正，用相反秩序调整之。补充人体秩序，取其相似相像之物以扶正之。紫河车与命门相像，可补命门。鹿茸与头脑气街相关，故能通调督脉，补精益阳。皂角刺有尖锐之象，可穿刺，故能穿透排脓。菟丝子、沙苑子之类的种子，浓缩之精也，用以补肾。

开方即是开秩序，集草木之气味，得天地之秩序，执中致和，通闭解结，反至于平。

第七章　六经六气五行

这章名字为：六经六气五行。为什么这样命名呢？这六经六气五行便是《黄帝内经》之中所构建的人体生理病理模型，我将在这个章节中把《黄帝内经》中的相关知识进行整理，详细论述一下六经六气五行的生理病理模型，以及六经的工作模式。

之前的章节关于三元及一理论的论述、阴阳的工作机制、经脉系统的知识、五行的理论，以及秩序的学说，这些都是为这个生理病理模型作铺垫，借用孔子的一句话，即："吾道一以贯之。"本书所论述的内容将是一个系统，一个有机的整体。太阳寒水，厥阴风木，少阴君火，少阳相火，太阴湿土，阳明燥金，这便是以六经六气五行为之命名，其中隐藏着人体系统的工作机制，其后我会把其中的秘密一一言明，先从六经运气命名法说起。

一、在人为道

在自然界中地球是悬于大气层中的，所以《黄帝内经》有这样一句话："岐伯曰：地为人之下，太虚之中者也。帝曰：凭乎？岐伯曰：大气举之也。"在外者为天，在内者为地，天地之间水气循环是为生命环，故曰：天地定位，人气流通。

"夫十二经脉者，内属于脏腑，外络于肢节"，人体之中在外者为皮毛肢节，在内者为脏腑，外者为天，内者为地，外内之间经脉流通，所以经脉者是为人气流通，人气者，天地之中气也。从这个角度看，经脉系统是为"中"。天人地是为三元，天地定位，人气流通，这便是三元及一的理论模型，而经脉学说便是建立在这三元及一理论模型之上的，是更为精细化、复杂化的建模。

《素问·五运行大论》岐伯曰："东方生风，风生木，木生酸，酸生肝，肝生筋，筋生心。其在天为玄，在人为道，在地为化，化生五味。道生智，玄生神，化生气。神在天为风，在地为木，在体为筋，在气为柔，在藏为肝。"以上经文是岐伯在论五行之木时所说的话，其中"其在天为玄，在人为道，在地为化，化生五味。道生智，玄生神，化生气。"这段文字虽然只在论木行时所说，以后对火、土、金、水论述中再未提及，但其开篇着重论述之，就像戴个帽子一样，这一段话就是个总纲。可见这段文字对其他四行也是通用的，只在开篇着重点一次，以后便遵此例。下面我对这段经文作以解释。

在天为玄，在人为道，在地为化，化生五味。道生智，玄生神，化生气。

在天为玄。玄字义为玄妙，不可捉摸。《道德经》云："玄之又玄，众妙之门。"来自天的气（信息）确是难以捉摸，纵能意会也难以言传，可谓道可道，非常道。内经标本中气理论指出：六气为本。六气者，天气也。内经又指出人生于地，悬命于天。这里也说明天之气（信息）对人至关重要，占第一位。我在"三元及一"学说提出"天一"的概念，也把天之气看作是第一位。

在人为道，这个道便指道路，天地定位，人气流通于中，人气流通需要遵循一定规律，有一定道路，这个道路在人体上就是经脉系统，营卫气血运行其中，升降出入，以应四时之变。

在地为化，化生五味。水谷入于胃肠化为精微，精微为人体所吸收，化外物为己物，此之谓"化生五味"，五味入于五脏以化五行之气。五脏者，化生精气，贮藏精气。其藏精气者是为补充人体之气血，产生动力推动人体气血之运行，变化五行之气调谐人体系统之稳定，以应四时之变，以应外环境之变。

道生智，玄生神，化生气。道生智，其实这个"智"可通"至"字，意为"通达""达到"的含义。道生智，气血运行因道路而通达。玄生神，天之玄为天之气（信息），为外环境之气宜，气宜所立，五脏神机相应，故言玄生神。化生气，在天为玄，玄妙变化，天之气作用于人体，气宜所立，人体感之，经脉传输，至于中，神机所发，其关联经脉产生变化，五行系统开始调整运行，五行之气产生不同的功能与变化，所以说是"化生气"，也就是化生不同的五行之气。五行之气发生改变，也即是水火土的比例发生变化，使这个变化的气以适应外环境的改变（关于气立神机后面篇章中有专论）。这个篇章主要论述的是：在人为道。在天人地的生命系统之中，人居于中位，所以经脉也居于中位。因为经脉居于中位，所以经脉才有着联系内外、沟通表里的功能。我在阴阳学说提到五脏为人体之"中"，在以后篇章还会提到三焦为人体之"中"，而这篇文章又言经脉是为"中"，这些都是中位，是不是有些矛盾呢？郑钦安有一句话为："五脏六腑皆为虚位，二气流行方见真机。"人体初生之时，先有经脉，后有脏腑。如果说经脉是棵树，那么脏腑就像经脉这棵树上结出的果实；如果说经脉像条铁路，那么脏腑就是这条铁路上的一个个车站。脏腑可以看作是经脉的一部分，是经脉之上的一个个派出机关。郑老先生说这二气流行也便是指这阴阳之气的运动，阴阳之气在人体之内的显象便是气血，所以说这气血流通造就生命的真机，其实郑老先生的话也是在说这生命之环。天地定位，人气流通，这人气流通便是这生命之环，便是这经脉之中的气血运行。

如图 1-7-1 所示，天地定位，人气流行其间。天地相合而人气，故以人气为重。在人为道，故把六经放在前面，在天为玄，在地为化，天上地下。以太阳寒水为例，强调是人道六经，故太阳在前，后则天地定位，寒水排序，故曰：太阳寒水。根据这段文字的思想，我可以对三阴三阳进行如下之描述。

夫六经者，三阴三阳是也。神在天为玄，在人为道，在地为化，化生五味。道生智，玄生神，化生气。故神在天为风，在地为木，在人为厥阴，命曰：厥阴风木。神在天为火，在地为热，在人为少阴，命曰：少阴君火。神在天为暑，在地为热，在人为少阳，命曰：少阳相火。神在天为湿，在地为土，在人为太阴，命曰：太阴湿土。神在天为燥，在地为金，在人为阳明，命曰：阳明燥金。神在天为寒，在地为水，在人为太阳，命曰：太阳寒水。

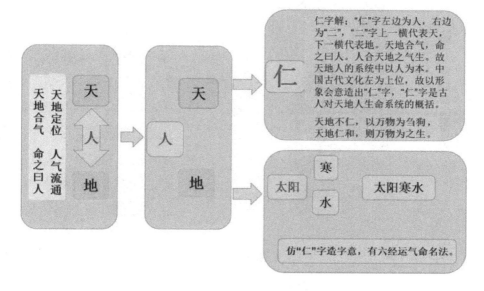

图 1-7-1　六经运气命名法图解

二、气立神机

（一）皮毛头脑　五脏六腑

天地定位，人气流通，天地间水气循环是为生命环。人体之中，在人为道，经脉运行，气血流通便是人体的生命环。《灵枢·海论》："十二经脉者，内属于腑脏，外络于肢节。"通过学习经脉理论我们知道，经脉皆连于皮毛及其相关联组织，可见皮毛为人体的一极，属于表；在人体之中五脏与六腑皆居人体内部，脏腑亦属于人体的一极，属于里。表里之间，有经脉相连。在里者有脏有腑，在表者有皮毛及其相关组织，这显然不够对称，不完美。通过观察草履虫的构造，我们发现其胃肠道也是由皮肤内凹而成，胃肠道可谓是身体内部的皮毛，五脏相对于六腑而言，它是中枢，是物质能量信息调控中心。皮毛位于人体表面，有着防卫、保护、传输信息的功能，但显然不能够担负起中枢的作用。《黄帝内经》中对头脑的论述比较少，而且头脑功能大多附加在五脏之上，头脑能够调神，它也是中枢，是物质能量信息调控中心。头脑与皮毛搭配起来显然成了很好的一对，与在里的五脏六腑互为阴阳，这样人体架构建模就完美对称起来。五脏与头脑都是调控中枢，神机之所，识神在脑，元神在脏。皮毛感天之气宜，六腑品地之五味，头脑与五脏居中调控，经脉连通其间，系统成矣。

皮毛与头脑居于人体的一极，五脏六腑处于人体的另外一极。皮毛和头脑在外

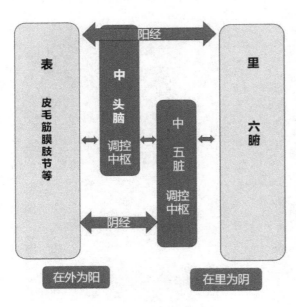

图 1-7-2　经脉图解

为阳极，五脏六腑居于内为阴极，而经脉者联通其间，内外通应，阴阳相摩，六经波荡，老子曰："天地之间，其犹橐籥乎？"皮毛与头脑，头脑为中枢，皮毛为其"派出机关"。皮毛起着防卫、守护、接发信息、动作等功能，头脑接收信息、发布命令、整理秩序，有调控之能。五脏六腑居于里，五脏为中枢，六腑为其派出机关，五脏六腑之关系亦如皮毛与头脑，如图 1-7-2 所示。

五脏与头脑是为2个调控中枢，头脑与五脏之间亦有经脉相连，其经脉为3条大脉，即：任脉、冲脉与督脉。正因为头脑与五脏之间有3条大脉相连，所以头脑与五脏关系紧密，联系密切。在《黄帝内经》中论述头脑的经文较少，往往把头脑的功能附加于五脏的功能之上。我们知头脑是调神的，藏有神机，在中医五脏亦是调神的，藏有神机，所以就把头脑与五脏相合在一起，相合在一起是为"中"。其实五脏与头脑还是有区别的，元神在脏，识神在脑。五脏的调控是底层的、基础的调控，头脑的调控是基础之上更高级的调控，比如说捕猎、运动，等等。头为诸阳之会，我们知道六阳经都要经过头部，这便是所有阳经的信息都要传递给大脑。这个经络在人身体上的排布，就像电器里的线路，电脑里面很多线路汇聚到CPU上，这与六阳聚会于首相似。再看六阳经在躯体的排布，阳明经在前面，太阳经在背面，少阳经在侧面。从经络分布来看，如果把人看作四肢着地的动物，可以看到从前腿的阳面到头，顺着脊背，再到后腿阳面，都为阳经覆着。如果化身为一只威风凛凛的狮子冲锋冲杀，你将发现用于攻击和防守都在阳经分布的区域。阳经都是到头的，头作为阳经系统中的重要部分，它位于高处，高屋建瓴，指挥着冲杀与防御。防御与冲杀便是头脑对肢体高极的调控，这调控是建立在基础的调控之上的，识神在脑，这也是识神在调控。

大脑藏识神，五脏藏元神，这两个信息调控中心，一外一内，一上一下，一高级一基础，这样使人体的信息处理与调控更为完善。关于识神的探索，这个很复杂，很难说清楚，在本书中我们主要探讨的是元神的调控，比如说感天之六气的人体将产生什么变化，等等。

（二）气宜所立 神机相随

前文已多次提到气立神机，气立神机之说来自《素问·五常政大论》："根于中者，命曰神机，神去则机息；根于外者，命曰气立，气止则化绝。"通过解读内经的原文，我总结出两句话，即：气宜所立，神机相随；味有所入，神机乃生。今写此文，着重言之。下面是对内经经文的解释。

根：意指草木之根，在此段文字中"根"的意思是根脚、起源。根于中者，即为起源在中，根脚在中。根于外者，即为起源在外，根脚在外。中，外：人体横向有3层，体表为外，口腔到肛门，胃肠道属里，中为五脏所居（头脑亦属调控中心，亦居于中）。神：属于信息以及信息调控。机：弩机，引申为机关，开关（图1-7-3）。化：变化，生化，由此种形态到彼种形态。古代的"化"是变化的意思，这个字里的两个人，一个是头朝上站着，一个是头朝下倒立，像是在耍杂技一样（图1-7-4），动作变换，让人眼花缭乱。这个字后来一直没有太大变化。气：物质能量信息流。

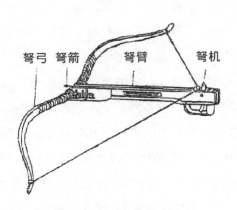

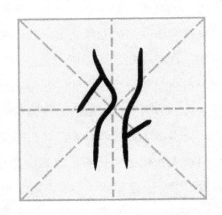

图 1-7-3　弩机图　　　　　　　　　图 1-7-4　化字图

整段连起来便是，起源于五脏的"神"，有着信息调控的作用。五脏是为"神机"，五脏功能是藏精气，精是凝聚的秩序，神是发散的秩序，五脏主导着秩序的发散与汇聚，所以五脏是调控"神"的机关，是谓"神机"。五脏神动则机发，机体相应功能开动或关闭；若五脏不能藏精，没有了秩序，五脏则失去调控机能，是谓"机息"，于是不能对卫气营血进行调控，从而进一步失去调控人体的机能。

起源于人体表的"气宜"，何谓"气宜"？气为六气，即：风、热、暑、湿、燥、寒，六气适宜，未超出人体适应范围，是谓"气宜"。若六气太过，则为六淫。六淫伤人，破坏人体系统稳态，这是在病理情况下变化，不是生理状态下正常变化。感受外环境的变化，而皮毛及其相关组织做出反应，此为"气立"。大自然的信息内传，使卫气营血的运行产生变化，身体的机能也有所反应。若不能够感受或接收到大自然的信息，则人体将不能产生相应的变化，则不能与天地合一，气止则化绝，生命将息。除了皮毛感知不到外环境的变化称为"气止"，还有一种情况也是为"气止"，即外环境没有了变化。在网上看过一篇文章，有国外有科学家花费几千万元打造绝对静音的房子，这样的房子人进去几分钟就受不了，摒弃外环境信息，人体的处理器将无所事事，疯狂空转，这也是所谓的"气止"，这会令人难以忍受。之前文章谈过胃肠道也是由皮毛化生而来，是属于人体内部的皮毛，胃肠道接收食物水谷，也与外环境相接触。外环境与皮毛相感，皮毛所应我们称之为"气宜"，那么五味与胃肠道绒毛相接触，胃肠黏膜有所应，我们可称之为"味宜"。"味宜"也如"气宜"一样，也是根于外的。如果没有食物，人会死的，如果有食物，而胃肠道不能消化吸收，这也是会死的，这也算是气止则化绝。

气立神机是人体信息调控系统，这个信息调控系统的主要功能是应对外环境变化，它由2部分构成，一部分是信息感受与传递部位，另一部分是信息处理与调控信息发布。信息的感受传入是为气立的功能，信息的输出与执行是为神机的功能。人体在外的感受器有皮毛、五官，等等，在里的感受器主要是胃肠道黏膜。在外的调控中心是头脑，在里的调控中心是五脏，实际上我们往往把头脑与五脏合在一起，称为"中"，所以就有了"根于中者，命曰神机"的说法。

下面我们再看看六腑在这个系统所担任的角色。六腑相对于五脏来言，亦属于外，人的体表是接收天气的所在，人体的胃肠道是接收地气的所在，五味所入，藏于肠胃，这时五脏神机亦有所应。水谷入于胃，变化为水谷精微，这个过程需要能量，这个能量是五脏藏精所化。继而水谷精微入于五脏，五脏对水谷精微继续整理压缩，使之成为更精微的物质，或藏，或用于全身的微循环之中以荣养机体。可见水谷乃是生成五脏之精的源泉，故言：味有所藏，神气乃生。

《素问·六节脏象论》："天食人以五气，地食人以五味。五气入鼻，藏于心肺，上使五色修明，音声能彰。五味入口，藏于肠胃，味有所藏，以养五气，气和而生，津液相成，神乃自生。"天食人以五气，其中不仅仅由口鼻入得体内，亦由经皮毛入得体内。天给人的营养，主要是信息营养（还有一部分物质、能量营养，物质、能量、信息三者不可分），这个信息营养是大自然的秩序，这个秩序经过"气立"系统传输到头脑，头脑感知大自然的信息，同时也获得大自然的秩序营养。如果没有这个"秩序"营养，气止则化绝，上面提到过关到绝对静音的例子就说明断绝天气秩序的营养，人体系统会崩溃。头脑把得到的信息传递给五脏，五脏继续工作，提供相应的物质，五脏藏有精气，五脏提供物质，以供身体产生相应的变化。同时五脏也吸收外界天地的秩序，用以补充人体丢失的秩序，当五脏没有了这项功能则"神去则机息"，生命危矣。提到营养时人们往往想到是物质的、能量的，其实信息秩序也是人体不可或缺的。

地食人以五味。大地给予人的主要是物质营养，当然其中也包括能量信息。我们胃肠道接收着"地之味"的营养，这营养传于五脏，五脏再加工，精微更精，精有所藏。五脏接收了皮毛传递来的天道营养与胃肠道传递来的地道营养，在天之气和地之味的共同滋养下，五脏则"神乃自生"，且"津液相成"，这津液相成便是人体的水气循环，便是人体的生命环。故经云："天地合气，命之曰人。"

（三）谨和五味 无伤气宜

首先解题，标题之中"谨和五味"出自《素问·生气通天论篇》："阴之所生，本在五味，阴之五宫，伤在五味。是故味过于酸，肝气以津，脾气乃绝。味过于咸，大骨气劳，短肌，心气抑。味过于甘，心气喘满，色黑，肾气不衡。味过于苦，脾气不濡，胃气乃厚。味过于辛，筋脉沮弛，精神乃央。是故谨和五味，骨正筋柔，气血以流，腠理以密，如是则骨气以精，谨道如法，长有天命。"标题之中"无失气宜"出自《素问·至真要大论》："夫百病之生也，皆生于风寒暑湿燥火，以之化之变也。经言盛者泻之，虚者补之，余锡以方士，而方士用之尚未能十全。余欲令要道必行，桴鼓相应。工巧神圣，可得闻乎？岐伯曰：审察病机，无失气宜，此之谓也。"为什么把"谨和五味，无伤气宜"并列在一起呢？实际上是在做整合，整合在天为玄的天之六气与在地为化的地之五行，六气对应着气宜，五行对应着五味。经过前几篇的铺垫，这一篇也是做一整合，整合气立神机、经脉系统等要素，构建天地人三元理论模型。（图 1-7-5）

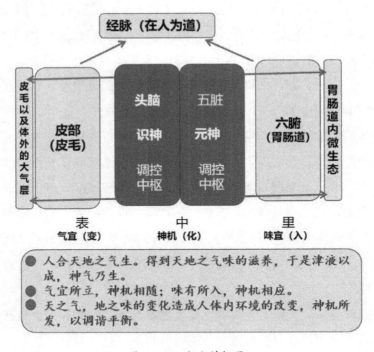

图 1-7-5　气宜神机图

生物从单细胞进化，例如草履虫没有神经系统，但草履虫对外界的光、电、热、磁场的信息刺激是有感应的。生物进化到两栖动物，青蛙是有神经系统的，青蛙属于脊索动物门，生物进化到这里，神经系统越来越完善。到了人类，大脑容量占体重的比例已是生物之最，故人类也是生物进化的最高端。从生物进化可知，基于脏腑的物质能量信息调控模式是最基本的初级调控模式，其表现形式主要为体液调节，中医的说法是脏腑对卫气营血的调控。基础的原始信息调控中心在五脏，故言：元神在脏。而相对应高级的信息调控中心在大脑与脊髓，故言：识神在脑。

前几天诊室里鱼缸中的鹦鹉鱼产卵了，母鱼和亲鱼为护卵狂暴攻击鱼缸里另一条"单身狗"，前台的护士好奇地问，不是说鱼只有7秒钟的记忆，为什么能够识得她的伙伴？亲鱼护卵的行为出自本能，是天赋技能，不用教就能会，是种族繁衍之中留存的种族记忆，这就是元神。后天的，需要学习记忆训练的，通过各种情景模式强化的是识神。如果一个小孩子小时候没有学习，没有训练，那么这个小孩子的行为多出自本能，比如狼孩、猪孩现象。

非洲大草原上一只矫捷的猎豹在追逐着羚羊，无论是进攻的猎豹还是逃命的羚羊，这场斗智斗勇的捕猎行动中，动物都是在发动自己的大脑进行思考，利用周围的地形进行攻击与闪躲。所有阳经都是上头，头为诸阳之会，所以有理由相信这个大脑与阳经密切相关，从生物进化历程来看，神经与大脑是后天生成，所以有理由相信大脑和脊髓是阳经所生化出来的。

气宜所立，神机相随；味有所藏，神气乃生。这是人体系统应对外环境的变化而产生的气宜，从而保持人体系统稳态的过程，同时也是人体系统从外环境中获取秩序的过程。人体系统得到天地之秩序，这是人活于天地间的根本。人体皮毛能够感受大自然的气宜，那么我们五脏如何感受大地的五行变化呢？《太始天元册》文曰："太虚寥廓，肇基化元，万物资始，五运终天，布气真灵，揔统坤元，九星悬朗，七曜周旋，曰阴曰阳，曰柔曰刚，幽显既位，寒暑弛张，生生化化，品物咸章。"每次读这段文字都感受到经典的美，波澜壮阔的画面，文意高远的描写，朗朗上口的词句，每每让人拍案叫绝。这地球像一枚鸡蛋，地壳之下有流动的岩浆，地壳就像那鸡子壳。九星悬朗，七曜周旋，星体的运动带来了引力的变化，引力之不同，干涉着地壳之内的岩浆流动，岩浆流动产生不同的力，产生不同的波动，这些力又会影响到形质的变化，会导致地壳的形变，这便会影响到地面之上各种生物的生存生活。

《史记·天官书》中记载："天有五星，地有五行。"五星是金、木、水、火、土五大行星，又称五纬。金星，古称明星，又名太白、太白金星。金星亮度特强，除太阳、月亮外，是天空中最亮的星。金星是地内行星，黎明见于东方叫启明，黄昏见于西方叫长庚。故《诗经》云："东有启明，西有长庚。"五星相对地球运动或迟或速，或远或近，这些都对地球的引力产生影响，引力变化影响了地下岩浆的流动，进而影响地壳，以及地壳上的生物，古人把这种变化称之为"五行运动"。引力的变动也是一种波动，我们的五脏位于人体的内部中心，人法地，所以我们的五脏能感受到地球内部的波动，这便是五行的变化，这便是接收了大地给我们的秩序。大地变化起源于天，人法地，地法天，故《黄帝内经》言："人生于地，悬命于天。"大地悬于大气，天覆地载，所以人体亦如是，由此由我构建的人体生理病理模型，人体之外有一层（人体大气层），胃肠道亦是有一层（肠道微生态），五脏六腑外也有一层（三焦膜原）。

《灵枢·外揣》曰："五音不彰，五色不明，五脏波荡，若是则内外相袭，若鼓之应桴，响之应声，影之似形。"此段经文中提出"五脏波荡"一词，波荡之说不禁令人拍案叫绝。波动无处不在，振荡无处不有，我们生活在无数的波荡之中，不好的波动影响了系统的秩序，然而有序的天地大自然的波动会增加系统的秩序。故《黄帝内经》言："在天为气，在地成形，形气相感化生万物。"又言："夫在天为玄，在人为道，在地为化，化生五味，五味又入于五行。"地面之上生物感受着五行运动的变化，这些信息会贮存在生物体内，所以我们所吃的食物、水分是有着五行的波动的，药物之所以能治病，因其有偏性，以五行之偏性纠正人体的五行之偏。五味入口，藏于肠胃，味之所藏，神气乃生。所以我们的五脏不仅能够感受到大地的波动，还能被饮食、药物之中五行五味的信息所干涉，故《黄帝内经》言："在地为化，化生五味。"

《素问·气交变大论篇第六十九》曰："五运更治，上应天期，阴阳往复，寒暑迎随，真邪相薄，内外分离，六经波荡，五气倾移。"此文有"六经波荡"之说，仿五脏波荡例，五脏感受五行运动而改变自身的波荡状态，同理六经亦六气因所感而改变自身的波荡状态。是故，在外者为气宜之变，在中者为神机之应。中外通应，两极振荡。阴之所生，本在五味；阴之五宫，伤在五味。阳之所生，本在六气；阳之营卫，伤在六气。气宜所立，神机相应；味有所藏，神乃自生。本标先后，经有逆从。谨和五味，无失气宜。气味相和，天地相应。天地合气，万物乃生。

三、标本中气

（一）天地为本标

标本中气理论溯源。《伤寒论》六经标本中气气化理论（简称"六经标本中气理论"）肇始于《黄帝内经》中专论五运六气的 7 篇大论，《伤寒论》继承并发展了《黄帝内经》的标本中气理论，创造性地将其贯穿到伤寒外感病和内伤杂病辨证施治的全过程。至金元时期，刘完素、张子和对"风"与"火"的关系做了阐述，为后世医家进一步探讨六经标本中气关系奠定了科学的理论基础。明清时期，从张景岳提出人身脏腑经络与天之六气之间密切相关，到张志聪、徐延祚、张令韶运用标本中气理论全面注释《伤寒论》，再到陈修园对六经标本中气理论的系统整理，后又经过黄元御、唐容川、陈修园、郑钦安及周学海等中医大家的补充与完善，六经气化学说渐臻成熟。

《素问·六微旨大论》曰："少阳之上，火气治之，中见厥阴……中见阳明。所谓本也。本之下，中之见也。见之下，气之标也。本标不同，气应异象。"首先解释标本的涵义。"标"与"本"的最初含义，《说文解字》中本：木下曰本。从木，一在其下。标：木杪末也。从木，票声。《文选·游天台山赋》中"赤城霞起而建标"注曰："标，立物以标识也。"《仪礼·丧服》"皆下本"疏曰："本，根也。"标本：枝节和根本。如词语"标本兼治"，即是从根本到枝节，全面兼顾、全面治理。以下再言标本各自的涵义。标的本义：树木的末端，引申义为表面的，非根本的。本的本义指树根，又指草木的茎、干叶。从时序上看，本：先开始的；标：继发的。举个例子，一棵植物先由种子萌发，先生根再有干，再有枝叶。先生为根，故根为本；后生枝叶，故枝叶为标。再如《黄帝内经·汤液醪醴论篇第十四》："病为本，工为标，标本不得，邪气不服，此之谓也。"其中的"标本"二字就有时序性，患者先病是为本，医者后治是为标。

在上一篇文章中已详细谈论过气立神机的论题，气立神机系统是人体生命信息环。根据气立神机的发生与继发，我们谈谈气立与神机的标本问题。气宜所立，神机相随。可见气宜先致，神机后发，故气立为本，神机为标。大自然的气宜是为六气，即：风、热、暑、湿、燥、寒。大自然的气宜能够影响到人体体表之外之人体大气层（以太层），这一层气机的变化，即为人体的气宜。大自然的气宜与人体的气宜，便是传说中的外六气与内六气。五脏藏神，发为神机，象于五行，故六气为本，五行为标。

《素问·至真要大论》："风行于地，所谓本也，余气同法。本乎天者，天之气也；本乎地者，地之气也。"这里的风是大自然的风，这个风行于地面之际，这是大自然的气宜。这个大自然的气宜与人体的气宜产生交互反应，人顺应大自然，气宜也就随了大自然，这就是本，也是人体气机变化的本源。这段文字也是强调"本"是什么，与天之气这个"本"对应的便是地之气，地之气便为标，地之五味入于胃肠，化生精微，作为"神"产生的物质基础。

气立神机是整体的大的调控机制，具体到六经之上，又有所不同。感知天之寒气，则人之太阳经动，五行之水相应；感知天之风气，则人之厥阴经动，五行之风相应；感知天之热气，则人之少阴经动，五行之（君）火相应；感知天之暑气，则人之少阳经动，五行之（相）火相应；感知天之湿气，则人之太阴经动，五行之土相应；感知天之燥气，则人之阳明经动，五行之金相应。

为什么感天之寒气，人五行之水气相应？植物过冬之时，会落叶，植株变得干燥，干燥的事物有利于保温，所以当寒气来临之时，人体之太阳经动，水行运行，水曰润下，人体的水便会下行，直至从小便而出，所以受寒时或冬天尿多。

为什么感天之风气，人五行之木气相应呢？空气的压力变化形成了风，风能够使体表压力降低。春风来了，万物复苏，万物因风而生长。木曰曲直，由曲而直，木性条达，木性伸展，应风气而木气伸展，此为相应。另外人体之木，在脏为肝，肝主筋膜，筋膜伸展，则气血条达，此生长之基，应风气之变也。

为什么感天之热气，人五行之火气相应呢？火曰炎上，有宣通之性，天气炎热，则火气宣通，宣通玄府开则能散热。宣通，腠理充，则能容纳更多的热。宣通，气血流动加快，则热能化为动能。此热与火相应也。

为什么感天之湿气，人五行之土气相应呢？人体之中，土在脏为脾，脾气散精，精源于水谷精微，留于肠胃之中，呈缓和之象，氤氲之态。此时，脾气发动，土气运行。散精于诸脏之中，散精于经脉腠理之间。精散，诸脏为之藏；精散，经脉腠理为之用。天之湿气，氤氲之气，天之湿气盛，则人之土行应，土有稼穑之功，土可藏精，土可散精。此为湿与土相应也。

为什么感天之燥气，人五行之金气相应呢？天气干燥，则皮肤干燥，皮肤干燥有利于保湿。金曰从革，由皮而至于革就是失去水分干燥的过程。燥气盛，人体之金行应，金性敛，敛缩压抑这也是应对燥气的正常反应，看看沙漠里的植物，仙人掌的叶片敛缩成刺，由此可知燥与金相应也。

《左传·昭公元年》载："天有六气，降生五味，发为五色，徵为五声，淫生六疾。"可以看出，天之六气与地之五行同气相求同声相应，六气是与五味相应，是阴阳关系，六气在先，五味在后，故六气为本，五味为标。五味入于五脏，五脏归属于五行，故六气与五行相应，六气为本，五行为标。

以上谈了标本问题，以及何为本，何为标？这与现今流行认知不同，以下我将分析产生这些差异的原因。现今流行认知便是六气为本，把六经认为是标，如太阳是标，少阴是标，少阳是标，等等，因对"标"识见不同，所以出现了标本同气，标本异气之说。以下这段文字是从网络上摘抄而来的，文中阐述了对"标"的认知，这也是多数人的认识。一般认为，"标"指三阴三阳六经，"本"指风、热、火、湿、寒、燥六气。三阴三阳由六气所化而为之主，标记六气，故为气之标，标识了六气之阴阳多寡，及六气的发生、转化、次序（位）。而我认为天地为本标，天之六气为本，地之五行为标。首先天地对应，这很优美融洽，其次五行与六气相对应，这也是五运六气理论的对应法，这个没毛病。而现今流行的认知，天之六气为本，人之六经为标，这个总觉得不对称，缺少些韵味。《素问·阴阳应象大论篇第五》曰："其在天为玄，在人为道，在地为化。化生五味，道生智，玄生神。"在天元纪论，五运行论亦有此段，《黄帝内经》中多次提及这段经文，可见这段经文的重要性。这便是天地人的三分法，人对应是道，这个道便是六经，天地定位，人气行于其间，人气者，卫气营血是也，其行于经脉之中，是故道者，六经也。夫三阴三阳，厥阴风木，少阴君火，少阳相火，太阴湿土，太阳寒水。神在天为风为本，在地为木为标，在人为道，是为厥阴。风行于地，所谓本也，余气同法。以上是本书关于标本的论述。

关于标本中气的"标""本"的界定，下面分别列取了王冰、刘河间与张景岳对标本的论述，以资参考，并请有心的读者认真思考和比较，看看谁的理论更为合理，更为圆融自洽，更符合《黄帝内经》的经旨。

王冰解释："本，谓元气也，气则为主，则文言着矣。本者应之元，标者，病之始，病生形用求之标，方施其用求之本，标本不同，求之中，见法万全。"他认为"本"是"元气"的意思，"方施其用求之本"，治病求本之意。"标"是病之始，"病生形用求之标"，见标知病之所。如果是标本不同，求之中气。如此则将标本中气直接导入辨病治病的法则。

寒凉派刘河间在《素问玄机原病式》中解释标本："'标，上首也；本，根源也。'故《经》言：先病为本，后病为标。标本相传，先以治其急者。又言：六气为本，三阴三阳为标，故病气为本，受病经络脏腑为标也。夫标本微甚，治之逆从，不可不通也。"在其《新刊图解素问要旨论》中提到："寒暑燥湿风火者，气为本也，则三阴三阳上奉之。太阴、太阳、少阴、少阳、厥阴、阳明，是为标也，与本相合为表里者，是为中也。是故太阴阳明合，太阳少阴合，厥阴少阳合，合而为六分，而亦为手足，应三阴三阳十二经脉也。"

明代医家张景岳对"标本"的解释更为具体，他说："六气者，风寒暑湿火燥，天之令也。标，末也。本，原也。由树木之有根枝也。分言之则根枝异形，合言之，则标出乎本。"又说："三阴三阳，皆由六气所化，故六气为本，三阴三阳为标。"何谓中气？张景岳曰："中气，中见之气也，如少阳厥阴互为中气，以其相为表里，故其气互通也。"

观众医家对标本中见的论述，大都认为本为六气，标为三阴三阳。我翻阅《黄帝内经》并没有标为三阴三阳的记载，可见标为三阴三阳也是后人的认知，并不一定是《黄帝内经》的原义。相对于六气的便是五行，相对于表里的便是"中"。中为人体调控中枢，在外者为之变（随外环境变化而变化，此为气立），在中应之化（应外环境变化，人体产生相应的调控，此为神机），如此者方为变化之道。天地合气，命之曰人。人合天地之气生，四时之法成。是故，天地为本标。

（二）中见

《素问·六微旨大论》："少阳之上，火气治之，中见厥阴；阳明之上，燥气治之，中见太阴；太阳之上，寒气治之，中见少阴；厥阴之上，风气治之，中见少阳；少阴之上，热气治之，中见太阳；太阴之上，湿气治之，中见阳明。所谓本也，本之下，中之见也，见之下，气之标也。本标不同，气应异象。"

从以上经文可知，少阳与厥阴互为中见，阳明与太阴互为中见，太阳与少阴互为中见。中见者，相互对抗，制则生化。"本之下，中之见也，见之下，气之标也"。感天之气而成人体之气宜，此为本，应气宜之变五脏产生神机之应有2种，一种为顺应之变化，一种为对抗之变化。气宜之变下首先出现的是拮抗的力量，这一点非常好理解，人体是个有生命的整体，首先要保证系统的完整性，当外部有刺激变化时，首先应对的必然是保护自身的行为。比如受寒时，必然要产生热来抗寒，当天气寒冷，则少阴君火开动来抵抗寒气。因此，"本之下，中之见也"，首先出现的是对抗的力量。我们的身体应对外界刺激时不仅仅只有对抗的，除此之外还有顺应，这一点也非常容易理解。天寒时，人蜷缩，跺脚，发抖，这是要多产热对抗寒冷。在寒风里久了手脚冰凉，肌肉僵硬麻木，小便多，这就是对寒冷的顺应，这时人体的五行之水在运转，水曰润下，血气降下，回归于内，保护中枢，外面的肌体渐渐变得僵硬、干燥、麻木，失去血气供养，秩序损耗，功能丢失。"见之下，气之标也"。因此"气之标"是对外环境的顺应，也是天气与地气之间的同气相求、同声相应。是故，"本之下，中之见也，见之下，气之标也"。这是一个应对外环境刺激变化，人体自身做出动态反应的过程，这很形象，很确切，但是古人的话太精简了，今人多不懂。

在前文已多次提到过阴阳顺逆的原则，随着对人体建模更精细更立体，阴阳顺逆的原则在人体之上表现得更为具体。我们知道人体在大自然中生活，一个方面要顺应大自然气宜的变化，另一方面又对抗大自然的气宜从而保持自身系统的稳态。

六经的标本中见便是这一原则在人体的具体体现。以太阳寒水为例，人体受寒时，人体外大气层感受寒的气宜，人体的气宜亦是为寒，寒动太阳经，至于脏腑，五行之水相应，水曰润下，人体外部的气血趋于内，水或从小便而出，天冷多尿便多由于此。大树冬天时会落叶，津液回到根，气机以藏，这也是对大自然的顺应。在太阳经呈寒水之变，与太阳互为中见的少阴，这时就会兴奋起来，君火之气以发对抗外界的寒冷。《黄帝内经》曰："冬伤于寒，春必病温。"这是说冬天过于寒冷，或贫苦之人衣不蔽体却又要出门干活，寒冷刺激少阴君火过度激发，火性蒸腾。至于春，东风温升，于是火势不可遏，则发温病。

再看看少阴君火，在天为热，在地为火，热的气宜是为本，五行之火是为标，本标相应，气应同象。火性炎上，故天热时人体气血充盈，面色红润。少阴君火动，寒水之经相为克制者也，天气热时，多喝水，如果出汗多，在夏天喝淡盐水。天热时多喝水是为以水藏火，另外玄府开合与太阳寒水的功能密切相关，卫气者，充肤泽毛司开合。体表太阳经最大，太阳经为卫气营血运行通道，所以出汗与太阳寒水密切，出汗时蒸腾作用带走大量的热，这也是寒水之用。

综上所述，太阳与少阴针对人体温度进行调解，其运行机理是阴阳顺逆的原则，其运行模式是六经六气的标本中气模式。同理，少阳与厥阴是为风暑，针对人体压力进行调节。风能压力降低，人体气机向外流动，暑为湿热蕴蒸，热不易出，湿也难出，生命的梯度减低，所以人体内压力增加。如果风使人体气机外散，那么暑则使人体外散的气机减慢。人体的气机总是外散，所以人要不断地通过饮食补充这个损耗。人体系统要保持一定压力，厥阴与少阳主要是针对压力进行调控。太阴与阳明是为燥湿，主要针对人体湿度进行调控。当人体气宜为燥盛之时，人体对燥气一方面是适应，另一方面就是对抗，顺应与对抗在于维持人体系统的稳态。

人体处处皆有六气，人体处处皆有五行。太阳经主要的功能便是寒水的作用；厥阴经主要的功能便是风木的作用；少阴经主要的功能便是君火的作用；少阳经主要的功能便是相火的作用；太阴经主要的功能便是湿土的作用；阳明经主要的功能便是燥金的作用。在外者为之变，在内者为之化，变化而成象。故六气合于五行，复合而成象，是为六经之象。是故寒水之象是为太阳之象、太阳之气；风木之象是为厥阴之象。经云："本标不同，气应异象。"本标合为一气，即为经脉之气。经脉不同，气亦不同，象亦不同，所谓气应异象者乃是经脉不同，气象亦不同。气同则外显之象亦同，当本标不相应时，反应在经脉之气则是异象。

六经的工作机制之一便是：同名经的相应问题，即天地本标的相应，六气与五行的相应。六经的工作机制之二便是：互为中见之经的相为对抗调谐的机制。六经的标本中见理论反映出了六经的这2个重要的工作机制，这2个工作机制也是阴阳顺逆理论在人体的具体体现。

一年之中主气是不变的，春温夏热，秋燥冬寒，这是气候变化的常态，六经的标本中见理论讲的便是对这个"常"的调控，知常而达变，知常是为基础。寒水与君火相为对抗调谐，风木与相火相为对抗调谐，燥金与湿土相为对抗调谐。以人为道，经脉是气血运行的通道，某条经脉盛则某功用盛。三阴三阳对人体系统的温度、湿度、压力进行调控，从而使人体系统相对稳定，保持了稳态。温度的调控主要有太阳与少阴，湿度的调控主要有太阴与阳明，压力的调控主要有厥阴与少阳。温度、湿度与压力是为三元，其对应着三元之水火土，这是"三元及一"理论的重要内容，这也是我解伤寒的钥匙。

在自然界中地球悬于大气层中，所以《黄帝内经》有这样一句话："岐伯曰：地为人之下，太虚之中者也。帝曰：凭乎？岐伯曰：大气举之也。"在外者为天，在内者为地，天地之间水气循环是为生命环，故曰："天地定位，人气流通。"

"夫十二经脉者，内属于脏腑，外络于肢节"，人体之中在外者为皮毛肢节，在内者为脏腑。外者为天，内者为地，外内之间经脉流通，所以经脉者是为人气流通，人气者，天地之中气也。从这个角度看，经脉系统是为"中"。天人地是为三元，天地定位，人气流通，这便是三元及一的理论模型，而经脉学说便是建立在这三元及一理论模型之上的，是更为精细化、复杂化的建模。

四、六气解

六气是什么？六气是为风、寒、暑、湿、燥、火这6种各有不同特征的自然气候现象，简称为"六气"。六气是大地上的风云变幻，是人们在日常生活中经常接触到的气候现象，六气虽然有各自的表现特征，形成各自独立的性质功能。但从本质上分析，六气变化主要由日地关系决定，太阳光的直射每年都在南北回归线之内逡巡，从而造成了地面接收太阳光的辐射是以年为周期的循环往复的变化，因此周期性变化而成四季，因此周期性变化而成六气。

一年之中主气不变，这是因为地球围绕着太阳运动，有着大致的规律。但是日地运行关系不是一成不变的，日地关系每年都有些许不同的变化，这些都将影响到太阳光对地球的辐射，从而进一步影响地球的气候变化，这些变化便是五运六气理论中的客气系统。古人观察到每年气候有些许不同，并从中发现规律而形成客气运动变化的系统理论。应用主客加临的方法，这样更能够把握住气候的变化异常，进而推导出对人体的影响。本书中只论述主气，一年之中主气是不变的，六气作为主气，这是个"常"，所以我们要抓住"常"尤为重要，知道了"常"才能够知常达变。

一年的主运也是不变的，五运分主一年的春、夏、长夏、秋、冬五季。它随季节的变化而传递有次，一般规律是由木而火而土而金而水，循五行相生之序，始于木而终于水，每运约各主七十三日另五刻。时间从每年的大寒节起算。五行统运系统制造出五运程序，和主运六气的运行程序相比较就会发现，两者的五行性质基本上有相同的对应。初运的木运对应了初之气的风气，二运的火运对应了二之气和三之气的火气与暑气，三运的土运对应了四之气的湿气，四运的金运对应了五之气的燥气，五运的水运对应了终之气的寒气。

主气与主运的相对不变，这也印证了之前文章所论述的六气与五行相应。五运更迭，其形成机制更为复杂，是与日月五星和地球的相对运动相关。日月五星的相对运动造成引力变化，这些引力变化引起地球内部的岩浆运动与振荡，这便是五运更迭的理论基础（五行运动变化简称五运）。日月五星与地球的相对运动，每年都有着大致的规律，呈周期性变化，这些形成了主运每年固定循环的规律。虽然五运也是以一年为周期的规则性变化，但是每年也有些许的变化，古人将这些变化差异归为客运系统。相对于主气而言，主运也是个"常"，所以也是我们重点研究的课题，只有把基础理论搞明白了，才能学习更高深的内容。

天地合气，命之曰人。天地的变化最终会传导至人的身上。正常天地变化是为秩序，是天地法则的体现，是滋养人体神机的精粹。人体神机所发，调谐人体系统不失于偏。人体与外环境正是一对阴阳，有着阴阳顺逆的关系。《素问·至真要大论》指出："夫百病之生也，皆生于风寒暑湿燥火，以之化之变也。"在外者为之变，在内者为之化。变化之道，以和为贵。在外之六气运动与在内之五行运动合为一气，如是者方为中和。诚如经言："以之化之变也。若内外不一，气宜神机不应，则病矣。"故经言："非气化者，是谓灾也。"（《素问·六元正纪大论》）非气化者，是言不能合一，故为灾变。

六气波荡，年复一年，五运更迭，为之相应。气宜之所立，呈周期性变化，人体稳态中心亦如五运轮转，呈周期性变化。两者相应，中正和谐。两者不和，则为灾变。《素问·五运行大论》云："不当其位者病，迭移其位者病，失守其位者危。"《素问·六微旨大论》："非其位则邪，当其位则正，邪则变甚，正则微。"强调了五运六气正常化序是气候正常的保证，而异常化序是气候发生异常变化的重要因素，秩序的异常超出人体的适应范围，必将打破人体的稳态。

六气本来是古人对一年四季正常气候特点的概括。人体生活在自然界也会适应这个规律，但是因为每个人的适应能力不同，同时如果这六气的变化超过人体适应的能力，就会变成了伤害身体的邪气，也就是常说的六淫或者说是六邪。从我上学时用的《中医基础理论》五版教材到现在的十三版教材，关于六淫的论述是差不多的。大致如下：

风邪：风为阳邪，轻扬开泄，易袭阳位；风性善行而数变；风性主动；风为百病之长。

寒邪：寒为阴邪，易伤阳气；寒性凝滞主痛；寒性收引。

暑邪：暑为阳邪，其性炎热；暑性升散，易扰心神，伤津耗气；暑多夹湿。

湿邪：湿为阴邪，易伤阳气阻滞气机；湿性重浊；湿性黏滞；湿性趋下，易袭阴位。

燥邪：燥性干涩，易伤津液；燥易伤肺。

火邪：火热为阳邪，其性炎上；火热易扰心神；火热易伤津耗气；火热易生风动血；火热易致疮痈。

以上是十三版《中医基础理论》教材中关于六淫的介绍，下面我们将用"三元及一"的理论对六气或六淫进行分析，这比较有新意。六淫是为正常的六气变化而来，我们通过对六淫特性的学习可以进一步了解六气的内在特性与外在征象。

以三元的观点来看，六气可分为3对，风暑为一对，寒热为一对，燥湿为一对。燥湿、寒热、风暑分别对应着湿度、温度与压力；亦对应着水、火、土三元。水火土是一家，不可分离，此之谓"三元及一"。外环境中风与暑影响着人体压力的变化，空气流动形成了风，风能够使人体表面压力降低，外风影响人体表面大气层，造成风的气宣，从而人体内外压力差变大，人体内部的物质能量信息流将向外流动，而且流动速度加快，人体气血也因此运动加快。是故，在《素问·阴阳应象大论》中对风会这样说："风胜则动"。《素问·风论》："风善行而数变"。风能够使压力降低，所以风也显出了轻扬之性，是故《素问·太阴阳明论》曰："伤于风者，上先受之。"

风能够使人体气血趋向于表，故风可令脉浮。风能够使人体的水火土丢失，风能够让人虚，故风可令脉缓。《伤寒论》太阳中风桂枝汤证，其脉便为浮缓。水火土三元相比，水火易去，土不易去，所以有时水火去而土留，土留为郁，郁可致体痛和发热，桂枝汤证体痛与发热亦为土郁而致。

风可使水火土去，水火土由皮毛而去，可见汗。水火土由胃肠道而出，可见泄。人体系统当维持一定的压力和一定的阻力，当有外风，或因内在原因维持不了一定的压力与阻力时，便会形成风动之证。风动之证的外在征象，比如脉浮、脉虚、动象，等等，我们根据风使压力降低这个理念，可以推导出很多东西，中医也不一定要死记硬背。

暑使人体的压力增大，暑天空气湿热浊，而且暑天的时候人体表面黏腻腻裹了一层汗，这些都使人体的热和人体的湿难散发出去。在十三版《中医基础理论》教材中谈到暑性升散，这是不确切的。岂不知夏天炎暑，人体的生命梯度降低，所以暑天散热成了困难的事，于是人体便拼命地出汗，通过汗液的蒸发带走大量的热。当暑邪作用于人体，人体的厥阴经动，相为对抗，风木一动，开泄而散热。《黄帝内经》云：酸苦涌泄。所以我们看到人体拼命出汗，那是风木与相火之象。

当写这篇文章之时正值暑天，网络上经常看到热射病的报道，这可不是开玩笑，暑天有时可以热死人。那么热射病与中暑有什么区别呢？热射病主要造成人体核心温度升高，核心温度升高不得外散，遂致死症。我们知道生命的梯度内热外寒，当长时处于阳光炽热的外环境之中，热难散，则大量汗出，大量汗出造成津液亏。如果喝水补液补充不了人体表面丢失的体液，必然会造成"燥"，燥而涩，身体表面温度在阳光照射下会急骤升高，这样就逆转了生命的梯度，身体内的热更难散出，于是系统崩盘。暑的气宜是为闷热，就像在湿热的房子里蒸桑拿，没有风，热不散，湿也难散。而热射病热难散，津液易亏，中暑之病湿热皆难去。热射病因津液亏虚、经脉通道郁堵，所以病急且重，中暑之病患者所幸津液犹存，不至于燥热，所以处于清凉有风的环境即可恢复。

风与暑，风能令人虚，暑常令人气难泄，故风为不足之邪，暑为有余之邪。同理，寒燥属于不足之邪，湿热属于有余之邪。人体处处皆有六气，人体处处皆有五行，当外邪作用于人体之时，人体的反应并不一定是外邪的直接作用，可能我们看到的只是人体的调整反应。所以当我们看到暑天之时，人体拼命出汗，于是就认为暑性升散伤津耗气，这是不对的。

募原为三焦之门户，薛生白以湿热而立论，湿热为少阳相火之气，常伏于三焦之中。吴又可亦认为邪伏募原，并创柴胡达原饮之方。三气之时，少阳相火当令，相火者为暑气之所应。三焦为少阳之府，三焦常湿热为其内的脏腑提供良好的工作环境。焦者，有从火之意，可腐熟食物。胃肠道内有益生菌，这些益生菌就像庄稼，土曰稼穑，种庄稼需要水热肥，水热肥到位可有好的收成。三气之时，正是各种作物生长最旺盛的时候，在湿热高压的环境下，植物更容易吸收营养，水火土不易丢失，农作物长势良好，水果也甜美。人体与天地是一样的，湿热的环境造就郁郁葱葱的世界，人体三焦湿热的环境也造成益生菌（人体庄稼）的丰收。观湿热之意，可知是水火土皆不易去，有此意象，可以想象甜美多汁的水蜜桃以及生机盎然的热带雨林。如果暑气是升散的，是耗气伤精的意象，那就与自然情况以及人体情况相悖。凡事皆有度，暑气使生物体压力增大，气难出，可以锁住营养，暑气过度则为暑邪，反映到人体之上，反能伤及三焦，使三焦压力大，所以中于暑者多呕吐、腹泻以及湿热痢，等等。暑气过胜，人体的风木则相为对抗，加速气血流动，出汗增多，暑气伤津耗气，是人体伤于暑后做出相应调整，是风在作怪。伤于暑而风作怪这些内容将在伏邪学说细谈。

一年之中终之气太阳寒水，二之气少阴君火。寒热（火）二气亦为一对，从"三元及一"的理论来说大自然寒气会造成人体寒的气宜，寒能伤人阳气，使火去而水土留。水火土是为一家，气血亦是由水火土构成，气血的火失去过多，则水土瘀滞，寒气生浊，浊堵塞通路，不通则痛，故寒主痛。寒伤阳气，则恶寒，少火气血推动无力，则见凝滞之象。少火则气血不得伸展则见收引之象。

热（火）为有余之邪，外环境的火热多则热难散，因火性有炎上的性质，今火热难散则火热聚于上，故上火多发生于人体上部。火热有膨胀之势，今火热难散，则火热多聚于表而生疮痈、斑疹。热火为少阴所主，火热难散亦能伤及少阴，少阴为心肾主，故火热易扰心神，亦能引起小便短小与涩滞。火热为能量，能使气血运行加快，故火热易生风动血。火热多需要更多津液涵养才不显形，今火热多则需要津液蒸腾排汗方能降温，若长时间在炎热的环境里则津液亏虚，水亏土火为郁，热更难散，可为热射病，亦可生斑疹。火热为阳邪，头脑为诸阳之会，亦为三阳经之调控中枢，火热更易伤及头脑，故热病者多神昏。火与暑同为阳邪、有余之邪，有相似之处亦有所不同，可从三元理论进行分析辨别。寒热是为一对阴阳，相为对抗调谐也，伤于寒者多病热，伤于热者可病寒。

一年之中四之气太阴湿土，五之气阳明燥金，燥与湿是自然界正常的气候，燥与湿过度则为燥邪与湿邪。从三元的观点来看，燥是空气中水分减少，湿是空气中水分增多，燥与湿是指空气的湿度多少。燥与湿可用三元之中"水"符号代表，水多为湿，水少为燥。

空气中水分多，则与微尘结为颗粒而成雾状，呈湿土之象。外环境湿气盛，人体相感而成"湿"的气宜，湿为有余之邪，外湿盛则内环境的湿难排。水火土三元，水盛则无火推动则易于瘀滞，瘀滞于肢体则见头身困重，四肢酸楚。水性趋下，故湿邪易袭阴位，多伤及人体下部，如下肢水肿，妇人白带过多。水易与土结而呈湿土之象，故湿性重浊。湿土为太阴所主，故湿邪常伤及太阴。

《素问·阴阳应象大论》认为"燥胜则干"，燥为水分少，外环境水分少则夺人津液，故燥易伤津液。燥而涩，涩而不通，不通为郁，郁则生热，故燥与热往往相伴，为病可见大便秘结，小便淋涩。除热（温）燥外亦有凉燥，温燥凉燥发病与气候节气相关，一般认为初秋，尚有夏末之余热，久晴无雨，秋阳以曝，燥与热合，发为温燥；深秋，近冬之寒气与燥相合，侵犯人体，则发为凉燥。

以上是从水火土三元象性对六气六淫的论述，以三元的观点来看则维度更高，层面更多，所以看得更清晰。以温燥、凉燥来举例，温燥凉燥皆属于燥，三元之水不足，若在水不足的情况下火也不足，那么就是凉燥；如果水不足而火土有余，便是温燥。由此可见，应用"三元及一"的思维模型能够使我们更为精确、高效地思考中医问题。

五、三阴三阳之离合：开合枢

文章开写之前，先小结一下六经的工作模式：其一，同名经的气宜神机相应的工作机制；其二，标本中见的对抗调谐的工作机制。这一篇文章将主要论述六经的第三种工作模式，即：三阴三阳之离合（开合枢）的工作模式。

我在读《思考中医》时，书中关于开合枢的论述令我耳目一新。著者用一扇门的开合与门轴来比喻开合枢，当时看来挺有道理，现在想来却不尽然。首先开合枢的理论出自《素问·阴阳离合论》，可见开合枢必然与阴阳离合相关，下面我们将分析这篇经文，从而把开合枢的理论用现代的语言表述出来。

《素问·阴阳离合论篇第六》："黄帝问曰：余闻天为阳，地为阴，日为阳，月为阴，大小月三百六十日成一岁，人亦应之。今三阴三阳，不应阴阳，其故何也？岐伯对曰：阴阳者，数之可十，推之可百，数之可千，推之可万，万之大不可胜数，然其要一也。天覆地载，万物方生，未出地者，命曰阴处，名曰阴中之阴；则出地者，命曰阴中之阳。阳予之正，阴为之主。故生因春，长因夏，收因秋，藏因冬，失常则天地四塞。阴阳之变，其在人者，亦数之可数。

帝曰：愿闻三阴三阳之离合也。岐伯曰：圣人南面而立，前曰广明，后曰太冲，太冲之地，名曰少阴，少阴之上，名曰太阳，太阳根起于至阴，结于命门，名曰阴中之阳。中身而上，名曰广明。广明之下，名曰太阴，太阴之前，名曰阳明，阳明根起于厉兑，名曰阴中之阳。厥阴之表，名曰少阳，少阳根起于窍阴，名曰阴中之少阳。是故三阳之离合也，太阳为开，阳明为阖，少阳为枢。三经者，不得相失也，搏而勿浮，命曰一阳。

　　帝曰：愿闻三阴。岐伯曰：外者为阳，内者为阴，然则中为阴，其冲在下，名曰太阴，太阴根起于隐白，名曰阴中之阴。太阴之后，名曰少阴，少阴根起于涌泉，名曰阴中之少阴。少阴之前，名曰厥阴，厥阴根起于大敦，阴之绝阳，名曰阴之绝阴。是故三阴之离合也，太阴为开，厥阴为阖，少阴为枢。三经者，不得相失也，搏而勿沉，名曰一阴。阴阳（雺重），积传为一周，气里形表而为相成也。"

　　这篇经文还是由黄帝与岐伯的问对开始。黄帝大概的疑问是：二分阴阳，数为偶，可分阴阳，今三阴三阳，"三"不是偶数又如何应得了阴阳？岐伯回答：阴阳有无限可分性，阴阳之中又可分阴阳，大系统里又可有小系统。阴阳者，数之可十，推之可百，数之可千，推之可万，万之大不可胜数，然其要一也。"一"是整体，"一"是系统，不管阴阳如何推之千万，阴阳还是整体系统之下的阴阳。依三元的观点来看，一气含三，三元及一，至于"三"才成系统，至于"三"才为整体。经文中岐伯其后有"三经者，不得相失也，搏而勿浮，命曰一阳"，以及"三经者，不得相失也，搏而勿沉，名曰一阴"之言，这便是例证。三阳经合为一阳，三阴经合为一阴，这里清清楚楚点明了三元及一的理论。

　　其后，岐伯以生长的植物为例，谈了阴阳可分可推的道理，以及形气阴阳的道理。阴成形，阳化气，阴为之主，阳予之正（正通政，指行政）。"阴阳之变，其在人者，亦数之可数"。需知在人为道，即是指经脉系统，经脉有几数？答曰：三阴三阳。经脉是气血运行的通路，经脉是为形、是为阴，经脉运行的气血是为气，是为阳。形气相感，阴阳（雺重），积传为一周，气里形表而为相成也。

　　阴阳离合，离便是分开，合便是相聚。经脉气血的运动不是一圈一圈进行着圆运动，阴阳气血从中而发，又趋中而行。从中而发是为阴阳的离，趋中而行是阴阳的合，阴阳离合是人体系统最基础的运动形式。地气上为云，天气下为雨，自然界中阴阳离合亦是最基础的运动形式。老子曰："天地之间，其犹橐籥乎？"

　　地面之际是为"中"，中有涵藏之功，中有缓和之象，中有氤氲之态，大自然气机在地面之际的运动频繁、缓和而又有生命力，故中生万物。阴阳离合的运动皆以"中"作为参照物，要理解阴阳离合的运动便是要找到"中"，找到了这个"中"，经脉气血的运动便有了参照物。人体的"中"主要有两个，一为冲脉，一为三焦。

冲脉为血脉之中位，冲为血海，故为三阴之"中"位；三焦为气海，故为三阳之"中"位。中之位，天地气交之所，亦为"枢"，想一想地面之际这个"枢纽"，这岂是区区一个门轴可以代替的。

在三焦命门学说中论述过冲脉与命门和少阴有着密切的关系，五脏为血脉集中之地，手少阴心又主血脉。因为冲脉不在十二正经之中，冲脉的功能寄存在少阴之上，故少阴为三阴之"中"位。三焦藏有少阳相火，故以少阳为三阳之"中"位。上下左右之气血汇通于中，气汇通于气海，血汇通于血海，气血相聚于中，中位者有枢转之能。是故，少阳为三阳之枢，少阴为三阴之枢。

太阴为开，太阳为开。太阴湿土有内聚之象。故太阴常开，开机大于合机，则湿土内聚不至于极，此为向生之道。脾主散精，肺主宣发，便是太阴开机的体现。太阳寒水有润下之态，故太阳常开，开机大于合机，则寒水润下不至于太过，此亦为向生之道。

厥阴为阖，阳明为阖。阳明在外，燥金之气主收主敛，收气敛气，使气不至于大泄；厥阴在里，风木之气，条达顺畅，收血纳血，使血不至于大泄。阳明合气机，厥阴合血脉。春和景明，风木大动，厥阴合机胜，阳明合机弱，则血上行外散；秋高气爽，燥金气盛，则阳明合机胜，厥阴气弱，则气内敛下行。

"厥阴根起于大敦，阴之绝阳，名曰阴之绝阴。"此句经文疑有错简，厥阴为阴之绝阴，这是正理，然厥阴又与阴之绝阳牵连在一起，又绝阴又绝阳，这显然不对。按照对称的原理应该是这样：阳明为阳之绝阳，厥阴为阴之绝阴。"阳之绝阳"第一个"阳"字是指在上之阳位，第二个"阳"字意为上行，连在一起即是：阳明之功在于阳位，却能够收敛气机，绝了阳气继续上行的趋势。同理，"阴之绝阴"第一个"阴"字是指在下之阴位，第二个"阴"字意为下行，连在一起即是：厥阴之用在于阴位，藏血于冲脉，绝了阴液继续下行的趋势。

三阴三阳之离合亦是六经的工作模式之一。其中，太阴太阳为开，互为同气连枝，所以可以互为协调运动。厥阴阳明为合，互为同气连枝，所以可以互为协调运动。少阴少阳为枢，互为同气连枝，所以可以互为协调运动。在针灸上亦有脏腑别通之说，其原理便是这开合枢。

须知三阳之开合枢，是以三焦气海为中枢的阴阳离合运动，太阳开机则从气海泄流于经络，以营于外，阳明合机则为汇气至三焦，以壮于中。须知三阴之开合枢，是以冲脉血海为中枢的阴阳离合运动，太阴开机则从血海泄流于外部经脉，以营于外，厥阴合机则为聚血至于冲脉。

白天太阳太阴开机盛，气血大多输送至皮毛肢节，晚上气门闭，阳明厥阴合机盛，气血多藏于气海血海。《素问·营卫生会》："卫气行于阴二十五度，行于阳二十五度，分为昼夜。"诚如斯言哉。

三阴三阳之离合运动与三阴三阳标本中见之间并无矛盾，而呈复杂的交合的关系，牵一发而动全身，六经为一整体，一经动六经皆动。知晓了三阴三阳之离合的理论我们就可以知道开合枢的具体工作机制，因此也可以应用于临床之中，并以原理为基础可进一步延伸其应用和相关医疗技术。之前我们曾谈过，现在很多人认为开合枢是门的开关与旋转的门轴，我认为这个比喻非常不恰当。第一，门是实物，六经的开合枢是运动机制，门与运动机制不相应；第二，门轴完全不能体现出"枢"的含义，"枢"是枢纽，聚散交通之地，互通有无之地，人体之中，血海、气海才能担当其职。开合枢理论可以帮助我们解读《伤寒论》，可以帮助我们认知药性并以药物治疗疾病，外治亦然。本书为一本中医基础理论之书，一本纲要之书，具体内容兹不赘述，以后或有相关论著。下面谈谈开合枢的理念在脉诊上的体现。

冲脉是人体先天的脉，起源于命门。胎儿之时，脐带由神阙而入，并在其内形成网络状的血脉结构，这是经脉的起源。一源三歧，冲脉由命门基点而上下延伸，并在躯干外与任、督二脉交合成网，不分彼此，但总的位置，任脉在腹（四肢着地位为下），冲脉在中，督脉在背（上）。任督、冲脉亦是先天的脉，先天生后天，三脉而生脏腑，而生十二经脉。人体出生之后，渐渐由先天进入后天，于是三脉的功能也渐渐转移到十二经脉之上。足少阴肾与命门关系最为密切，心少阴心又主血脉，所以冲脉转移至少阴之上最多，故以少阴为枢。

脉诊这种诊法诊察的是血脉，所以诊脉把"冲脉"作为中位，冲脉之左是为督脉，冲脉之右是为任脉，冲脉隐现其中是为中位。经云："是故三阳之离合也，太阳为开，阳明为阖，少阳为枢。三经者，不得相失也，搏而勿浮，命曰一阳。"三阳合为一阳，为督脉所主，故诊在左。同理三阴亦可合为一阴，搏而勿沉，为任脉所主，故诊在右。三阳搏而勿浮，三阴搏而勿沉，冲脉在其中为其中位，为其枢，任督冲三者为一系统，故三阴三阳浮沉皆不能失中，故有搏而勿浮、搏而勿沉之言。

冲脉为人体中脉，冲脉之上亦有中位，这个中位反映于脉诊之上，便是分隔寸与尺的点。冲脉的中位起初在神阙天枢一线，因为脐带由神阙而入并上下延伸，故以此为"中位"。

《素问·六微旨大论》："言天者求之本，言地者求之位，言人者求之气交。帝曰：何谓气交？岐伯曰：上下之位，气交之中，人之居也。故曰：天枢之上，天气主之；

天枢之下，地气主之；气交之分，人气从之，万物由之。此之谓也。"

　　此段经文以天地人三元论述人体，并指出"气交之分，人气从之"。人在胎儿期间，气交便在这天枢之所，也就是肚脐神阙的附近。人在出生之后，婴儿哇哇地一声啼哭，这气交之分也由下面的神阙向上转移。人体的横膈膜分躯干为胸腔和腹腔，胸中有手三阴之脏，腹中有足三阴之脏，横膈膜为人体之中非常重要的分隔之处，是为"中位"。故横膈膜之上，天气主之；横膈膜之下，地气主之。人体横膈膜不是一动不动的，而是随着呼吸进行上下的运动，其运动范围为气交之分，这气交之分人气从之。横膈膜在寸口脉上面亦有骨性标志相应，称为"膈点"，这是分脉之上下的分隔标志。关于诊脉之法就不展开了，以后我会细细地整理相关的理论与操作规范。

　　以上简要介绍开合枢的理论，关于三阴三阳离合开合枢的问题，这篇文章说不明白，具体的内容还要参看本书后面的内容。

上
篇
基
础
理
论
篇

第八章　中医的学问

一、"一"为整体

中医的学问不过是一二三五六的学问，只要把这几个数字搞清楚了，中医很多的问题也就明晰了，尤其中医基础的理论、基础的框架。这篇文章对这几个数字进行一番梳理，同时也是对本书上半部分做出一些整理。

谈起这个"一"字，首先的印象便是天人合一，中医基础理论里有整体观念这一说，其实说的就是这个"一"字。"一"为整体，表现在生命体自身系统为一个整体，与外环境亦是一个整体。由一可知大系统之内的小系统都具有相似性，因其有相似性，彼此能够交感，故能合于一。小系统是大系统的孩子，故小系统相似于大系统，小系统之间也具有相似性。以运动而言，大系统内的小系统具有顺应性，小系统顺应大系统的运动，顺应了，相应了，才能跟得上大系统的运动，与大系统同频共振，这样就不会不合群，这也是合一。小系统与大系统类似人与天地的关系。由"一"到"合一"，引申出相似性、交感性、顺应性等系统整体的性质。

二、"二"为阴阳

"二"是阴阳，《中医基础理论》教材对阴阳论述主要强调了阴阳的对立性、拮抗性，阴阳平衡、阴阳盛衰之类的大致都是这个理念。其实这只是阴阳的一个特性而已，本书又谈到了阴阳的差异性、运动性，这些都是中医教材所忽略的内容。二分阴阳，合一主要谈的是小系统与大系统的关系，阴阳则主要论述大系统之下，两个对等小系统的关系。首先阴阳具有差异性，因其有差异性，故能产生拮抗，于是才有阴盛则阳病，阳盛则阴病。另一方面，差异性主要产生了运动，运动性是生命体最主要的特征，动动不休才为生命。二分阴阳的特性反映到本书中是标本中见的理论。阴阳是运动而又拮抗的关系，如果此时认为阴阳已构成系统，那么还不够，至于为什么，且听下节言说。

三、至"三"才成系统

一加二等于三，所以三具备了一和二的全部特性。三不仅仅是小系统与大系统的关系，而且还表现了大系统之内小系统之间的关系，如此"三"才是完备的，至于三才成系统，至于三才合于一。"一"的特性：合一性，引申出相似性、交感性、顺应性等。"二"的特性：差异性，引申出对立性、拮抗性、运动性。"三"的特性包括以上一和二的所有特性，而且还引申出运动的往复性、生化性。

在中医教材中谈到了一些阴阳的关系，其实一部分已不言二，那是在说三。古人在阴阳关系里隐藏了一个"三"，可惜后人并未把这个"三"从阴阳中剥离出来。于是，有人认为阴阳合一，有人认为阴阳不二，既然是二分阴阳，那阴阳又如何合一？又如何不二呢？这显然把阴阳的特性加上合一性，这是二加一。中医教材认为阴阳能成系统，这是基础概念的不清晰，这是经典之中论述阴阳之时混同了三，今人未能分清二与三的区别，亦是混而言之。就中医基础理论而言，如果在根脚处不把基础的理念解释清楚，那么愈到后来概念愈是混乱，愈是掺杂不清。

再如阴阳交感，这也是"二"之中混同了"三"，因为阴阳同在一个大系统，所以阴阳与大系统有相似性，同时阴阳之间也具有相似性。阴阳之间有相似性，也就有了阴阳交感的可能。再如阴阳能够相互转化，教材认为这是阴阳的转化性，其实这已是"三"的内容。因为阴阳是系统之内的阴阳，其具有合一性、交感性、相似性，只有具有这些关系，阴阳才能够相互转化，所以这阴阳转化是二加一的关系。阴阳的转化特性引申出生化性，生生化化，亦是生命特性之一。另外，阴阳的转化，阴能化阳，阳能化阴，这样能够使系统内事物运动反转，这使系统内周而复始的生命环运动成为可能，这即是三的"往复性"。往复性涨缩的运动是系统运动的基本特性，这是生命波动，每种生物都有着不同的生命波动，同一大系统内的生物体的生命波动又具有很大的相似性。这种生命波动反映到本书中便是阴阳离合、开合枢的运动。

四、"三"承上而启下

我总结出六经的工作机制，分别是：气宜神机，标本中见，阴阳离合开合枢。其实对应着一、二、三。经云："道生一，一生二，二生三，三生万物，万物负阴而抱阳，冲气以为和。"其实我所有的认知皆出自这句经文，这是我理论的根源。由此可见"三"是中医中最重要的符号，然古今医家却鲜有以三立论者，未免为憾。古今释伤寒者，大概有五六百家，须知伤寒六经的理论是以"三"为基的，能以三释三，将为《伤寒论》研究开辟一条新路子。

中医不过是一二三五六的学问（图1-8-1），而"三"在其中起着承上启下的作用，至三才成一，至三才成系统。水火土"三元及一"，物质能量信息流中显象出为水的特性的是为水，显象出为火的特性的是为火，显象出为土的特性的是为土，然虽有水火土三元之别，其水、火、土又是"三元及一"的。三元如是，五行亦如是，五行之每一行虽以五行命名，每一行又是"三元及一"。"三"在一二三五六的中间位置，具有特别的位置，特别的含义。

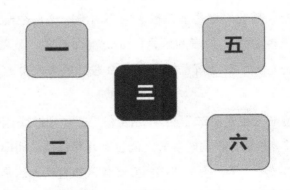

● 道生一，一生二，二生三，三生万物。万物负阴而抱阳，冲气以为和。
● "三"在中医基础理论中占有举足轻重的位置。
● "三"承上而启下，连接一二与五六之间。
● 一二至三而成系统，五六又为三变化而成。

图1-8-1 中医的学问

五、五行与六气

五六又为三元所化，五行比之三元多了金、木二行，在之前的文章我们也是论述过五行的，我认为三元为阴阳五行之间的衔接，三是阴阳五行之间最重要的节点，加上这一环，中医基础理论就会变得顺畅很多，很多医理也不再模糊不清晰，生理病理模型也将变得简洁而系统。

下面谈谈从三元到五行的逻辑推理过程，之前的文章也谈过这个过程，之前谈论的过程与现在谈论的会有所不同，其实我们看待问题在不同的角度会看到不同的风景。另外写作过程也是个学习过程，可以一层一层加深对经典的理解。还有，如果一开始就把所有观点展开来，实际上是不利于读者理解的，总是要先把知识点摊开来，一点点铺垫起来，再一层层深入探讨理论，就像剥洋葱需要一层层剥开来，这样才能深入核心。所以本书写得有些啰嗦，本人学问也不精深，疏忽之处难免多，欢迎大家指正。以下是从时空性的不同角度看五行。

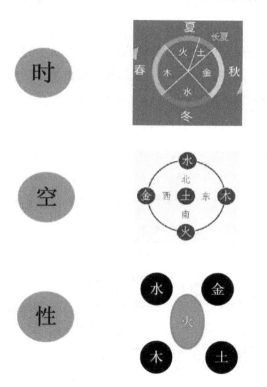

中医认为一年分五季，即：春、夏、长夏、秋、冬。《春秋繁露·五行对》有曰："水为冬，金为秋，土为季夏，火为夏，木为春。"此处，季夏即为长夏之意。以时间的角度看五行就是这样的圆图。

方位五行理论认为五行中"土"为中央，其他四行"木、火、金、水"分别对应四方。《素问·玉机真藏论》说："夫子言脾为孤藏，中央土以灌四傍"。可见空间方位上是以土为枢。以空间的角度看五行就是这样土枢四象的图。

人体生命的梯度是内热外寒。地球核心是最热的，人法地，人体内部亦是最热的，以此观点来看，五行是以火为枢的。以火为枢是从五行的运动性的角度去考虑的。以不同角度看到的五行是不一样的。

图 1-8-2 五行图解

水火土"三元及一"，观图 1-8-2 可知五行有以土为枢，有以火为枢的，须知其枢也是"三元及一"的，从形质空间的角度看土是可以为枢的，从能量性势上看火是可以为枢的，以土为枢与以火为枢并不矛盾，在于我们观察的角度不同。本书中论述的五行以火为枢，因为本书更着重于事物之间的运动变化。

"三元及一"，水得火气而上腾于天，土得火气而布散真灵；火气一弱，水气失火气之助则化雨而下，土气失火气之助则聚敛而成形。火元显斥力而膨胀，是为真阳；土元显引力而收引，是为真阴；水为介质，携火土为一体。火居于中，以火为枢，引力与斥力相当，这已经形成最基础的系统，故"三元及一"。

"三元及一"的系统是最基础的系统，这就像物理公式的常量，而生命的系统由五行构成，五行比之三元多了金木，金木就像物理公式的变量。三元的模型是基础，五行的模型是三元基础之上的复杂模式。经典中单言阴阳五行，并没有把三元的理论体系单列出来，实际上经典中只是告诉我们结果，并没有展示思维的过程，在中医基础理论推导过程中三元是不可或缺的一部分。

生命的系统有常有变，三元的模型是最基础的，生命不可能像钟摆一样机械而精确地运动，也不可能像石头一样随外环境变化而变化。生命之中充满变数，生命在变化之中又维持着自身系统的恒定。

水火土构成的最基础系统随外环境变化而变化，显然仅以三元无法形容概括生命系统的全部。生命体的特质之一在于对抗自然环境，从而维持自身的稳定性，金木这两个变量加入可以保持系统核心的稳定性。参看图1-8-3，金的收与木的敛，金收气血以降，木敛血气以升。金在上，木在下，金气之收敛，人体稳态中心（红色小球）向下移动，木气之收敛，人体稳态中心向上移动，随着金木之运动，人体的稳态中心有着相应的运动，这种动作是对外环境的适应与对抗。举个例子，随着昼夜变化，人体的稳态中心也是在上移与下沉，昼则卫气出于阳，夜则卫气沉于阴。昼则木气动，里气被收缩，气展于外，稳态中心上（外）移，这有利于散热运动与捕猎；晚则金气动，表气被压缩，气聚于里，稳态中心下（内）移，这有利于保持系统的核心温度，外环境的温度昼高夜低，金木的运动使稳态中心的移动维持稳定。其实温度的稳定只是系统稳定状态的一部分，它还包括很多的内容，比如说晚上气血聚于里，有利于五脏对气血的整理，有利于秩序的产生与扶正，等等。

金木除与系统的稳定相关之外，金木还与生长繁衍相关。经云："金木者，生成之终始也。"浅显地说，"生"是植物种子生根发芽，"成"乃是植物茂盛果实成熟。种子生根发芽在于地下，此谓之生；植株茂盛，果实成熟在于地上，此谓之成。昼则阳气生，木气之动也；夜则阴气生，金气之动也。昼夜之气动始于金木。种子萌发，是内在的力向外展现，木曰曲直，团缩的生命物质由木的作用而伸展，破土而出，是谓生。当植株繁茂之时，当鲜美的果实挂在枝头，燥气一临，金气盛，果实将变得红黄灿烂而可爱，皮变坚硬，种子挛缩而藏，生命的精华聚敛起来，是谓成。我在农村生活过，当天气干旱时，植物的种子就会提前成熟，提前成熟的种子干瘪而不丰满，但是提前成熟却能够留下种族繁衍的物质。天气干旱是燥气盛，是金气盛，感知到大自然的燥金之气，植株相应调控自身的系统，这是适应与对抗大自然的手段，也是种族繁衍的智慧。春华而秋实，生命有着绚烂之美，敬畏生命，让我们带着一双好奇的眼睛观察这世间万事万物吧。

六、植物的阴阳离合

《黄帝内经》的阴阳离合论篇是此书中极其重要的篇章，我在本书中已多次引用，感觉底蕴仍在，这篇经文还要继续研读。如图1-8-3所示，五行图是以火为枢的，当火之枢分为二，一为阳，一为阴，即：少阳相火与少阴君火。这就形成了从五到六的转化，因此也成就五行六经的生理病理模型，这是《伤寒论》接轨的生理病理模型，也是我们阐释《伤寒论》的工具。

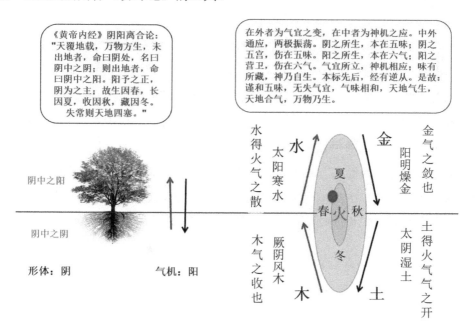

图 1-8-3 稳态中心图

《阴阳离合论》这篇经文中牵涉到形与气，表与里。形为阴，以五行论之，气为阳，以六气论之。植株的地上部分受天之阳气，植株的地下部分受地之阴气，故植株地上部分为阳为表，地下部分为阴为里。人体类似于植物，皮毛类似于植物地上部分，胃肠道六腑类似于地下部分。天地合气，命之曰人。五藏者，藏也，居于中，植物与人皆如是。阳予之正，阴为之主。此处阴阳者是言气宜神机也。五六相合，而成人体最主要的生理病理模型。诸般道理，皆从此篇透出。种种奥秘，可以从此篇中找出端倪。

七、中医之"水"

五行有以土为枢的，也有火为枢的，那么水在其中有着什么样的位置呢？水火土三元及一，火土皆可为枢，水亦可为枢。水火土是一家，其枢亦是三元及一的，当我们侧重于土时便是以土为枢，侧重于火时便是以火为枢，那么，我们又该如何看待水呢？

经云：上善若水。水是生命最重要的物质。水是能量的承载。水是物质的承载。水是信息的承载。

火为真阳，土为真阴，有水之入，三元及一，生命之基。

流动的水、火、土构成生命的河流，生命以水的形式存在，生命是流动的水。水能上腾于云霄，水能下潜于黄泉。上善若水，水善利万物而不争。万物以水为利，以水为承载，以水为舟楫，水善利，以为和，和而不同，是为上善。生命是流动的水，水承载着秩序，天地之间，形气之间，阴阳之间，水流通其间，是为生命环。

水是流动的，人体之中气也是流动的，所以中医的气最类似水。中医理论中气在人体占有举足轻重的位置，故水亦可以为枢。水火土三元一体，站在不同的角度看，水火土都可以为枢。下篇我们会讲解《伤寒论》，六经以少阴少阳为枢，少阴少阳都是火，这便是以火为枢。其实少阴少阳也是三元及一的，之所以显出火象，亦是因为是站在不同的角度看的象。

中　篇

伤寒纲要篇

第一章　六经总论

一、《伤寒论》概述

（一）《伤寒论》这本书

从这一章开始，我们将对《伤寒论》中的一些具体问题进行讨论，而在讨论这些问题之前，应该首先弄清楚《伤寒论》这部书是一部什么样的书。然后再对"伤寒"的涵义进行探讨，这样我们也会明了学习研究伤寒的意义。正如《伤寒论》序言所说"虽未能尽愈诸病，庶可以见病知源。"汉代张仲景所著的《伤寒杂病论》一书包括伤寒与杂病 2 部分，本书中将重点论述其伤寒部分。《伤寒论》一书在中医学界是怎样一种存在呢？现在我随手摘抄几位医家的评议便知一二。晋皇甫谧评曰："汉张仲景论广伊尹《汤液》为数十卷，用之多验。"著名医学家成无己认为："自古佑方，历年浸远，难可考评，惟张仲景方一部，最为众方之祖……特为枢要，参今法古，不越毫末，实乃大圣之所作也。"

《伤寒论》是一部具有学术价值的著作，临床实用价值很高，然而却有着种种扑朔迷离的悬案，从理论溯源、文字考据、传本真伪、义理解读及至作者生平、书名释义，都迷雾重重，不得真相。据不完全统计，历代注疏《伤寒论》的医家已有四五百家之多。这一数据还没有算上近几十年来出版业高度发达之后大量涌现的相关专著。一本 5 万字左右的医著，注家几百，著述近千，这在世界医学史上是绝无仅有的，一方面证明了《伤寒论》的实用价值，另一方面也体现出其确实云山雾罩，难睹真容，这么多的注解也未使其真相大白。历史上有以八纲解六经者，有以脏腑经络解六经者，有以运气学说解六经者，还有六经地面说，阶段说，等等，这些学说都从不同侧面、不同角度认识《伤寒论》，均有可取之处，但都没有做到完美。

（二）伤寒示人规矩

人是恒温动物，六气外感，最易伤寒。仲景所处的年代气候寒冷，战乱频繁，《伤寒论》的序言也说明了这个情况。伤寒是人最容易得的疾病，观《伤寒论》一书病脉证治，太阳病一篇论述最多，差不多占了全文的一半左右。寒气是太阳经相应的，寒气最能动的也就是太阳经。六经的气宜神机理论、标本中见理论、开合枢理论，揭示了六经的工作模式，伤于寒，则动太阳经，太阳经动则诸经皆动。仲景写就《伤寒论》一书实际上就是示人以规矩，通过寒气作用于人体，体质不同的人产生不同的反应，以及医生的各种误治，仲景则采取不同的应对方法，这些都是给我们做示范、讲规矩。为了对抗外邪，维护系统和谐与稳定，无论是伤寒，还是温病，或者内伤，人体的反应都是一致的。人体就是这样一套系统，工作机制类同，所以应对的方法也是差不多的。因此，外感六淫，可以参照伤寒，温病可以参照伤寒，内伤杂病也可以参照伤寒。六经实能钤百病，柯韵伯说："仲景之六经，为百病立法，不专为伤寒一科，伤寒杂病，治无二理，咸归六经之节制。"伤寒示人规矩，伤寒为温病内伤作模板，伤寒一书太阳篇篇幅最多，太阳篇也是六经病的示范。《伤寒论》就是个医案集，我们只有通过对医案的分析来找出经文背后的逻辑，这样才能一通百通。

（三）方证派与医经派殊途同归

我们知道《黄帝内经》《难经》之类的医学经典主要是讲理论的，而《伤寒论》却疏于理论的阐述而专注于方脉论治。如果我们只是学习《黄帝内经》《难经》（简称内、难）之类的经典，这样是很难落地的，于是就有很多医家用内、难的理论去阐释《伤寒论》，这便是医经派。医经派在医学史上为主流，现今的中医教材也持这一观点。近些年在伤寒研究领域还兴起了方证派，方证派主张"有是证用是方"，这中间的逻辑就很简单，主要是证与方对应，不怎么讲究医学理论、阴阳五行之类。方证对应上手很快，有时效果也不错，但方证对应也不是万能的，仲景之书也不过5万余字，言简意赅，只记载了关键的环节，所以这方证资料库是不全的。仲景之书也只是示人以规矩，不可能面面俱到。假使方证的资料库能够做到又全又真之时，那么用电脑看病比人要好要快，因为电脑运行速度快，贮存的资料也多，到目前为止人工智能看病还是比不上人的，可见方证一派也是不好走的。

医经派的研究者先是用内、难的理论构建人体的生理病理模型，然后把《伤寒论》放在模型中去测试，求两者之间的最大融合度，为了使人体生理病理模型能够更好地融合《伤寒论》，众多的医经派学者下功夫研究《伤寒论》的方脉与药证。而方证派的研究者通过对伤寒方证的研究也会不自觉地追寻着经方背后的逻辑，求同存异，找共同点，找差异，慢慢地把实践经验上升为理论，构建人体的生理病理模型。其实医经派和方证派是殊途同归，双方研究者都是为了探寻《伤寒论》之中的秘密。

（四）《伤寒论》之意义

《伤寒论》的意义在于它是真实有效的，从古至今众多的医家已证明了它的价值，《伤寒论》是我们深入学习中医的一道坎，也是我们学习中医的一座高台，学习和研究《伤寒论》将会使我们的临证能力提升至一个新的高点。

我从经典中总结出了六经的工作模式，构建了人体的生理病理模型，这个模型好不好用，我们可以用《伤寒论》来测试它，看看《伤寒论》与我构建的生理病理模型融合度高不高，融合度高的话就说明我的构建模型有价值。现在很多学者都在追寻着仲景的原意，近 2000 年过去了，仲景的原意很难追寻。只要我们所建立的模型、建立的逻辑能够推导出与《伤寒论》差不多的结果就可以了。而且我还将温病、湿热、瘟疫、阴火病等放进这个模型，看看模型运转是否顺畅，如果运转不顺畅，我们还可以精化、细化这个模型，直至运行顺畅为止。实际上我在尝试做一个新的理论，就像一棵树一样，树干只有一根，树枝却有很多，所以要建立新的理论必须从基础入手。我所建立的人体生理病理模型便是以"三"为基的。"三元及一"学说是个古老而新颖的理论，在经典中处处都有它的身影，它隐晦了身形，化身为一块块璞玉隐藏在字里行间，我所做的工作就是打破璞玉的皮壳使它散发出光芒。

二、六经工作机制

（一）释义

六经的工作机制简单说便是六经在机体之内是如何运行的。我们建立的人体生理病理模型，即：六经六气五行。这个模型简称"六经"模式。

六经的工作机制主要有 3 个，即：①气宜神机；②标本中见；③三阴三阳离合之开合枢。这3个工作机制在本书的上篇已论述，下面我们将谈谈这3个工作机制的一些细节以及具体的应用。其中三阴三阳离合之开合枢在之前的文章中虽也谈过，但是此条确是极为重要且又牵涉众多，所以下文以《黄帝内经》原文对此作以解说。

（二）离不开的"三"

我们看《黄帝内经》，在《素问》的前几篇里，只讲了二阴二阳，特别在《四气调神大论》里，它只提到少阳少阴、太阳太阴，直至第六篇的《阴阳离合论》才明确地提出了三阴三阳。另外在长沙出土的经脉图说也只有十一条经脉，而后来在《黄帝内经》中发展为十二经脉。可见古人对人体生理病理模型的建立也不是一蹴而就的，随着对人体认知的加深，所建立的模式也愈加精细，愈加接近本体。从二阴二阳到三阴三阳，已至顶点，我们在《黄帝内经》《伤寒论》经典中并没有看到五阴五阳或十阴十阳。我在"三元及一"的理论阐述中屡次强调"至三才成系统"，《道德经》亦言"三生万物""万物生于有"，可见至"三"才能化为有形，这也与"至三才成系统"有着同等的含义，"三"在传统文化中是个很重要的节点，本书以"三"立论正是根于经典。

阴阳之间最基本的运动是阴阳离合的运动，这阴阳离合的运动是离不开"三"的，阴阳二气的运动只有在一个系统整体之内才有意义，倘若出于整体那么再论阴阳就毫无意义。阴阳二气在系统内运动便离不开"中位"，这"中位"便是三，趋中而行便是阴阳的合，从中而发便是阴阳的离。

（三）三阴三阳之离合

三阴三阳之离合包括2个部分，一是三阳系统的离合运动，二是三阴系统的离

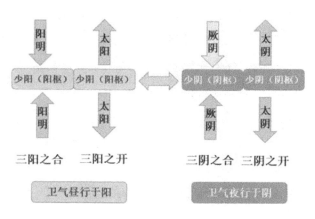

图 2-1-1　开阖枢图

合运动，三阴与三阳又形成一个大的系统。

如图 2-1-1 所示三阳系统的离便是太阳的开，三阳系统的合便是阳明的合，三阴系统的离便是太阴的开，三阴系统的合便是厥阴的合，三阳系统的枢是为少阳，是为阳枢，三阴系统的枢是为少阴，是为阴枢。

曾几何时，这个"枢"曾经被人比作门轴，且想一想门轴又如何能担起"枢"的重任呢？少阳三焦是为气海，少阴心肾依附于冲脉是为血海，只有气海血海才能够大够强，才能担起气血运转的枢纽，才能容纳百川、兼容并蓄、担负起调控气血的功能。其中少阳气海与少阴血海又密切相联，气血相伴，阴阳相贯，卫气昼行于阳，夜行于阴。行于阴者由气海入于血海，卫气潜藏入血是也；行于阳者由血海出于气海，卫气出于血脉也。

从二阴二阳到三阴三阳引入了厥阴与阳明，厥阴、阳明的引入是中医阴阳论的一大特点。阴阳这个概念在传统文化的各个领域中都能找到，可以说各行各业都在用它，但是，像厥阴、阳明这一对概念，则几乎只限于医家之用。《黄帝内经》说，厥阴是为两阴交尽，阳明是为两阳合明，且看图 2-1-1 所示，厥阴为合，实际上已清楚显示出两阴交尽的涵义，阳明为合的图中也显示出两阳合明的涵义，两阴交尽、两阳合明还有时序上的含义，下面我们就谈谈这个问题。

（四）卫气应一日四时之升降出入

《灵枢·顺气一日分为四时》："黄帝曰：愿闻四时之气。岐伯曰：春生，夏长，秋收，冬藏，是气之常也，人亦应之，以一日分为四时，朝则为春，日中为夏，日入为秋，夜半为冬。"由这段经文可知卫气应一日四时有升降出入，朝则卫气生，日中卫气长，夕则卫气衰，夜半卫气藏。

在《素问·营卫生会》中说："卫气行于阴二十五度，行于阳二十五度，分为昼夜，故气至阳而起，至阴而止。故曰：日中而阳陇为重阳，夜半而阴陇为重阴。"《灵枢·口问》说："卫气昼日行于阳，夜半则行于阴。阴者主夜，夜者卧……阳气尽，阴气盛，则目瞑；阴气尽，而阳气盛，则寤矣。"

以上经文也是说明卫气日行于阳，夜藏于阴，卫气之行与三阴三阳开合枢运动密切相关，也即是说正是因为有三阴三阳开合枢的运动才有卫气昼行于阳、夜行于阴的现象。三阳在外，三阴在里。这里先声明一下，六经各有经络部分，亦有血脉的部分，只不过三阳经的主要功能和工作重心在经络部分，三阴经的主要功能和工作重心在血脉部分，是故也可以这样认为：三阳主气，三阴主血。昼则血脉出气，卫气行于阳；夜则血脉藏气，卫气行于阴。

（五）六经欲解时

在《伤寒论》的 398 条原文中，长者逾百字，短者不过十来字，可见张仲景的行文不拘一格。就是在这"不拘一格"的行文里，依然可以找出 12 条格局上非常相似的条文。这就是以"之为病"为句式的提纲条文，以及以"欲解时"为句式的条文。"之为病"有 6 条，"欲解时"亦有 6 条。这个在行文上如此对称的 12 条原文，在《伤寒论》的 397 条原文中可谓鹤立鸡群，这说明这些条文必然有特殊的意义。可惜历代的学人多只注重前 6 个提纲条文，而对后 6 个时相条文往往不予重视，这便白费了仲景的一番苦心。

六经欲解时相，疾病欲解时，就是疾病在某个时间区域症状有可能减轻或者有可能痊愈。这是为什么呢？我们知道天地之气有规律、有秩序地运行，人体之气亦是随着天地之气的变化而呈现周期性变化。人气与天地之气相应，当处于某个时域内，天地之气会帮助人体相应的经脉之气，当其是相应的经脉则力量大盛，所以相应经脉的病证也会减轻。

且看图 2-1-2，三阳经相对疏离，三阴经相对重合，而且在阴尽阳生之时（图中丑寅卯之时），少阴、厥阴与少阳重合。昼则人气在三阳，夜则人气在三阴，人体休息睡眠时间大约 8 小时，约占一天的 1/3，所以三阳主时要比三阴主时多，因此在图中三阴时域短且多有重合。

人气是由阴出于阳的，起始的运动便是厥阴"合"的运动，厥阴风木，风是压力的传导。木曰曲直，看一颗种子发芽，种子是屈曲的、挛缩的、浓缩的，发芽的过程便是由屈到直的过程，先是吸水，增加压力，涨破皮壳，子叶舒展，茎干伸直。厥阴"合"的运动类似于种子发芽的过程。"合"便是收紧，制造压力，压缩排浊。"合"便是把散于血脉之中的气血合于少阴脉之中（冲脉），然后少阴脉盛，压力足，

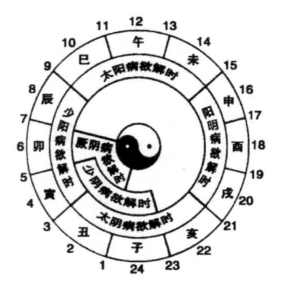

图 2-1-2　六经欲解时图

聚而生热，燃精化气，炼化精专。精专者成于少阴，流通于脉中，行于细微处可出于脉外。精专者其热足，其行疾，是为少阴君火之源，少阴君火又为人体之地下之火，本命之源，人体热力的主要提供者。少阴君火有 2 个渠道可为全身敷布阳气，其一少阴君火透达于三焦，少阳三焦阳气外传于太阳，太阳敷布阳气于表；其二通过少阴本经向表部透达、敷布阳气。人体阳气由内向外自厥阴始，故厥阴为阴之绝阴，有阴尽阳生之性，看六经欲解时相在丑寅卯，其中卯时正当清晨 5～7 点，正是清晨，阳气生发的节点，这时相也对应着阴尽阳生。从一年来看厥阴欲解时是冬末春初，这也是阴尽阳生。在图上我们还可以看出厥阴时相位在太阴少阴之后，所以说两阴交尽是为厥阴。说完两阴交尽的厥阴，那么两阳合明的阳明就好说了。阳明时相位位于少阳太阳之后，所以这就是两阳之合了。日月为"明"，日月虽然都能够提供亮光，但是月亮的光不可与太阳同日而语，这个"明"字也在提示着光线从强到弱，阳明在合，阳明在收，收的是气，收气增加压力，人体的气渐渐入于血中，这是收藏之始。当阳明在收时，下一步太阴开血脉，展开血脉空间，这样卫气才能入于阴中。厥阴的合，合血脉，使气出于三阳；阳明的合，合经气，使卫气入于三阴。当厥阴合时，少阳是展开的，展开来接收少阴的气，当少阳的经气充盈之时，太阳是展开的，这样阳气就敷布于表了。六经就这样进行着开合枢的运动，应天地的周期变化而变化。

（六）十二经脉运行与开合枢

经脉系统主要包括十二正经和奇经八脉，这十二正经是人体主要的经脉，它是三阴三阳衍化而出的，分为手三阴三阳和足三阴三阳。天人地的"三元及一"的系统，神在天为玄，在地为化，在人为道。道通天地，道通阴阳，这天地之道便是大自然的生命之环，其在人者便是这经脉系统。十二经脉的运行有这样的特点：当人体上肢上仰时，这十二经脉走向便呈现出阴升阳降的特点。天地之间，地气上为云，天气下为雨，这人体亦是如此，地气是为阳气，天气是为阴气，阳升而阴降。

十二经脉的运动是个纵向的运动，在十二经脉纵向运动时还伴随着横向的运动，这个横向的运动便是为三阴三阳开合枢所主导。具体说一下，当手三阳经在纵向运动之时，其三阳之间也在进行着开合枢的运动，这开合枢的运动调控气血运行和总量，这样十二经脉的运行与十二经脉开合枢的运动便形成了立体的网络状的关系，人体是复杂的，简单的平面化模型描述不了复杂的气机运动，所以古人才用了三阴三阳的生理病理模型。在《素问·阴阳离合论》中这样说："是故三阳之离合也，太

阳为开，阳明为阖，少阳为枢。三经者，不得相失也，搏而勿浮，命曰一阳……是
故三阴之离合也，太阴为开，厥阴为阖，少阴为枢。三经者，不得相失也，搏而勿沉，
名曰一阴。"

十二经脉纵向的联系交接大致遵循着阴阳表里经的交接，以及阴阳同名经的交
接，具体内容可参看相关书籍。这些联系与沟通并不能反映出开合枢的运动规律，
比如说手三阳经之间要进行开合枢的运动，其间必然有横向的联系与沟通，那么充
当十二经脉之间的横向联系与沟通的使者又是什么呢？答案是：奇经八脉。奇经八
脉中任、督、冲脉三条大脉主要沟通大脑与五脏这两个调控中枢，而其他五脉则主
要横向联系沟通十二经脉，有奇经八脉的横向联系，所以十二经脉在纵向上有其循
环交感的运动，在横向上就有了开合枢的运动。下面简单介绍一下奇经八脉的知识。

奇经八脉的分布规律：奇经八脉的分布部位与十二经脉纵横交互，八脉中的督
脉、任脉、冲脉皆起于胞中，同出于会阴，其中督脉行于背正中线；任脉行于前正
中线；冲脉行于腹部会于足少阴经。奇经中的带脉横行于腰部，阳跷脉行于下肢外
侧及肩、头部；阴跷脉行于下肢内侧及眼；阳维脉行于下肢外侧、肩和头项；阴维
脉行于下肢内侧、腹和颈部。

奇经八脉的作用：一是沟通了十二经脉之间的联系，将部位相近、功能相似的
经脉联系起来，起到统摄有关经脉气血，协调阴阳的作用；二是对十二经脉气血有
着蓄积和渗灌的调节作用，奇经八脉犹如湖泊水库，而十二经脉之气则犹如江河之
水。奇经八脉之中三条大脉不仅有湖泊水库的功能，而且更大，恰如大海，任脉为
阴脉之海，督脉为阳脉之海，冲脉为十二经脉之海，又为血海。

三、六经之间的关系

六经之间的关系，首先是本经之间的关系，其次是表里两经的关系，最后便是
六经开合枢之间的关系。

（一）本经之间的关系

本经之间的关系，可以用阴阳顺逆气宜神机的理论推导，如厥阴风木，这里本
经之间的关系主要是风和木之间的关系，风与木相应，就像一对夫妻，表面上夫唱
妇随，相似度极大，其实从内里看，风和木也是一对阴阳，也存在着差异性。风能
够使压力减小，带来气血的流动，木则能够制造压力，这些压力也能够推动气血运

行，所以风与木相应。

少阴君火，在天为热，在地为火。热是能量的聚集，而火有宣通之性，能够使能量均匀地散开，所以说热与火相应。少阳相火同少阴君火。太阴湿土，在天为湿，在地为土。湿在天而形成云雾，土有中和氤氲之象，所以二者也是相应的。阳明燥金，在天为燥，在地为金。燥胜则干，有收敛之象，而金石者坚而凝，故二者亦是相应的。太阳寒水，在天为寒，在地为水。应天之寒气而水下行潜藏，故两者是相应的。

（二）表里两经的关系

表里两经的关系是拮抗、调控、协调的关系。太阳寒水与少阴君火相拮抗调谐也，主导着人体的寒热变化；少阳相火与厥阴风木相拮抗调谐也，主导着人体的压力变化；阳明燥金与太阴湿土相拮抗调谐也，主导着人体的燥湿变化。关于表里两经的关系可参看上篇第七章三标本中气的中见章节。

（三）六经开合枢之间的关系

六经开合枢之间的关系要复杂一些，而且有明显的时相性。以一日为一周期来看，昼则人气由三阴出于三阳之中，夜则气门闭人气藏于三阴中。且看图 2-1-2，太阳开正是巳午未，阳气最盛之时，太阳开，气门亦开，人气出亦多。待到申酉戌之时，气门渐闭，气渐收，气被压实，此时太阳开机将渐弱，如果太阳开机强而不弱，则必然太阳与阳明相争而不协调，所以太阳与阳明是一对阴阳。同理太阴与厥阴亦是一对阴阳，其间也存在时序性，也有着拮抗调谐的关系。

从申酉戌开始，气血始收。阳明合，气合于少阳，少阳枢转于少阴之中，太阴开，气血归于里而潜藏。此卫气夜行于阴是也。从丑寅卯开始，阴尽阳生。厥阴合，血合于少阴，少阴精专枢转于少阳之中，太阳开，气血行于表而升发。此卫气昼行于阳是也。是故三阳之离合也，开合有度，太阳开阳明合，开合有时序，以成潮汐。三经者，不得相失也，搏而勿浮，命曰一阳。三阴之离合也，太阴开厥阴合，开合有时序，以成潮汐。三经者，不得相失也，搏而勿沉，命曰一阴。少阴少阳同为枢，其中流通转合顺时而行，昼则少阴出于少阳，夜则少阳入于少阴。是故，少阴与少阳也是一对阴阳。

至此六经开合枢的关系还有两个，即：太阳与太阴的关系和阳明与厥阴的关系。白日的时候太阴的开中携带着更多的少阴君火的成分，所以此时太阴更能够散精，精也能够出于脉外，这些精为太阳的开提供了资粮，卫气津液分布到更广泛的微末之处。到了夜晚少阴的热力不盛，太阴无少阴君火之助则难出于脉。所以太阳的开与太阴的开在升清散精方面是相应的。

阳明的合与厥阴合：阳明的合压缩气，压缩气则气血将入于阴；厥阴的合压缩血，压缩血则血气行于阳。经云："金木者，生成之终始也。"在五行者为金木，在六经者为厥阴阳明。

四、生命的潮汐

以前读《古中医学的圆运动》以及黄元御的书时，心中就下意识地认为人体的气机运动就是转着圈子做圆运动。想一想那张土枢四象的图，确实就是转圈运动。其实这些图会给中医学子造成误导，从而认为人体基本的气机运动是转圈。

生命环的运动也是不断循环往复地进行着圆运动，但这是在大尺度上看，抽象地看，实际上生命基础的运动形式便是阴阳离合的运动。老子说："天地之间，其犹橐龠乎。"这天地间就像有个大风箱，气机被压缩，然后舒张，再压缩，再舒张，天地间基础的运动形式便是如此，人体亦如是。气是无形的，气机的运动也不容易觉察，但这种运动形式表现在水上便很直观。苏子瞻曰："清风徐来，水波不兴。"波澜便是这种运动形式的直观表现，当这些波澜聚集起来发生在海里时便是潮汐。潮汐是在月球和太阳引力作用下形成海水周期性涨落的现象。在白天的称潮，夜间的称汐，总称"潮汐"。

人体之内气血最基础的运动形式也是压缩舒张，其外在表象也如这潮汐一般，发生在白天的是卫气昼行于阳的"潮"，发生在夜间的是卫气夜行于阴的"汐"。发生在白天的是气的浪潮，发生在夜晚的是血的波澜。多年前读过王唯工教授的书籍《气的乐章》，书中记载的气血的运动便是这胀缩的运动，一会儿前进，一会儿后退。王教授所言气血的运动也如这潮汐一般，具有潮汐的象。

我认为三阴三阳的离合运动是最基础的生命运动，太阳与太阴的开便是气血的涨，厥阴和阳明的合便是气血的落，开合之间有枢进行枢转、容纳、交感、变易、缓冲、调控。这样开合有度，以成潮汐，法天则地，随应而变。少阴枢与少阳枢皆有"枢转、容纳、交感、变易、缓冲、调控"的功能，这可不是区区一个门轴可以代替的。

海水因日月的引力而形成潮汐，那日月的引力对人体有没有影响呢？人在三界内，身在五行中，我想日月运动对人体肯定是有影响的，三阴三阳离合的运动便由这日月的运动主导。白日为阳，阳气蒸腾，人气便是要顺应这天气以升发动荡，逆之则病；夜晚属阴，月华柔弱，人气也是要应这月华以收藏潜纳，顺之则康。白天的时候人要进行运动、捕猎、进食等一系列活动，待到夜晚气血便静下来，五脏进行工作，整理、收纳、排浊、恢复秩序。是故，白日卫气成潮，夜晚血气成汐；白日气在三阳，夜晚血在三阴。

　　三阴三阳开合枢的运动表现出来的就如潮汐一样，在我们身体之上我们观察到的潮汐现象，一是脉波跳动，一是呼吸的运动。脉波就是一涨一缩的运动，呼吸是伴随着胸腹起伏的运动。呼吸运动是我们人体能够自主控制的运动，呼吸的一张一缩影响着气血的运行，所以人体可以通过呼吸运动来调整气血的运行，因此道家传承下来不少呼吸吐纳的养生功法。呼吸也即是气体被压缩舒张，压缩舒张也是阴阳离合的运动，呼吸是一种节律，通过呼吸也能够调整节律，这便是吐纳养生的原理。写到这里我不禁想起《思考中医》的一段关于"肺主治节"文字，原文大意如下：中基之中把"治节"说成"治理和调节"，这个解释有些牵强。"治节"应该与时间相关，"节"可以理解为"节气"，另一层含义就是"关节"。书中还把中医的思想强行与易经象数的思维联结在一起，如肋骨二十四根对应二十四节气，这就更牵强了。我历来不赞同中医与易经强行结合，易经上的一些知识太玄，太空泛，落不到实处，强行捆绑中医与易经对中医是一种伤害，因为中医是看病的，是实实在在的学问。

　　那么"肺主治节"有什么含义呢？"节"的本义为：竹子或草木茎分枝长叶的部分。如：竹节、节外生枝。衍义为：引申为"物体的分段或两段之间连接的部分"。如：关节，两节车厢。看到"节"字，我就联想到竹节，竹子一节一节的，挺有规律的。"肺主治节"一词，"治"是治理的意思，"节"是节律的意思，当然二十四节气也是一种节律，但把"节"理解成"节气"的话，便会失去太多其中涵义，也将失去其中神韵。呼吸与心跳是人体最重要的节律，我们不能自主控制心跳，却可以部分控制呼吸的节律，所以就有了肺主治节的说法。在《素问·平人气象论》中说："人一呼脉再动，一吸脉亦再动。"通常情况下，肺主治节的功能维持着呼吸节律与脉搏节律，构成了 1：4 的比例。人在紧张之时可以尝试着深呼吸，这样可以平抑紧张的心情，更深更长的呼吸可以统联身体更多部分，改变身体的节律。《庄子·大宗师》曰："古之真人，其寝不梦，其觉无忧，其食不甘，其息深深。真人之息以踵，众人之息以喉。"这就是说圣人呼吸深又长，可以到达脚后跟，这样的呼吸节律可以统领全身，真人对节律的把控已是得心应手。有节律代表着有秩序，代表着稳定，所以真人睡觉睡得深，醒来无烦忧。

　　生命的潮汐也是人体能量运行方式，看看大海的海浪，一浪又一浪，能量便这样聚集又散开，能量便这样一簇一簇地前进或者后退。人体对气血有一定约束，有一定的压力，突破某个阈值则能量气血便会喷薄而出，能量的冲出不是平静的，它是一团一团的，便如潮汐一般。在开合枢的运动中，太阴开血脉，主散精，散精于皮毛肌肉，然若无少阴精专为之引导，太阴之精难出于脉。太阴之精主要来源于水谷，与人而言太阴之精也是宝贵的，精是精华，在人体之中是众多物质的一部分，而少阴之精专由命火所炼化则更为珍贵、更为稀少。

　　更年期综合征的患者可能对潮汐有更深刻的体会，每晚临睡之前，有气自下而上冲，然后面部烘热，潮热汗出，苦不堪言。能量运行如潮汐，如果人体不能够很好地约束能量，不能施加一定的压力，这能量将泛滥而肆意。在《伤寒论》有不少对"气上冲"的描述。比如桂枝加桂汤治疗气上冲心的奔豚之症，传统认为病机是心阳虚，下焦阴寒（肾）气上冲，桂枝有温阳平冲降逆之功。其实我最想不明白的就是自然界中寒气都是下降的，热气才是上升的，那为什么人体的阴寒之气会上泛呢？阴寒上行这是逆自然之规则的。正常的气上行是不能被我们感知到的，剧烈的、速度快的气流上升才会让人感到不适。"气上冲"的感觉是由压力差过大引起的，解决的办法是增大气上行的阻力，桂枝汤敛咳收汗。一方面可增加表的阻力，另一方面，阳明的"合"的功能可使卫气回流至少阳枢，三焦元气盛可约束气上冲。桂枝加桂汤以辛甘味为主，我们以方药测证，然后方药脉证相互对应，这样可以增加认知，桂枝加桂汤增加了桂枝用药量，更增加了辛收的力，桂枝加桂汤治奔豚症，这个气上冲更厉害。另外，用了甘味药，太阴湿土之药，太阴开血脉，则缓冲压力。

五、气宜病与神机病

　　人体的疾病可分为神机病和气宜病，这神机病基本就是三阴病，我们知道三阴之主是为五脏，五脏为神机所发之地。何谓神机呢？神机是人体产生秩序的地方，也就是为人体生命活动产生基本秩序，以及应对外环境的变化而产生相应变化的秩序。气宜病是因外环境的变化导致人体系统失稳，这时神机还是正常的，所以人体还能够有条理地应对外环境的变化。三阳病多属于气宜病，病至三阴则多属于神机病。发生神机病时不仅难以应对外环境的变化，而且自身也出了问题，神机也不能够正常发，所以三阳病较轻浅，三阴病较危重。

或问，三阳经连于六腑，那么三阳之神机发于六腑吗？太阳寒水、阳明燥金、少阳相火为三阳，三阳的调控中枢不在六腑，而在人的大脑。大脑与五脏同为调控中枢，大脑调控三阳，五脏调控三阴，两中枢紧密联系，传统中医常把大脑的功能也算作五脏之上。大脑也是神机所发之地，主导着运动、捕猎、防卫、饮食等生命活动。关于气宜病和神机病后文还将结合具体的案例细谈。

六、六经五行辨证

（一）六经五行辨证是以经脉理论为基础的辨证体系

我建立的六经六气五行理论模型，其基础思想来源于《道德经》"三生万物"的思想，结合内经的相关论述，逐步梳理成"以三为基"的新中医体系。以其解构伤寒经方之学。三一新中医体系的特点便是以三为基的五行与六气结合，五行与六气的结合在人体的表现形式便是气宜神机之变，而联系内外、气宜神机的便是经脉系统。所以六经辨证体系便是以经脉理论为基础，《黄帝内经》曰：在人为道。

（二）六经五行辨证明理为先

不管什么辨证模式都是先要明理，六经辨证也要明理，而这个"理"便是六经的工作机制。所以在六经各论论述中我对"理"这个环节论述较多，以期通过说理来对六经有个全面的认识，找出经方背后的逻辑链条，补全经方，方证全景，以及抓住基本病机，提纲挈领，总统全局。

现在中医界研究经方者何其多，其中有一个思想令我很不舒服，那便是认为经方要与《黄帝内经》《难经》脱离，甚至认为中医阴阳五行是无用的学问，于是来自日本方证的对应经方思想甚嚣尘上。尽管中医的阴阳五行理论在传承过程出现了很多偏差，但是我们不能够因噎废食，全盘否定。无论医经派还是方脉派都是可以相互融合的，其实研究方证对应也是好的，这些都是对传统思维的一种有益的补充。

某中医大家提出"方证就是辨证论治的尖端"，我对此不置可否。亦有人提出"抓主症"的观点，我对此亦无话可说。脱离病机去抓所谓的"主症"，信奉"但见一症便是"，见到和书上描述相似的症状就用经方，这实际上需要医者有强大的观察力，有敏锐的直觉，有丰富的临床经验，而这些能力需要多少病患才能磨砺而出呢？现实中初学者如何才能具有这般的机遇与成长环境呢？而所谓的"抓主症"真是犹如撞大运了，若撞上了，便谓"经方能治大病，经方能治难病"，笔之医案，传于后人，再经后人吹捧，就成了所谓的经方大家了；若撞不上，则要么换方重撞，要么转而求之于时方，但唯一相同的一点是，若不见效，则绝不记录入其医案当中。后人见到的，照样还是其"神来之笔"，丝毫不损其经方大家的名头。

（三）以"五"论"三"

在学习《伤寒论》时经常看到有人用脏腑的病机来阐释六经辨证，如用肾阳虚，心火盛，肝气不舒的病机等来解释六经的问题。就以少阴而言，我们可以谈论心肾的病机，但只做到这一步是不够的，还要向前推溯，心肾同属少阴，所以还要找出心肾的共性，还要把病机归属到少阴之上。而且心肾虽为少阴主，但还不是少阴的全部（还有气宜），也只是少阴之神机之所在。

脏腑辨证体系以"五"为基，而《伤寒论》三阴三阳是以"三"为基，所以我们一定把"五"回溯到"三"，这样才能找到基本病机。我们知道，至三才能成一，至三才成系统，"五"是由"三"发展延伸而来，"六"也是由"三"延伸发展而来，五六之道以三为基，因此用脏腑病机阐释三阴三阳的辨证是说不清楚的。三为基础的道理，五六是其延伸，用爸爸和儿子来比喻，三是爸爸，五六是儿子，爸爸可以阐释儿子，儿子难以解释爸爸。

以三解三，方为正解。我的"三元及一"理论体系是一个全新的角度，不一样的视角看到的风景不一样，所以我文中多有与众不同的思维。譬如爬山，《伤寒论》是一座至今无人企及的高峰，古今上千医家攀登，但见好行处皆摩肩接踵。人多好行处，自古至今不知多少人尝试攀越，至今无人登顶，可见其山高令人仰止，但同时也说明此路难通。我于不显处，背人之处，寻一狭径，独自摸索而寻路。我读经典，旁及诸多杂学，多年思悟之后，心中方有一框架，心有定见，读经解经体悟良多，以此解构伤寒亦顺畅异常。我读书不多，学问不深，成人教育出身，混迹于基层，然多年来未尝泯灭好奇之心，勤于思考，所以才会有这本书的出现。我像一个孤独的行者，我似一个寂寞的剑客，就像唐·吉坷德一样拿起长枪、骑着马勇敢地对着硕大的风车冲锋。学医多年，行医多年，就像一个寻路的旅人追寻着真理的方向，一路前行。

第二章　病机与气宜

一、病机之机

关于病机与气宜的提法在《素问·至真要大论》里有 2 处，一处说"审查病机，勿失气宜"，另一处说"谨候气宜，勿失病机"。可见这两句话互相关联。下面我们先从病机谈起吧。所谓病机，往往认为是病理机制。在百度百科中这样描述病机。病机，是指疾病发生、发展、变化及其结局的机理。病机，是指能够涵盖各类疾病的病机变化，包括阴阳失调和邪正盛衰 2 方面。以上论述的病机是现在的主流认识，这里我也谈一下我对病机的认识，这也是从另一个侧面看病机。

我认为"审查病机，勿失气宜"这句话的"病机"一词并非一定指疾病的病理机制，如果这里"病机"是病理机制的意思，表示着疾病发生、发展、变化及其结局的机理，那么病机已隐然代表着疾病的全部，这时提气宜又有什么意义呢？直接说病机不就完了吗？在《黄帝内经》中显而易见把病机与气宜对等提出，处于平行的位置，而且病机与气宜不分主次，可见病机和气宜都是非常重要的课题。刘力红教授在《思考中医》一书中谈到了这个话题，刘教授认为病机就是气宜，气宜就是病机，这显然也是不恰当的，因为《黄帝内经》是经典，显然不会玩这样无聊的文字游戏。

病机与神机只是相差一个字，我认为神机之"机"与病机之"机"有着相同的含义。"机"古义弩机，有机括之义。这机括是有形质的，机括位于事物的关键位置，如弩机位于弓弩的关键位置，有开合的作用，把控着箭矢的发射。人体之中也有着众多的机括，也有着开合的作用，其开合调控着气血的运行。神是人体流散的秩序，神有调控之能，主导调控着人体关键部位"机括"的开合，神是主导调控"机"的，故称神机。人体的五脏是最重要的产生秩序的地方，五脏藏神，所以说神机在五脏。五脏为神机之所发也，发于全身，主导全身之机括，调控着气血的运行。五脏为神机之主，而人体的皮毛、肌腠、经脉为神机之用。经云，血者，神气也。精专营气，毛精合脉，行气于府，府精神明。卫气者，充肤，泽毛，司开合。开合便是机的功能，司开合便是神的功能。府精神明，这玄府便为神所调控。

玄府称之为"府"在于其能包裹，有府就有门，不然神气无法出入。那么，管理这个"门"的组织是个很关键的工作岗位，因为它主导着气的出入，气的不同出入影响着气机，不同气机展现出不同的功能。因为管理玄府开合的位置很关键，我们称之为"机"，为了区别在里的"神机"，且称为"玄机"吧。玄机与神机有什么区别呢？神机是产生和整理神（秩序）的地方，玄机是接收神（秩序）的机关，并实现相应的功能。在天为玄，玄机可以接收天之信息（神），然后把这些信息回传到人体的调控中枢，这中枢包括头脑与五脏；玄机还能够接收人体调控中枢的信息而产生相应的功能；最后，玄机还接收五脏传来的精气（秩序），从而有了一部分自我调控功能，这个秩序来自里，没有精气的供给玄机将失去自我调控的功能。

机不仅仅只位于汗毛孔之上，肌肉、腠理、血脉、筋膜、胃肠黏膜，乃至内脏，只不过分布在五脏与头脑的我们称之为神机。人体无处不有"机"，一如刘完素在《素问玄机原病式》中所说："玄府者，无物不有，人之脏腑、皮毛、肌肉、筋膜、骨髓、爪牙，至于世之万物，尽皆有之，乃气出入升降之道路门户也，人之眼、耳、鼻、舌、意、神、识能为用者，皆升降出入之通利也，有所闭塞，不能为用也。"刘氏认为的玄府包括府与机，他把二者混而言之，其实分开言则理论更为明晰。机的功能是开合，机的病理是开合不利。卫气有一个作用是"司开合"，卫气里藏有神气，故能司开合。一个玄府，上面有开合的机（门），门开物质能量信息流出去，门关物质能量信息流进来，实际上这就是开合枢的运动，枢是什么？枢是玄府。是故，把府与机分开来讲会更好一些。

人体之中五脏在里，主导营血整理与制造。血者，神气也。卫气的神气来源于血，卫分是发挥功能的地方，可以说卫分就是干活的。人的皮毛与胃肠黏膜分布的玄机最多，这些玄机都在卫分，只能够接收来自卫分的精气与神气，但是它不能够直接利用营血的营养，也就是说营分的物质必须到达卫分才能够发挥功能。分布于五脏与头脑的神机也是一样，也只能够接收卫分的气，我们的五脏不仅仅只有血脉，它也是有卫分的。人身无处无营卫，神机在五脏与头脑，它也干活。阳在外，阴之使也；阴在内，阳之守也。分布五脏的神机也需要五脏之营血供养。如果"机"得不到营血的供养，机会病，从而开合不利，无论神机与玄机皆如是。神机开合不利，难以整理气血，制造神气（秩序），玄机开合不利，则气血郁堵，相应组织失去正常功能。病机，简而言之就是"机"病了，机病了包括2个方面，一是机括的形质发生了改变，不能行使正常的生理功能，第二是主导机括的神紊乱了，不能主导调控机括的开合。无论是机括的形质发生改变，还是秩序紊乱无神可主，最终都会导致"机"病了，故称病机。针对机无神所主所导致的病机，我们主要是调整系统稳态，增加系统秩序；针对机括的形质发生的改变，我们采取的方法是改善其血气供给，静养休息，慢慢恢复机的功能。机括的性质发生改变有2种情况，第一，开合的阻力很大，开不得，这是实证的表现；第二，机括松弛，合不住，这往往是虚证的表现。

二、形与气

以上谈了病机之机的含义，这病机与气宜对应的是形与气。这"形"说的形质，生命体中相对静止的部分，如皮毛、筋膜、肌肉、骨骼，等等。气呢？是指生命体中相对流通的事物，如气血津液。之前我们说过阴平阳秘的含义，阴是形质，阳是气血。阴要平，一是身体形质要平衡中和，二要道路要平，要通畅。阳要秘，气血流通，能向外行，亦能向内流通，秘而藏，生机不失，系统稳定。阴平阳秘说的就是形与气，《素问·上古天真论》言："上古之人，其知道者，法于阴阳，和于术数，食饮有节，起居有常，不妄作劳，故能形与神俱，而尽终其天年。"这形与神俱谈的也是形与气的事。

病机与气宜，这机便是指形体，形体的关键部分为"机"，机病了，影响了气血的运行。机病了，需要一个好的环境进行休养生息，就像人病了到疗养院里，风景优美，各项供给充足。这个好环境就是"气宜"。气宜是人体内里或者表面以血气营造的气场，一个温度、湿度、压力以及营养供给都适宜的气场。《黄帝内经》说"审查病机，勿失气宜"，意思在说有了好的气宜，病机就会好；另一处说"谨候气宜，勿失病机"，也是在强调气宜的重要，等候天时制造出好的气宜来。

人体的气宜与大自然气候息息相关，气候是大自然的气宜，气候变化使人体的气机产生了变化，这就是人体的气宜。天有六气，大自然的气宜可类分为6种，即：风、寒、暑、湿、燥、火。大自然的气宜也称为外气宜，也是显气宜。人体的气宜称为内气宜，也是隐气宜。大自然的气宜是流动的气机造成的，同理，人体的气宜是流动的气血造就的。人体气机的变化也有 6 种，即：风、寒、暑、湿、燥、火。

人合天地之气生，四时之法成。毫无疑问大自然气候能够影响人体，而且人体的气机也能够适应或者对抗大自然气候变化，适应与对抗是为了保护人体自身系统的稳定性与和谐性，这就是上篇基础理论所论述的阴阳顺逆的原理。外环境的变化首先影响到了人体外的大气层，与这一层产生了交互性感应，由表及里进一步引起人体气宜的变化，所以中医说风为百病之长，因为风极伤人体之外这一层。

气宜是人体的气机的状态境况与变化，那么气宜之"宜"又如何理解呢？这个"宜"是适宜的意思，像宜居城市一样很适宜居住。气机的状态境况与变化在一个适宜的范围，这就是气宜。营造气宜对维持人体系统的稳定与和谐有着不同寻常的意义，当外环境的信息传递到五脏及人脑这些调控中枢之时，这些人体最大神机便会产生相应的应对措施，调控着气血和气机，以对抗适应着外环境的变化，保持人体系统的稳定。

神机调控着气宜，气宜反作用于神机，这也是形与气的关系。恶劣的外环境会损伤我们的机体，损耗大量的秩序，于是"机"病了。机病了又影响了气血的运行，形气相感。六气变化超出人体适应范围，这就是失了气宜，则会导致气机紊乱，气血运行不畅，这是先失气宜，后伤神机，这是外感病，也是气宜病、三阳之病。另一种情况，神无所主，机病则气宜亦乱，此为神机病，也是三阴之病。气宜病病在三阳，神机病病在三阴。三阳之病往往伤的是形质，使机的形质发生改变，不能正常地开合；三阴之病是人体内的秩序紊乱，无法提供正常的秩序，导致人体之机括无所主，亦不能正常地开合。

三、病机十九条

以上谈论了病机与气宜的关系，《至真要大论篇》又继续谈了病机十九条。黄帝问："愿闻病机如何？"岐伯说："诸风掉眩，皆属于肝。诸寒收引，皆属于肾。"像这样的病机，岐伯一共回答了十九条，这就是著名的十九病机。病机十九条中五脏病机各一条，上下病机各一条，其他是风热火湿寒等，六气中独缺燥之一条，后来刘完素在《素问玄机原病式•六气主病》中又添上"诸涩枯涸，干劲皴揭，皆属于燥"这一条。

五脏是人体最大的神机，五脏病，神不出，气血难荣皮毛肌腠等，于是玄机病；

诸六气变化异常，连带人之气宜变化异常，气血运行紊乱，则形体皮毛、肌腠等失养，则玄机病。玄机病影响气血运行，顺着经络也会伤及五脏。《金匮要略》言"经络受邪，入脏腑，为内所因也"指的就是这种情况。病机十九条中五脏病机各有一条是神机病，其他是风热火湿寒上下等皆属于玄机之病。

岐伯接着引述了《大要》的一段话："谨守病机，各司其属，有者求之，无者求之，盛者责之，虚者责之，必先五胜，疏其血气，令其条达，而致和平。"其中，"有者求之，无者求之"与"盛者责之，虚者责之"这两句话是对称着说的，"有者求之，无者求之"是言神机的，说五脏的。机病了，是神无所主，还是神有所主？神无所主则无者求之，这是五脏的病，是神机之病。神有所主，这表明是六气异常变化导致形体的机病，这是气宜病，外感病。在此之前一句话是"谨求病机，各司其属"，这就告诉我们要分清气宜病还是神机病，简而言之就是分清表里。

"盛者责之，虚者责之"是言气血的，是说气机的。机之病必影响气血的运行，形气相感，形气相应。郁而盛，不荣则虚，郁则生热，不荣则寒。岐伯接着又解释道"必先五胜，疏其血气"，五胜说的是五脏关系，调整五脏关系使五脏正常的工作，生产提供正常的秩序。然后说疏其血气，这是调畅气机，营造利于人体稳定的气宜。

"必先五胜，疏其血气，令其条达，而致和平"。这句话说了最重要的治则，通过治疗我们要达到什么目的呢？就是气血运行通畅，故经言：令其条达，而致和平。欲想气血运行通畅，首先五脏的关系要和谐，如是则能提供使系统稳定的秩序，其次必然要条达道路，使道路平则气血运行通畅。显然，我们治疗最重要的目的是使气血运行通畅。讲到这里就讲到主题词：结。有结，则机病；有结则路不平，气血运行不畅。

外感六淫，失了气宜，伤了气血，形体之皮毛肌腠等之结成，于是玄机病。内伤五脏，神机不出，神无所主，形体之皮毛肌腠等处亦可成结。为什么成结呢？没有气血荣养，没有秩序提供，最终形体将丧失正常机能，一如铁器不用会生锈，道路不清则会长草。

四、《汉书·艺文志》之通闭解结

《汉书·艺文志》记载："经方者，本草石之寒温，量疾病之浅深，假药味之滋，因气感之宜，辨五苦六辛，致水火之齐，以通闭解结，反之于平。"《艺文志》上这段话谈了经方的概念，这里提到"通闭解结"一词。"闭"乃闭塞，"结"乃结聚不行，这些都是形质的问题，也是阴不平的问题，闭结成而机病，机病也多由于闭结。于是，《汉书·艺文志》着重指出经方的作用在于"通闭散结，反之于平"。闭结二字，其实是因结而闭，所以这两个字也可归纳为一个"结"字，人体的皮毛、肌腠、筋膜等关键之处称为"机"，气血最容易在关键之处结聚不行，所以这些机最容易成结。

中医的病因繁多，多种多样，外有六淫所感，内有七情作乱，无论哪一种病因作用于机体，均能使脏腑功能失调，气血运行不畅，秩序紊乱与丢失，这些都能够造成病机，于是结成矣。故朱丹溪云："气血冲和，百病不生，一有怫郁，诸病生焉。"所以大多病症的发生发展，无论寒热虚实都可导致不同程度的"结"。如桂枝汤证，人道是表虚之证，岂不知其证有虚有实，成结之处郁阻气血而为热，为头项痛。其通畅之处因压力而致汗出津液丢失，此阴不平也，形体的不平，压力分布不均衡；另外阴不平也表现在气血运行道路的不平，有结也，结聚不行，卫强（僵）也，不能均匀散布也，故体痛项强也。

机之病必生结，百病之由在于结，治则通闭解结，疏其血气，故《汉书·艺文志》对经方作用高度凝练成"通闭解结"这4个字。本书从这个层面对六经病定义为：六经病者，六经有结也，结在何经为何经病。如结在太阳，则太阳难开是为太阳病。经方的作用在于"通闭解结，反之于平"。

五、伤寒之结

"结"字最早见于《素问·阴阳别论》，其中有"结阴者，便血一升"之语，以及《素问·至真要大论》中"结者散之"，前者为病，后者言治。张仲景在《素问》论"结"的基础上，更是扩大了"结"的范围，《伤寒论》中的"结"，遍及全篇，全文共有50处论及结。这些结从病证、症状、脉象以及病因病机等多个角度论述，由此可见"结"在《伤寒论》中是占有重要位置的，尤其是以结论述病因病机者更为重要。

如136条："伤寒十余日，热结在里，复往来寒热者，与大柴胡汤；但结胸，无大热者，此为水结在胸胁也，但头微汗出者，大陷胸汤主之。"此条提到了热结、水结，这是以病性形容结。下面又提到结胸，这是以部位形容结。再如144条："妇人中风，七八日续得寒热，发作有时，经水适断者，此为热入血室，其血必结，故使如疟状，发作有时，小柴胡汤主之。"此结为血所结，结在血分阴分。340条："病者手足厥冷，言我不结胸，小腹满，按之痛者，此冷结在膀胱关元也。"此处之结，一为结胸，一为冷结，结胸是以部位而言，冷结是以病性而言。除此之外，还有阳微结、脉结代、阴结、阳结、脏结等结之证。虽然《伤寒论》明言结之处有五十，但这还是狭义之结，《伤寒论》中脏结是结，结胸是结，那么痞证病理上有没有结的原因呢？痞满不舒，气机不畅，这显然已具有结聚不行的特征，故痞证病理中也是有结的。《伤寒论》中狭义之结具有鲜明的征象，故以结名，而广义之结可能结之象不是很明显，所以不以结名。如太阳伤寒麻黄汤证，脉紧，恶寒而体痛，汗不出，这明显就是结聚在腠理、在皮毛。又如太阳中风桂枝汤证，病理中也是有结的因素存在的，伤寒本以汗解，今汗出病不解，脉浮，头项强痛，可见未全通也，此为不平也。阴不平，有的地方通，有的地方不通，压力分布不均衡，气血分布不均衡，故汗出证不解。阴不平是因结之存在，所以桂枝汤证病理上是不可否认结之存在的。其实大多的病证都是虚实夹杂的，这是阴不平，这是有结之存在。在气候上，灾年有时旱有时涝，这是不平。在社会上，有人富有，有人贫苦，这也是不平。历史上到了王朝末年，贫富差距加大，土地集中，民不聊生，这是更大的不平，朝代将被颠覆。人体之中亦是如此，阴不平则生命之环将会打破，血气流通将紊乱，秩序将丢失，这一切莫不是结之乱乎？

阴不平因有结，结聚阻塞通路，血气紊乱，秩序丢失，影响系统稳定和谐，不能与天地合一，于是天地正气抗邪以出，以通闭解结也，以维护稳定也。于是症状纷出，这种表象往往是人体通闭解结的外在表现，这是恢复健康的代价。以下《伤寒论》第97条形象地表现出这一切："血弱气尽，腠理开，邪气因入，与正气相搏，结于胁下。正邪纷争，往来寒热，休作有时，默默不欲饮食。藏腑相连，其痛必下，邪高痛下，故使呕也，小柴胡汤主之。服柴胡汤已，渴者，属阳明，以法治之。"

结之成而导致各种症状，人体通闭解结也会有各种症状表现，当我们看到纷繁的症象时，乱花渐欲迷人眼，这时我们应该寻一寻"结"，这是病之根源所在。下面以图解的方式谈谈结。

六、郁虚结图解

先谈谈郁结，郁结给人的印象大多是实证，岂不知郁结之中也有虚的一面。郁是指气血，气血聚而为郁；结是指形体，阴不平而为结。郁与结是相互影响的，形气相应，形气相得，郁可成结，结可致郁。

气血与形体都是三元及一的，即水火土是一家的，不可分离。三元之中，土主形质，有形之象，故土多为郁，土有相对的多，有绝对的多。郁有三郁，结有三结。火亏土水多，为寒湿郁，成结为寒湿结；水亏火土多，为燥热郁，成结则为燥热结；土绝对多，水火亦多，为湿热郁（浊郁），成结为湿热结（浊毒结）。另外还有一种特殊的情况，这种情况不能称为郁结，即：土多水火俱亏，成结为虚结。此时，正气已亏，气血已弱，虽有结，但气血鼓荡不起，故无郁而有结，这种情况多见于三阴病、神机病。

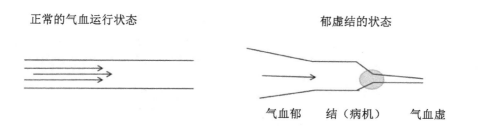

图 2-2-1　郁虚结图一

以图 2-2-1 可知，郁结在病理往往是虚实相兼的，故图 2-2-1 又称为郁虚结图。结阻于通路，病于机，气血至者为郁，气血不至为虚。物相聚则生热，故郁则生热，气血不荣者则生寒。下面再以图解的方式谈谈伤寒与中风。

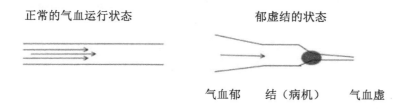

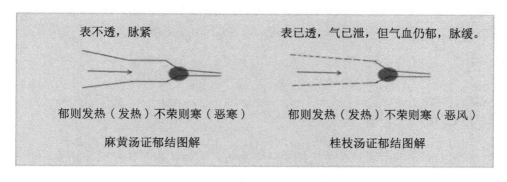

图 2-2-2　郁虚结图二

如图 2-2-2 所示，太阳伤寒与中风，都是太阳开路的郁结，其虚的一面在于皮毛侧，不荣则寒，故有恶风恶寒之证。太阳开路被阻，气血郁则发热，故伤寒中风都有发热之证。太阳伤寒表不透、汗不出，压力大，郁结甚，故脉紧而热甚；太阳中风表透汗，压力缓和，故脉缓，因其郁结未解，故有热。

太阳为寒水，易为寒所伤，伤于寒者恶寒，伤于风者恶风，同性相求是也。太阳伤寒多为寒湿郁，结为寒湿结。太阳中风表已透、汗已出，其郁初为寒湿郁，结为寒湿结，但随着津液丢失，水火土比例不同而变化，津液亏多时，其郁可化为燥热郁，结可成燥热结，郁结成燥热时其病性则变为太阳温病。燥热之郁结更易阻于阳明，阳明燥金，同气相求是也。大自然天气亦是如此，今年天气燥热，已经半年多没有下一场透雨了，燥热在上，水气难下。图 2-2-3 是三阳郁结的病理图，可参考。

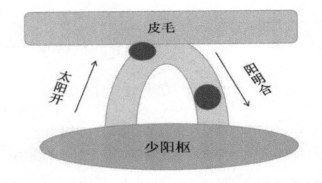

图 2-2-3 三阳开阖枢图

少阳相火，其性湿热，故少阳郁结，湿热为多。少阳郁结虽多见于湿热，但不尽见于湿热，太阳病和阳明病都可传至少阳枢，其病性在传变过程会影响到少阳郁结之性质。临床上当平脉辨证，随证治之。以上为三阳病郁结图解，三阴病仿此，兹不赘言。

七、正气抗邪

正气抗邪是中医界一个主流的说法，其实，人体生病了，机病或结聚，但人体拥有自我通闭解结的能力，这就是正气抗邪。

民国中医学家祝味菊有自然疗能说，我们可以参照，祝味菊在《正气与治疗之关系》一文中这样说："正气与治疗之关系。中医治疗，向重正气，凡疾病之得失轻重，皆视正气之有无强弱为转移。但正气二字，在人体上究为何物，竟有此种左右疾病之能，从近世科学中揣摩揣测，吾以为中医之所谓正气，即西医之所谓自然疗能是也，何谓自然疗能？组织人体之细胞，各个皆有独立之生活机转，凡有益于生活者则取之，有害者则弃之，若遇外因侵害，则起反应作用以抵抗之，此反应作用，名曰自然疗能（若发热咳嗽呕吐下痢脓溃之类）。自然疗能，所以使疾病有自然痊愈之倾向，疾病之痊愈或死亡，亦视细胞之自然疗能缺乏与否以为断，据此以观正气与自然疗能，皆有转移疾病之权利，皆为疾病之关键，其势力与作用，实一而二二而一者也。故正气二字，即视为自然疗能可也，正气之意义既明，更进而言其与治疗之关系，夫正气为人体之要素，任何人不能离正气以生存，亦任何医学不能舍正气以救人。医学之为用，不过辅助正气以调节病变而已。顺正气者生，逆正气者死，此自古治疗之大法也。"

对于祝氏之说我甚为赞同，人体系统有自我修复的能力，亦有自我调整的能力。外环境时刻在变化，人体系统也时刻在调整从而维持和谐稳定的状态。气宜所立，神机相随。当外环境变化超出一定范围，这就成了邪，产生病机，人体稳态中心不能正常恢复，这时候人体产生一系列生理病理反应，这些剧烈的反应也是为了人体的稳态中心恢复到正常，恢复到中和，这就是正气抗邪。一如祝氏认为："夫正气为人体之要素，任何人不能离正气以生存，亦任何医学不能舍正气以救人医学之为用，不过辅助正气以调节病变而已。顺正气者生，逆正气者死，此自古治疗之大法也。"

人合天地之气生，人是天地的孩子，天地在运动，天地有秩序，人体从天地间获得秩序，这便是正气。人的运动以及人体脏腑、经脉、皮毛、腠理等要合乎天地的运动，要同频，要共振，如是则为与天地合一。合于一，则得秩序，此，正气之源也。医者当明天地人之理，顺势而行，凡药饵内服或针灸外治者当以扶助正气为先。

人之有病不外于气血紊乱，秩序丢失，于是则机病，于是则结成。结成阻塞气血来路，气血不出也，气血郁滞；结成阻塞气血，气血不荣而至于虚寒。正气者欲行合一之道也，于是则通闭解结是也，使结聚散，气血流通，秩序恢复。

伤寒之中处处以正气为本，察正气之所在，正气之所欲，立扶助正气之法，以通闭解结是也。现举例说明一二。15条："太阳病，下之后，其气上冲者，可与桂枝汤。"太阳病结聚于来路，太阳不开也，当疏其来路之结，如是则方为通闭解结。

今用下法，逆正气之势也，于是正气对冲更为猛烈，出现了气上冲的症状，这时还是应该顺应正气之势，用桂枝法行闷润之法，以通闭解结是也。再如太阳病，外症未解者，不可下也，下之为逆。又，结胸症，其脉浮大，皆正气抵抗病变之表现，倘医不能助其向外调节而反下之，则与正气背道而驰，故曰逆，逆则有伤正气，引病内陷，病变百出矣。

八、气血流通即是补

记得在安徽中医学院上学时，最是喜欢读书，每每休息日都要去书店看书，那是一段单纯而快乐的时光。因为学中医，所以看中医书最多，那时也对中医充满了兴趣。其实上学期间，读得最多的中医书不是《黄帝内经》或《伤寒论》，因为那时读不懂，也不知道经典很重要。那时我读的医书种类很杂，其中看得最多的一本书是吴师机的《理瀹骈文》，这本书反反复复读了很多遍，惊奇书中用膏药外贴治病的种种妙思，毕业之后行医之时也憧憬着用膏药治百病，于是熬膏药做薄贴，捣鼓了很长一段时间。《理瀹骈文》中有一些话至今记忆犹新，即："人病不外气滞血凝。及阴有寒湿，阳有燥热而已。观病机十九条，文曰皆属。皆即统也。病可统而药不可统乎？知其要者一言而终。"其又言："气血流通即是补。"可以说《理瀹骈文》是我的医学启蒙书，吴师机的话也深刻影响了我。病证与症象千变万化，其病在机，找结就可以了。审查病机，无失气宜，结在六经之何经，为何经病，通闭解结，疏其血气，令其条达，反之于平。气血流通即是补，气血流通可以补虚，可以通闭，可以解结。然通亦不可强通、硬通、猛通，疏通气血要通得全面，通到细微处，通得温柔，润物细无声。

苦味宣通，辛甘闷润，此皆为解结之法，《伤寒论》中还有不少解结调平之法，这些都是基本药法，待以后再说吧。

九、疗疾的两大法则

疗疾的两大法则：第一，维稳之法；第二，解结之法。维稳之法，即是协调五脏五行的关系，使之和平，与外环境相应，这也是《黄帝内经》里讲的"必先五胜"。而解结之法便是通闭解结，也是岐伯说的"疏其血气"。这2种法则不仅仅是伤寒的治疗所遵循的，也是温病治疗遵循的，亦是内伤杂病遵循的法则。

第三章　太阳病纲要

一、太阳开机解

《伤寒论》中太阳病篇条文最多，《伤寒论》六经病脉证并治篇共有 398 条，太阳病篇即占 178 条，占比几近半数。太阳为开，统营卫总领人身之大表而为六经藩篱，是外邪入犯人体的第一重门户，而且其传变以及误治变证也特多。伤寒示人以规矩，太阳为感邪之初，疾病的传变有迹可循，有理可推。是故，仲景撰著《伤寒论》时尤重太阳病篇。清代吕震名是较早勘破此点的医家，故其尝曰："太阳一经，乃伤寒家开手工夫。"诚如斯言也。

（一）太阳本义

太阳有哪些意义呢？首先我们先来看它的本义，太阳本义为日，也即是天上的太阳。人体的太阳类象于天上太阳，故两者有一样的名字。王冰说："阳气盛大，故曰太阳。"

我们知道天上的太阳，带给我们温暖，带给大地生机，万物生长靠太阳。太阳的光从不吝啬，太阳普照大地，万物都能享受其恩泽，不论其强大或弱小。人体的六经之一太阳也有阳光一般的功用，我们身体的各个部分的细胞，甚至身体的微末之处，一样沐浴在温暖的、营养充沛的津液里，沐浴在卫气的海洋里，这就像大地上的生物沐浴在阳光里一样。太阳为开，开卫气，散津液于微末。来自少阳枢府的相火是热烈的，而经由太阳散布的津液是温煦的、营养的、生物的。太阳为开，散津液于微末，因其开散，故能化少阳相火而生温煦之生气也。

（二）太阳之经

以往研究《伤寒论》的人，有的认为六经就是讲经络，有的认为除了经络还有脏腑，有的认为六经是讲界面，这就告诉我们，六经的概念内涵非常丰富，它不是一个方面，它是多方面的，也是多维的。它包含经脉、脏腑、气运（五行六气）。

这里我们只是从经络的角度看看太阳的意义。太阳的经络分为手足太阳经，特别重要的是足太阳经。足太阳有什么特色呢？足太阳起于睛明，上额交巅，然后下项夹脊，行于背后，沿着人的身后、腿后，最后到达至阴。我们比较一下十二正经，发现足太阳是最长的一条。它的分布区域在十二经中是最长最广的，特别是布局于整个身后这一点非常有意义。太阳病提纲证中有"头项强痛"的说法，这是与太阳经的循行相关。

二、形气相得、形与神俱

下面 4 个小节可视作一个独立章节，这 4 节主要论述六经，我之所以把它们放在太阳开机解之内，其实是想着把太阳开机放到六经整体里去。其实人是一个整体，六经也是一个整体。

（一）气血有来去

人体气血的运行有来有去，想一想看只有来路或只有去路都是不成立的。人体气血的来去围绕着枢进行，通过前面的学习我们知道，三阳主气，三阴主血。三阳之枢是为少阳枢府，少阳枢府包括三焦以及蛛网膜下腔。少阳枢府为津液之海，为气之海，其涵藏者，广大也。因其广大，故为之海，故为之枢。三阴之枢是为少阴冲脉，冲脉连于心肾，心肾者少阴之主也。少阴冲脉为血之海，心肾者精神之所出，其涵藏者，亦广大也。因其广大，故为之海，故为之枢。

营血之来去，太阴为开，厥阴为合。卫气之来去，太阳为开，阳明为合。阴阳相贯，气血相通，血伴气而行，气随血而至。人身处处有气血，间或血不能行处，如皮毛、筋膜、腠理之处，然其下者其内者亦有微细之血脉。三阳主气，三阴主血，人体处处有气血，人身处处亦有六经。六经者，言其整体也；分经者，言其个体也。

六经整体的运动是为开合枢的运动。三阳主气，三阴主血，凡津液卫气行于经络之中者皆为三阳之所主，凡营血精专行于血脉之中者皆为三阴之所主。血气之在三阴三阳者，首先遵循的是系统整体的规则，然后又有着自身系统的特性。

或问，六经之经脉是为个体，其有经络，亦有血脉，今言三阳生气，三阴主血，人身处处有六经，何也？每个经脉都是大的整体下有小的整体，小的整体依照大的整体而构建，六经整体有气有血，是故六经个体亦有经络血脉，此同象同气而生之也。人合天地之气生，天地之间，地气上为云，天气下为雨，此为大自然界水气循环，是为生命环。人体之气血，大自然之云雨也，人体之气血循环亦为人体生命环是也，可见人体的气血运行也是依照大自然的法则的。

个体之经脉者，如太阳经，有其分布支配区域，在其循行之所就像它的家。太阳为开，这是六经的法则，所以太阳先要执行"开"的工作，"开"则从少阳枢府散布卫气津液于表（皮毛侧），以及散布卫气津液于里（胃肠道），这些都是开，这是太阳的功能。举个例子，警察的主要工作地点是警察局与派出所，但是警察不能够只管理警察局与派出所内部的事，还要管理社会治安。所以经脉不仅仅管理自身分布支配的区域，而且还有其系统整体上的功能。

如果社会治安不好，那么警察就会很累很忙，警察局也会鸡飞狗跳，不得安宁。把这个例子放在人身上，当遭受寒邪时，最伤人阳气，太阳经有温煦之能，寒邪至，太阳经奋起抗邪，所以太阳经很累，太阳经累所以其循行之处更容易出现问题。如伤寒为病则头项强痛，头项处太阳经所循行之处。另外一种情况，警察本弱，警察局人力不足，则难以维护治安，则社会秩序紊乱。类之于人体，太阳素弱，则易于感邪。

以上谈了整体与个体的关系，个体服从整体的法则，个体也有着不同之处，有着自身的特性。从整体而言，太阳为开，阳明为合，这便是气的来去；太阴为开，厥阴为合，这便是血的来去。气血附丽，阴阳相贯，合在一起便是气血的来去。气血有来去，以合四时五行也。四时交替，六气更迭。六经之分也，各有特性，太阳以应寒水，太阴以应湿土，阳明以应燥金，厥阴以应风木，少阴少阳以应火也。整体的运动和规则也决定着个体的特性，以社会而言，警察有警察的特性，学生有学生的特性，这是社会法则决定的，应之人体亦是如此。

人体处处有气血，气血有来去，气血展现出开合枢的运动，此运动应于四时五行也，故人体处处皆有六经。六经者整体也，处处者局部也，局部服从于整体，类象于整体，此为合一。人体处处皆是整体系统法则的体现，是故人体处处皆有六经也。气血有来去，是故太阳难开者为太阳病，阳明难合者为阳明病，太阴难开者为太阴病，厥阴难合者为厥阴病，少阴少阳不涵藏、难于枢转者为少阴少阳病。

或问，血有来有去，是否就是静脉、动脉的循环，气有来有去，是否就是组织液、淋巴液的运行？太阴的开像动脉之行吗？厥阴的合像静脉之行吗？其实这里面有相似的地方，具体的还要进行详细的研究与对比。静脉血是回心的，动脉血是远心的，这一点确实与血脉开合很相像。但是静脉与动脉的区分，是以心为中心，以近心和远心来区分，而三阴的开合枢以心肾冲脉为中轴，这个运动与静脉回心、动脉远心相比还是有着不少差异的。另外三阳的卫气津液的循行相比于组织液、淋巴液的运行，也是有着相似之处和差异之处，这些可以作为课题，以待以后的研究。

（二）山水复相逢

阴阳离合论是《素问》之中的重要篇章，这里提出了阴阳离合开合枢的运动，可以说没有这篇文章我是无法写这本书的。这篇文章提出六经的工作机制，而这种三阴三阳开合枢的工作机制就是伤寒的理论基础，也正是我们苦苦追求的伤寒条文背后的机理。我虽然多次引用注释这篇经文，但是我还是未能理解它的全部真义。

在《素问·阴阳离合论》中有这样一段经文，即："阴阳𩇕𩇕，积传为一周，气里形表而为相成也。"气里形表，这很形象，气在里形在表，我们看看脉，脉管是形，血液流动在于里，血液的流动是靠精专营气的带动，血脉之中流动着营气。我们再看看卫分，分肉之间，腠理之间流动着卫气津液，分肉、膜腠这些都是形，这是人体之中具体而微的结构。我们大些范围看一看，人体的皮毛是有质有形的，皮毛约束着气血的循环。我们再放大一下尺寸，地球的大气层也是有形的，地球的引力束缚住大气层，这大气层也是有形质的，大气层之内云升雨降，这也是气里形表。相比于火星，火星的大气层非常稀薄，这构不成气里形表的结构，所以火星上没有生物。"气里形表"虽然只有短短的4个字，却也点出生命的奥秘。天一生水，地二生火，人气成三，联通天地，关乎众生。这个生命的基本模型已经包含在这短短4字之中。经典就是经典，可谓是："一语之要，坚如磐石；一义之出，灿若星辰。"从具体而微的气脉循行，到大一些的气血循环，再到天地间的水气循环，这一切无不是天地法则的具体体现，从大到小，其理一也。

俗语说："青山不改，绿水长流。"山不转水转，山静而水动。气里形表，形如山是为静，气如水动动不休。阴阳𩇕𩇕，积传为一周，气里形表而为相成也。积传为一周，山水复相逢矣。一幅山水画，山水是和谐的，山水是相应的，这样才是美的。激流而配险滩，大河而有雄堤，溪流得遇浅石，绿水流于花间。人体的形气也是相应的，形裹于气，气滋于形。当卫气津液充盈于腠理分肉间，散布于微末，如是者，卫气强形亦强，因为有卫气津液的滋养，形表才有很好的代谢，才能营养充足，活力满满，气充而形实，所以这时形能够很好地裹住气。若卫气弱，未能充盈于腠理分肉间，散布于微末，则形表得不到营养，带不走废物，所以形表的功能得不到保障。形裹气，当形表的功能失常时难以裹住气，所以有时候我们看到汗出，我们常常考虑是表虚的问题，考虑到腠理疏泄，但这可能是卫气虚弱的问题，也可能是郁结的问题。气弱难以养形，于是形不裹气；气郁则形结，津液不至，亦难以养形，亦可致形不裹气。形不裹气则气泄，有热者则为汗出。所以有时候汗出未必就是表虚，这有可能是郁结造成的。积转为一周，山水复相逢。周而复始，此为秩序。若有郁结，道路阻塞，则山水难相逢，秩序乱矣。

（三）莫愁前路难

《伤寒论》首论太阳，太阳病有伤寒，有中风，有温病等，而其中又以论伤寒、中风最多。太阳为大阳、巨阳，故常被寒气所伤。人体为寒气所伤，名曰伤寒，《伤寒论》以此来立论，由此可见伤寒之中藏有玄机，蕴有变化，可为标本也，可为规矩也。

学习中医时，时常会感觉中医之理甚是奇妙，太阳为阳之大者，偏偏又要寒水相配。细究于斯，明于斯，未尝不慨叹造化之奇，阴阳之妙哉。太阳为开，输卫气津液至于皮毛，至于胃肠。皮毛及黏膜愈至其表，其血脉气络愈细微而散，卫气津液散而生寒，气散而生寒，此其一也。人是恒温动物，体温常高于周围环境温度，外环境比较寒，与皮毛相接，太阳输津液卫气于皮毛，常与寒气相接，故应寒水也，此其二也。卫津与寒接，如云气之化雨水也，天气下为雨，津液卫气因失温而凝结，不至于过多外泄，顺承而下，保津液也，此其三也。

自古伤寒之病为外感病伤人最著者，张仲景序中曾言："余宗族素多，向余二百，建安纪年以来，犹未十年，其死亡者，三分有二，伤寒十居其七。"历来我们对困苦的百姓生活是这样形容的，即：缺衣少食。冻与饿是阻挡古人生存之路的两大坚垒，古代人们受冻饿而死者何其多哉！饿了使人虚弱，但冻了却使人生病，甚者会要了性命。故言伤寒伤人最著，伤于寒而变证纷出，变证之中皆有脉络，皆有迹可循，伤寒的常与变隐见病机。是故，《伤寒论》以伤寒立论，伤寒示人以规矩。

卫气之来也，太阳之开也，因寒而瘀滞，此为寒郁。卫气因寒为瘀，形表因而为结，气里形表相成也，而成郁结也。郁指气机，结为形变。寒邪伤人，由表及里，郁结在表，阻塞通路，前路有难，太阳难开。此伤寒之常也。

人体之中，三阳在外，三阴在里。三阳之中，太阳为开，开散于体表微末，伤寒由表及里，故寒气先伤太阳。旧注称"太阳为一身之藩篱，主肤表而统荣卫"。太阳伤寒而成寒郁，寒郁而致形结，郁结而致身热。人体的气机总是向外的，今向外的通路被堵塞，而人体三阴不虚，还在为三阳提供支撑。这就像马路上堵了，后面还有很多车辆源源不断地开过来，这就造成堵得越来越厉害。人体有自愈的能力，正气能抗邪。郁则生热，热者生清，热者力大，这正是通关的力量。郁结为不通，于是人体产生热力、压力、风动来散郁解结。郁结为静，为不动，制静以动，于是乎人体之中产生风动的力量，风由中而出，故名中风。伤寒中风，汗出而解，此为人体正气抗邪外出也，然风动后汗出，病仍不解，且伤了津液，伤了津液又有变化，身体又会产生不同症状，疾病又要往深的方向发展。此为伤寒之变也。

伤寒有常有变，知常达变而得窥病机。莫愁前路难，人体最好的医生是自己。人是天地生的，当人生病时，秩序发生了混乱，人体自然从天地中汲取秩序来补充扶正自身紊乱的秩序，此之谓自愈力是也。

（四）春风入画卷

何以解忧？何以散结？曹操说：唯有杜康。生活中，人受寒后，喝些酒，轻症伤寒倒也能治愈。人常说喝酒可以散寒，事实上这并不是辛辣的酒散了人体的寒气，而是喝酒后人体产生一些反应，身体起了变化，这种变化能够通闭解结，于是身体散了寒气。那么这是什么原因产生了变化？或是说什么力量在通闭解结呢？

如图 2-3-1 闷润，是古代书画修复的一种方法，其主要目的是取出古代书画的画心部分，最精华的部分，去除画心之外的材料。古画的画心是裱背黏合在一起的，直接去揭的话，肯定会毁坏画心。要想安全地、无毁地、完美地取出画心，就要用到闷润之法。闷润之前先要对画心进行正面加固，这样就可以提高揭画心的成功率。对画心进行正面加固后，根据书画的不同保存状态，可以选择使用卷闷、展闷等不同方法。

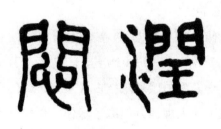

图 2-3-1 闷润图

卷闷法适用于比较完整，无破损折裂的书画。其方法是，将书画画面向下铺在案子上，用排笔在裱件背面均匀地刷一遍清水，观察背纸的吸水情况，如吸水性差可再刷一遍。然后画面朝内将其卷起，并以湿毛巾覆盖或用塑料膜包裹，以防止水分过快蒸发。随时观察闷润状况，闷至浆透揭即可。

展闷法适于破损严重或已经极度酥脆的古旧书画，不宜进行卷闷，而需采用展闷的形式进行闷润。其方法是，先选一块大于书画幅面的塑料薄膜或皮纸，以水贴平于案子上，将裱件正面向下展开铺平，用排笔轻轻地在背纸上刷清水，将其展平于塑料膜上。在裱件上方再覆盖一层塑料膜以保湿，同样闷至浆透易揭即可。

以上谈了古书画的修补之法——闷润，这闷润之法又与中医有何关联呢？闷润是为了揭心，实际上这也是通闭散结之法，装裱使书画与裱褙材料结合起来，这就是"结"。闷润之法就是要裱褙完整地、无伤地打开这个结。闷润散结的方法是可以借鉴到中医之中的，闷润也是伤寒之中通闭解结之时应用最多的方法。

闷润之法的 2 个核心是闷和润，润是加水湿润，闷是包覆，使水气均匀散布于组织间，水是流动的，在组织间可以流动。人体患病之时，皮毛常不自觉地处于收敛的状态，这就是"闷"的状态，闷的状态下人体的津液均匀散布，这就是"润"。对此，人体在患病之时，常不自觉地处于闷润的状态，想想看郁则发热，是不是一种闷润之法呢？是不是人体的自愈力呢？是不是能够通闭散结呢？

《汉书·艺文志》曰："经方者，本草石之寒温，量疾病之浅深，假药味之滋，因气感之宜，辨五苦六辛，致水火之齐，以通闭解结，反之于平。"我们应用草石之药，以水火制之，施闷润之法，以通闭解结。不同的疾病有不同的闷润之法，水火土一家，欲动土郁，当调水火，本草石之寒温以调水火也。水火土协调和谐，流动起来，此为通闭解结之法也。

在中药传统炮制方法中，亦有闷润之法。闷润是炮制方法之一。指将药材经洗或浸泡到一定程度后，取出，再盖以湿物，使水分充分渗入药材组织内部，达到内外一致，软化适宜，便于切片，是软化过程中一种最基本的方法。如质地坚硬的槟榔，先以水洗，再以水泡闷许多天，才能达到软化至可切片的程度。使用闷润之法炮制中药之时，闷之太过则中药有可能温度升高，温度升高则破坏中药品质。生活中有个例子，生豆芽捂得太紧，温度太高，烧坏芽根。加水太多，润之太过，则中药因此变得稀软，甚至腐烂。炮制中药的经验告诉我们，用闷润之法来通闭解结，一定要掌握分寸，恰好为度。《艺文志》曰："本草石之寒温，量疾病之浅深。"故把握分寸，以中和为度，斟酌用之。

闷润之法实际上就是营造"暑"的气宜，人体在暑天之时气血流通得最旺盛，气血分布于表，也最为细密均匀，这种情况下郁结最容易散，通闭解结也是最容易的。郁结有多种，解结之法亦要注意水火之关系，寒郁者助火以推动，燥郁者滋水以助流通。《艺文志》曰："因气感之宜。"感气宜之性而协调水火，此之谓也。

《伤寒论》常言"汗出不彻"，或"汗先出不彻"，何为"不彻"？即：虽发汗，但解结未彻底，卫气并不能够在人体均匀散布。这种情况下，不要认为汗出便是表虚，表虚之中亦有郁结。

春风入画卷，春风入于画卷，是一幅优美和谐的中国画。在古书画的修复之中，闷润便为解结，解开古书画的画心，与旧的裱褙材料分离，然后重新装裱使旧画成新。这样既不损坏古画的精华，又使古画焕发青春，故谓之春风入画卷。人病之时，多有郁结，通闭解结，万病回春。气郁形结，制之以风动，动其不动，亦尽得春风入画卷之妙也。

以上之4节之标题，择之而出成一小令：气血有来去，山水复相逢；莫道前路难，春风入画卷。

三、太阳提纲证

太阳病提纲条文有3条，即：第1、第2、第3条。第1条是之为病条文，是提纲证的基础条文，第2与第3条是之为病条文的发展与变化，是第1条的有益补充。我们看《伤寒论》要有一个发展的眼光，看到伤寒为病的动态变化。条文不是死的，它是活生生的、展现你面前的、活泼的、灵动的画卷。看《伤寒论》第1、第2、第3条是这样一个概念，那么看《伤寒论》其他条文也是这样的，下面我们将展现出条文的动态变化。

（一）太阳之为病

太阳病之为病条文，即："太阳之为病，脉浮，头项强痛而恶寒。"这一条提纲证指出太阳病的典型案例，是太阳病最具示范性的最常见的脉证。外感病以伤寒为首，《伤寒论》以太阳为首，太阳篇以此条为首。因此，这一条也是描述外感病最初阶段的脉证，后续有种种发展，亦有种种变数，皆由此条开始。

提纲条文一共论述了3个证，一为脉浮，二为头项强痛，三为恶寒，这3个证便成了鉴别太阳病的关键所在。脉浮，头项强痛而恶寒，这条脉证粗看起来像是描述太阳伤寒的案例。如果提纲证条文只是为太阳伤寒而设的话，那么第3条显得多余，第2条的太阳中风显得不和谐，至于第6条的"太阳病，发热而渴，不恶寒者，为温病"，那就是格格不入了。显然这里的恶寒不能作伤寒解，脉浮与头项强痛也不能作伤寒解。

如果只是平面静止地看《伤寒论》条文，你是无法理解第1条恶寒与第6条的不恶寒到底是什么关系，只有用动态的、发展的眼光去看，你才能够看清《伤寒论》内在的联系与背后的脉络。现在很多人研读《伤寒论》硬是把条文割裂来看，把条文类分归于某某方证，如桂枝汤证类方便是把所有桂枝类方的条文划拨在一起，这样有条文，有方证，有药物加减，归纳在一起可以很容易找出共同点，找到共性。然后分析这些共性，从而推导出经方的使用方法，这就是类方派吧，听说徐灵胎就是这样研究伤寒的。现在这一派非常流行，有中医界大咖，于是从者甚多。说实话用这种方法研读《伤寒论》确实有其独到之处，用这种方法可以很快上手经方，使用经方。但这种割裂也是极为致命的，抓住这种研究方法不放松，将不能理解伤寒的脉络与其背后的医理。下面具体谈谈"脉浮、头项强痛和恶寒"这3个证。

（1）浮脉

如李时珍在《濒湖脉学》中说："泛泛在上，如水漂木。"这里描述了一个浮脉的象，"浮"字有2层含义，一是指脉位的浮沉，脉位浮沉是什么意思呢？脉位是指寸口脉在人体肌肤间所处的位置，其位置靠近皮毛侧谓之脉浮，位置靠近骨侧谓之脉沉。人体脉位浮沉应一年四季不断变化，夏天脉位浅，冬天脉位深。"浮"的第二层含义，是手法浮中沉。即：切脉时的举按寻三法。手指轻触寸口脉，略微感觉脉跳时即为举之法，使些力中取为按，沉到底为寻。举按寻三法皆在感觉脉跳的范围内使力，除此之外亦有感知不到脉跳的举法与寻法。一是尺肤之诊，此法可察卫气是否充实；一是用手指寻摸桡骨茎突骨面的沉积物，此法可察卫气之瘀积。此处的脉浮是指脉位浅，轻触皮下即可得。脉浮的象上面已经谈了，脉为什么会浮呢？

我们知道人体气机总是向外的，向外的主力军为太阳的开，太阳散布津液卫气于皮毛微末，此时太阳开路上有瘀滞，后续而来的津液卫气便会聚集，气聚而有热，热气蒸腾，推动寸口脉浮起来。脉浮大多主病在表，太阳病瘀滞在表，故脉浮。然脉浮未必就是太阳病，诊脉之时应用些特殊的方法诊一诊瘀滞是否在表，若瘀滞在表当为太阳病。

（2）头项强痛

足太阳经起于睛明，上额交巅，下项，清人吴人驹云："项为太阳之专位。"太阳经的头痛往往是连项而痛，这成了太阳头痛的一个显著特点，而其他的头痛一般都不会累及于项。提起太阳与头项的关系，我倒想起少阴咽痛，太阳病反映在头项上，少阴病反映在咽喉上，这很对称。太阳与少阴相表里，太阳项痛与少阴咽痛也好似阴阳的关系。其实，头颈部是人体极其重要的关卡，此关卡位于三阴调控中枢与三阳调控中枢之间的位置。关卡之处道路促狭，气血易于此处滞留，项部为太阳经分布，故太阳病多致项痛。

太阳为开，散布卫津，其经脉分布上位于人体最高最上的位置（除督脉外），太阳经位于正中督脉经两侧，这个位置要比少阳与阳明高。如果是动物的话，四肢着地行走，太阳经分布的头项背便是最上的部位。从经脉分布区域看，太阳经是站在人体最外、最上、最高的位置，这是站在抗邪的第一线。而且太阳在项背分布排列好几条线，所占区域已满整个项背。故外感疾病首犯太阳，太阳经为外感抗邪第一经。

从经脉功能上说，太阳为开，散布卫津于皮毛微末，卫气者，温分肉，肥腠理，司开合。卫气者，水火土一体。寒气最易损耗火元，因而成寒湿结以阻塞来路，太阳开不得。同样，卫津中也含有丰富的营养与水分，不能荣于四肢微末，形实而机闭也。另外一个层面，太阳为开，卫津布于胃肠，当太阳难开之时，胃肠亦出现相应症状。从功能上言，太阳开的功能与外邪入侵是对冲的，矛盾是不可调和的。

人遇到寒冷常常会蜷缩起来，后背露出来，人体的后背要比腹部耐寒。人体后背是太阳经循行的地方，足太阳的主场，阳气盛大，所以寒冷时人蜷缩起来，让后背承担起抗寒的重任。人挨打时，也是蜷缩起来，后背比较抗揍。从以上3条来看，太阳经无论是从经脉分布上，还是在功能上都是抗邪第一经，尤为抗寒为著。

此处还用一个"强"字形容头项痛，强是强直、紧张、不柔和，所以，太阳的头项强痛还具有项部强直紧张、不舒缓的一面。项强的发生有2个原因，其一是因寒冷而致，寒邪凝滞，肌肉筋膜紧张而致项强；其二是因为太阳经气不足则项背肌肉紧张，如长时间伏案工作，项背的经脉循环主要为太阳经，太阳又为抗邪第一经，如果外邪入侵太阳奋起抗邪，则太阳经本部亦会有紧张状态，这也会引起项强以及项背强。写到这里，我们当有这样的观念，寒气虽易伤太阳，但是其他外邪也能伤太阳，非仅太阳一经也。外邪伤及太阳经本部能够造成项背强，伤及其他部位时亦可能造成项背强。太阳经为抗邪第一线，后方支持力量充足，抗邪于皮毛表层，支撑不住之时，病将入里。

（3）恶寒

恶寒最常见的原因是受寒，皮毛受邪，太阳开机必受阻，卫气外出障碍，不能温分肉，所以有恶寒一证。古人云："有一分恶寒，便有一分表证。"卫气因寒而郁，其结为寒湿结，寒湿结在皮毛，皮毛之中卫津不充，卫津火元弱。皮毛中有多种感受器，能够感知人体之气宜，并把气宜反馈到三阳之中枢（人脑）里去，卫津火元弱，这种气宜被中枢感知之后，产生恶寒的感觉。受寒是造成恶寒的主要原因，但不是唯一原因。下面我举个例子。今年（2023年）夏天天气异常燥热，我又喜喝热水，常常喝热水后汗如雨下，像流水一样。有次汗出正猛，妻子递给我一个猕猴桃，我吃下去后不久感觉到不适。先是恶寒，然后发热，又感到胃中不适，恶心。我这人感觉还是很敏锐的，当时在数分钟的时间内身体出现恶寒、发热、恶心的感觉，于是服了午时茶颗粒，很快不适的感觉就消失了。从这个案例我们可以看出，并非只是体表受寒才能够感觉到恶寒。当时身体汗出如雨，人体气机向外喷发，一个凉的猕猴桃入胃，打破了当时的秩序，冷的食物使卫气回收，气机外放的趋势为之一滞，前气已出，后气不继，故为恶寒。且冷的食物刺激人体，温度差异大，反馈到中枢，这就是异常的信号，会造成人体的气紧收敛，这也会造成恶寒。气紧收敛之后，热气又郁，所以又成发热。胃家受凉，而生反拒之意，故恶心欲吐；且皮紧气实，胃肠道压力增大，这也会造成恶心欲吐的感觉。

以上案例说明了食用凉的食物会造成体表恶寒，这食用凉物还是与寒有所关联，那么有没有不受寒而感受到恶寒的案例呢？人恐惧紧张时会两股战战，遍体生寒。临床上，风热外感也会有短暂的恶风寒期，很多感染性疾病发热前期都有恶寒的感觉，可见恶寒非为受寒所专有。另外情志性疾病也会有恶寒的感觉，如焦虑、恐惧，等等。

当人体遇到危险时，或为外邪所侵之时，人体往往采取防御的姿态，气紧而形实，这种状态会遏制太阳开机。气血回收，太阳难开，这种状态长久持续之后，则皮毛卫津火弱会造成恶寒的感觉。其实寒冷侵袭皮毛肌表也会造成气紧形实，气血回收，太阳难开，卫津火弱而恶寒。其实人体的皮毛内有很多温度感受器，当这些温度感受器缺气血时，就会反馈到中枢，这时就会产生恶寒的感觉。

写到这里小结一下，恶寒非为伤寒之专用，可由六气外感、七情内伤以及内伤饮食等因素所引发。恶寒最常见于表证，恶寒的原因由皮毛卫津不布而致。

以上提纲证条文的分析论述得出：脉浮指出病在表，头项强痛指出病在太阳，恶寒指出皮毛卫津不充。由此我们大致得到太阳病的基本病机，即：太阳开机失畅，皮毛卫津不布。

（二）太阳中风

太阳中风提纲证见于《伤寒论》第2条，原文为：太阳病，发热、汗出、恶风、脉缓者，名为中风。

（1）中风二义

这一条与"之为病"条文有什么区别呢？其实这条是之为病的发展变化。太阳病，太阳开机被遏，通路受阻，于是太阳经积蓄了相当的力量，其蓄力在人体的表现为脉浮头项强痛。当蓄力达到一个瓶颈之时，冲破阻滞，猝然而放，此时为动，卫气外泄是为汗，此为风。太阳病中风，中风第一层含义是因外感风邪而得太阳中风病；第二层含义是太阳开机受遏，人体正气抗邪，冲破阻滞，风从三阴而出，风从中而发，是为中风。

太阳病，中风，汗出而愈，其病解。这是太阳的一种转归，病很快就好了。另一种变化，汗出未解，汗出不彻，太阳开路的郁结并未全部解开。一部分解开了，体现出卫泄为汗。另一部分还是未解，表现为恶寒与郁热，病形如12条所言："啬啬恶寒，淅淅恶风，翕翕发热。"太阳中风，汗出病未解，因汗出可知卫气泄，其蓄力必将减缓，故脉缓。由上可见，太阳中风证是太阳病的后续发展变化。

下面我们谈谈外感风邪而致的太阳中风证，我认为这种中风证现实是比较少的，临床上太阳中风证多是太阳伤寒的变证。风为空气流动而成，风伤人卫气，令水火皆去而土郁；风令人体气血流动加快，人体气机向外的速度加快。当人体经受风邪之后，换到一个无风或少风的环境，这时如果人体机能正常的话，将很快适应当时的环境，气血敛，人体气机外放减缓，是为不病。当机体难以适应当前的环境，气机会快速外放，卫气泄而为汗，土郁而生热。其实这个病形也与上一种中风证一样，也是太阳开机被遏，卫津不得均匀散布于皮毛微末，有通的地方，也有不通的地方。通的地方卫气泄而为汗，不通的地方而生郁热。

（2）风为百病之长

风为百病之长，是指风致病能力超强。风是由空气流动形成的，空气从压力高的地方流动到压力低的地方就形成了风。人体内部亦如此，郁结堵塞通路，一面压力很高，一面压力低，当压力大的一方气血压力持续增高，必将冲破阻塞而呈风动之态，这也是风。人体内部的风，是为风的气宜，我们知道人体存在生命梯度，人体内部与体表存在着温度、压力、湿度的差异，这些差异促使气血向上向外运动，这是人体生命原动力。这种气血的流动也像大自然的风一样，从压力高的地方流向压力低的地方，这是生命的风。这种风在生理情况下推动人体气血循环运行，在病理情况下这种风可以通闭解结。

风为什么致病能力超强呢？人体皮毛外侧有人体的大气层，这个大气层可以保护人体，阻止多种外邪入侵。空气流动形成了风，风很容易破坏人体外面大气层，这样就破了人体的保护伞，使人体内部的气宜快速变化而发生紊乱。风为百病之长，风就像先锋官，主要担任破防的工作。风常夹杂寒、燥、湿、热等邪气，风为破防，他邪致病，风故为百病之长。观沙漠之中的阿拉伯人身裹长衣，沙漠燥热，再裹长衣岂不更热呀？此为防风，防住了风，就保住人体外大气层，可不易被他邪所侵。太阳中风证常常恶风，恶风之由皆因体外大气层为风邪所破，恶风避风以修复皮毛外大气层是也。

风虽为百病之长，但风往往不是致病的主力，风往往兼寒，风为破防，寒实能致病，故仲圣作《伤寒论》，以论伤寒示人以规矩，隐医理于条文背后，立三阴三阳六经之辨证，六经实能钤百病矣。

（3）中风治要

太阳中风古今多以表虚论治，实际上表虚之中有郁结之实，虚夹兼杂之证，正气尚足，当先以祛其实，解其结，结解卫气均匀散布，自能卫外而为固也。诸通闭散结者，当施以闷润之法，闷而润之，使气不散，使卫津均匀散布，辨寒温之气宜，滋水益火使水火土协调和谐，如是则结散矣。太阳中风之证用闷润之法来通闭解结，其具体方证为桂枝汤。原文如下：太阳中风，阳浮而阴弱，阳浮者，热自发；阴弱者，汗自出。啬啬恶寒，淅淅恶风，翕翕发热，鼻鸣干呕者，桂枝汤主之。

桂枝（去皮，3两）、芍药（3两）、甘草（炙，2两）、生姜（切，3两）、大枣（擘，12枚），上5味，口咀3味，以水7升，微火煮取3升，去滓，适寒温，服1升。服已须臾，啜热稀粥1升余，以助药力，温覆，令一时许、遍身漐漐（zhí zhí）、微似有汗者益佳，不可令如水流离，病必不除。若一服汗出病瘥，停后服，不必尽剂；若不汗，更服，根据前法；又不汗，后服小促其间，半日许令三服尽。若病重者，一日一夜服，周时观之，服一剂尽，病证犹在者，更作服；若汗不出，乃服至二、三剂。禁生冷、黏滑、肉面、五辛、酒酪、臭恶等物。

桂枝汤的服用与将息方法是非常有特色的，温覆啜粥，其实这温覆啜粥即是闷润之法，温覆为闷，啜粥助润。温覆则气能至于皮毛，但又不过度外出，从而使卫气均匀散布，啜粥以助太阴，太阴散精为太阳提供资粮，以防卫气出而后力不继。我觉得轻些的太阳中风之证，用这个方法就会好。

其实桂枝汤方药组成也是构建闷润之法的局，桂枝汤有：桂枝（去皮，3两）、芍药（3两）、甘草（炙，2两）、生姜（切，3两）、大枣（擘，12枚）。观方药为辛甘苦的构成，辛药有桂枝、生姜，辛味药敛气有闷之功。甘药有甘草、大枣，甘味药补津液，助太阴散精以补太阳，甘味有润之功。苦味药有芍药，芍药味苦，苦味宣通，辅助闷润之法以解闭散结，且芍药质硬兼有酸味，能入血分，能逐血痹，能够调理细小之血脉的痉挛。桂枝、生姜入于气分，协调气分；芍药入于血分，协调血分。桂枝、芍药协调气血，和卫调营是构成桂枝汤的重要成分。人们对桂枝汤历来评价甚高，柯琴在《伤寒杂病论附翼》中称桂枝汤为"仲景群方之魁，乃滋阴和阳，调和营卫，解肌发汗之总方也"，后代医家将此方誉为"仲景全方之冠"。但是古今皆未能把"闷润"二字透出，我觉得这才是桂枝汤的底蕴所在。

下面我们再看看汗出，这个汗出是有特点的，"令一时许、遍身漐漐、微似有汗者益佳，不可令如水流离，病必不除"，这里面规定了时间、地点位置、出汗的情况。出汗一时许，在时间要求上要长一些，这样汗出缓而透。遍身，汗出全身，要求出汗要遍身均匀分布。漐漐，《集韵》云："漐，汗出貌。一曰漐漐，小雨不辍也。"漐漐形容汗出如小雨状细密而润泽。微似有汗者益佳，这个是在说汗出要细密柔和。

综上所述，服桂枝汤以及将息之后要求汗出均匀、透彻、细密、柔和、布满全身，这种出汗说明了什么呢？说明闷润恰到好处，卫气均匀散布腠理、分肉、皮毛，微末之处亦不遗漏，卫气充盈腠理皮毛，于是则卫外而为固也。

闷润之法在《伤寒论》中的应用是十分广泛的，但是应用闷润之法要十分注意分寸，闷多少，润多少，皆有讲究。如桂枝汤证闷之太过则汗如水流离，此津液伤之太过，损伤太过则为亡阳亡津液。且卫气津液散泄之后，后力不继则又为郁结，故病必不除。闷之太过，亦可导致白虎汤证，其人本郁热过多且正气不虚，闷之太过，更增郁热，猝然夺关，卫气出如泄洪，则汗大泄，大烦渴不解。如26条言："服桂枝汤，大汗出后，大烦渴不解，脉洪大者，白虎加人参汤主之。"闷之不及则汗出不彻，卫气散布不均匀，病亦不除。润之不及气血亦难以流通，且水气不及则化燥郁。润之太过，水湿淋漓，邪恋难除。

（4）桂枝解肌

桂枝解肌之说见于第16条，即："太阳病三日，已发汗，若吐、若下、若温针，仍不解者，此为坏病，桂枝不中与之也。观其脉证，知犯何逆，随证治之。桂枝本为解肌，若其人脉浮紧、发热、汗不出者，不可与之也。常须识此，勿令误也。"

桂枝味辛而甘，辛则敛气，甘则补津液，桂枝一味亦得闷润之玄妙。医书云，辛甘化阳。这里我们想一下，辛甘之药能够使能量多起来，还是使能量分布更为均匀呢？三阳之病，尤其是太阳病，其实卫津并不缺乏，只是卫气津液散布得不均匀、不细密，未能散布到皮毛微末。因此，我认为辛甘化阳主要是为布阳之法，尤其在表之皮毛更以布阳为主。在胃肠道，辛甘法先是散布卫津于胃肠微末，强大胃气，因此而催生阳气，催生津液，此虽能生阳气，但还是以布阳为基础。闷润之法以辛敛甘滋为主，其实也是辛甘化阳之法。

桂枝解肌，何为解肌？又如何解肌呢？肌肉有条理，为筋膜所包裹，而筋膜之间有隙也，其内以行津液也。肌肉之间，筋膜之内，其细长者可以分肉为名；肌肉之间，筋膜之内，其宽泛者可以肉腠而言；肌肉之间，筋膜之内，其纹理相接之处可以腠理名之。何为解肌？答曰：肌肉解利是为解肌。《灵枢·天年》："五脏坚固，血脉和调，肌肉解利，皮肤致密，营卫之行，不失其常。"肌肉解利，津液卫气充盈其间，肌肉活动灵活，卫气津液运行通畅，此之谓解机是也。桂枝辛甘，辛甘化阳，行闷润之法，散布卫气津液于肌肉之间，筋膜之内，皮毛微末，是谓桂枝解肌是也。

下面再谈个问题。16条文有这样的说法，即："桂枝本为解肌，若其人脉浮紧、发热、汗不出者，不可与之也。常须识此，勿令误也。"这段话很重要，是我打开伤寒之门的一把钥匙。发热汗者不可用桂枝，这句话给了我很大的启示，因此我认识到桂枝的功能不是发汗，而是收敛。发热汗不出，当开泄毛孔，如果桂枝能够开泄毛孔，那就可以用，而仲圣谆谆教诲："常须识此，勿令误也。"《伤寒论》一字千金，而在此用了 8 个字，可见其中警醒之意。我们如果这样思考一下，大概就能明白其中原委。发热汗不出者，气郁甚紧，气结甚实，如果桂枝敛气，那么郁结更甚，体内郁火更盛，若猝然突破阻塞，压力突然释放，卫气津液必将大泄，或伤津，或亡阳，或为白虎汤证。变证纷出，正气足者尚可支撑，正气虚者将难明其转归。

世人皆言辛温解表，历史上误用辛温以发汗解表杀人无算，明清医家多有反思，于是创立温病学说。岂不知这不是《伤寒论》的错，而是我们未明仲圣之意，将他老人家的谆谆教诲置之于脑后。后来为了给辛温发汗解表之说背书，生生把麻黄苦味篡改为辛味，可笑之极也，蠢之极也，误人之极也，可悲者可叹。又有辛开苦降之说，谬矣，悖矣，误人之极矣。一如麻黄之说。

（5）营弱卫强

营弱卫强之说来自于《伤寒论》第 95 条，即："太阳病，发热、汗出者，此为荣弱卫强，故使汗出。欲救邪风者，宜桂枝汤。"

先谈谈邪风，风不正是谓邪风。太阳病脉浮头项强痛而恶寒，太阳开路有郁结，人欲通其阻塞，三阴三阳气血鼓荡，冲关夺将，将成风动之势。遽然之间，关卡已破，风势已成，是为中风。风正则关卡解，微汗出而愈。邪风者，其力不散，其势猛，冲出关卡，其力未竭，又冲出皮毛，卫气大泄，此卫气太强故气泄汗出，病不愈。卫气强实为卫气不散也，若卫气散布均匀则出气柔和，气聚则强，是以卫气强。另外，卫气强也是因为卫气的力量经过一段时间的压缩和蓄力而变强。

此条营气本不太弱，相比于卫气而言则为营弱。若卫气散布均匀，营卫力量或可平均，无有强弱。今卫气先有压缩蓄力，又局部聚集，在营卫对比上则是营弱卫强，在某些局部尤甚。卫气冲关，营气难为继，是为汗出病不解，且卫气分布不均匀，冲关不彻底，汗出也不彻底。此时以桂枝汤行闷润之法，使卫津均匀散布，使营阴充足，使出气缓和，如是则结解矣。

下面可参看第 53 条，这样可以加深对营弱卫强的认知："病常自汗出者，此为荣气和。荣气和者，外不谐，以卫气不共荣气谐和故尔。以荣行脉中，卫行脉外。复发其汗，荣卫和则愈。宜桂枝汤。"这一条与上一条相比无发热，无发热则卫气郁得不厉害，患者自汗出，说明卫气散布不均匀，局部或有强弱，于是条文里说"外不谐"。外不谐是言卫分不和谐，不协调，不均衡，局部有强有弱，卫气不得充盈而为固也，故行桂枝汤以闷润也。

（三）太阳伤寒

以上谈了太阳中风病是太阳病的发展变化，那么太阳伤寒亦是太阳病的发展变化。

（1）两种转归两种变化

看《伤寒论》太阳病有 3 个提纲条文，原文为："太阳病，或已发热，或未发热，必恶寒、体痛、呕逆、脉阴阳俱紧者，名为伤寒。"寒邪极易伤太阳，太阳病也多为寒邪作怪，当然也有其他邪，但着实以伤寒居多。太阳病脉浮头项强痛而恶寒，当太阳病时人体还在持续受寒，并没有更换到温暖的环境，这时寒邪入得深，发为太阳伤寒病。

太阳伤寒病是为寒郁，结为寒湿结，其结甚实，其郁甚重。其气郁重，必将发热，条文中言"或已发热"，此发热已成；"或未发热"，说明此热在酝酿之中，不久也将发热。寒郁，寒湿结，皮毛侧火弱水土为瘀，则为恶寒。"体痛、呕逆、脉阴阳俱紧者"，这反映出卫分气郁甚紧，卫气津液被压缩，储能增加，这也提示着当这些储能被释放时，其势必张狂。太阳伤寒结甚郁也盛，正邪相持，还未成风动的态势，病形以紧为主。这就像气体被压缩，分子只能小范围里振荡一样，太阳伤寒的紧象反映在脉动上，为脉阴阳俱紧。脉阴阳俱紧的第一种说法是寸口脉的寸尺皆紧，这里阴阳可指尺寸；第二种说法是寸口脉的浮沉俱紧，浮取寸口脉主要查的是卫气，浮之诊察血管壁以及血管壁之上的尺肤，此处紧，说明卫气紧；沉取寸口脉主要查的是营气，沉之查血脉之流动的血气，此处紧，振幅短而有力，说明营血里面也是贮能甚多。另外体痛、呕逆也是与"紧"相关，紧而压抑着，肌肤腠理之间营养进不来，废物排不出，故体痛。太阳不开，压力大传导至胃肠道，胃受压而有呕逆之感。

太阳中风发生在太阳病行进发展过程中，机体的蓄力已能够通闭解结，于是风动汗出，但汗出不彻，津液散布不均匀，是为太阳中风病。太阳伤寒亦发生在太阳病行进过程中，机体受寒甚，结甚郁也盛，正邪相持，还未成风动的态势，病形以紧为主。总的说来，太阳病就是一种闷润状态，人体欲通闭散结；太阳中风为闷润而生风动，但是汗出不彻，闷润不透；太阳伤寒郁甚结实，虽在闷润状态，但还未成风动，体内蓄力已甚，再行闷润下去，恐生变证，治当宣通，辅以闷润。

（2）伤寒治要

太阳伤寒的治则以麻黄汤证最为重要，这里以麻黄汤证为例进行讨论。对于麻黄汤证，有条文有方药者首见于第35条，其原文为："太阳病，头痛、发热、身疼、腰痛、骨节疼痛、恶风、无汗而喘者，麻黄汤主之。

麻黄（去节，3两）、桂枝（去皮，2两）、甘草（炙，1两）、杏仁（去皮尖，70个），上4味，以水9升，先煮麻黄，减2升，去上沫，内诸药，煮取2升半，去滓，温服8合，覆取微似汗，不须啜粥，余如桂枝法将息。"

通过上几节的分析，我们已经知道太阳伤寒病机，即：太阳开机失畅，寒郁肌表。那么应采取的治法也渐渐清晰起来，人体在竭力地通闭散结，但是郁甚结实，力有未逮，所以我们要注重通闭解结，开泄腠理。开泄的同时还是要卫气充盈腠理，使卫气均匀分布，因此亦用闷润之法。

麻黄、杏仁味苦，苦味宣通，开泄腠理。麻黄主在表，疏泄肌表；杏仁主在里，疏泄胃肠道。且杏仁气辛质润，大有辛而润之的意味，入于胃家，润而下气，以防麻黄开表太过，胃肠水分被抽干。杏仁味虽苦，有宣通之意，然实有反佐麻黄之意。

杏仁之于麻黄，一燥一润，一在表一在里，一上一下，互相配合，相互协调，共同起着开泄腠理、开泄皮毛之职。

"麻黄汤里用桂枝，杏仁甘草四般施"，这是我背诵的第一首方歌，麻黄汤除去麻黄、杏仁之外，剩下桂枝、甘草2味。桂枝、甘草辛甘化阳，共奏闷润之效，其一可以防止麻黄开泄太过，其二可以使麻黄发汗变得缓和，使卫气充分散布至皮毛微末，卫气充分散布之后结自解矣。所谓通闭解结，非强通也，非强解也，气血流通结自解矣，可谓是润物于无声，散结于无形。若强通之，强解之，病必不除。

其实桂枝甘草也是一个方子，《伤寒论》第64条："发汗过多，其人叉手自冒心，心下悸欲得按者，桂枝甘草汤主之。桂枝（去皮，4两）、甘草（炙，2两）、上2味，以水3升，煮取1升，去滓，顿服。"其中桂枝、甘草的比例是二比一，麻黄汤中桂枝、甘草的比例也是二比一，只不过桂枝甘草汤用量大一些，这样也可以视作麻黄汤中间有个桂枝甘草汤。桂枝甘草汤有什么作用呢？条文明确提出桂枝甘草汤能够治疗发汗过多，发汗过多是因为皮毛腠理开泄，压力猝然释放，人体的气机向外的速度加快，连带着心脏跳动的节奏也加快，于是心悸。此时应减少气机外放的速度，缓和卫气的外泄。应用桂枝之辛味，闷也；应用甘草之甘味，补津液，润也。

因此，为制麻黄发汗过猛，体内蓄力遽然放出，先以杏仁佐之，再桂枝甘草佐之，再以温覆之法闷润之。如是则几次三番将使麻黄发汗变得温和而细腻，而且润得透，发汗因而透彻。人体之中过度压缩的力，贮于卫分的蓄力，贮于营分的蓄力，则慢慢、缓和地释放出来。麻黄发汗时仲景设计了重重缓冲，若内热盛者，蓄积的力量更为剧烈时，如大青龙汤证，这时仲景反佐麻黄用到了石膏，石膏味咸直泄少阴，泻火之源，可谓釜底抽薪，麻黄石膏之配用于郁热盛结更实的案例。

写到这里我不禁感叹，仲圣真是面面俱到，可谓是菩萨心肠，都道伤寒经方力大雄浑，大开大合，又岂知仲圣心思之缜密细腻如斯！只道是经方力大出奇迹，于是有经方量效研究，推崇大剂量用药，岂不知这实在是没有学到经方之精华，只看到表面的现象，未理解经方背后的秘密。只有通晓经方背后的秘密，我们才能够举重若轻，闲庭信步，用药轻灵，化裁如意，四两拨千斤，轻剂起沉疴。

（四）太阳温病

太阳中风、太阳伤寒、太阳温病是太阳篇最重要的3个病，了解这3种变化将对《伤寒论》的理解非常有益。

（1）水亏的温病

太阳温病见于第6条，原文为："太阳病，发热而渴，不恶寒者，为温病。若发汗已，身灼热者，名风温。风温为病，脉阴阳俱浮，自汗出，身重，多眠睡，鼻息必鼾，语言难出。若被下者，小便不利，直视，失溲；若被火者，微发黄色，剧则如惊痫，时瘛疭；若火熏之，一逆尚引日，再逆促命期。"其实太阳温病已经不算是纯正的太阳病，它已经行进在传变的路上，也许很快就传变为阳明病。所以我没有把它列为提纲证，但是这一条也极为重要，同样在示人以规矩，示人以医理。

"太阳病，发热而渴，不恶寒者，为温病。"太阳病说明太阳开路上有郁结，但为什么不恶寒呢？这一点还是要动态地看，不能静态地看，把条文割裂地看，否则看不出真相来。太阳病太阳开路上有郁结，皮毛无血气供给则恶寒，当郁结一段时间后，气血来复则生热，同时腠理压力也增大，这时太阳开路上的郁结在压力下通了，皮毛有了血气供给于是不恶寒。因为郁结还在太阳开路上，所以仲景称之为太阳温病。郁结在热力压力下通了，所以不恶寒了，其实发病前期还是恶寒的。

"若发汗已，身灼热者，名风温。"燥热温病不可发汗，发汗更伤津液，水气更亏，燥郁更甚，病将难痊。若为正治，发汗已，则脉静身凉，此发汗后热更甚，内风动，未能通闭解结，却又伤了津液，故为逆也。风温者，邪风也，风由内而发也，一如中风意。

"风温为病，脉阴阳俱浮，自汗出，身重，多眠睡，鼻息必鼾，语言难出。"本温病误汗而成风温，风温与温病相比，其向外的气机更为旺盛。于是脉阴阳俱浮、自汗出。这里的"自汗出"是强汗，强汗之后卫气大泄，无法行使其功能，故身重。"多眠睡，鼻息必鼾，语言难出"，皆为失神之证，卫津大泄，伤了少阳神藏，津液亏神气无所养，故有诸般失神之证。"若被下者，小便不利，直视，失溲；若被火者，微发黄色，剧则如惊痫，时瘛疭；若火熏之，一逆尚引日，再逆促命期。"被下、被火、火熏之更伤津液，水气更亏，燥盛热实。一逆，二逆，逆来逆去，小命休矣。

我们还可以从郁结来谈谈太阳温病，太阳伤寒是寒湿结，太阳温病，或因天气环境、患者体质、失治误治等等，其伤津液多，水火土三元之中水亏火土郁，结则化为燥热结。此结虽堵在太阳开路上，但亦是堵在阳明的回路上，卫气津液的运行并不是单行路，它是循环往复的路。寒湿结主要堵塞太阳开路，而燥热结却堵塞阳明合路。燥郁一成，阳明难合。阳明何以难合？这不禁使我想起今年（2023年）的天气，今年天气特别燥热，从5月份到现在9月中旬没有下过一次像样的透雨，天气愈燥，愈是难以下雨，没有成云，人工降雨也无济于事。这就像阳明的燥郁，燥郁一成，天雨难下，卫津难回。寒湿结多堵太阳，燥热多堵阳明，此为物性使然，同气相求。

现在我们理一理伤寒发病与疾病变化的过程，人伤于寒可能出现以下的情况。伤于寒，大自然的寒冷夺去了人的体温，火去卫气失去动力，水土为瘀则为病机，开合不得。郁阻血气，气血来复则发热。若病机，郁阻血气，郁阻不甚时则发热不甚，或只见局部发热，如鼻塞，鼻子冒火，头昏沉，临床上这种案例非常多；另外的情况，若病机，郁阻血气，气血不来复，或来之甚少，则难以发热，这多见于体弱之人或体寒之人。伤于寒病于热是人体自我闷润的过程，热气生清，郁阻将破，汗出而解，这是正气抗邪，人体自我修复的过程。由于每个人体质不一样，外环境不一样，治疗不一样，在这个过程中往往会出现种种变化。如中风是闷润不彻底，未能干净利落地通闭解结，为什么闷润不彻底呢？很可能是患者太过柔弱，身体上的"机"也柔弱松弛，闭不住汗，所以才闷润不彻底。如伤寒则是闷润发热后土郁迟迟不解，未能通闭解结，为什么郁迟迟不解呢？很可能是因为患者受寒很重，且患者体质壮实，这时土郁过甚，通之甚难。如太阳温病，可能是伤于寒，也可能伤了其他邪气，此时患者津液亏，水亏津液难回，火亏卫气难开。所谓太阳温病也即是温病之卫分证，此病将很快转为阳明。

以上简要说了一下伤寒后的主要变化，太阳中风、太阳伤寒、太阳温病是在太阳全篇做示范，太阳全篇为整个伤寒做示范，而伤寒则为百病做示范。由此可见，此三病重要性不言而喻。太阳篇中还有种种病理变化，如伤了津液胃不纳水的五苓散证，如郁热一下子放开白虎汤证，等等，基于篇幅原因以后再说。

（2）温病治要

温病治则第一当保津液，第二当化郁结。燥郁亦可行闷润之法，若火热大者，当先用石膏、犀角等咸寒药直泄少阴，釜底抽薪，为闷润制造条件。闷润是为散结也，燥热结宜多润也，故温病多用甘寒、汁多而润之药，如甘蔗汁、秋梨汁、荸荠汁等。宜用轻灵而流通的甘味之品，如白茅根、桑叶、苇茎、菊花等；慎用甘而腻的药，如地黄、黄精、枸杞、龙眼肉等。

温病用辛味也是有特点，多为气辛之药。气辛而香之药，可与人体的大气层产生共振，使这一层变得强盛一些。实际上，气辛之药虽能出于皮毛，但也是收敛的，其作用是很表浅的，在体外大气层，它敛住了这一层的气。

人体外的大气层，位于皮毛、胃肠道黏膜、三焦之处。作用于肌表皮毛外的气辛之药也即是我们所说的辛凉之药，如薄荷、连翘、金银花、竹叶、荷叶等，其香气清，性轻灵。用于胃肠道黏膜外的气辛之药，如木香、厚朴、陈皮、枳壳等，六腑以通为用，此类药气香且质地较重。作用于三焦空间的气辛之药，如青蒿、柴胡、茵陈、草果等，其香味浓烈，质地介于上述两种气辛药之间。

这气辛药也是敛气的，它敛住体外大气层，虽使卫气出入皮毛，但不得大泄。体外大气层若自然界的云层，自然界云层厚了会下雨，人体之外大气层厚了也是能够行云致雨的。气辛之药可以增厚体外的云层，这也叫闷之法。想一想阴雨天时，阴云密布天地间一下子闷了起来，这是下雨的前兆。人体的大气层类似于大自然的云层，乌云布满，电闪雷鸣，天雨下，燥热的天气为之凉爽；在人体，则表现为卫津回，燥热之结为之解散。总之，温病用甘味，用其润性足而性灵动。用辛味，当为气辛轻灵之品。

仲师在《伤寒论》序言中言："若能寻余所集，思过半矣。"《伤寒论》以伤寒立论，故其中难见温病方药，然伤寒以六经立法，六经已赅温病矣。观闷润一法，用于伤寒，亦可用温病、湿热，方药虽不同，理法实一也。自仲景之后，读懂伤寒者有几？明伤寒之理法者有几？犹明珠之蒙尘，玉璧之被晦，真理之不出者久矣。明清所创温病学说亦不出六经也，其通闭解结亦伤寒法也，学伤寒当学伤寒之理，当知伤寒之法，无论温病、湿热、瘟疫皆在其中哉。六经分三阴三阳，三阳主气，三阴主血，温病以卫气营血辨证，卫气分病实乃三阳病也，及至营血乃为三阴。然卫气营血辨证是在六经辨证基础上进一步地细化，在原理上可以纳入三阴三阳体系。于今之计，可以引温病之方药及其临证经验入于三阴三阳之大框架之中，如此寒温一体，理法方药备矣。

下面对闷润之法作个小结，闷润可通闭解结，可用于伤寒、中风以及温病之中。由于伤寒、中风以及温病的病因病机不同，所以行闷润之法要根据郁结的种类、层次与程度斟酌使用。根据水火土三元的情况酌情调配闷润之法，总之要恰到好处。如果疾病的情况不适合闷润之法的施展应用，那么我们就创造条件再去应用闷润之法，如热势太盛，先釜底抽薪直泄热源，抑制产热，然后再行闷润。闷润之法以辛甘味为主，在药味选择上也根据病证选用最合适的药。

《伤寒论》第58条："凡病，若发汗，若吐，若下，若亡血，亡津液。阴阳自和者，必自愈。"

阴阳何以自和？山水复相逢，这山必得水的滋养才为青山，才能发挥山的功用，这水必得青山的照拂，流通起来，才能发挥水的功用。山水相逢，眉眼盈盈，形与神俱，阴阳自和。闷润之法在《伤寒论》中用之太多，无论三阳还是三阴，闷润以散结也，促其阴阳自和也。若甘草干姜汤、四逆汤类皆为辛甘之品，辛甘法是为基础法，闷润也。六经何以为病？秩序乱矣。秩序因何而乱？气郁形结，形神不俱矣。何以解结？唯有闷润！闷润之解结，非强通强解之法，非是大力出奇迹，是为润物无声之法，其法轻灵细腻，思维缜密。吴师机言："气血流通即是补"，此言甚为精辟，可参照之。

第四章 阳明病纲要

一、阳明合义解

（一）阳明本义

《素问·至真要大论》说："阳明何谓也？岐伯曰：两阳合明也。"两阳相合即为阳明。这个"合"是一个什么意思呢？对这个"合"的不同解释，会使阳明概念有着截然不同的内涵。一般认为，两阳相合，不就是两个阳加在一起吗？就像我们的房子里的灯。开了顶灯再开壁灯，顶灯与壁灯都亮了就更明亮了，这就是明，这就是阳明。现在的很多人都是这样理解阳明的，很多古人也是这样理解的。而且，把两个阳加起来就是阳明，这样正对阳明经的多气多血。

但是，只要我们仔细地思考这个问题，发现上述的一部分是正确的，但是不完全正确。中医的很多道理可以应用到大自然中，我们把阳明放在大自然中，就可以发现"两阳合明"的"合"字是聚合的意思，也是合拢的意思，这个合正好与开相对应，而不是叠加的意思，也不是一加一等于二的意思。合的意思是阳气从一种生发的状态、释放的状态归拢聚合起来，使它转入蓄积收藏的状态，这个是"两阳合明"，这个才是与阳明的本义相符的。少阳为相火，火的性总是向上向外的，太阳为开，太阳的气也是向上向外，这就像一天的上午阳气总是向上向外的。过了中午，太阳西下了，阳气于是要收藏了，阳明为合，合的是少阳、太阳的阳气，归拢阳气又使其回归少阳枢府，这就是合的本义。

从能量上来看，阳明为合，合两阳回归少阳，少阳阳气隆，津液足。少相枢府为神藏，卫护于神机以外，相火以位，少阳枢府阳气隆津液足，则神机得其养护，故神而明之，是谓君火以明哉！君火以明自阳明以合始，由此可知少阴病用四逆辈之理也，四逆辈诸辛之药入于阳明哉！

两阳合明与两阴交尽是对等的。厥阴的两阴交尽不是两阴相加而是阴尽阳生，那阳明怎么会是两阳相加呢？所以，合与尽是对等的，都是闭合的意思，而非相加的意思。厥阴两阴交尽是为阴尽阳生，阳明的两阳合明是为阳入以藏，此之谓也。

（二）阳明之府

阳明之府包括胃肠，胃与脾有关联，大肠与肺有关联，阳明与太阴相为表里也，主于燥湿也。在《伤寒论》中胃肠往往相连，胃肠往往相赅，言胃则肠在其中矣，故《伤寒论》言胃之时多是指胃肠道。过去有些人看到阳明篇的"胃中必有燥屎五六枚"感到很费解，觉得很可笑。其实，如果知道了胃与肠互通的关系，知道这个胃是指胃肠道这个系统时也就不足为笑了。《伤寒论》中的"胃"，有时是指形体，但是更多时候指的是"胃气"。当我们看到"胃气"之时，往往会想到这是胃的气，胃气进一步引申可以是"脾胃之气"，或是"胃肠道之气"，其实这还不够，《伤寒论》的胃气往往是指卫气。下面我们将把一些基础问题解释后，再论述这个"胃为卫"的话题。

除了上述内容之外，阳明府的另外一层涵义也值得我们关注，那就是阳明与脑的关系。脑为髓海，属奇恒之腑。在现代医学里，脑为中枢神经系统的所在地，它的功能定位很清楚。但是我们学习《伤寒论》时就会发现，在《伤寒论》中，牵涉到很多精神异常的证，很多都是用阳明的方法来治疗。这就使我们不得不联想到阳明与脑的特殊关系。

在少阳病篇我们将谈少阳枢府是为神藏，当神藏的功能障碍，则神机失藏，于是产生众多精神方面的症状。阳明病中为什么有众多的精神方面的症状呢？这是因为阳明的合机失利往往会引起少阳枢府神藏功能失常，从而进一步影响了神机。两阳合明的含义说明了这一点，《黄帝内经》中说，三（阳）经不得相失也，命曰一阳，搏而勿浮。这三阳经可以看作一个整体，搏而勿浮，三阳为阳，其气升浮，《黄帝内经》告诉我们搏而勿浮，必和三阴，阴阳相济，方得中和。阳明病的病理性质多为燥郁，郁则生热，故阳明病时气多升浮，气不敛聚，破坏神藏，于是神机错乱。

且热病最耗津液，津液亏而神无所养，于是有乱神之疾。以上是为阳明病多精神证的解释。

（三）人体的气机是向外的

人体饮食到胃肠道，胃肠道吸收水分与营养，剩下的渣滓为粪便排出体外，总体来说人体的气机是向外的。下面用图 2-4-1 说明一下问题，这样直观一些。

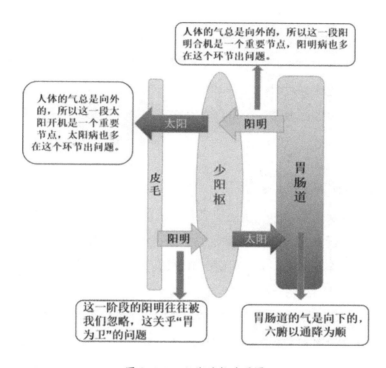

图 2-4-1　人体的气流通图

图 2-4-1 是三阳层面的示意图，反映三阳开合枢以及与人体气机出入。这只是个侧面，不是全部。整体看来，人体是有三阴三阳的，三阴与三阳在人体内具体又是怎么运行的？这个问题我们将继续论述。从这图上可以看出，人体的气机总的来说是向外的。饮食在胃肠道内消化吸收，所以来自胃肠道（胃家）的胃气是人体津液之源，卫气来源于胃气，津液来源于胃气，故《伤寒论》中所言胃气很多时候也可以理解为卫气。如 70 条："太阳病，发汗后，大汗出，胃中干，烦躁不得眠，欲得饮水者，少少与饮之，令胃气和则愈。"这条即是说发汗，吐下伤了津液，这也是伤了胃气，也会导致胃中干，人体缺了津液喝水以补充，令胃气和则愈，这里的"胃气"是指胃肠道的气，也是指卫气，因为发汗伤了卫气津液，间接伤了"胃"，

喝水时使胃气和，最终也是为了使卫气和。

伤寒中胃气涵义极其广泛而深刻。陈修园在研究《伤寒杂病论》多年后提出了"保胃气，存津液"的著名论点。已故著名的中医学家蒲辅周先生指出：《伤寒论》三阳病轻，三阴病重。阳明为三阴之屏障，脾胃功能一伤，营养供应不上，正气必然衰竭导致疾病。蒲辅周的观点间接指出了：胃气是为正气，具有防卫之能。其实胃气在很多时候就是卫气，卫气者，充肤泽毛肥腠理，卫外而为固也。当人体受邪时，人体的气会回收，气回收是阳明合的功能，太阳的开有利于津液的散布，阳明的合有利于抗邪应急，这是因为气回收而集中，集中则力强。可以看看图2-4-1，再联系一下日常生活的例子，其实很容易理解。是故，不能把胃气仅仅考虑为胃的气或胃肠道的气，这样会对我们理解《伤寒论》条文造成障碍。下节谈谈饮食的消化过程，从现代医学方面看看这个过程，对比着中医传统思维，这也许会触发一些灵感。

（四）饮食消化吸收过程

下面的文字是现代医学对饮食消化吸收过程的描述。食物经口腔进入食管，经贲门进入胃内，再经幽门进入小肠（十二指肠、空肠、回肠），再进入结肠，最终到达直肠，经肛门排出体外。食物在整个消化道的消化吸收过程如下。

（1）食物在口腔中的消化

食物先经过口腔牙齿的物理咀嚼研磨，变成更小的颗粒，同时口腔分泌的唾液和食物充分混合。此时口腔内的 α-淀粉酶和少量脂肪酶可以分别水解小部分碳水化合物和脂肪，但口腔内没有蛋白酶，不能消化蛋白质。经过口腔混合后的食团经过吞咽进入食管，围绕食团的食管平滑肌，上端收缩，下端舒张，从而推动食团进入胃里，所以倒立也能进食。

（2）食物在胃中的消化

胃液不含能水解碳水化合物的酶，也缺少脂肪酶，胃酸只能水解少量碳水化合物，碳水化合物和脂肪主要都是在小肠内被消化。胃液中含有胃蛋白酶，可消化蛋白质。

（3）食物在小肠中的进一步消化吸收

小肠包括十二指肠、空肠、回肠，食物大部分在十二指肠和空肠被消化吸收。食物从胃内进入十二指肠后，刺激胆囊收缩素等激素的释放，从而刺激胰液和胆汁的合成和分泌。

（4）食物残渣最终在大肠中被利用殆尽

经过小肠消化吸收后，食物残渣进入大肠，分别经过升结肠、横结肠、降结肠、乙状结肠和直肠。

（五）中医对饮食消化吸收的认知

饮食主要在胃及肠道消化吸收，胃肠道分泌消化液浸泡、分解食物，而且还进行着搅拌、磨动等机械的运动，这个过程中医称之为腐熟，这个说法很形象。胃一天一般能分泌 1.5 ～ 2.5 升胃液，小肠一天可以分泌 1 ～ 3 升小肠液。这胃一天分泌的胃液可不少，大约 2 升，以规格为 500 毫升的矿泉水为例，2 升水相当于 4 瓶矿泉水。小肠一天也能分泌出 4 ～ 5 瓶矿泉水的肠液。这胃液和肠液都是津液，是从我们身体里分泌出来，而且还是要吸收进身体的，试着想一下，如果不能吸收的话那么我们将拉稀水。胃液、肠液都是津液，换个中医说法也是我们人体的胃气（卫气），人体胃肠道（胃家）产生胃气，这胃气溶解、收纳、磨碎腐熟的食物精微进入人体，一小部分直接进入卫气循环（清者入卫），大部分由卫分进入营血（浊者入血），然后进入肝肾等实质脏器，进行加工整理排浊，再由脾气散精上输于肺，最后上焦出气。

下面我们以开合枢的理论再去理理这个过程，首先太阴为开，开血脉，精血散布于胃肠道微末血脉之中，然后得少阴精专之助，出于脉，化为卫气。这卫气分布于胃肠道，故又称为胃气。卫气以津液的形式存在，卫气的流动靠少阳相火推动。卫气以散，散于微末，充盈于胃肠道黏膜，卫气之出，出于胃肠道黏膜形成胃液、肠液，这是太阳的开。太阳为开，散布的是津液。然后就是胃肠道一系列的动作，最终，食物化为谷精，这些谷精收纳于胃气津液之中，回归人体，这是阳明的合。阳明为合，归拢的是津液。当富含食物精微的津液回归人体后，分为两途，一部分质清的津液进入卫气循环，大部分质浊的津液进入血液循环。进入血脉，经过肝肾的分解、整理、排浊，水谷精微将变得更加精微，这个过程是为厥阴的合。厥阴为合，合血脉于少阴冲脉，然后脾气散精上归于肺，这是太阴的开。

以上是三阴三阳开合枢的运动，是在胃肠道这一侧的运行模式，这样的运动还有另外一侧，即皮毛的侧，这两侧加起来就是个完整的系统。这样的运动是个常态，但是经脉系统是个网络，可能还存在着其他的运行方式，但总是以上述运动方式为常态。

二、阳明病提纲证

我们先看阳明篇的第一条，即179条："问曰：病有太阳阳明，有正阳阳明，有少阳阳明，何谓也？答曰：太阳阳明者，脾约是也；正阳阳明者，胃家实是也；少阳阳明者，发汗、利小便已，胃中燥、烦、实，大便难是也。"这一条亦可视为提纲证，因为这一条指出正阳阳明胃家实，这与180条所言阳明之为病的条文涵义类似，179条的涵义比180条文更广泛一些，但是180条指出了阳明病的典型病机。

（一）太阳阳明

太阳阳明又名脾约，可见太阳阳明与足太阴脾息息相关。其中在上节阴阳开合枢详解里已经说明太阳与太阴的关系，也说明了太阳与阳明的关系。太阴为开，开血脉，精血散布于胃肠道微末血脉之中，然后得少阴精专之助，出于脉，化为卫气。这卫气分布于胃肠道，故又称为胃气，卫气以津液的形式存在，卫气的流动靠少阳相火相助，卫气出于胃肠道形成胃液、肠液，这是太阳为开。太阳为开，散布的是卫气。阳明的合，归拢的也是津液。当太阳散布的卫气不足，这会造成出于胃肠道的胃气津液的亏损，胃气津液能够容纳收拢谷之精，今太阳所出津液亏损不能收纳谷之精，于是阳明难合也。津液亏若渡河无舟楫，谷精不得散则化为浊，瘀滞肠道，此为胃家之实也。

太阳阳明为何称为脾约？须知，太阳之津液来源于太阴，太阴为太阳提供资粮，太阴有手足之分，手太阴主肺主于气，足太阴主脾主水谷之精的运化，因为我们之前所言着重于谷精的收纳运化，故太阳阳明又名脾约。脾约者，约束者也，因脾少津液无力供养太阳，以至于阳明难合矣，胃家实也。

另外一个层面的涵义，太阴湿土与阳明燥金主导人体的燥湿变化，因脾被约束，无力散精，于是燥金胜，燥而涩，涩则难通，故而阳明难合，胃家实是也。阳明篇247条也谈了这个脾约，我们看下原文："趺阳脉浮而涩，浮则胃气强，涩则小便数，浮涩相搏，大便则硬，其脾为约，麻子仁丸主之。"这一条讲脾约之脉浮而涩，为什么会浮而涩呢？这个"涩"正是燥气胜而体现出的症状，涩而难通则见郁热因而脉浮，涩而难通则皮毛难见汗，于是小便数，若见汗者，小便则可能不利。太阳阳明也可能是因为小便利，水分过多从小便出，从而太阴散精无力而导致胃肠道缺少津液。脾约，为约束脾也。脾气散精，其势向上向外，过利小便则气机向下向里，逆脾之势，故以脾约也。

本条以太阴不能供太阳津液而致，方用麻子仁丸以麻子仁为主药，麻子仁味甘性平，富含油脂，入于太阴，开太阴，而润泽津液。

（二）少阳阳明

论曰：少阳阳明者，发汗、利小便已，胃中燥、烦、实，大便难是也。

太阴之开，开血脉，太阳之开，散津液，然太阳之开散津液亦要得少阳相火之助，得少阳之助则津液散布广泛而细微，得少阳之助则津液能出于皮毛或胃肠道黏膜。少阳相火为三阳之动力之源、热力之源，但凡发热或畏寒者责之于少阳相火，但凡推动无力或卫气妄行者亦可责之于少阳相火。

少阳枢府为库房、市集、津液之海、原气之海。凡诸发汗、利小便皆伤津液，伤津液者亦伤少阳也。少阳伤则推动无力，无力助太阳之散布津液也。少阳伤则津液亏，无以补充太阳之津液也。太阳开而津液难布，水谷之精难化，则阳明难合，于是，胃中燥、烦、实，大便难是也。此之谓胃家实是也。

另外一种情况是少阳相火弱则推动无力，胃肠道蠕动差，食物排空时间延长，胃肠道内水分吸收增多，因而胃家实大便秘。这种情况老人家甚多，人老津液亏，不仅仅表现为阴液亏虚，还表现为阳气推动无力。传统思维上我们是以阴阳的二元法考虑这个问题，若以三元的思维去考量这个问题将会更加缜密。水火土三元，胃家实者当责之于土，土多为郁。下面，我们就继续分析土是绝对的多，还是相对的多，土多的情况下，水和火之间占比又是怎样，这样就分清了是水亏无舟楫，还是火弱推动无力。

（三）胃家实

通过上2节的论述我们知道太阳阳明与少阳阳明都是胃家实，这胃气实由太阳与少阳的秩序紊乱祸及阳明而造成。正阳阳明者，胃家实是也。正阳者，阳明也，这是正主，故言正阳阳明也。

阳明当令，燥气胜也，故正阳阳明主要是因为燥气胜而致胃家实也。提起阳明胃家实、阳明府实证，我们往往想到的就是燥热。通过之前的论述，我们知道胃家实之证包罗甚多，有火弱，有水亏，等等，但是所有的胃家实之中还是以燥热为主。下面我们将重点讨论阳明燥气而致胃家实之证，但我们切不可把燥热认为是胃家实的唯一病机。

（1）胃家

正阳阳明它不说是胃实，而是讲胃家实，胃家有什么意义呢？中国人大都对

"家"的观念很浓厚，相对其他地区的人中国人非常顾"家"。如果你单身一人，尽管你住 100 平方米，三室两厅的房子，可这个还不能叫作家，你要回去也只能叫回宿舍，而不能叫回家。所以要成家，那至少得有两个人，两口之家，三口之家，若是在过去的话完全可以有十几口的家。张仲景在这里用"胃家"，很显然，除胃以外肯定还有其他的成员，否则不能够称为胃家。所以，阳明病的胃家实除胃以外，还应该包括肠。

（2）实

胃家实，什么是"实"呢？实在这里有 2 层含义。《素问•通评虚实论》云："邪气盛则实，精气夺则虚。"邪气很盛的就叫实，精气被夺的就叫虚。疾病发展到了阳明这个阶段，邪气很盛，正气还未虚，所以，这胃家实应该是指邪气盛实的意思。前人基本上都持这个观点。这个解释可以参考，但是还不全面。我们想过没有，为什么外邪侵袭人体之时，人体会产生"实"的症状与现象呢？就像打仗一样，集中起来才能迎敌人，把人集中起来是为军队，人体内部呢？抗邪的是卫气津液，所以当生病之时人体把卫气津液集中起来，相应的形体也被收紧了。卫气津液集中起来这是气紧，形体收紧了这是形实。气紧形实这便是"实"的第二层含义，胃家实的"实"也是这个含义。这个"实"的含义便是充实、坚实。

当人突然受到惊吓时，人体也会把气收紧，形体变得坚实，但是稍微缓一缓，身体放松了，气紧形实的状态也就消失了。当人受寒时，人体也会气紧形实，但是回到温暖的地方，身体健康的人便会迅速解除应激的状态，收放自如而无病，不能解除这种状态则为伤寒。当人受到外伤之时，流血不上，这时人体也气紧形实，气紧形实可以防止人体气血的过度流失。大多情况下，外邪入侵都会造成气紧形实的状态，但是当中暑伤津液严重之时，伤及神藏之时，身体的气亦会收敛，中暑亦会有恶寒发热的情况出现。

气紧形实可以抵抗外邪入侵，可以防止自身气血的流失，它是一种应激的状态，身体健康的人在环境改变后，可以改变身体应激的状态。邪气盛则实，邪气不去，则始终处于应激状态。但这种情况也会造成形体的不通透、郁结。长时间处于这种状态会造成人体气血郁滞，形体功能障碍，于是有诸般症状产生。

精气夺则虚。当邪气盛之时，精气处于被夺的状态，何也？寒冷造成失温，这是精气夺；外伤造成流血，这亦是精气夺。邪气盛与精气夺就像一块硬币的两面，往往是同时发生的。且气紧形实本身也是损耗精气的，就像打仗集中军队很耗费钱粮。以上谈了正邪虚实的问题，下面以"充实""坚实"之意，谈谈胃家实。

《素问·五藏别论》云："六府者，传化物而不藏，故实而不能满；五藏者，藏精气而不泻，故满而不能实。"又云："六府更虚更实，胃实则肠虚，肠实则胃虚。"五藏是藏精气而不泻，所以，只能满不能实；六府是传化物而不藏，它主要起传化物的作用，所以，只能实不能满。但是六府虽实但不是胃肠一起实，而是一虚一实，胃实则肠虚，肠实则胃虚。

阳明病胃家实，我们前面已讲过家的意义，至少要 2 个以上才能称为家，所以，这里用胃家，就不单单是胃，还应该包括了肠。胃肠合起来方堪称"家"。因此，"胃家实"就成了肠实胃亦实，这就打破了《素问·五藏别论》"胃实则肠虚，肠实则胃虚"这样一种"更实更虚"的正常生理格局。正常生理格局被打破了，这就是疾病的状态了。而且六府是传化物而不藏，实而不能满，这胃家实，胃肠上下都实了，这不就是满了吗？因此是为病。

（3）燥郁

造成胃家实的原因很多，上面我们讲过太阳阳明和少阳阳明都能够造成胃家实，但是正阳阳明是个正主，阳明燥气胜，故正阳阳明所造成的胃家实，是为燥郁。

水火土三元，燥气胜则伤水元，水亏火土为郁，是为燥郁。燥郁一成，则吸水液，于是胃肠道黏膜加快对水液的吸收，而胃肠道的内容物缺水而成实，成燥屎。另外，燥郁一成则生热，热气蒸腾，人体气机向外趋势更为剧烈，这种情况会影响太阴与太阳向胃肠道部位的开散津液，这也会造成胃中干。而且，燥郁而致郁火，这会影响到阳明合的功能。

（4）何以成燥郁？

五之气阳明燥金，每年秋分到小雪这段时间，这段时间内燥金当令，天气以助人气，在天气的加成下人体燥气胜。天有六气，人有气宜，是为内六气；地有五行，人有神机，是为内五行。燥气胜，若其平素阴津亏虚则易为燥郁之疾，此为时行之病也。中国西北燥金胜，我在新疆多年，每年夏天多犯鼻炎病，夏天热，又无雨，空气干燥，伤及手太阴。肺开窍于鼻，燥郁于鼻窍，鼻夹肥大臃肿，堵塞难通，鼻孔冒火，鼻痒喷嚏，痛苦难当。这种鼻炎到了内地很快就好了，空气湿润了，燥郁很快就化解了。

以上是天气与地理位置造成的燥郁，那么平常有没有燥郁情况出现呢？其实燥郁是非常多的，如风热感冒大多是燥郁。常见的感冒有 2 种，即风寒与风热。风寒，以三元的观点来看，寒伤火，火弱推动无力则水土为瘀，瘀则卫气不行，皮毛呆滞，于是有郁热也。伤寒中风，伤寒后卫气不行，然后郁热，郁热欲解则风动，是为中风，中风汗泄，热退病解。此为常也。若中风汗泄伤津液，水亏火土郁，是为燥郁，其热不解。其病轻者为风热，重者为温病。叶天士云："温邪上受，首先犯肺，逆传心包。"风热之疾或温病以"三元及一"观点来看不过是燥郁而已。治燥以辛甘苦，辛以润之，苦为宣通，甘能缓、能补津液。观菊花、薄荷、连翘、桑叶、金银花之类皆气辛之药，气辛之药方能润燥。又，青蒿、茵陈、柴胡、草果气尤雄烈，其入主少阳，少阳位于阳明之里也，居阴位故应之气浊也。

尝闻阳明病分阳明气分证和阳明腑实证，阳明气分证为白虎汤证，阳明腑实证为承气汤证。我认为白虎汤证大多为汗法后的变证，郁热之时，遽用大汗之法，束缚一解，其热喷薄而出，而无缓和之象，而汗大出，口大渴，身大热。如《伤寒论》第 26 条："服桂枝汤，大汗出后，大烦渴不解，脉洪大者，白虎加人参汤主之。"其实白虎汤证的热，来自少阳的郁火，三阳在外，相火为火热之源，白虎汤抑相火，而非正治阳明之方也。

其实燥郁为阳明病的常见病机，燥郁的现象也是极为普遍的，见于伤寒阳明病中，也常见于温病之中。如西医所言细菌或病毒感染，这些病原在人体内滋生，然后人体的卫气又去消灭它们，这就成了集团，缺少流动性，这就形成了水亏火土多的燥郁格局。燥郁一成，则阻塞气机，相火之性是为宣通，一遇阻塞，便奋起抗争，于是有正邪斗争，有郁热也。火气蒸发津液，而津液愈亏，热势更张，便向胃肠道索水以救，胃肠道内水被抽干，遂成燥实之证，此为正阳阳明也。

（四）阳明病基本病机

阳明之为病，胃家实是也。"胃家实"是个征象，可以表现出胃和肠的一系列症状。胃家实表现的征象是胃肠道黏膜形体变得坚实，失去平常的柔和性、通透性以及蠕动性。胃家实的情况下水分容易透过屏障进入人体，而谷精难入，这样很容易造成大便干燥。胃家实虽然常常造成便秘，然而胃家实不能与大便干燥画等号，须知胃家实也可能是因寒而起，因寒而起的胃家实出现的症状就不一定是便秘，我会在下面单开一节讲这个问题。另外，这个"胃家实"我们也可以考虑为"卫家实"，阳明卫家实也就是燥郁。燥郁一成，变证纷出，这里不再赘述。

以"三元及一"的观点我们得出阳明病的基本病机，这基本病机即是：阳明合机失常，谷精不纳，阳气不收。胃家实有 2 种含义，一为阳明在里的"卫家实"，即：胃肠道气紧体实，则阳明合机不畅，阳明难合，里（胃肠道）则见谷精不收；一为阳明在外的"卫家实"，即：皮毛肌理燥郁，则阳明合机不畅，阳明难合，外则见阳气不收，不能收纳于少阳枢府。阳气不收，则多见热。

三、阳明病常见证

（一）日晡所发潮热

潮热在日晡所发生，对于诊断阳明病，特别是对于诊断阳明腑实证，具有重要的意义。当我们翻开阳明篇时，随处都可以见到这个"潮热"。前人将阳明病分作经府二证，阳明府证的确定便是要依据这个"潮热"。而阳明府证中大小承气汤的运用，尤其是大承气汤的运用，这潮热为其应用指征之一，就如 208 条所云："其热不潮，未可与承气汤。"

上述潮热的发作点即在日晡所，日晡所是日落之时，也就是傍晚时分，这个时间段里天地之间阳气也在收，马上就是要入阴、入夜了。经云："卫气昼行于阳，夜行于阴。"这傍晚时分是阳气入阴的一个节点。人体的气，傍晚时分也是处于合的状态，阳明主合，这时天地都在助阳明合，所以这时阳明很是气盛。阳明合是在压缩气机，使能量津液集中于少阳枢海，这个压缩使少阳枢海掀起波澜，这是气浪。少阳枢府压力向内传导至少阴血海，太阴为开，开血脉，这样形成引力，促使卫阳入于营阴。

以上是卫气夜行于阴的过程，如果在这个过程中出现了偏差错误，秩序混乱，则会生出变证来。而日晡所潮热便是其中一种。我曾经在儿科诊所工作过 2 年，那时看的小孩子比较多。小孩生病，常见病种就那么几个，而发热要占其中一小半。可以说那时候我每天都要接触到不少小儿发热的病患，在工作时我发现一个现象，小孩子最容易傍晚发热，白天还活蹦乱跳，到了晚上就蔫了。其实这一种发热也是日晡所发热，这种发热未必就一定阳明府实，或者说大便干结，但是有大便干结的患儿在这段时间发热的概率比较大，热势也比较高，而且你不通大便的话，这热很难退。临床上，日晡所潮热是阳明腑实证的特征之一，但不是全部，在临床上碰到这些患者，我们可以问问大便的情况，饮食的情况，按按肚子，看下舌苔，诊诊脉，这样就大致了解了大便的问题，从而能进一步确定治疗方法。阳明的燥郁我们要判断郁在表，还是在里，还是表里皆有。郁在哪，治在哪，如是而已。

下面我们分析下日晡所发热的原因。傍晚时分，人体的气是要收回少阳枢府的，气道减少了，分肉之间、腠理间的气也要减少了，这时表之形体也要相应地收紧，这在《黄帝内经》中说是气门闭。这时人体表形体与卫气是相应的、和谐的，然燥郁一成，阳明难合，其气难归少阳枢府，而表之形体收紧，这就造成潮热。何以为潮呢？我们知道人体能量的运行如潮汐，倘有阻挡，逆其势，那么反映出的病理现象亦是如潮的。

卫分之燥郁能够引起潮热，而在人体内部胃肠道的实也会影响到三阴的开合。中医上有句话叫作"胃不和则卧不安"，晚上吃多了，就难以入睡，或者有胃肠道疾病的人，晚上胃肠胀气，这也会影响睡眠。晚上，人体胃肠道的气要渐渐回归少阳枢府，现在胃肠道不安宁，气不归藏，这种不安宁会传导给五脏。我们知道三焦位于五脏六腑之外，这五脏与六腑是邻居，邻居家吵架，这种动荡的气息会影响到五脏。五脏不安宁，阳气难入阴，故难眠。阳明腑实呢？这种状况比胃不和还要差，大便干秘，燥郁在里，郁则生热，在内以燎五脏，五脏不宁，阳气不收，则为外热。

经云，六腑以通为用。这六腑不通所造成的潮热则更为剧烈，而祛除这个潮热，便要用到通腑之法，大小承气、调胃承气便有了用途。伤寒有三承气汤，这"承气"二字也是挺有意味的。何谓承气呢？清朝医学家尤在泾说得好，谓"承者顺也，顺而承者，地之道也，枳朴硝黄之属，涤荡脾胃，使糟粕下行，地气既平，天气乃降"。承乃承顺之意，燥郁堵在那里，阳明难合，这时气机的运行无法顺畅地进行到下一环节，于是秩序紊乱，只有开郁解结，这样才顺承至下一环节。阳明为合，合气机，顺承阳明之合也，故曰承气。

三承汤的药味构成，以大黄为主药，大黄这味药很有特色，气味芳香，味苦，前文讲过治燥以苦辛之法，苦以宣通，气辛之药能够使皮毛或胃肠道黏膜兴奋，蠕动增加。经云，辛以润之。三承气汤除苦辛药为重之外，还有咸味药和甘味药。咸味能够直泄少阴，抑其产热，这是解决发热根源的问题，热势大谵语者可用咸味药，如石膏、犀角之类。芒硝味咸苦，且为容积性泻药，治疗阳明腑实尤为恰当。甘味者开太阴，补津液，如调胃承气之炙草，相比于脾约之证，则甘味为主药，皆因为其病因病机不同是也。

（二）阳明与温病

胡希恕早年认为温病是太阳阳明合病，而在晚年则主张是阳明病。而张锡纯认为，温病属于阳明病。实际上，这些观点都不能够很好地解决临床和理论研究中遇到的一些问题。

历史上关于温病与伤寒的问题，以及温病与阳明的关系争论非常多，以上我仅举了2个有代表性的说法。在我们学习三阴病时，三阴病也有热病，这些热病大多属于"温病"范畴。在三阳病中，温热病更多，特别阳明病中热病更多，所以很多医家就把阳明病与温病画上了等号。其实阳明病中并不都是热病，也有寒证，这就说明阳明病不尽是温病。另外，通过学习我们知道，六经病中皆有温病，就是在太阳病篇中仲景也提出"发热不恶寒者为温病"，且温病初起之时也是有短时间的恶风恶寒。由此可见温病散在六经病之中，不能尽归于阳明，所以阳明病不等同于温病。

那么阳明与温病是什么关系呢？或者说伤寒与温病是什么关系呢？谈及伤寒与温病的关系，这个话题很大，这里仅从辨证体系，以及理论模型方面简单地谈一下。伤寒证是以六经辨证或者三阴三阳辨证为主，但是《伤寒论》中对辨证体系以及理论架构论述极少，多年以来多少医家在探求《伤寒论》背后的理论体系，于是产生了众多的假说。起初我读《伤寒论》也是读不懂的，几次三番地读也是不懂，但是心中形成一个理论框架之后，再去读《伤寒论》时才感觉懂了些。渐渐地理论框架日益丰满，心有定见之后，再读《伤寒论》如有神助，我读出伤寒背后的医理，以及与众不同的认知。我所建立的这个理论体系是为伤寒而设，这六经六气五行的理论框架，把温病放进去一点也不违和。温病卫气营血的辨证与三阳主气、三阴主血的理论在基础上就进行了融合，水火土"三元及一"的思维则能够更为精细明确地区分寒温辨证。经脉体系为纵，卫气营血为横，纵横交错构成网络，以《伤寒论》推导出的六经六气五行的辨证体系已然包括纵横两个系统，故伤寒已赅温病矣。

因何而得温病？这是与发病原因、发病时间以及发病地点有关联的，如果感邪为温热之邪，那么发生温病的概率就非常高。而发病时间、发病地点这些是与病邪性质相关联的，如暑夏多感温邪，如南方多湿热。除去以上发生温病的原因之外，临床上温热性的发生还与患者的体质关联甚密，如体质火热重者，平素怕热不怕冷者，则易感于温热之邪。从疾病传变的角度来说，伤寒者亦可病于温，所以温病的发生最常见的原因是由伤寒而转成阳明。这个过程很可能是患者体质或季节气候原因，也可能是误治，伤了津液而成燥郁。

最后一个原因，温病的发生与瘟疫相关，人类普遍易感瘟毒，其在人体迅速繁殖，造成浊郁，浊毒为郁，热势滔天。《黄帝内经》云："五疫之至，皆相染易，无问大小，病状相似。"现在来说这五疫多是烈性传染性疾病，这类疾病症状各异，往往伴有高热。

历来中医界有很多人以感邪的性质来判断温病产生的原因，这是不正确的。他们说张仲景时代流行的外感病基本是以外感寒邪为主，而我们现代遇到的外感病中一大部分是由外感热邪导致的，所以古今疾病谱存在着很大的差异。张仲景时代遇到的外感病疾病谱和现代外感病有很大差异的观点，我认为这种观点很难立得住脚。首先，比张仲景更早的《黄帝内经》时代，记载的外感热病也是以热为主的，说古今疾病谱有差异或许有可能，说《黄帝内经》和张仲景时代有那么大的差异那就很难让人理解。

其次，《伤寒论》是对外感病按三阴三阳的体系进行分类，而不是按西医病原体分类，故从所有外感病的表现来看的话，古今会有如此大的差异，这是由于观察的角度不一样。伤寒已赅温病，张仲景以论伤寒为主，但伤寒条文并非没有温热病的条文。伤寒示人以规矩，让人知病之进退，不言温，温已在其中矣。要在伤寒的条文中观察出温病的脉络，一定要对《伤寒论》背后的医理有所明悟，不明理，难以成大医。根据这些事实，我们只能得出：张仲景也观察到了温病，而且一定有充分的认识并有相应的治法和方药。清人另起炉灶创造了温病学，当然也是与当时的社会环境和背景有关联，只是他们对《伤寒论》的认识上出了误差，没有从三阴三阳的体系中把握住温病的定位。但是温病的创立也是对《伤寒论》进行了有益补充与说明，让我们从不同角度认识伤寒，理解伤寒。

我认为《伤寒论》三阴三阳的体系是个广而大、复杂而又精细的体系，但是其中有很多不明的地方，我们应该对其进行解构，让不明的地方变得清楚，让隐藏的医理显露出来，而不是另起炉灶另创一套体系。温病体系虽然创立，但我认为其并没有超出三阴三阳的范畴，是完全可以融入进去的。

现实中，曲解篡改《伤寒论》的现象比比皆是。自古以来，就十分盛行一种一刀切的观点，即：三阳病属于实热，三阴病属于虚寒，而且认为三阴病并无表证。为了符合这个削脚适履式的认知，好多人不惜删改、移易经文，或对大量条文提出质疑。例如，有人不认为少阴病篇的麻黄附子细辛汤证为太阳病，而主张放到太阳病篇，理由就是这是个表证。也有人认为黄连阿胶汤证不应该是少阴病，因为这是个热证。也有人主张把太阴中风从太阴病中移出去，认为太阴病都是里虚寒证，不应该有表证。而阳明病的吴茱萸汤证，很多人认为应该移走，说阳明病都是里实热证，怎么会有寒证呢？以移动经文为主，使《伤寒论》适合其三阳主实热，三阴主虚寒框架的这一派，往往是不重视脏腑经络，甚至有意地忽略脏腑经络，人们称之为六经气化派。另有一批人，为了既能符合上述的"三阳病属实热，三阴病属虚寒，三阴病无表证"的框架，又不移动经文，则大量采用脏腑经络学说来解释临床表现，"六经辨证"的提法也与此有关。因为有了脏腑经络的结构基础，则好多条文不移动也可以解释得通了，这就是所谓的脏腑经络派。

六经气化派和脏腑经络派两大阵营，学术观点存在着大量冲突，各自著书立说，弘扬自己的观点。至今，这两大阵营的后继学者，还一直在争论不休。事实上，我们细读《伤寒论》就会发现，上述提法都有不同程度的误读，都不能从整体上解构伤寒、理解伤寒。

现在我们把话题继续拉回到阳明与温病之上，我们知道很多外感病皆能转归到温病之上，如伤寒、伤燥、伤风、中暑，等等，这些病发展到发热不恶寒时就认为是温病了。我在基层做医生多年，碰到的发热性疾病很多，其中很大比例属于温病。那么，人体为什么会发热呢？郁则发热。凡有不通之处皆违火性，火性宣通，一有遏郁，其势大张，阳气不收而为热。"三元及一"学说认为，土多为郁，这土有相对的多，亦有绝对的多。水亏火土多为燥郁，多见于阳明，燥郁亦是温病的重要病机。火弱水土多为寒郁，寒郁多见于伤寒。土绝对的多，而水火相对少，是为浊郁，其中水少者类象于湿热，火少者类象于寒湿。西医中很多感染性疾病可划到"浊郁"范畴，病原微生物在人体内大量繁殖，联动人体卫气相为围困攻击，扭结成团，而成郁结，是为浊郁。其中甚者，乃为瘟疫，瘟毒乖张，毒焰滔天，浊毒横布，其热大张，如新冠大白肺，亦是浊郁而致。

人有郁结，则君相火动，阳气不收，则为热。郁为难通，热涨则为风动，是为中风。经云，热气生清。在体温增高的情况下，气血还是可以流通的，其流通之象如风动，故言中风。六经皆有中风，三阴经中风者，外有风动，瘀塞渐开，故为欲愈。三阳中风亦为风动之象，为人体内里抗邪的外在表现。太阳伤寒为寒郁，寒郁性质火弱水土多，故恶寒。伤寒轻症，白天不发热，因白日气血在表，因气血足，温度高，热气生清，其郁虽难通但还可以通，故不发热。傍晚，气血回收，在表之气血薄了，则矛盾显现出来，表之道路不通了，火弱而为恶寒，郁结甚而为发热。

伤寒中风，伤了津液，此时水火土，水亏火土显，寒郁将变为燥郁。燥郁者，不恶寒反恶热，故为温病。阳明病中燥郁占有很大比例，燥郁一成，阳明难合，谷精不纳，阳气不收。故张锡纯认为温病等同阳明，这也是有所依据的。

现在对温病作个小结，温病的发生与时间地点以及患者体质相关，但这些不是温病发生的全部。温病更多发生于外感疾病发展过程中，属于疾病的传变。以其病变的层面和维度可分布于六经之中，也即是说六经皆有温病。温病的病机是燥郁或浊郁，其病势属于邪气实而正气不太虚。温病的特征以发热为主，其与太阳伤寒相比是为发热不恶寒。

有人认为白虎汤类方主于阳明经证，并认为这是伤寒病治温的主方，我认为并不一定如此。阳明卫家实，见于外者为阳明经证，见于里者为阳明府证。在外者多为燥郁，在里者有寒热之分。解燥郁者为苦辛甘味，以咸甘为代表的白虎汤的主要作用是直折少阴少阳之热，抑制产热，这也属于釜底抽薪。为什么这么说呢？我们先看看白虎汤证是什么脉证。记得上学时老师说过白虎汤证有四大征，即：汗大出，口大渴，身大热，脉洪大。老子曰：飘风不终朝，骤雨不终日。我们想过没有，若人体一直持续这样的情况，很快就会虚弱。所以白虎汤证只是疾病发展过程中的一过性表现，或因误治，或因其他，这时我们需要釜底抽薪，直折热源，这才是正治之法。这种情况大多属于感染性疾病的极期。此期之所以产生这样的病理现象，是由于感染因素导致体内大量炎症因子激活，特别是肿瘤坏死因子等，炎症因子的过度激活形成全身性炎症状态。那么治疗的目的，就是抑制机体过分亢进的炎症状态，使其达到适当的程度。

温病之中关于咸味应用还是不少的，石膏算其一，大多数人认为石膏是辛味，其实这是误解。咸为水味，水曰润下，只有咸味才能抑火，苦味者，散火也。若石膏是辛味，道理难讲通。传统认为辛能散，故能散火，实际上辛能敛是为压火，火势弱者可压，火势偾张者怎能压？况石膏为晶体，其象类冰。其他咸味药，如犀角、秋石、寒水石等在温病中皆有很好的应用。咸味药的作用在于抑火之源，釜底抽薪。

（三）谵语与郑声

第 210 条指出："夫实则谵语，虚则郑声。"

谵语与郑声都是失神的表现，是阳明病伤及了少阳神藏。昼则卫气出入阳，夜则卫气入于阴。人脑的气血也会回归到三阴里，经过三阴整理后，第二日回归少阳枢府，这样第二日又神清气爽。阳明病，阳气不收，津液不回，津不养神，秩序混乱，故发谵语。津液阳气再亏之后，人也没力气了，则为郑声。先伤神藏，再伤神机，病先由三阳，再入三阴，如是而已。

（四）阳明的寒证

阳明篇亦有不少条文论述寒证，可见阳明病不尽为热，胃家实也不见得有热。以下 6 条为确有寒象者，摘录如下：

第 190 条：阳明病，若能食，名中风；不能食，名中寒。

第 191 条：阳明病，若中寒者，不能食，小便不利，手足濈然汗出，此欲作固瘕，必大便初硬后溏。所以然者，以胃中冷，水谷不别故也。

第 194 条：阳明病，不能食，攻其热必哕。所以然者，胃中虚冷故也。以其人本虚，攻其热必哕。

第 225 条：脉浮而迟，表热里寒，下利清谷者，四逆汤主之。

第 226 条：若胃中虚冷，不能食者，饮水则哕。

第 243 条：食谷欲呕，属阳明也，吴茱萸汤主之。得汤反剧者，属上焦也。吴茱萸汤。

吴茱萸（洗，1 升）、人参（3 两）、生姜（切，6 两）、大枣（擘，12 枚），上 4 味，以水 7 升，煮取 2 升，去滓，温服 7 合，日 3 服。

胃家实，乃郁堵是也。郁有寒郁、燥郁、浊郁，其中燥郁者多有热象，寒郁和浊郁未必一定热，若少阳相火盛可有郁热，若少阳相火不盛则不见热。少阳阳明者，亦可能不见热。何以成寒郁？饮冷，露腹等伤其阳气皆可致寒郁。寒郁者，火弱水土为瘀。其人少阳相火本弱，又伤津液，或伤阳气，伤冷后易患此证。

第五章　少阳病纲要

这一章开始介绍少阳病，三阳开合枢的运动是为一个系统整体，少阳枢机是三阳之中极其重要的一环。我之所以能够发现三阴三阳开合枢的秘密，是因为我对三焦膜原的研究，我发现三焦为卫气之海，理解了百川汇海的道理，因此我才深切体会到少阳枢机的涵义。

一、少阳枢机解

少阳枢机解包括以下几个方面的内容，首先谈三焦与胆，然后谈谈枢机的特征与功能，最后再说一下有关神机与神藏的知识。

（一）少阳本义

少阳之"少"，即为"幼"的意思，是还未长大定型的，是充满变化的，潜力很大且生机也很大的事物。少阳有些类似小孩，中医常说小孩为纯阳之体，之所以把小孩称为纯阳之体，是因为火的意象向上向外，充满生机。你看小孩子白天活蹦乱跳，活泼可爱，这就是生机。

少阳相火是以"火"命名，所以少阳也会展现出火的特质，比如动荡的、向上的、温煦的属性。少阳相火的"相火"用少阳来界定的，这表明这个"火"类似"少火""幼火"，中医说少火生气，少火也是幼火，温煦的火，这种火能够使津液均匀地散布，填充腠理分肉，所以这是生气之火。而壮火暴烈，能量集中，横冲直撞，耗气伤津。

（二）少阳腑义

少阳之腑为三焦与胆，在基础理论篇已详细论述过三焦，这里简要地论述一下。三焦是躯干之中除脏腑之外的空腔，为横膈膜分隔成为上下两焦，上焦为胸腔，下焦为腹腔。三焦是腹部筋膜所构建的空间，故又有"膜凑三焦"之说。三焦内运行着津液，这津液又称为原气或者卫气，原气、卫气同出一源，在三焦中者称之为原气，在外周经络中的称之为卫气。气在人体中大多以液体的形式存在，这种形式我们又称为津液；少部分的气以气体的形式存在，主要分布在我们皮毛外一层、胃肠道空腔以及腹腔之内。《难经·三十八难》说："所以腑有六者，谓三焦也，有原气之别使，主持诸气。"《难经·三十六难》说："三焦者，原气之别使也，主通行三气，经历五脏六腑。"三焦为气海，主持诸气，少阳枢府为三阳之枢。

胆位于人体下焦，依附于肝下。我认为《伤寒论》的少阳主要指的是手少阳三焦，而胆的功能是依附在下焦之上的。胆的功能主要是排浊与升清。人体的胸腹腔内时刻在产生着气（津液），这津液流通于筋膜构建的空间内。津液有进就有出，津液是由脏腑生成的，脏腑生成津液渗入三焦之中，这是津液的进入。那津液的出呢？津液由胸腹腔淋巴管或者静脉吸收而进入静脉，然后流经肝脏进行压缩过滤，经过胆管胆囊排浊于肠道，所以足少阳胆主于排浊。胆位于三焦之下焦，下焦之中有肝脾肾等重要脏器，这些脏器开动之时会产生大量原气，这些气也会渗入下焦筋膜之中，尤其肾命制造精专之时更会有大量原气渗出。下焦接收脏腑产生大量原气，故称之为气海，原气尤充沛于下焦，当我们把下焦与胆的功能进行绑定之后，那么，足少阳胆就成了升清之源。

（三）水是眼波横

"水是眼波横，山是眉峰聚。欲问行人去那边？眉眼盈盈处。"这是宋朝词人王观的半阕卜算子，很是优美。文字中春山绰约，流霞飞瀑，水气氤氲，仙气渺渺，想起来也是极美的景色。在我们胸腹之中，也有这样的仙景，那脏腑便是这春山，三焦原气流通于脏腑间，这亦是"水是眼波横，山是眉峰聚"样的美景。人体的五脏就居住在这水气氤氲、仙气飘飘的地方，这里营血聚集，卫气充盈。胸腹腔内津液充盈，脏腑沐浴在津液的海洋里，这里充盈气血，为五脏的神机所发创造了条件。

"欲问行人去那边？眉眼盈盈处。"人的眉眼是最能传神的部位，这眉眼盈盈处也是可以显露神机的。人体之中除胸腹腔之外还有类似的场景吗？答案是有的，那就是我们的头脑。

（四）颅腔内的场景

如图 2-5-1 所示，颅腔是指由头部的皮肤、肌肉和 8 块脑颅骨围成的腔，颅腔内容物主要包括脑组织、脑脊液和血液。在解剖上颅骨与人脑之间有个腔隙，叫作蛛网膜下腔，蛛网膜下腔充满脑脊液。脑脊液是一种无色透明的液体，它除了存在于蛛网膜下腔，还存在于脑室中。整个人脑被脑脊液所包围，脑脊液不仅包裹含藏着大脑而且还深入到脑室之中。我认为脑脊液就是津液的一种，也即是卫气，人脑生活在卫气的海洋里。

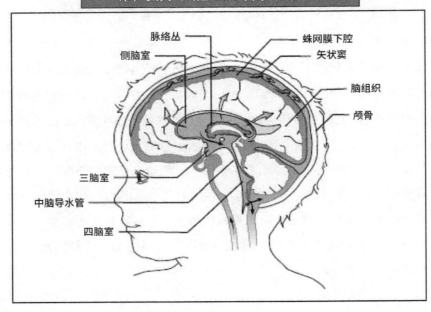

图 2-5-1　颅脑内的津液

虽然人脑的重量只占了全身体重的 2%，但是脑部的血液占了全身供血量的 20%。人脑所居亦是供血充盈之处，这一点与五脏极其相似。五脏居于原气海洋之中，人脑亦是居于卫气海洋之中，这一点也极其相似。脑脊液有什么作用呢？它充盈于颅骨与人脑组织之间，有着缓冲保护的作用；它能够为脑组织提供营养及带走代谢废物；它是流动的，能够调节压力，也能够调节温度，等等。在解剖上，血液与脑脊液之间，在脑脊液与脑之间存在着机械性与渗透性屏障，分别称为血液 — 脑脊液屏障和脑脊液 — 脑屏障。这 2 个屏障都说明脑脊液对脑具有保护作用，这说明脑脊液具有卫气的功能。总的看来，脑脊液如同三焦原气一样，而蛛网膜下腔也是类似于三焦的存在。蛛网膜下腔分为脑蛛网膜下腔和脊蛛网膜下腔，两者相通，自头沿脊髓向下，下端止于骶髓 S2 水平，内含脑脊液。包裹五脏的是三焦，包裹脑与脊髓的是蛛网膜下腔，原气藏着五脏，卫气荣养着脑与脊髓。从位置来看一在腹，一在背，老子曰："万物负阴而抱阳，冲气以为和。"

以上引用了一些解剖学知识，讲得很简单，详尽的内容可以参看相关书籍。我把人脑与五脏的居住环境作了一些对比，发现其中有惊人的相似之处，这说明什么呢？五脏为调控中枢，人脑也应该是调控中枢，人脑和五脏都是神机所发的地方，所以在气血的供应、生理解剖、居住环境上有着诸多相似之处。五脏是三阴之主，主于三阴的调控。那么，人脑则是三阳之主，主于三阳的调控。这三阳之中少阳为枢，少阳枢有一定的调控整理作用，因此少阳枢与三阳之主（人脑）有着极其密切的关系，所以讨论少阳病机之时，人脑与神机是绕不过去的坎。

（五）神机与神藏

生物体内，水是信息最好的载体，以水为主体的津液在生物体之内有藏神的作用。人脑与五脏是神机之所，那么三焦与蛛网膜下腔就成了神藏之地，所以我们把人脑和五脏简称为神机，把三焦与蛛网膜下腔简称为神藏。三焦和蛛网膜下腔的津液很好地保护了神机之所，而且又不失灵动性。就像一座仙山，总是云雾缭绕的，那云雾便是津液，能藏神。

中国古人的衣服很宽松，这种衣服穿起来很舒适，看起来也很飘逸。中国人的性格含蓄，不张扬，则与这种着装相关。宽松的衣服能够藏神，我们体外有一层气圈，这一层以气态的气存在，散布于皮毛之里或之外，宽松衣服能够很好地保护人体外的一层，又不至于压迫它。穿宽松的衣服，我们的皮毛会比较敏感，气机进出比较灵动，这样就感到非常舒畅，同时衣服又能很好地顾护着体外的一层，人体的神气不至于过度散失。现代女性喜欢穿紧身的衣服，这是来自西方的文化，这不是我们中国的传统文化，穿紧身衣服实际上不利于身心健康。

中国古代文人在谈经论道之时，往往需要沐浴焚香，黄帝与岐伯坐而论道之时大概也是这个情形。焚香能够使心灵沉静，也有着很好的藏神作用。我们想一想，一块沉香的气味能够散布其周围一块区域，久久不散，这说明什么？说明香气能够透达出来，香气虽能透达出来却又不散，这说明香气凝重而非轻浮。这是不是很像人体外的一层，神气出于皮，徜徉顾佑于皮毛间。古人的香料除了味道好闻外，其实还有护佑心神的作用。中药中也有很多香药，考虑这些香药的作用时，我们当思考 2 点，其一香药的香气能够走窜透达；其二香药的香气凝重，如果香气不凝重，它将失去它的气味。历来我们应用香药只是考虑到香气走窜透达，却很少考虑到香气凝重的问题。

以上从津液藏神气谈起，谈了一些神机与神藏的事，神机与神藏其实就是一对阴阳，有阴便有阳，有神机便有神藏，其两者是阴阳相应的。

（六）人脑与心脏

中医古籍中谈论人脑的篇章极少，古人往往把人脑的功能附于心脏之上。《黄帝内经》中有一句话说："所以任物者谓之心，心有所忆谓之意。"这句话是什么意思呢？"任"，有负担、支配之意。"物"，指客观世界的万事万物。正如成瓘《篛园日札》说："任，使也。任物，即使物也。"传统中医认为心有接受、分析外界事物刺激的功用，还有支配人的行为、对外界事物做出正确反应的机能。我认为任物者不仅仅在于心，而且还在人脑。人脑应对客观世界的变化而产生应对措施，支配着肢体的运动，而且人脑也有记忆库、信息数据库，这些都是储存记忆信息的地方，所以说心之所忆往往是脑之所忆。古人不知道是什么原因没有把脑与心分开，我觉得把人脑与心脏分开很有必要，因为人脑是三阳之主，所以对于头脑的疾病我们可以从三阳考虑。现代医学分科越多越细，中医虽注重整体，但是必要的分隔也是需要的，把人脑与五脏分开之后，这样我们的思路就会打开，在应对一些疾病之时方法就会增多。

（七）少阳枢机与神藏

以上关于三焦与蛛网膜下腔的问题论述不少，通过以上论述，我认为蛛网膜下腔同三焦一样也是少阳之腑，少阳之腑是少阳发挥"枢"的功能的重要场地。"枢"有着枢纽、涵藏、联系、沟通、缓冲、保护、交易等一系列的功能，当少阳病时少阳枢机不利将会出现以上"枢"的功能异常，除此之外，少阳之"枢"还有着神藏的功能。如果少阳枢府神藏无力，那么神气必会大泄从而导致失神，所以我们思考少阳枢机病时当考虑少阳神藏的问题。

二、少阳病提纲解

少阳病提纲的讨论主要以少阳篇中第 263 条为主，263 条原文为："少阳之为病，口苦，咽干，目眩也。"另外，第 96、97 条作为提纲证的补充条文。

（一）三窍的特殊性

我们看到少阳提纲条文中讲到 3 个简单的证，即："口苦，咽干，目眩"，这 3 个证好像与少阳病并没有什么关联，那么为何用这三证作为少阳病的提纲呢？深入学习过《伤寒论》的人都知道，仲景是不会说什么废话的，尤其提纲条文更是提纲挈领，示人以规矩。经典的特性是"一字之安，坚若磐石，一义之出，灿若星辰"。所以这三证中必然蕴着深刻的含义。

口苦、咽干、目眩，它主要讲到了口、咽、目这三窍，现在我们暂且不管苦、干、眩，单单看看这三窍有什么特别的地方吧！先简单说一下五官，五脏各开窍于头面部，其中心开窍于舌，肾开窍于耳，肝开窍于目，脾开窍于口，肺开窍于鼻。五脏为人体的调控中心，那么五脏为何在头面部开窍呢？解剖学告诉我们舌耳目口鼻各有神经血管连于人脑，五官与人脑紧密联系，五官又是五脏的窍穴，能够反映出五脏的精气与信息。五脏的窍穴在头面部，这说明五脏与人脑有着紧密的联系，皆为人体的调控中心，人体上下两调控中心共同协作调控着人体的机能。

口、咽、目这三窍与五官相比有着独特的点，口与咽皆充盈着津液，目中也是有着丰富的津液，诗中说眼睛为"眉目盈盈处"，这盈盈就是水光，人体之中眉目最为传情，是神机展现的地方。"眉黛春山，秋水剪瞳"，如果目中失去津液，那么秋水不在，剪瞳难有，津液是承载神气的存在，无津液者无神气。口、咽、目之中口与目为五脏在头面的窍穴，咽为地气之嗌，是人脑与五脏之间联系的重要节点，所以口、咽、目是反映少阳神藏的重要窍穴。仲景以口、咽、目为少阳提纲，并不是说这三窍就是由少阳所主，而是透过这三窍表现出少阳病最关键的机要 —— 津液与神藏。醉翁之意不在酒，诸如此类的手笔，不得不叹服。

（二）口苦、咽干、目眩义

接下来我们谈谈苦、干、眩，苦是什么含义。首先是口苦，苦是火的本味，火味为苦。经云，火曰炎上，炎上作苦。六经之中少阴少阳同为火象，少阴为君火之象，少阳为相火之象。君火以明，相火以位。君火为什么明呢？从能量层面上看，能量聚集起来就是明，比如电流通过钨丝，钨丝电阻比较大，发热大，能量聚集于此而发光。所以君火比相火要暴烈，少阴君火经太阴湿土的中和能量得到缓冲，均匀散布于微末血脉之中，其出于脉为卫气，这卫气聚集便为相火，相火比起君火要缓和多了，且富含津液，也就是说少阳相火含水气比较多。相火聚集的地方也是神藏之地，所以说"相火以位"，这个"位"便是点明其位置重要，不可或缺。

苦味是火之味，但是少阴的苦味要暴烈一些，如黄连；少阳的苦味要缓和一些，如柴胡。口苦，是能量聚集的表现，比如口舌生疮，皮肤生疮，这是能量在局部聚集的表现，热腐而生疮。这时黄连便有了用途，苦味宣通，黄连可以打开更多口子，使聚集的能量散出来，常吃苦寒药容易伤人正气，就是苦味宣通泄气的原因。少阳病提纲证之口苦表明机体内局部有能量聚集，这就是火郁。火郁一证也说明能量可能散布得不均匀。

咽干，反映出津液亏。咽这个位置是个隘口，是个很关键的位置，是人脑与五脏之间的重要支点。经云，天气通于肺，地气通于隘。地气是来自脾胃运化的水谷精微，经过五脏的输布而上达。所以咽这个位置能够反映出五脏精气，津液亏了，咽就会干。咽干与口渴有所不同，口渴要喝水，是血浆渗透压增高，是血中的事，而咽干主要反映出气分的问题。咽干喝水，可能只是喝一点水润润嗓子。

最后再谈谈目眩。首先说目眩的含义，目眩是指眼花缭乱，心神摇荡，多形容所见情景令人惊异。明代梁辰鱼《浣纱记·见王》："臣闻五音令人耳聋，五色令人目眩。"《东周列国志》第 107 回："秦王心战目眩，呆坐半日，神色方才稍定。"曾朴《孽海花》第 10 回："场上陈列着有锦绣的，有金银的，五光十色，目眩神迷，顿时吓得出神。"通过上述 3 段文字，可以看出这目眩往往伴随着精神的波动。有个成语叫作：目眩神迷（图 2-5-2）。

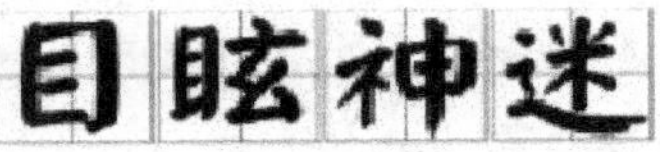

目眩神迷

图 2-5-2　目眩神迷

这目眩往往伴随着神迷，人一下子呆住了，处于失神状态。比如看到巨量黄金珠宝，看到极其诱惑的画面，这心情不免激动，口干舌燥，面红耳赤，目眩而神迷。目眩是一种失神的表现，眼睛是心灵的窗户，更是神明的外显，当目眩时，眼前晃呀晃，这是神藏已破，神气外放，后续不及的失神状态。人在疲累之时，也常会目眩头晕，那是五脏精气亏虚，神无所养，故神无所藏，亦是失其神。人体失神状态可以表现出目眩的证，这是在头脑处表现出的证，其实在躯干处还可以表现"默默不欲饮食"，这"默默"就是发呆，不愿说话，不愿饮食，这也是失神的表现。

口苦，咽干，目眩。这三证连起来，就展现少阳病的全象来，具体是什么呢？且听我一一道来。口苦，咽干，目眩这三证也有时序次第，先是出现了口苦，继而咽干、目眩，这个过程中展现出一个典型的少阳病证。口苦说明了身体内有郁火，郁火是能量的集中，不能够均匀散布，所以火郁的同时亦可能伴随着外阳不足的表现。咽干，表现出津液亏了，津液也是卫气，所以咽干也有可能是卫气虚而致。目眩是失神的表现，神气藏于津液，若是津液亏了可能导致神气不能够很好地潜藏，神不足人则发呆。把口苦、咽干、目眩连起来，则呈现出一个虚实夹杂的证来。

这3个证与少阳特性息息相关。少阳为相火，可以展现出口苦来；三焦与蛛网膜下腔为卫气海洋，主于津液，津液亏可以展现出咽干之证；三焦与蛛网膜下腔又为神藏之地，神失其藏则失神，失神则目眩或默默不欲食。如是则口苦、咽干、目眩三证皆指向少阳病，是故少阳病的基本病机可定为：少阳枢机不利，神失其藏。关于这个基本病机《伤寒论》第96、97条亦可证实，下节我们谈谈这2条。

（三）《伤寒论》第96与第97条

《伤寒论》第96条：伤寒五六日中风，往来寒热，胸胁苦满，默默不欲饮食，心烦喜呕，或胸中烦而不呕，或渴，或腹中痛，或胁下痞鞕，或心下悸，小便不利，或不渴，身有微热，或咳者，小柴胡汤主之。《伤寒论》第97条：血弱气尽，腠理开，邪气因入，与正气相搏，结于胁下，正邪分争，往来寒热，休作有时，嘿嘿不欲饮食，脏腑相连，其痛必下，邪高痛下，故使呕也（一云脏腑相违，其病必下，胁膈中痛），小柴胡汤主之。服柴胡汤已，渴者属阳明，以法治之。

（1）伤寒五六日中风

第96条"伤寒五六日中风"，如何理解这句话又是伤寒又是中风呢？这伤寒和中风应该有时序次第，先是伤寒，伤于寒者病于热，这个热来自少阳的热，因皮毛为寒所固，则少阳相火郁而发热，少阳相火与厥阴风木相为中见，故郁热不出则风气动。风气动则为中风，风气动毛孔开则为散热，毛孔开则津液泄。或问太阳与少阴相互中见，太阳为寒所伤，不是与少阴君火相为抗衡吗？太阳与少阴相为中见，若太阳寒水为寒所郁，则少阴君火来救，少阴君火的热气出于脉，也入于少阳，所以也会引起少阳相火盛。

"伤寒五六日中风"讲了这样一个过程：先是伤寒气郁而发热，于是人体风动散热，散热过程中或伤了津液。"伤寒五六日中风"这个过程也是人体抵抗寒邪的正常过程，如果不是伤了津液，这个病可能出汗就好了，而继续往下讲条文，那就表明邪气继续入里。这里"邪气入里"是一种会意的说法，实际上所谓邪气入里也就是体表的秩序还没有恢复正常状态，秩序还是混乱的，与外环境的变化不相适应。六经病分为气宜病和神机病，气宜病在气在表，神机病在血在里。人感六淫，身体外部失去秩序，这个秩序由体表浅层向内里延伸，先是太阳、阳明，继而是少阳。

少阳腑三焦位于脏腑之外，它是三阳抗邪的最后一站，如果邪气攻破少阳，病将会入于三阴。

（2）形体的抗争

我们知道少阳为三阳病的最后一站，到了少阳病三焦枢腑亦成了抗邪之地。伤寒五六日中风，风动伤了津液，病却未好，于是少阳病表之形体当收紧，表之形体收紧，卫气则回归少阳枢，然后在少阳枢以及少阳府组织起防线，抵抗外邪。另外，形体收紧，之后津液就不会大量流失，这样可以保护津液。这是人体抗病时的自然反应，历史上，明末时鞑子寇关，祸乱京畿，崇祯下令进京勤王，这就是抵御外敌之法，城外已遭兵祸，秩序已然混乱，如果这种混乱秩序传递到中枢，国将不国矣，所以要收紧防卫，守护城防，保卫中枢。

下面我们简单地讲一讲少阳病的 2 个常见脉象，这 2 个脉象可以佐证上述观点。一个脉象是 265 条所述的："伤寒，脉弦细，头痛发热者，属少阳。"另一个是 266 条："本太阳病不解，转入少阳者，胁下硬满，干呕不能食，往来寒热，尚未吐下，脉沉紧者，与小柴胡汤。"一个是弦细，一个是沉紧。弦细也好，沉紧也好，都是少阳病脉。为什么呢？弦细与沉紧都能反映到血管壁上，脉紧血管壁紧张，弦是指脉紧呈一条琴弦状。这说明表之形体在收紧，血管壁与表之形体相应。而且我们还可以体会寸口脉位置的尺肤，以尺肤之诊而察卫气强弱。

（3）寒热往来，胸胁苦满

少阳病卫气不能升达起来，形体紧，脉体紧，卫气不荣则生寒，气聚而生热，热如浪潮，突破阻碍而发热病，当热气散，卫气不继又为寒，故少阳病寒热往来也。"胸胁苦满"表之形体收紧，少阳腑三焦阳气被郁，郁则为火，火生苦味，可见口苦；三焦气郁压力增，其压力必然传导至内部脏腑之上，于是而有胸胁苦满之证。其实下面这些证也与压力增加相关，如不欲饮食、喜呕、胸中烦、胁下痞鞭，等等。少阳相火与厥阴风木在人体之中主导着压力的变化，三焦府在脏腑的外围，其压力增可以导致小柴胡汤诸证，其压力减可以导致三焦竭部。

我认为《伤寒论》第 97 条说的也是这个压力问题，97 条云："脏腑相连，其痛必下，邪高痛下，故使呕也（一云脏腑相违，其病必下，胁膈中痛）。"这里的脏腑相连，脏是五脏，腑则专指三焦。"其痛必下，邪高痛下，故使呕也"这句话是说三焦腑的压力向下向内里传导。"一云脏腑相违，其病必下，胁膈中痛"这种说法也是差不多的意思，我怀疑这两句话都不是伤寒的原文，皆为后人注释。

"血弱气尽，腠理开，邪气因入，与正气相搏，结于胁下，正邪分争，往来寒热，休作有时"，97 条这段话是对 96 条"伤寒五六日中风"这句话的解释，为什么"伤寒五六日中风"还不好呢？为什么不是"伤寒五六日中风，汗出而愈"呢？仲景说是因为津液亏了，无力抗邪了，于是退而守少阳，正气胜，原气充于三焦，则冲破障碍而为热，表之秩序混乱，邪之不去，又为寒，五脏精气渗于少阳三焦腑中，三焦原气充，于是休作有时。

（4）心烦责之两端

第 96 条之下还有很多或然证，其实明白少阳枢的含义，这些都可以推导而出，下面我们再讲一个证：心烦。

在少阴病篇也有心烦一证，心烦一证的核心在于内外不一，节律不应。怎么说呢？当五脏神机已发之时，接收到的反馈却不是预想的，这就出现内外不一、节律不应。其实这个心烦不仅仅是心的问题，《黄帝内经》中有一句话叫作："病之中外何如？"这个"中外"的"中"是五脏，而"外"呢？是三阳之主，三阳经的调控中心——人脑。故心烦一证，当责之两端，即：心与人脑。长时间中医把人脑的功能归属于心之上，于是就有"心烦"一词，其实少阴病的心烦与少阳病的心烦还有所不同，少阳病的心烦明显轻浅许多，伴随着五脏精气亏虚、秩序混乱的症状比较少，也就是说对于这种心烦，人体的基础条件还是可以的。而且少阳病的"心烦"主要责之于人脑，人脑亦是神机，神机所发，外有不应，反馈到人脑亦是产生节律不一，这也是会烦的。少阳病的心烦喜呕的症状，大家考虑过病因没有？这蛛网膜下腔也类似于三焦，当其因少阳枢府气郁而压力增时，这压力也会传导至人脑的，学过西医的人知道，人脑受压会产生恶心呕吐的症状。我的爷爷因蛛网膜下腔出血而去世，当时我清楚地记得爷爷刚犯病时是有呕吐的。当然病有轻重，这心烦喜呕的程度也有大小。心烦的症状也是神失所藏的一种表现，为什么这样说呢？正常人体的神气是发散的秩序，它能够出于人体皮肤而到达人体外大气层（皮毛），今因外邪侵袭正气虚弱，一步一步退守少阳府，外部环境秩序已乱，导致神失所藏，秩序丢失、失神。

三阳病中有不少精神方面的症状，如狂、癫、妄语，等等，我认为这些病都涉及少阳神藏，进一步伤及三阳之主——人脑。临床中柴胡类方也可以治疗不少的精神类疾患，一般情况下我们认为柴胡能够疏肝解郁，"疏肝解郁"这是脏腑辨证的名词，脏腑辨证和三阴三阳辨证有着本质区别，所以我们用经方时尽量要使用经方理论。通过以上对少阳病的论述以及对神机与神藏的论述，都为精神情志疾病从少阳论治做出了基础理论构建，以后当联系临床实践，吸收现代医学的知识，进一步细化理论体系，确定有效的治疗方法与方药。

（5）仲师一字千金

至此我们对少阳病提纲证进行了比较详细的阐述，对少阳病也有了一个大致整体的认识。仲师用 6 个字点明了少阳病的基本病机 —— 口苦、咽干、目眩。虽说只有 6 个字但涵义极其广大和深远，就像一幅画一样，寥寥数笔勾勒出神韵来，而留白之处却尽可能由后学者补充。为了这 6 个字我写了 1 万多字的文章，虽然写了这么多，但还是感觉余韵未尽。于是，愈是学习《伤寒论》愈是感受到仲师言简意赅，一字千金。

在六经病中皆有这样一条，即："×× 之为病"，凡带有这句话的论述，我们皆称之为提纲条文。这"之为病"是什么意思呢？"之为病"揭示疾病的"常"，揭示出最典型的病机特点，由"之为病"的条文我们可以看到基本病机展现出症状群，所以"之为病"在《伤寒论》极为重要，我们应该好好学习与思考。很多人对少阳病的提纲证不理解，认为不能够概括少阳之病机，其实这是没有理解《伤寒论》之真义。

（6）柴胡汤方药简释

小柴胡汤方：柴胡（半斤）、黄芩（3 两）、人参（3 两）、甘草（3 两）、半夏（半升，洗）、生姜（3 两，切）、大枣（12 枚，擘），上 7 味，以水 1 斗 2 升，煮取 6 升，去滓，再煎取 3 升，温服 1 升，日 3 服。若胸中烦而不呕，去半夏、人参，加栝楼果实 1 枚；若渴，去半夏，加人参，合前成 4 两半，栝楼根 4 两；若腹中痛者，去黄芩，加芍药 3 两；若胁下痞鞕，去大枣，加牡蛎 4 两；若心下悸，小便不利者，去黄芩，加茯苓 4 两；若不渴，外有微热者，去人参，加桂枝 3 两，温覆微汗愈；若咳者，去人参、大枣、生姜，加五味子半升，干姜 2 两。

看小柴胡汤构成，共 7 味药，即：柴胡、黄芩、人参、甘草、半夏、生姜、大枣。分析一下药性为辛、苦、甘 3 种味构成。方后有各种加减方法，我们研究加减法后可以知道，小柴胡汤不能减去的 2 个药是柴胡、甘草，可见小柴胡汤的方根就是这 2 味药。柴胡味苦，甘草味甘，两药合用正是苦甘法。柴胡味苦，苦味宣通，可解三焦郁；甘草味甘，甘味缓急，可缓苦味药的宣通之性，可使能量释放得更加均匀，且甘味药能滋补津液，可补少阳之虚。

小柴胡汤证最主要的矛盾便是三焦阳气被郁，这是由表之形体紧造成的，表之形体紧是因为津液亏虚，人体处于应急状态，如果人体总是处于应急状态，将会始终处于病理状态。为了解除这种病理状态，当使郁热缓和释放，慢慢充盈荣养外之形体，外之形体得卫气之养方能够筋肉柔和而至于常。所以小柴胡汤方根以柴胡、甘草为主。除此之外，黄芩味苦可助柴胡，黄芩的作用偏向于胃肠道，柴胡的作用偏向于体表。甘草、人参、大枣一组，开太阴，为三阳提供资粮，且能缓急，使能量均匀散布。半夏、生姜一组，辛味药有敛气的作用，半夏敛胃肠之上，燥湿敛气治呕，生姜作用也以胃肠为主，作用位置要低一些，另外生姜也能走表，辛味燥敛可防汗出过多，以反佐苦味宣通之性。苦味与辛味合用称之为苦辛法，苦辛法可不是辛开苦降，细细品一下会有一些不同的味道。

（7）少阳病三禁

最后谈一下少阳病三禁，什么是少阳病三禁呢？即：禁汗、禁吐、禁下。从少阳病机我们可以知道，少阳病是少阳枢机不利，病位已到少阳枢府，少阳枢有什么作用呢？少阳枢府三焦若集市，若库房，是为气海，其阳气灌注于体表诸经，若少阳枢府气机被郁，强发汗则后气不继，反生祸端。如 265 条言："伤寒，脉弦细，头痛发热者，属少阳。少阳不可发汗，发汗则谵语，此属胃，胃和则愈，胃不和，烦而悸。"此条发汗过后则谵语，谵语是说胡话，这是"神"失去得更厉害，少阳发汗更破神藏，神藏已破，神气不藏，于是谵语。第 265 条下面这段话："此属胃，胃和则愈，胃不和，烦而悸。"这里"胃"考虑可能是个"卫"字，胃与卫同音，也许在传抄过程中发生了错误。如果从胃这个层面考虑似有欠缺，如果考虑是卫气不和那就相当的顺畅，少阳病本就是卫气不和，卫气秩序乱了，不能卫外而为固，强发汗则强动卫气必惹祸端，于是"悸而烦"，"悸而烦"是心与人脑的病，是神机失藏的病证，这正是对应少阳的基本病机。细细思量一下，这"悸而烦"确实与胃关系不大，所以可以考虑是误抄。

《伤寒论》第 264 条："少阳中风，两耳无所闻，目赤，胸中满而烦者，不可吐下，吐下则悸而惊。"这是个少阳禁吐下的条文，少阳中风，是少阳相火和厥阴风木在调控人体压力过程中出现了矛盾，少阳相火郁而压力增，火郁重而热力盛，此时当解少阳之郁。吐下作用于胃肠道表层，这个治疗层次不对，将使胃肠道表气更虚，当少阳郁火突破阻碍之时，外气不固，则生变证，津液大泄，神机失藏，于是又出现失神之证——悸而惊。

少阳病有汗吐下三禁，传统认为少阳病当用和解之法。那么和法真义是什么呢？和法真义即是：火郁发之，以苦味宣通，其宣通之时要使能量均匀缓慢地散布。宣通少阳，常用柴胡、黄芩，黄芩比较轻浮，也不甚苦。柴胡我就比较熟悉了，因为我采过柴胡。我在新疆开诊所的时候很喜欢采药，常常一个人进山采药，当 6 ～ 7 月份雪化以后可以采到柴胡，在向阳的山坡，当冰雪融化后，雪水流下山坡时常遗有沟槽，那里可以找到柴胡，新疆可以采到黄柴胡与黑柴胡。柴胡生长在向阳的山坡，当 6～7 月正是三之气少阳气盛之时，所以柴胡禀少阳之气甚厚，这也是它善解少阳郁的原因。

新疆也产麻黄，麻黄总生长在背阴山坡，且极为耐寒，麻黄喜阴耐寒所以与太阳寒水很容易产生共振。其实中医师能够出去采药对理解药性很有帮助，比如说甘草喜欢生长于水边，喜欢湿润的环境，甘草的叶子黏黏的，像有糖一样，甘草的根横向生。如果采过甘草你就会很容易了解这样的特性，甘草叶子黏与存水有没有关系呢？甘草横向伸展的根与开太阴有没有关系呢？亲身体验过后可以更容易理解。

最后讲一下，这三阴病也禁汗吐下，道理和少阳三禁差不多，但是大小不通者除外，大小不通是指大小便不通，这是要命的，所以必须通，但是卫外气血亏虚，虽通下后续却很麻烦，会生出很多变证，慎之。

三、少阳病机及外延

（一）论少阳枢机不利

写这部分内容前先总结一下之前讲的内容。少阳提纲证首言口苦，这口苦是火郁的表现，大家想过没有少阳病为什么要有火郁呢？且看第 269 条："伤寒六七日，无大热，其人躁烦者，此为阳去入阴故也。"这一条告诉我们，若少阳相火不郁而不发热，那么这病将入于三阴。少阳相火根于少阴君火，三阳在外以为护卫，三阴在里以为支撑，若病邪外侵，少阳始终不能组织有效抵抗，则病入阴。少阳相火被郁说明三阴还在对三阳有战略支撑，有能量营养输送。病在三阳而发热者，其热皆源于少阳相火，少阳相火为三阳之枢，为三阳热力之源。少阳相火是三元及一的，故少阳枢府亦是津液之海，元气之海。

少阳相火被郁属于少阳枢机不利，少阳枢机不利则三阳开合失常，这里可以稍微进行分类。当少阳枢府被郁之时，这时开合皆不能；郁热久则暴发，卫气冲击，不能均匀散布，不能进入有效的微循环，则化为热，或为汗，卫气出于皮毛，卫气泄，后气不继则生寒冷，这是开之太过，合之不及，故小柴胡汤证之往来寒热是为少阳枢机不利而致。或问有没有合之太过而开之不及的病机？这也是有的，当紧张、压抑、承载过多的压力，而没有疏泄的窗口，这时便会气郁化火，临床上我们称这种现象为"肝郁化火"，其实这种病在六经层面也属于少阳病。想一想六淫外邪侵袭人体之时，起初人体正气抗邪，不敌，战略回收，以护少阳枢府，其实这也是一种合之太过、开之不及的状态。回收是为了集中力量，以更好地抗邪，同时也是为了保护少阳枢府，这是一种正确的应敌方式。

少阳提纲证以口苦为打头，这一证点出了少阳郁火在少阳病机中占有很重要的位置，下面我们谈谈少阳郁火的病理性质及其治则。

（二）三元及一看少阳

"郁火"首先要有"郁"，以三元及一观点来看，郁为土多而致。水火土三元之中，土最缺乏流动性，土必借助水才能流动，又要借助火才有动力，故火弱推动无力，水土多而为瘀，水亏则土不得承载，火土多而为郁。故少阳相火郁者当责之两端，其一因伤寒则火弱而水土为瘀，郁阻气机而成郁火；其二因伤津液（或中风或伤燥或补充不及皆可伤津液）则水亏而难以流通而成郁火。

临床上或2种情况兼而有之，如小柴胡汤证先由伤寒后伤津液，虽然2种情况兼而有之，但伤寒为其主因，故小柴胡汤证在太阳篇论述。阳明燥金，燥气胜极伤津液，有少阳病从阳明传来，则以水亏为特点，此时水亏火土为郁，少阳之气难以流通，郁而发热。这一种情况很类似温病，因此这类疾病多在温病篇论述，下面我们谈谈这个证。

（三）湿热实为水亏

首先谈谈湿热的性质，中医有句话叫"湿与热合，如油入面"。这句话是说湿热相结合在人体，难以祛除，一般情况下我们都用水和面，北方人喜欢吃馒头，用水和面发一下可以蒸馒头。其实这句话也说明一个问题，本是以水和面，今油入于面中，油代替了一部分水，那就说明这面团可能缺水。

湿热其实是一种燥，是缺水的，为什么这样说呢？湿热的症状令人感觉黏腻不爽，这是因为体液中含有的物质成分比较多，这也是我们所说的"浊"，反过来想一想如果不是体液中含有"浊"过多，又如何有黏腻不爽的感觉呢？"浊"少而为清，一把脉就知道清稀的感觉，反映到体液上也是清亮稀薄的。

我们知道热气生清，热的体液可以容纳更多的物质，所以它看起来还是清的，可以顺畅地流动。今体液虽热，然其中涵藏的物质已显形，这分明是一种病态，这将影响它的流动，使流动不畅，需要更大的推动力。体液（津液）中物质显形是为土多，热显是为火胜，故火土为郁而水相对少，若水多则火土隐形而流通顺畅。综上所述，故湿热是为一种燥，是为水亏火土为郁。

生活中也有这样的经验，洗衣服用水浸泡，搓揉可去污浊，这是把水均匀散布于污浊之中，增强了污浊的流动性，所以在治疗湿热时我们当考虑如何滤过污浊，如何把水均匀布散开。太阴湿土与阳明燥金主导着人体的燥湿变化，当阳明与太阴功能失调之时，湿热为患，湿热将会造成少阳枢府功能异常，因而为少阳湿热之病。湿热实为水亏也，这也为湿热病用甘寒之品提供了思路，甘寒之品如：芦根、竹叶、白茅根，等等。

（四）三个治少阳湿热的方子

第一方子：蒿芩清胆汤。出自《通俗伤寒论》，是清朝俞根初创的方子。蒿芩清胆汤的组成为：青蒿、淡竹茹、法半夏、赤茯苓、黄芩、枳壳、陈皮，外加碧玉散（碧玉散是一个方剂，古代一般以成药出现，组成为六一散加青黛，也就是滑石、甘草、青黛3味）。

这个方子针对的是少阳湿热痰浊，具体的症状也就是寒热往来如疟，寒轻热重，口苦膈闷，吐酸苦水，有的还会呕黄涎而黏，胸胁胀痛，舌红苔白腻，脉濡数。而近现代中医则常把蒿芩清胆汤用于暑湿、疟疾、急性黄疸型肝炎等辨证，属于湿热偏重者。

第二个方子：柴胡达原饮。后世的《重订通俗伤寒论》中的柴胡达原饮证也类似于温病学的"少阳证"。柴胡达原饮处方如下：柴胡，生枳壳，川厚朴，青皮，桔梗，草果，槟榔，荷叶梗，黄芩，炙甘草。

其用于湿热阻于膜原。症见胸膈痞满，心烦懊恼，头眩口腻，咳痰不爽，间日发疟，舌苔厚如积粉，扪之糙涩，脉弦滑。本方能够宣解透达膜原之邪，治疗湿热之邪弥漫三焦，令人昏聩不已。

第三个方子：三仁汤。出自《温病条辨》，组成为：杏仁5钱，飞滑石6钱，白通草2钱，白蔻仁2钱，竹叶2钱，厚朴2钱，生薏苡仁6钱，半夏5钱。

功能为宣畅气机，清热利湿，通利湿浊。治湿温初起，或暑湿邪在气分证。症见湿温初起，头痛恶寒，身重疼痛，舌白不渴，脉弦细而濡，面色淡黄，胸闷不饥，午后身热，状若阴虚，病难速已。其实我在临床中大多把它用于脑血管病后遗症期，其一定比活血化瘀法、化痰通络法要快得多，本方为湿温初起，湿重热轻之证而设。

吴瑭《温病条辨》卷1："湿为阴邪，自长夏而来，其来有渐，且其性氤氲黏腻，非若寒邪之一汗即解，温凉之一凉则退，故难速已。世医不知其为湿温，见其头痛恶寒、身重疼痛也，以为伤寒而汗之，汗伤心阳，湿随辛温发表之药蒸腾上逆，内蒙心窍则神昏，上蒙清窍则耳聋目瞑不言。见其中满不饥，以为停滞而大下之，误下伤阴，而重抑脾阳之升，脾气转陷，湿邪乘势内溃，故洞泄。见其午后身热，以为阴虚而用柔药润之，湿为胶滞阴邪，再加柔润阴药，二阴相合，同气相求，遂有锢结而不可解之势。惟以三仁汤轻开上焦肺气，盖肺主一身之气，气化则湿亦化也。"

（五）祛湿热畅枢机的方法

通过上面的简单介绍，我们可以看到，蒿芩清胆汤的使用有一个主要证候，那就是"寒热往来"，这是少阳证的一个特征，因此，它同样也是一个和解少阳的方剂。柴胡达原饮能透达膜原之邪，我们知道膜原为三焦之门户，所以柴胡达原饮也是治少阳的方子。三仁汤是《温病条辨》的方子，吴塘在方后论之湿温病不可汗，不可下，其实这与少阳病很相似。

综上所述，我认为这3张方子都用于治疗少阳病，这3张方子有一个共性，就是针对湿热，可见湿热也是造成少阳枢府郁阻的一个重要病因。针对湿热这3张方子用了什么方法呢？通过对3张方子的分析，我发现这3个方子用了芳香化湿和清利湿热的方法。先说一下芳香药的应用，蒿芩清胆汤方中以青蒿为君药，在这个方子中青蒿是代替柴胡的存在。青蒿是味很香的药。我小的时候很喜欢闻青蒿的味道，用手指捻一下它的嫩叶，手上就带上了好闻的香气，药书上说青蒿味苦辛而寒，这里辛味并不是说青蒿吃起来很辣，辛主要是青蒿的气味。类似的中药还有茵陈，在新疆时戈壁滩上有很多茵陈，散发出清新的味道，新疆的散放的牛羊就是吃着中药长大的，所以新疆的牛羊肉质十分鲜美。

在蒿芩清胆汤里还有枳壳和陈皮，也是芳香的药，而且这两种皆为六陈药。在柴胡达原饮里枳壳、川朴、青皮、草果是为香药。在三仁汤中杏仁、白蔻仁、厚朴是为香药。上述这些香药有个特点，皆是闻起来香，吃起来苦，是为辛苦之药。这些气味辛的药与味道辛的药作用显著不同，味道辛的药如半夏、附子等。

《素问·脏气法时论》原文也写道："肾苦燥，辛以润之，开腠理，致津液，通气也。"我看过很多学者对这句话的解释，感觉都没有解释清楚，到底什么是辛以润之呢？是不是吃辣椒可以补津液呢？我们知道吃辣椒上火，大便里急后重，显然是辣椒不能润之的。其实《黄帝内经》所言的辛以润之，这辛是指气辛之药，就是我们上面列出的那些药。

闻起香的药，说明香气能够透达出药材之外，香气悠远而不散，这说明香气醇和沉重虽能透达却不走远。这样的香药能够与我们的皮毛以及胃肠道的黏膜产生共振，使卫气出又不致泄，作用温和持久，使皮毛或黏膜活性增加，且皮毛外的大气层也将变得厚重起来。我之所以这样认为，是通对香药的观察和思考得知的。中药枳壳、陈皮都是六陈药，包括艾叶也是陈久者好，为何？药放陈久了，挥发油多半散发出去了，留下的气息更为醇和稳定而质重。

下面问一个问题，我们的皮肤在一年四季中哪个季节最为湿润，我们的气血又在哪个季节循环最好呢？答案是夏天，暑天人的皮肤最为湿润，毛孔都是张开的，气血循环得最好。我们认为湿热是一种燥郁，是水亏火土过多，那么我们怎么把火土流动起来，让气血重新清起来？补水补津液是补不进去的，因为湿热瘀堵，水进不去。热气生清，这时我们可以营造出一个"暑"的气宜，在"暑"的气宜之下，热的气血可以带走更多的"浊"，开放的毛孔可以排出更多的"浊"，气血循环顺畅可以加快"浊"的代谢。

辛以润之，这时我们用上这些香药，香药兴奋了皮毛，开放毛孔，增加皮毛和黏膜的运动，这样可以增加排浊的效率。香药还可以使我们皮毛外的大气层或者胃肠道内环境的气场变得凝重，这样又使气与津液不至于大泄。这样血液循环会变好，气血散布更均匀，这时水分就容易渗透于"浊"之中，起到稀释作用。

上述三方差不多都是气辛之药加上味苦之药，再加上通利小便之药。苦味宣通，疏通体内火郁之处，使热散开来。通利小便可以加快代谢排浊，使气血流动起来，浊从血分排出去，气分慢慢会清起来。以上辛苦之药以及清利小便之药就构成一个清利湿热的药方，这也是属"和解法"范畴，清利湿热的同时也解了少阳枢府之郁。

（六）对 AD 病的思考

AD 指阿尔茨海默病，又称为老年痴呆或者老年失智症，是阿尔茨海默于 1906 年汇报的病例，患者出现认知障碍、精神行为异常，1910 年正式命名为阿尔茨海默病。阿尔茨海默病是一种与遗传、老龄、环境等相关的疾病，主要临床表现是记忆力减退，早期表现出近记忆力丧失、学习能力下降。随着疾病的进展，会出现语言障碍、精神行为异常、远记忆力的丧失以及生活技能丧失。

患者记忆力缓慢地完全丧失，不会讲话、不会应用已经掌握的基本生活技能，比如不会写字、使用手机、拿碗筷吃饭等。同时也会出现视空间障碍，如不知道找厕所、出去之后找不到回家的路等。还会出现精神行为异常，比如抑郁、性格多疑、容易发脾气等，出现性格或者人格上的改变。

现代医学认为，AD 病是一种不可逆性的脑功能逐渐衰退性疾病。迄今为止，尚无任何有效的能够治疗和阻断这一疾病的方法。所以，一旦患上这个疾病，那就无疑只有死亡。21 世纪，是中国真正走向现代化的世纪，同时也是老龄化的世纪。由于城镇家庭都是独生子女，所以，今后家庭必定会面临 2 个青年 4 个老人的格局。如果其中一个老人患上 AD 病，那这个家庭的境况就负担很重。所以，这是一个日益严重的社会问题，也是迫切需要我们医界同仁解决的问题。

作为中医，我们怎么看这个 AD 病？我们可以从六经的层面去思考它，它的发病初期就是少阳病，久病之后发展为少阴病。AD 病的早期出现记忆障碍，并逐渐发展到神志障碍。《黄帝内经》说："所以任物者谓之心，心有所忆谓之意"，这任物者皆在心与人脑，而记忆也主要与人脑相关。所以当记忆缺失之时当责之于人脑，人脑为三阳之主，是为神机，少阳枢府是为神藏。神机与神藏关系紧密，故三阳病中少阳与情志病最为密切，情志精神方面的疾患多可求之少阳。

少阳病的基本病机即为"少阳枢机不利，神机失藏"，看 AD 病的症状以及发病过程，常会发呆、发愣、表情冷漠、抑郁，这些神机失藏失神的表现，等到不能写字用工具，这是由失神、神气亏损造成的，已然不能控制肢体，所以我认为 AD 病就是少阳病，是完全可以从少阳论治的。

也许我们可以从中医层面对 AD 病的病因做个调查，看一看犯 AD 病的患者未患病之时或患病之时是个什么脾气秉性，是不是常有情志方面的问题？或者常有执拗、抑郁、脾气暴躁、情绪不稳定、易悲易喜等症状，这一类人是不是发病率高一些？这一类人情志方面失于调控，所以我认为 AD 早期就是少阳病，少阳病常有情志方面的问题，人体气机常处于郁发状态。郁发，郁发，久之则伤神，神机失藏则神气失而为痴呆。

人病初为三阳层面，病久则入于三阴。少阳相火根于少阴君火，若少阴病则少阳相火常弱，少阳相火弱无以养神机，无以藏神机，故病患常处于失神状态。少阴病但欲寐，这时已伤髓海，人白天晚上如同梦游，神机已病，神机不再发，内外的秩序都已紊乱，所以这时病很危重，昏不知人，食不知咽，很容易死亡。

综上所述，AD 病主要是神机失藏，所以不管病在少阳还是少阴，总是要先解决神藏的问题，设法使津液充盈，方能温养神气。

第六章　太阴病纲要

一、太阴本义

太阴病条文甚简，只有 8 条，就是逐条解释也不会有太大的篇幅，但是为了读者有个整体的认知，我还是照之前的体例叙述。

（一）太阴者，阴之大而极也

"太"字有"大"和"极"的意思，所以太阴可认为是大阴、极阴。太阴多血少气，阴气素盛，故能称之为大、极。在时相上来看，六经欲解时为亥子丑，正是一天最阴之时，夜深人静，地气深沉。在空间上来看，太阴也居于人体最内的位置，也是中间的位置。实际上很多情况下物体中间的位置也是物体最内的位置，如一个实心小球，小球的球心便是最内的位置。因此，五行学说中足太阴脾土居于圆心，黄元御土枢四象之说也是依此建立。然土枢四象之说来源于五行脏腑辨证的理论模型，《伤寒论》的理论依据是三阴三阳的理论体系。五行理论体系与三阴三阳理论体系并不能通约，如果强行嫁接则必然引起许多不可调和的矛盾。

从时间空间而言，太阴有着大阴、极阴的涵义，从经络气血来看，太阴经多血少气也符合太阴的涵义。在六经的开合枢的运动之上，太阴湿土依然有着大阴、极阴的涵义。太阴为开，开血脉，这样血脉会形成引力，促使着卫气潜入血，太阴欲解之时正是夜深，夜深卫气行于阴，这是与天地相应。卫气行于阴亦有 2 层含义，第一，卫气从体表的经络循行回归内部五脏的经络循行，人体处处都有气血、经络和血脉，居中的五脏亦有卫气循行；第二，卫气入于血脉之中亦是卫气行于阴。太阴为开，开血脉，这就为卫气行于阴创造了条件，所以太阴为开的运动也体现出了太阴的涵义。除此之外，太阴湿土的血气多清凉滋润，这也合太阴的涵义；太阴湿土与阳明燥金主导人体燥湿变化，太阴主湿，这也合太阴的涵义。

（二）太阴肺脾

太阴包括手足两经，手太阴主为肺，足太阴主为脾，肺脾为藏，神机之所发，故为之主。太阴除其藏之外，还有经络和血脉，还有经脉荣养的筋膜、肌肉、皮部，等等。

《素问·经脉别论》："脾气散精，上归于肺，通调水道，下输膀胱。水精四布，五经并行，合于四时五藏阴阳，揆度以为常也。"其实从这段经文可知脾气散精，散精过程需要上输于肺，在肺脾的共同作用下才能够水精四布，所谓的水精四布也即是精微水气散布得很开很广，这就是散精。由经文可知散精主要靠肺脾，肺脾同为太阴，太阴为开，开血脉，水精通过血脉迅速布散全身，故太阴为开，主于散精。经文中还有一句"通调水道，下输膀胱"，膀胱属足太阳，下面我们谈谈太阴与太阳的关系。

肺脾的共同作用在于散精，其中脾有运化之功，来自胃肠的水谷精微经过脾的运化之后将会变得更为精细，这样的精微达到了可以布散的要求。肺在上，其主要功能在于宣发肃降，在这里对脾的散精进行进一步的整理，排除浊气，并加入新鲜的氧气，而且还以新的频率赋予来自脾土的精。肺与脾的关系类似心与肾的关系，肾制造精专，然后也是在上焦赋予新的节律，然后布散。心包与肝有没有这样的关系呢？肝压缩以排浊，在上焦心包亦是动动不休的。其实上焦手经之主与下焦足经之主是一对阴阳，手经之主为阳，足经之主为阴。阳主乎动，阴主乎守，阳主于布散，阴主于整理。阳主乎波动，阴主乎精质。

不少人认为《伤寒论》中太阴专为脾土为设，故太阴之病多责之脾土，是也？非也？且听我细细评说。如果太阴只有脾土的话，那么这个理论体系就不对称，不优美。读读《黄帝内经》原文，再联系人体实际的情况，这脾的散精实有赖于肺的宣发肃降。伤寒的理论是三阴三阳的理论体系，三阴三阳理论体系之中，肺脾就同属于太阴，太阴为开，太阴病的基本病机便落在这"开"字之上，落在肺与脾的散精之上。多少伤寒大家是以脏腑五行的理论解构伤寒，言太阴病时便说"脾如何如何，胃如何如何"，岂不知这一出手便是错的，脾只占太阴的一小部分。以三解三，方为正解，我以"三元及一"的理论解构伤寒，这是一个全新的角度，不一样视角看到的风景必然不一样，所以我文中多有与众不同的思维。

（三）脾为水土合德吗？

在《思考中医》中谈到太阴脾时，提出一个观点，即：水土合德。我对此有不同的见解，以水土合德来看太阴脾是不完备的。郑钦安提出水龙之说，认为水火的合一，此亦是不完备的。"三元及一"的理论告诉我们水火土是一家，不仅是水土合德，而是水火土合德，如是则方为完美。

太阴为开，肺脾散精，这开散莫不来源于火的宣通之性，有火太阴才能开，有火肺脾才散精。太阴为阴之大者，太阴经多血少气，因其火少而呈湿土之象。湿土之象若云雾之象，氤氲之态。应夜之时，其弥散于血脉之中，阴血以藏。应昼之时，少阴精专以为出，君火一照，阳气蒸腾，太阴精血合少阴精专则火力壮，阳气足，则太阴精血在少阴精专带领下能出于脉而荣于四末。太阴为开，开血脉，夜则精专不出，卫气故能行于阴；昼则君火盛，卫气行于阳。太阴精血清凉润泽，经云："水精四布，五经并行，合于四时五藏阴阳，揆度以为常也。"水精者，清凉滋润也。

太阴湿土有清凉润泽缓和氤氲之象，是人体之中调控湿度的中枢，太阴主湿，阳明主燥，共同调控人体的燥湿。水火土是一家，火主乎动，最易丢失，太阴本为阴之极，火气不足也，太阴之散精亦赖于君火之力也，医书故有"脾阳根于肾阳"之说。所以太阴之病最易火亏，火亏水土多，因此而呈寒湿瘀之象。

太阴之气多于水土，而火气相对少一些，但是绝不能少了火气，少了火气则为病，因此太阴不仅仅是水土合德，更是水火土合德。

下面我们谈谈火，理解了火的涵义，将成为我解悟人体奥秘的助力。在基础篇我们谈到火有3种姿态，火表现在我们面前的有3种象，即：热象、动象、高能态。这3种象其实都是"火主乎动"这一性质的展现，当分子在一个小范围振荡之时，分子彼此间摩擦撞击，这时候火表现出的是热象；当空间的压力减小，分子活动的空间又大一些，这时候火表现出的是动象，临床上我们解热的办法很多便是减少空间压力，把热象化为动象，此之谓：火郁发之；当空间的压力进一步减小，分子处于离散状态，原子外电子云跃迁振荡，这个能量转移到电子云跃迁振荡之上，这时火表现出高能态。

火主乎动，这是生命的波动，小到一个原子外电子云跃迁振荡，这种波动也是阴阳离合的运动。电子云吸收能量跃迁至高能级，这是阴阳的开，电子云释放电磁波回落到低能级，这是阴阳的合，开合之间，原子核是为枢。心跳、呼吸、卫气行于阳与卫气行于阴、生长化收藏，这些莫不都是阴阳离合的运动？是故，三阴三阳离合开枢的运动是为伤寒之基，是为经方方证背后的逻辑。

火主乎动，世间有生命的万物皆动动不休，当无火推动之时，则无动矣，生命消矣。火推动着生命的变化，主导生命的生长，故无火无以生，然无水土亦无以生，水火土是一家，水火土合德，而非水土合德也。

（四）太阴与太阳

太阴与太阳有什么关系呢？其实月亮也称之为太阴，日与月就是一对阴阳关系，太阳在白天，月亮在晚上，都能给人以光明。太阴之开应湿土，太阳之开应寒水，这个"开"机对应的是湿与寒，大家想过没有，为什么会这样呢？物聚而生热，散而生寒。太阴散精，精气的"散"这是个动能，是不以热显的。

太阳散卫气，太阴散精血，卫气来源于精血，故太阳之开需太阴提供资粮。昼日，太阳掀起气波，太阴鼓起血浪，太阳之开与太阴之开联动而有时序也。仲师治风寒外感当发汗时，方药之中多甘味药，如甘草、人参、大枣之类，用甘味药可以开太阴，可以为太阳的开提供资粮，使卫气足则逐邪易。另外，甘者缓冲，亦能防止发汗太过而致汗出不止。如白虎汤证汗大出气大泄，这可能是郁热太盛而遽用开泄之品，以致少阳卫气大泄。少阳之气根于少阴，故此时宜降少阴君火。白虎汤中石膏乃咸寒之品，可抑少阳，又抑少阴，粳米熬浆可滋太阴之精（填少阴之精多血肉有情之品，补太阴以水谷之精），甘草缓冲而益土，知母虽苦但多汁液亦可益土。白虎汤中除石膏外，多为益土之药，益土可缓冲，中和少阴君火之热性。在《伤寒论》第284、294条提出强责少阴汗以及强发少阴汗的案例，若太阴无精可散，强责少阴汗，则发汗后卫气无精可继，卫气无所出，必动其血而小便难。

以上谈了太阳与太阴的关系，同时也顺带说了太阴与少阴的关系，下面再简要谈谈太阴与阳明的关系。太阴阳明主于人体燥湿的变化，太阴主湿，阳明主燥。燥与湿相为拮抗调谐者也，故太阴可为燥气所伤，太阴分手足2个部分，燥气所伤者多为手太阴经，下焦足太阴易为寒湿所伤。于是叶天士提出，温邪上受，首先犯肺。燥邪夺人津液水分，水去而火土多，火土多则为燥热，津液亏转运无力则郁而发热，于是外显为温热之象。《伤寒论》的条文之中，发热不恶寒大多与太阴湿土有所关联。太阴为阴之大者，可藏火，伤太阴之津液可致温热之病，故仲景在应用汗吐下法之时，当看血脉充不充，太阴精足不足，处方之时亦加入甘缓之药以照顾胃气，照顾胃气也即是护佑太阴之精。温病的治疗方法亦处处"照顾"太阴津液，叶天士用药轻灵，注重气味，以甘药作为疗损补虚的用药宗旨。叶天士的用药法亦是照顾胃气护佑太阴之法。

《伤寒论》以论伤寒为主，而寒湿之邪多伤足太阴。故《伤寒论》中太阴湿寒比较多，其中手太阴为寒湿所伤，多在太阳病条文中论述了，这太阳与太阴联系紧密，所以很多手太阴寒湿之证作为太阳病的变证而出现。太阴病包括手足二经，寒温皆有，虽然《伤寒论》中太阴病中多为脾土受伤，但是我觉得我们要有个对太阴病的整体认识，这样我们才能系统地、整体地理解六经的工作机制。

（五）太阴病的基本病机

上一节我们谈了太阴与太阳的关系，顺便也谈了太阴与少阴，太阴与阳明的关系，其实六经之间与太阴相关的不止这些，我们整体理解了六经的工作机制，再了解了脏腑的生理功能，六经彼此之间的关系是可以推测而出的。上一节我们还谈了太阴病的分类，可以分手太阴病和足太阴病，其病性有寒有热，有燥有湿，有虚有实。《伤寒论》中太阴病篇虽只有 8 条，亦是有寒有热，例如第 278 条："伤寒脉浮而缓，手是自温者，系在太阴。太阴当发身黄；若小便自利者，不能发黄。至七八日，虽暴烦下利，日十余行，必自止。以脾家实，腐秽当去故也。"这一条看起来就是湿热之证，因此可以看出太阴病可不只是虚寒湿之证，其病理变化相当复杂，其病机也不是大多数医家认为的"脾阳虚弱"或"脾胃虚弱"。那么，太阴病有没有基本病机呢？其基本病机能否展现太阴病诸多的病理变化呢？对这个问题我一如既往从六经的工作机制给出答案，即太阴病的基本病机为：太阴开机失常，散精无力。

二、太阴藏义

（一）肺

（1）肺为华盖

关于肺的论述前文已提到一些，肺位于胸中，诸藏之中，其位最高，像一个撑开的伞覆在诸藏之上，故肺又有"华盖"之说。

三阴分手三阴、足三阴，手三阴主在胸，足三阴主在腹，中间有横膈膜为阻挡。胸中之脏有节律地运动，赋予气血以频率和波动。其中心跳与呼吸的节律相比大约为五比一的样子，心脏小所以频率快些，而呼吸的频率要慢得多。这频率慢的波动有什么特点呢？频率慢的波动更能够统领全身，动物之中大象的呼吸与心跳比人要慢得多，大象心跳每分钟 26 次，大象比人体型大，慢的、深沉的心跳与呼吸才能统领全身。动物之中老鼠的心跳每分钟有 200 次之多，体型小，心跳快，新陈代谢也快。反之，体型大，心跳慢，新陈代谢也慢。一般来说小型动物寿命短，新陈代谢快，心率高，大型动物反之，比如老鼠，寿命一般 1～3 年，而大象寿命则有 70～80 年，心率和新陈代谢都比小型动物慢得多。肺在五脏之中体型最大，所以肺的频率也是缓慢的，这种缓慢的节律正是应着太阴之象。另外，肺主皮毛，皮毛位于人体最外一层，肺的频率缓慢深沉则更能够统领全身，皮毛应肺之节律并与之相应。庄子云："圣人呼吸以踵"，这个呼吸能到脚后跟，所以更深沉，更能够统领全身，全身位于统一的节律之下，这就是顺，这就是有秩序。

肺主皮毛，皮毛包裹全身，全身藏于皮之下，这也体现出了"阴藏"之意。肺与皮毛同根同源，低级的动物用皮肤呼吸，到了鱼有了鳃，到了青蛙有了肺，不仅如此，青蛙的皮肤也能够辅助呼吸，可见肺由皮毛进化而成。皮毛包裹全身，肺如华盖，这两者意象很近，肺的频率较其他四脏更缓慢深沉，这反映出其为"太阴"的特质，另外肺与皮毛的频率相应则是为了更好地散精。关于频率与波动这方面的知识我所知甚少，这需要物理学方面的支持。但我非常重视波动与频率，并把这部分内容嫁接到中医里来，这就像留下一个接口，让其他学科能够接驳到中医里来。

（2）肺非为娇脏

肺为华盖，罩在诸脏腑之上，于是它就成了天，肺还在呼吸着空气，更是时刻与天气接触，而脾土呢？有坤载之象，肺与脾连在一起，让我们想起一句话，叫作：天覆地载。正是肺时刻与天气接触，所以肺常为六气所侵袭。故经言："肺为娇脏"。

大家通常认为，"娇"是娇嫩之意。六淫外邪侵犯人体，不论是从口鼻而入，还是侵犯皮毛，皆易于犯肺而致病。他脏之寒热病变，亦常波及肺，以其不耐寒热，易于受邪。"其性恶寒、恶热、恶燥、恶湿，最畏火、风。邪著则失其清肃之令，遂痹塞不通爽矣。"（《临证指南医案•卷四》）肺位最高，邪必先伤，肺叶娇嫩，不耐邪侵，肺为清虚之脏，不容邪气所干故称娇脏；故无论外感、内伤或其他脏腑病变，皆可累及于肺而为病。故曰："肺为娇脏，所主皮毛，最易受邪。"（《不居集》）"肺气一伤，百病蜂起，风则喘，寒则嗽，湿则痰，火则咳，以清虚之府，纤芥不容，难护易伤故也。"（《理虚元鉴》）手太阴主肺常被六气侵袭，所以手太阴的疾病在太阳里多见，在温病里也多见。

关于"肺为娇脏"之说，其实我有不同的见解，我认为肺不是娇脏，是坚强的脏，为什么这么说呢？肺之所以常为邪所侵，正是因为它时刻通于天气，感受着大自然的气宜，如果其他四脏暴露在空气之中，那么它们肯定不如肺脏坚强。天行健，君子当自强不息。肺脏，就是一个坚强的男儿，站在抗邪的第一线，担负起责任，撑起一片天。再看看肺的造字，月字旁加上个"市"字，你看"市"字多象形，多像华盖，多像肺。天行健，君子当自强不息。肺以天而言。地势坤，君子当厚德载物。这个坤就是大地，就是脾土。肺与脾就像一对夫妻，肺在外，包裹而护卫，脾在里，承载而支持。肺脾者，一接天气，一接地气，所以位置上一为最外，一又为最里。其实这也是太阴的特点，三阴过后便是三阳，而太阴便位于三阴三阳交接之地，所以肺脾在人体中有这样的位置与功能。

（二）脾

关于脾将从 3 个方面论述，第一，脾的运化功能；第二，脾的吞噬功能；第三，脾的抗疫功能。脾的这 3 个方面功能都与脾的散精相关。

（1）脾的运化功能

现代医学也有脾脏，但是这个脾脏好像与中医的脾脏有所不同，中医所说的脾脏更像是脾脏与胰腺的合体。脾的运化功能与胰腺相关。胰腺为身体重要的消化器官，主要作用为分泌常用激素和消化酶，调节机体血糖，辅助消化。胰腺较为重要，其隐藏于腹膜后，在胃肠道后方，被十二指肠完全环绕，通过胰管将消化液或者消化酶输送到肠道，起到消化食物的作用。

中医认为脾有运化功能，运化什么呢？主要运化来自胃肠道的水谷精微。来自胃肠道的水谷精微比较粗糙，经过脾的运化之后将会变得精细而微，这样就达到散精的要求。在《素问·厥论》中说："脾主为胃行津液者也"，你看胰腺就位于胃肠道的后方，这很方便为胃行津液，这里津液也就是水谷之精。脾的散精功能第一步便是为胃行其津液，如果脾不为胃行其津液，胃肠道津液将无以入里外散，胃肠道将会出现吐利的现象。另外一个情况，胃里无水谷，则脾无精可散。脾的运化功能还有着运化水湿的作用，脾为至阴，所以可以容纳更多的水，蓄水以备不时之需。

（2）脾的整理功能

其实五脏都有整理的功能，肝对血的"浊"有整理排浊作用，肾对精专有整理作用，心对神有整理作用，肺对气有整理作用，脾则对血中细胞有整理作用。这里我们可以先了解一下现代医学是怎样看待脾的，下一段文字摘自网络。

脾是人体最大的淋巴器官，具有储血、造血、清除衰老红细胞和进行免疫应答的功能。脾脏作为人体当中的一个器官，具有十分重要的作用，其作用具体如下：①对红细胞进行修正。脾脏对红细胞具有修正的作用，一些被破坏掉的红细胞会进入到脾脏当中进行加工，再给身体输送新鲜红细胞。②储存血小板。在脾脏当中有大量的血小板被储存，同时在其中有大量的血液，在人体需要的时候脾脏会进行收缩，制造出人体所需的血液。③提高人体抵抗力。脾脏是人体当中最大的淋巴器官，能够给身体提供防御的作用，有效地防止细菌病毒进入到身体当中，能够起到提高人体抵抗力的作用。④造血功能。脾脏会参与到骨髓造血当中，具有对血液的调控作用，还能够对血小板的破坏和清除功能进行修复。由上述文字可以看出脾的整理功能是针对血细胞进行灭活、吞噬，整理的目的是让血中细胞充满活力，排除老弱。脾的这一功能又称之为脾能统血。

脾的整理功能或者说脾能统血与脾的散精有何关系呢？孟浩然有一首诗是这样写的："八月湖水平，涵虚混太清。气蒸云梦泽，波撼岳阳城。欲济无舟楫，端居耻圣明。坐观垂钓者，徒有羡鱼情。"欲济无舟楫，想要渡水却无舟船，脾要散精也需舟楫啊！这血里的细胞就是舟楫。脾定时清除老弱的坏的血细胞，这样就保证脾散精这项工作能够顺利进行。若脾的整理清除工作做不好，则老弱的血细胞将会在血脉中溶血，这样人体表面就会发为黄色。急性的溶血会造成皮肤黄色鲜亮，慢性的溶血则面黄灰暗。若脾的功能过于亢奋，清除过多的血细胞则可能造成贫血和血小板减少。在《伤寒论》中太阴病的条文有发黄的描述，是可以从这方面考虑的。

（3）脾的抗疫功能

现代医学认为脾有免疫功能，脾脏是人体当中最大的淋巴器官，能够给身体提供防御的作用，有效地防止细菌、病毒进入到身体当中，能够起到提高人体抵抗力的作用。其实中医认为脾在抗疫之中也担负着重要的作用。

《素问·刺法论》曰："脾为谏议之官，知周出焉。"谏议为古官名，何为谏呢？《说文》徐注曰："谏者，多别善恶以陈于君。"所以，谏议之官是一个非常重要的官职，他火眼金睛，能够明辨是非，可以将善恶之事直接面禀君王。有了谏议之官，君王就不会被蒙在鼓里，就不会因一面之词而做出错误的决断。

脾为谏议之官，这只是个比喻，说明脾能够甄别正常和异常的细胞功能。上一小节我们说过脾能够吞噬老弱的红细胞，这老弱的红细胞、变形的红细胞以及病毒细菌，还有一些肿瘤细胞，这些细胞都与正常的细胞有所不同，是异常的。所以我们就有一个推论，脾可以认识正常细胞，具有甄别功能，也是谏议之能。能够发现正常的，那不认识的都是异常的，异常的细胞都是脾吞噬的对象。

那么脾为何拥有这种甄别功能呢？实际上这个功能来自下焦肾命所制造的精专，这种精专带有先天的气息，是人体基础的秩序。这个基础的秩序具有敌我识别功能，凡带有基础秩序的都是"自己人"。这细胞都是有生命的，有气场的，当它们接近是能够共振的，凡不能共振的皆为异己。那些老弱变形的红细胞其实也是基础秩序发生了混乱，所以也被脾视为异己。下焦精专至太阴脾土，在脾的气场之下也具有脾的频率，赋予脾的波动和功能，这便是脾之精。下焦肾命所产精专具有敌我识别能力，而脾之精则在敌我识别能力之上又加上吞噬能力，这样脾之精就像装备了武器。脾之精在血中清除异己，脾气散精，上输于肺，脾之精在肺中受到肺的气场同化，接受肺的节律，这样又具有了统领作用。统领作用是什么呢？就是能够聚团，进行团队作战。中医认为肺主气，统领诸气，肺之精要散布到气分去，所以肺有了统领作用才能主导气。

太阴为开，太阴散精。太阴为开是太阳开的前奏，太阴散精不仅为太阳提供足够的资粮，提供营养，还为太阳提供防卫的军队，这军队便是津液之卫气，有防卫之能，能够进行敌我识别，能够吞噬敌人，还能够集团作战。手太阴主坚守在抗疫的第一线，所以说肺是坚强的，而手太阴病也常在伤寒温病中出现。

肺的防疫功能来源于脾，而脾的防疫功能则根源于肾命，临床常见到气虚易感的患者，所以在治肺的同时运用健脾的方法，力有未逮之时又可温肾，以健脾益气。

三、太阴病提纲证

《伤寒论》第273条为太阴提纲条文。即："太阴之为病，腹满而吐，食不下，自利益甚，时腹自痛，若下之，必胸下结硬。"下面拟从几个方面来讨论。

（一）脾不散精

先把提纲条文证解释一下。腹满而吐，这是肚子填满了，胃肠道内容物太多了，稍微动动就想吐。食不下，进一步验证了之前的说法，不是不想吃，而是肚子胀了吃不下。自利益甚，胃肠道内容物过多，胃肠道不舒服，压迫胃肠道，所以通过吐利来缓解这个压力。时腹自痛，腹中压力大刺激胃肠道黏膜，牵拉神经，所以会时不时腹痛。若以药下之，则胸下结硬。

厥阴少阴病中也有吐利的情况，厥阴是饥而不欲食，少阴是欲吐不吐，厥阴少阴病患者都不想进食，这与太阴病显著不同，太阴是有食欲而食不下，"食不下"这三字也很形象，这个食物，它下不去，因为腹满没地方受盛了。六腑传化物而不藏，故实而不能满，现在腑道满无地方受盛，所以太阴病会吐利。

对太阴提纲条文的解释，很多学者认为病机是脾胃虚弱，或者是中焦虚寒，脾虚不运。怎么说呢？一提到三阴病便为它打上个虚寒的标记，这仿佛已成思维定式。观太阴病提纲条文诸证可能由脾胃虚弱，或中焦虚寒而致，但也可能是吃多了撑的，吃多了不消化，胃肠胀气也都是这些症状。对于太阴病提纲条文我们看到都是胃肠道的症状，这些症状说明了什么呢？所以我们不能只盯着症状看，还是稍微看得远一些，看看仲师想要告诉我们什么。

脾为胃行其津液，当脾不为胃行津液时必然是胃肠道压力增高，内容物增多。脾为胃行其津液，也即是散精，其中"脾"之中包涵肺，肺助脾以散精；"胃"之中也是指胃肠道的，它们是相通的。

当出现 273 条太阴提纲条文诸证之时，实际上是仲师在告诉我们太阴不散精了，可能是太阴太弱无力散精，也可能是精太多，太阴太累难以散精，总之就是太阴散精无力。

（二）太阴开机

太阴散精实际上也是太阴开机功能的体现，肺接收天之清气，脾接收地之五味，天地合气，命之曰人，这人气便是养育我们的基本物质，人无此无以生，所以肺时刻都在张合地呼吸。而脾土主稼穑，稼穑即种与收，经营好胃肠道那片土地，把粮食采收回来。太阴为开，就是要把天地合气散布到全身去，诸经有此资粮，方能安心，方能太平。

仲师在提纲中已经明确告诉我们太阴不散精便会出现种种胃肠道的症状，这是抓住了根本，抓住了重要环节。而且仲师还提出如果用下法，将会出现胸下结硬，这胸是肺所居，胸下有膈膜存在，是为关卡阻挡。如果食滞的话，是腑的病，可以用下法。然太阴病是太阴开机不畅，散精无力，应该使用开散升提之法，用下法是方向性错误。因此用过下法后胸下结硬，胸下膈膜是个关卡，气机容易堵，所以产生胸下结硬的症状。至此，我不禁感叹仲师仅仅用了"若下之，必胸下结硬"就点出了脏病与腑病的区别，可见古人思维之精，言语之简，慨然而叹也。

其实吃多了以后，也会使太阴散精困难，使太阴肺脾工作量大大增加，这也会造成太阴病。《伤寒论》第 278 条指出："伤寒脉浮而缓，手足自温者，系在太阴；

太阴当发身黄，若小便自利者，不能发黄；至七八日，虽暴烦下利日十余行，必自止，以脾家实，腐秽当去故也。"这一条可以看到"脾家实"3个字，这可能就是太阴脾太过劳累了，所以处理不了太多水谷精微，散不了太多精，而至暴烦下利，腐秽从肠中去。何以知太阴脾劳累呢？因为它还在散精，所以手足温而脉浮，脉缓表现出脉中血气并非不足，只因阻力甚大故而脉缓。

在厥阴篇我们谈过糖尿病，糖尿病发病的机理之中太阴也占有一席之地。若饮食过度，过食肥甘，造成太阴的工作压力大，日久太阴劳累散精无力，气难出血脉则脉浊，可见糖尿病的饮食疗法是有一定道理的。中医看病比较注意饮食禁忌，有句话叫作"吃药不忌嘴，医生跑断腿"，这都很有道理，人累了要休息，脏腑累了也要休息，所以要给脏腑一个安静的环境来进行休养生息。

四、太阴病常见证

（一）太阴病的常见症状

太阴病提纲证是强调了太阴散精之初的环节，如果太阴散精无力则这个环节就会出现异常症状，这些症状很确切，有明确的指向，所以仲景以此为案例，提纲挈领。《伤寒论》示人以规矩，仲景通过典型案例进行教学，其实这些典型案例之中就隐藏着基本病机，隐藏着经方背后的逻辑。人体不可能像条文一样得病，只有知道六经的基本病机，经方背后的逻辑链条，我们才能够触类旁通，举一反三。太阴病提纲条文只是一个典型的案例，只是形容太阴散精之初的异常，除此之外太阴开机，太阴散精还有很多环节，这些环节异常也会出现多种症状。

太阴病除提纲证外，还有一些常见症状，如自利不渴，兼有表证，发黄，等等。

第277条：自利不渴者，属太阴，以其藏有寒故也，当温之，宜服四逆辈。

太阴为阴之大者，因其涵藏水土多，故而显得火弱，火弱更易被寒侵，故其藏寒。自利不渴是什么意思呢？到了少阴往往会渴，厥阴病则消渴。太阴散精包括3个方面的内容，第一散水谷精微，第二散水气，第三散防疫之精。其中水气最易散，水气散则不渴，谷精浊难散，积于肠道故见自利。自利是人体的自我调节，厥阴少阴也见利，但这种利是因为阳气虚，卫气不充，腠理疏泄而见利。太阴病散精无力则三阳之气会虚，但这种虚弱还没有达到厥阴少阴病的程度。

第276条：太阴病脉浮者，可发汗，宜桂枝汤。

这一条文表明了太阳与太阴的关系，太阴为太阳提供资粮，对于太阳病中虚弱者，我们可以通过调动太阴的力量去补太阳之虚。对于太阴病中脉浮病势偏于表者，我们亦调动太阴的力量以治本病。四逆汤与桂枝汤都是甘辛之剂，甘者开太阴，辛则合阳明，阳明合血气入太阴，是故太阴力强。桂枝为嫩枝，药势在外；附子质重，其势在里。

第 278 条有发黄之证，第 259 条也有此证，这两条可以放在一起讲。

第 278 条：伤寒脉浮而缓，手足自温者，系在太阴；太阴当发身黄，若小便自利者，不能发黄；至七八日，虽暴烦下利日十余行，必自止，以脾家实，腐秽当去故也。

第 259 条：伤寒发汗已，身目为黄，所以然者，以寒湿在里不解故也。以为不可下也，於寒湿中求之。

第 278 条有湿热之象，第 259 条有寒湿之象，两条文皆有发黄的症状，为什么会发黄呢？可以从脾的功能去考虑，脾能够吞噬老弱和变形的红细胞，脾的功能下降，老弱的、变形的红细胞会在血脉产生溶血，这个会使皮肤发黄，湿热者黄色显亮，寒湿者黄色暗沉。皮肤发黄这也说明脾的散精能力降低，要助脾之散精可能要用一些甘味升提的药，比如说黄芪之类。在《金匮要略》中黄汗病其主药便是用黄芪，所以我考虑黄汗病归属于太阴病。

（二）太阴病之外延

《伤寒论》中太阴病虽只有 8 条，但其内涵极深，太阴处于三阴三阳的交接之地，所以太阴病很多会在三阳病之中体现出来。

太阴病提纲证是个典型的太阴不开的案例，从这一条开始，仲景就开始立规矩，立病机。依仲景之意，太阴病也就是里虚寒之证，然 278 条就像沙丁鱼中的那条鲶鱼，它窜动起来，把沙丁鱼群也搅得活跃起来，这样整个太阴篇好似活了起来，这时我们才发现太阴的内涵原来是这么大。第 278 条说的是"系在太阴"，而在少阴病的第 281、282 条说的是"属少阴"，"属"是从属，这是上下关系，这关系要亲密得多。"系"就像绳子系住小船，小船在河水漂荡，它是有一定自由度的。所以，第 278 条是个不典型的太阴证，我想《伤寒论》这样不典型的太阴证还有不少。新时代、新背景下，我们是不是可以继续扩大太阴病证治的范围呢？比如说感染类疾病、肿瘤、血液疾病，等等。我觉得我们可以进一步细化理论，并验之临床，两相印证，最终是会成功的。

第七章　少阴病纲要

　　少阴为三阴的枢机。病发展至少阴已然到了一个关键的时刻，这是为什么呢？这与少阴的内涵是很有关联的。下面从 5 个方面来探讨少阴的内涵。

一、少阴本义

（一）少者，初生者也

　　少，本义为"不多"，与之相对的是"多"，其引申义为年纪轻的，与之相对的是"老"。所以少阴少阳又可视为小阴小阳，而太阴太阳可视之为大阴大阳。少阴少阳亦是初生的阴阳，而太阴太阳是壮年的阴阳。初生的阴阳犹如少年，是富有活力的，充满生气的。少年身体性格还没有定型，所以初生的阴阳又是富于变化的，故少阴少阳其阴阳之性是涵藏的，是隐约可见的。

（二）枢之本义

　　枢，户枢也（《说文》）。户枢一般解释为门轴之意，这影响了人们对《黄帝内经》开合枢的认知，因此大多数学者认为三阴三阳之枢便和门轴类同。其实将户枢看作门轴，这太具象了，概念小了。门轴是门的枢，而房屋才是人的枢，早上人出门，晚上人归来，这房屋是人生活的空间，也是人流动的枢。人的流动带动气机的流动，所以这房屋也是气机流动的枢。如若一个空房子，没有人住，没有人来打理，没有人气的流通，院子会杂草丛生，房屋也是破败的，这样的地方是难称为"枢"的。

门轴和门都是个死物，是没有生命的；房屋能藏风纳气，以户为枢，这个概念远要比门轴的意义大得多，内涵也要多得多。

枢是一个相对较大的空间，有涵藏之功，比如房屋，能够藏人，也能够藏风纳气。枢还有其功能，枢如集市，能够进行交易沟通。枢如枢纽，交通要道，四面八方皆可通达联系。枢居中，可缓冲，其涵藏之功已含有缓冲之意，老子曰："冲气以为和"。枢有调控之能，其调控的功能已然包含着交易的功能。枢亦有联系沟通之能，这个枢，便如枢纽驿站。总的说来，枢的功能大致有这些，比如调控、联系、沟通、交易、缓冲、涵藏。

人体之中三阴三阳的离合运动，便如水波一般，波浪起伏，这便是生命的波动。当浪起之时是为开，当浪落之时是为合，而枢便是波浪之下的水里，浪起时抽取了波浪下的水，浪落时则波浪的水又回归于水里。这波浪下的水里有缓冲、涵藏、沟通、联系、交易的作用。波浪是看得到的，所以形成波浪是因为水下的力的作用，所以波浪下的水里是有着调控的功能。相较于波浪而言，波浪下面的水是广大的。而在人体之内，三焦较于经络而言也是广大的，故三焦若气海，故以少阳为枢；少阴与冲脉紧密相连，关系密切，冲为血海，故以少阴为阴枢、血之枢。少阴少阳为枢，因此少阴少阳便有着如下之功能：调控、联系、沟通、交易、缓冲、涵藏。

（三）少阴主血，少阳主气

阴阳可视之为气血，少阴主血，少阳主气。血脉藏血，经络藏气，故少阴主于血脉而藏血，少阳主于经络而藏气。我们知道六经皆有经络血脉，三阴虽主于阴血，然亦有经络部分，亦能出气；三阳虽主于阳气，然亦有血脉部分，亦能入血。三阴出气，当其经络循行部位可出气；三阳入血，当其血脉循行部位可入血。少阳为气之主，诸气之所归，少阴为血之主，诸血之所归。气通少阳，血通少阴，少阳少阴互通，是故诸经能相应而相通也。

举个例子，人体受寒，太阳寒水应之，少阴君火拮抗之，少阴君火可出气，此阳气可抗寒，少阳为气之主，少阴君火出气，通过一定途径可入于少阳之中。同样，三阳入血，亦可入于少阴之中。如人体背部受风，背部虽属太阳部位，太阳可入少阴，少阴可传厥阴，所以此风亦可传于里而使厥阴风木动。经脉者，外连肢节，内连脏腑，形成立体三维的网络结构，故人体处处皆有六气五行之应也。

少阴少阳有枢之名，其中最基础的功能是"涵藏"，如果不能够涵藏，则其他诸如交易、调控、缓冲、联系、沟通则都难以成立。所以对于少阴病，枢机不利，其基本病机便是涵藏无力。很多中医学者把枢理解为门轴、枢纽等，他们只是看到枢的联系、沟通的功能，这是片面的，所以很难勘破少阴少阳的基本病机。

（四）为什么以火为枢

现在我们再想一想，少阴君火，少阳相火，为何以火为枢呢？少阴为枢，为六经的最里面，这里面便是最热的，压力最大的，便如地球的内部是热的一样，这地球内部是炽热的岩浆，这也是地二生火。在基础篇中我们谈过生命的梯度，这个热呢？位置在里在下方，能顺应往外发。所以，少阴枢和少阳枢都是以火为枢。

少阴枢的高热和高压有助于人体的一些物质生成，我们的下焦肾命可以炼化出精专。传说中老君炼丹有专门的八卦炉，八卦炉里高温高压，把孙猴子炼了七七四十九天，幸亏孙猴子躲在烟道，不然只怕是早就被炼成了仙丹。这炼化精专也是需要老君的八卦炉的，没有高热、高压环境是很难炼化出精专的。临床上有种病叫作命门火衰，一把脉，右尺脉很凉，医生手搁在尺脉一小会儿，手指也会感到森森寒意，手指离开后，那感觉还会停留几分钟。这是由于下焦肾命火力不足，无法炼化更多的精专，精专有什么用？精专主要是通行阳气，提供基本的秩序，所以命门火衰的人总是感觉怕冷，而且脑袋昏昏沉沉的，不清醒。其实这命门火衰也多属于少阴病，可以用四逆辈的方药。

同样，少阳枢也是位于三阳经的最里，尤以三焦府为最，三焦居于表里之间，其特殊的位置造成其内的环境也是高温、高压的。三焦护佑在脏腑之外，给脏腑的活动提供合适的环境。因为顺应着生命的梯度，所以少阳枢的热可以顺势发出去。阳明合，合阳气于少阳，这也是我们所说的阳气要降，胆火宜沉。其实阳气如何降沉，这里面是有门道的，绝不是逆着自然法则的。

少阴枢与少阳枢便如波涛一般，两者之间也是联动的。阳明合的时候，能量与物质就要压缩到少阳里，这就需要少阳的涵藏，少阳涵藏之时其容积也会扩大一些。同样，厥阴合时，能量与物质也会压缩到少阴里，少阴涵藏之时其容积也会扩大一些。少阳动时少阴也在动，它们的运动是联动的，有时序的，相互配合。少阳主气，少阴主血，当气浪起时血波在落，当气浪落时血波在起。阴阳通应，起落之间如潮汐。老子说："天地之间犹如橐龠乎？"一如呼吸心跳都是一张一缩的运动，阴阳离合的运动无处不在。少阴枢与少阳枢的功能能够相互影响，当少阴枢涵藏无力时也会影响到少阳的涵藏，反之亦然。

（五）水火土互根互藏

少阴少阳对气血的涵藏包括 2 个方面：第一方面是血脉与经络对血气的涵藏，这就像矿泉水的瓶子藏着水一样；第二方面是津液（气）和血液对物质能量信息的涵藏。这里简单谈一下第一方面的问题，这个问题在提纲证中还要详谈。如果脉紧脉细，这显然是脉管的收缩，脉者血之府，脉管收缩，这显然是难以藏血的。同样，腠理分肉之间强直痉挛也难以藏气。少阴病中有不少脉紧的条文，解构这些条文很有意义，可以用到上面的知识点。下面谈谈第二方面的问题。

津液和血液皆与水相关。我们知道，在人体的气大部分是以津液的形式存在，小部分是气态的。所以我们读到《伤寒论》中的津液时，要想到其中也包括气，伤了津液也就是伤了气。津液、血液和水相关，其实都是水火土"三元及一"的产物，即津液血液中有水、火、土，是为流动的水、火、土。水火土三元互根互藏，火为水所藏，水为土所藏，土又为火气包围。水火土三元合于一而成有能量的、有生命的、灵动的物质能量信息流。

人常说水火不相容，其实这不全面，当水火不相容时那是无生命的，不能生物的，如沙漠的酷阳，如南极的冰山。能生物的便是水火相容的，有生命的，便如大自然的水气循环，这是生命之环。人们对水火相容互藏还能够理解，但是总会忽略"土"，岂不知水火土才是一家。水是生命的源泉，水至清则无鱼，水至清则无土，水无土则不能生物。

我们身体的水中溶解了很多物质，也涵藏了不少物质，水中有了物质能够增加水的黏度，从而能够容纳更多的水。这是为什么呢？我们身体的膜和血管壁之上具有孔隙，纯净的水粒子小，能够从这些孔隙中自由出入，而我们身体有着生命的梯度，身体内外存在着一定的压力梯度，这样纯净水会顺着压力梯度向外渗透而出，这会形成水肿。而血液中津液中有了一些物质，水与这些物质结合形成结合水，水就不容易逃脱了。这就是土能藏水的道理，这样的例子在生活中有很多，下面我说一个小故事。

我高三的时候，我的爷爷突发疾病，医院检查为蛛网膜下腔出血，住院后不久他便昏迷了，进入植物人一样的状态。输液、插胃管等治疗措施都尝试过，然直至爷爷去世也没有奏效。那是我人生中与医院医生接触最多的一次，爷爷住院 1 个多月，家里的人去陪护，后来出院了在家里也差不多有 1 个月时间，依然是植物人状态。在守护爷爷期间接触最多的一位医生是个中医，他是我堂兄的朋友，他对我说学中医吧，中医会给人以与众不同的思维。于是我就与中医结了缘，于是中医成了我一生的事业。在此之前我对中医是完全不了解的，选择中医仿佛是个偶然的机缘，但是冥冥之中也是必然的决定。在我爷爷生病输液的时候，有一种很贵的药令我印象深刻，那便是人血清白蛋白，小小的一瓶大概要 400 多元，那时是 1994 年。这白蛋白现在看来也许是土，也是一种精。人在营养不良的时候，经常会水肿，输了白蛋白之后水肿会消，因血脉津液中土多了，精多了，土多了能蓄水。

水能藏火，土能藏水，火能藏土，水火土互根互藏，这些都是涵藏之义，少阴为枢，其基本病机便是涵藏无力。火何以藏土呢？其实这土有火的温养才是活土，才是流动的土，有生命的土。

我们再看看少阴病提纲证，脉微细，但欲寐。微者，无火，细者，难藏也。再看看少阴病的常用药，如阿胶、猪肤，这是顶好的蛋白质，血肉有情之品，再如粳米、山药、熟地黄之类，皆为黏稠之物，黏稠之物象于土，类于精。《黄帝内经》中说"冬不藏精，春必病温"。叶天士认为温邪伏邪于少阴，这些与少阴枢有没有关系呢？与"涵藏"功能有没有关系呢？且听我后文详解。

二、少阴藏义

手少阴主为心，足少阴主为肾，故少阴之主为心肾，心肾同属少阴。心肾的共性在于秩序的调控，心肾皆有调控秩序的功能。心主神志，肾主藏精，精神者，秩序也，精为凝固的秩序，神是发散的秩序。因此，少阴病的第二个基本病机便是：精亏神疲。下面将谈谈心肾精神。

（一）心

（1）天下万物生于有，有生于无

心与其他四藏有什么区别呢？从造字上看，其他藏和府大都有个"月"字旁，这个"月"字与肉相关，这说明其他藏府皆是有形的。而"心"字却没有月字旁，心字的古篆字很像一个心脏（图 2-7-1）。

心的古字中间是空的，像几个互通的小房间，这像户枢，以户为枢，气血流通其间。心中空，这已然体现出少阴枢的涵藏之义，而且这小房间还能够有节律地收缩舒张，每次收缩舒张都能够赋予流通其内部的气血以频率，这频率是什么？这是信息，也

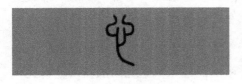

图 2-7-1 古篆字：心

是老子所说的"无"。

《老子》云："天下万物生于有，有生于无。""有"重不重要呢？我们的一切，我们的生活，都离不开这个"有"，有生万物。可是这"有"却是从"无"中来。无中生有，无形之信息可以改变有形之世界，这心肾的功能主要在信息调控上面，信息调控可以恢复秩序。而精与神存在是信息调控的物质基础，精是凝固的秩序，神是发散的秩序，而秩序是系统法则的体现。

（2）君主之官，神明出焉

《灵枢·邪客》："少阴，心脉也。心者，五藏六腑之大主也，精神之所舍也，其脏坚固，邪弗能容也。容之则心伤，心伤则神去，神去则死矣。"这段经文提出心为五藏六腑之大主，这个评价很高，心已然是生命的主宰，《黄帝内经》为什么这般重视心呢？经文接着说心为精神之所舍，我们知道精可化神，神是发散的秩序，是系统法则的体现。精专出于肾命，已然打上生命的秩序，当精专行于心脏时，心脏赋予它运动的节律，心跳是我们身体基本的节律。我们知道三阴三阳离合的运动，也是收缩舒张的运动，这与心跳类同。所以我认为心跳也就是阴阳离合运动的显象，也是人体最基础的阴阳离合运动。关于心跳频率与气机运动可参看王唯工教授的书《气的乐章》。心跳赋予精专以生命的波动，所以经言心为精神之所舍，又言心主神志。心主神志功能才使心脏成为五脏六腑之大主。

我们生命的每一个阶段都与心跳密切相关，当心不跳时，生命也就终止了。胎儿在母体中，心脏也在怦怦地跳，这是神的表象。胎儿在母体中也会感受着母亲的心跳，感受着母亲的喜怒哀乐，这是心神在交流。年轻时当我们看到心仪的姑娘，心不禁会怦然而动。当我们运动时心跳会加快，当晚上休息时心会平静下来。心跳伴随我们的每时每刻，这节律便是我们生命中最重要的波动。这波动是信息，是秩序，能够发散到全身，统领全身的秩序，有此秩序，全身上下才能够上下一心，成为一个整体。古人认为心就是君主之官，君火以明。这个"明"就是清晰不混乱，这也说明节律不能乱，秩序不能乱。历史上有很多昏君，昏君有昏招，导致朝堂的秩序发生了混乱，社会的秩序发生混乱，渐渐而至灭国。是故，《素问·灵兰秘典论》说："主不明则十二官危，使道闭塞而不通，形乃大伤，以此养生则殃，以为天下者，其宗大危，戒之戒之！"

（二）肾

关于肾在基础篇中已讲过不少，这里就简要地提一下。

（1）肾者，作强之官，伎巧出焉

《素问·灵兰秘典论》云："肾者，作强之官，伎巧出焉。"这句话如何理解呢？还是与精专相关，精专是肾命所炼化，是人体的秩序之源，是少阴君火的重要物质。肾藏精，精足则用强。精荣头，则耳目聪明，给大脑带来营养以及秩序。头脑为三阳之中枢，有调控之能，所以每时每刻接收到很多信息，这些会乱了秩序，所以急需大量基础秩序来保证头脑的不混乱。人体之中，大脑 24 小时都在供血，但是不同的状态下供血会不一样。总的来说，大脑的重量占体重的 2%，供血量大概有 20% 都要供应大脑。而人剧烈思考时，血流量会更高。时下主流认为，大脑的活动和耗氧量直接关联，由于思考大脑的耗氧急速增加，所以血供增加。我们想一想，思考之时大脑血供增加仅仅是因耗氧量吗？供血量大大增加仅仅只是带来能量和营养吗？如果是这样，当我们剧烈思考时，头上就像燃着小火炉，冒着蒸蒸白气，就像是练着高深的内功，那些下围棋的更似一个个的小仙人。其实思考最重要的前提是冷静，只有头脑冷静，才能够思考更深。而耗氧燃烧只会使我们头脑发热，发热则神昏，神昏则失去智力，容易被骗。所以我认为剧烈的思考下头脑的血流量增加并不只是提供营养物质和氧气，最重要的是提供基础的秩序。基础的秩序能够使大脑回到原初，信息混乱不至于积累到不可挽回的地步。而且基础的秩序是肾命所炼化的精专，用脑过度会耗精伤神。本人深有体会，我不到 50 岁，已然满头白发。精足则神完，头脑聪明，这些是作强的基础，没有一个冷静的头脑，又如何逞强呢？另外，下焦肾命所炼化的精专能够出于脉，能够带领诸多精微散布于全身，散布到皮毛、筋膜、肌肉、骨骼，如是则血气流通，筋脉以柔，于是伎巧出焉。

现在很多人认为"肾者，作强之官，伎巧出焉"，肾的作强作用在于性生活、性能力，其实性能力只是其中一小部分作用，并不是全部。读者当思之。

（2）肾者，主蛰，封藏之本，精之处也

《素问·六节藏象论》说："肾者，主蛰，封藏之本，精之处也。"肾主蛰，蛰是什么呢？蛰就是封藏。封藏什么东西呢？封藏精，再确切地说就是先天之精。先天之精存于命门、大脑及骨髓，每个人是有存量的，存量多少，关乎生死。先天之精产生于胎儿及幼儿时期，在人成年之后，先天之精很难补充。人总会有欲想，有一个又一个的念头，这些总会乱了秩序，所以需要基础的秩序来补充和扶正秩序，系统才不会失稳。而基础的秩序来自肾命所炼的精专，肾命炼化精专又需要先天之精的参与，所以先天之精总会一点一点地丢失，人也会逐渐老去。思虑过度伤精耗神，房劳过度伤精耗神，劳力劳形伤精耗神，生命的一切活动都需要精和神的参与。心主神，肾藏精，神是发散的秩序，精是凝固的秩序，心肾是一对阴阳，精与神亦是一对阴阳。心在上，肾在下，上以下为基，基是基础，关乎稳定。此，即是蛰，封藏之义。其实从这一点也可以看出足少阴肾主的涵藏之义，这也是少阴枢涵藏之义，不仅是涵藏，且有调控之能。老子曰："归根曰静"，归根是气归根，心归根，根是命门，欲念减下来，肾气蛰，肾精封藏起来，这便是调控。

刚毕业时，我在基层做过多年医生，那时也是应用输液打针，所以也了解基层的用药习惯。基层的医生包括西医院的医生挺喜欢用激素，很多病都用激素，但是使用激素也是有代价的，这里有必要说一说。激素的作用确实很好，它对很多的疾病都有效果，就像肾炎的病人一用激素，蛋白尿和水肿的症状就消失了；哮喘发作的病人用激素，很快就能够止住哮喘；有些高热病人用什么药都不退烧，可是一用激素，这烧就退下来了。19世纪70年代的医学诺贝尔奖，就是因为发现激素的作用机理而获得。激素为什么能有这样显著的作用？我们可以从中医的角度来思考这个问题。

激素的作用点就在肾，它主要是将肾所封藏的精气释放出来。肾中所封藏的精气就是秩序！生病的时候人体的秩序是混乱的，生病本身也是耗精的，但终究损耗是有度。人体精气可以干很多的事，因为它可以扶正人体混乱的秩序，所以对很多的疾病有"奇效"。但是，大家应该清楚，肾所封藏的"精"，是用来温养生气的，是用来养命的。你现在把它动用出来，派作别的用场，一时的疗效虽然神奇，可是用多之后，封藏的精少了。随之而来的是，人体基础的秩序越来越少，养命的东西少了，耗费了未来的生机。所以，激素用多了，它所带来的结果可想而知。现在整个西方对滥用激素的危害了解得十分清楚，因此，对激素的应用可谓是慎之又慎，非到万不得已绝不用激素。可是现在很多的医生，尤其是基层的医生，滥用激素，普通的感冒发热都要用激素，更不要说其他了。

对于少阴的藏义，我们重点谈了心肾。《素问·六节藏象论》云："心者，生之本，神之变也……肾者，主蛰，封藏之本，精之处也。"一个精之处，一个是神之变。这就是精神。所以，从一个人的精神状态，就完全可以看出心肾的状态。心肾同属少阴，也是一对阴阳，所以心肾要相交，按脏腑辨证来说是水火既济。心肾的共性在于少阴主枢的功能，心肾皆有涵藏之力，亦有调控之能，这调控之能与精神的功能相关，而少阴病第二个基本病机便是精亏神疲。等我们谈到少阴提纲证之时会对此详细分析，心主神，肾藏精，精神之变关乎心肾，因此而谈少阴之藏义。

三、少阴提纲证

少阴病提纲以原文第281条之"少阴之为病，脉微细，但欲寐"为主。事实上有关少阴病提纲，第281条只是个总纲，提出了少阴最重要的特征：精与神的问题。而282条和283条作为提纲条文的补充，是对少阴进一步的阐述与概括，其中这2条也明确标示着"属少阴"，且紧连提纲条文排列，可见其重要性。下面我们拟从4个方面进行讨论。

（一）脉微细

六经篇题中云"辨某某病脉证并治"，可见仲景非常强调把脉。但是，具体地落实到六经提纲条文里，却非皆有脉。直接把脉落实于提纲条里的，仅有太阳、少阴两经而已。故知脉与太阳、少阴具有特殊的意义。《素问·脉要精微论》云："微妙在脉，不可不察，察之有纪，从阴阳始。"所以，察脉关键的是看阴阳。而阴阳的实质就是差异，差异产生运动，所以诊脉实质就是诊察差异。从生理学的角度来看，心脏不停地搏动，以至于血液在脉管里一涨一缩地流动，于是脉波就像潮水一样起伏涨落，这是生命的波动。脉的波动来源于心跳，脉波接收心的秩序然后向全身布散。我们诊脉其实就是察阴阳、察波动、察秩序，从而也是在察心肾的情况。心肾者，皆属于少阴。少阴紧密相连于冲脉，冲为血海，为血气最里的归属地。

冲脉与任督二脉在人体躯干部形成庞大的血脉网络，沟联于五脏与大脑之间，成为阴阳两个调控中枢之间的流通网络。五脏为人体内部基础的调控中枢，五脏之中心肾为少阴，少阴为枢，所以心肾又为五脏的核心中枢。少阴心肾通过冲脉与大脑紧密相连通，成为人体之中最重要的核心，最重要的中枢。但凡危急时刻人体的血供总是优先集中于核心中枢，保护人体之中最重要的部分，即：心、脑、肾。

少阴在人体之中非常重要，疾病发展到少阴则是很危重的，所以少阴病里有不少死证。少阴病的主要病机是少阴枢的功能失常，枢的功能主要有：调控、联系、沟通、交易、缓冲、涵藏。其中涵藏功能是最基本的，所以涵藏无力是少阴病的基本病机；另外少阴冲脉连心脑肾，这些都是人体重要的调控中枢，所以少阴病另外一个基本病机便是与调控秩序相关，精与神都是秩序的载体，因此少阴病的第二个基本病机便是精亏神疲。其实涵藏无力与精亏神疲也不是截然分开的，它们是相互影响的，合在一起也是可以的，那就是：精亏神疲，涵藏无力。

脉微细，微则无力，细则体量小。照主流的说法是，少阴病的主要病机是心肾虚衰，若阳气虚，则鼓动无力而脉微，若阴血亏，则脉管不充而见脉细，这是阴阳的二元观。而以三元观来看，脉之气血亦是"三元及一"的构成，即脉中有火、水、土。火少则脉无力，水缺则脉细，土亏则脉稀。水火土皆不足说明脉中血气空虚，若是使用（丢失）太过，补充不及，这血气是会亏空的。平常人累了饿了，血气亏空了，则静下来休息，吃好喝好，这血气会慢慢恢复。然少阴病却非如此，你想静下来休息一下却是不能的，但欲寐便是想睡睡不着。而且在 282 条出现"欲吐不吐"的症状，人渴了饿了，闻到饮食的味道都是香甜的，少阴病的患者"欲吐不吐"，食欲下降，所以少阴病气血亏虚之时人体却不欲休息、饮食，这说明什么？这表明身体的内部出了问题，少阴枢机功能出了问题，少阴血脉难藏，所以这气血补不进去。

（二）但欲寐

（1）人之寤寐

人的睡眠和觉醒与什么因素相关呢？人的清醒与睡眠，就像白天的光明和夜晚的黑暗一样。故《黄帝内经》云："天有昼夜，人有起卧。"中医理论有一大特色就是天人相应，这是要天人合一。而这个"天有昼夜，人有起卧"，就是最大的相应，也是最大的合一。

睡眠之道，就是要日出而起，日落而卧，这便是与天地的合一。实际上古人也是这样做的，而现代大多数人都不明白这个道理，认为只要睡够 8 小时就行了，而这个睡觉的时间并不重要。其实不然，日出了，你醒了，你寤了；夜黑了，你睡了，你寐了，这个才是相应，这才是合一。如果反过来，那么就不是相应，也不是合一了。相应、合一就能够得到天地之助，得道者多助。不相应、不合一则不能得到天地之助，失道者寡助。因此要想养生保健，就要把握好寤寐的时间，这个很重要。

昼何以明呢？日出地则明。夜何以黑？日入地则黑。由此可知，人之寤寐也是因为日出地和日入地的关系。这太阳升起之时，阳气升发，这太阳落下之时，万物沉静，这就是大自然的气机变化。人合天地之气生，是故人体之中气血循环流通，亦应昼夜如潮汐一般。卫气日行于阳，夜行于阴，以为昼夜。你看人体的气血随着昼夜气机而变化，如果不应天地，这气机会乱，秩序也会乱。

在《灵枢·大惑论》中这样说："夫卫气者，昼日常行于阳，夜行于阴，故阳气尽则卧，阴气尽则寤。"在《灵枢·口问》中这样说："卫气昼日行于阳，夜半则行于阴。阴者主夜，夜者卧……阳气尽，阴气盛，则目瞑；阴气尽而阳气盛，则寤矣。"

人之六经，三阳在外，三阴在里。昼则卫气行于三阳，三阴之血脉出气也。夜则卫气行于三阴，三阳之气入于血脉是也。少阴主枢，三阴之核心，少阴枢涵藏无力则三阳之卫气难入于三阴之血脉，是故难寐也。

（2）精亏神疲

少阴病但欲寐是什么意思呢？就是一天到晚想睡觉。但欲寐，大家仔细想一想，实际上能不能寐呢？事实上是不能寐！难以寐！所以，但欲寐的实际情况就是，一天到晚想睡觉，可是却难以入睡。少阴病的患者也不能很好地寤，也就是白天状态也不清醒，昏昏沉沉。

为什么会这样？这个病已涉及人脑，白天也是不清醒，昏沉的，这说明人脑也不能够很好地工作。正常的情况下，白天人脑是兴奋的，也是需求气血多的时候，晚上气血则回归到五脏。人脑是三阳之中枢，昼则卫气行于阳，所以兴奋，夜则卫气行于阴，所以安静。现在大脑安静不下来，而且还不能够兴奋，这是为什么呢？我们知道，人脑的重量虽然只占体重的 2%，但是供血量大概有 20% 都要供应大脑，人脑安静不下来是因为秩序混乱，怎么整理也没搞清，只能不断延长工作时间。这是少阴枢失常影响了人脑，少阴枢不能够给大脑提供足够多的秩序，大脑始终在低水平地工作，所以白天不清醒，晚上流通的大脑血气难以回归血海之中，《灵枢·卫气行》载："平旦阴尽，阳气出于目……阳尽于阴，阴受气矣。其始入于阴。"阳气入于阴中，这样才能睡，阳不能入阴，所以难以寐。

血气回归到冲脉血海，继而分布于五脏，五脏在晚上有一个很重要的工作，就是要整理秩序，恢复基本的秩序，这就像电脑重新开机后就恢复了基本秩序一样。为什么五脏有这个功能呢？本身五脏主藏精，这个精皆是秩序，就像软件代码写着系统的底层逻辑，这个秩序主导人体的一切生命活动以及生化反应。五脏之精来源于足少阴主肾命所炼化的精专，这精专又经手少阴心，分布于五脏之中，而五脏各有自身的气场，所以又会打上五脏的专属记号而成为五脏之精。在夜晚我们的五脏能够感受大地内部的五行变化，五脏能够与大地的气场产生共振，所以五脏能够得到大地的力量、频率、波动和秩序。大地者，万物归藏，所以能够给人以基本的秩序。关于五行、五脏与大地的知识可参看基础篇文章。

下面探讨一下精专的构成。何谓专？这个就像是专家，是"精"中的专，所以更为稀少。精专由肾命所炼化，所用材料主要是水谷之精，掺杂着先天之精，记载先天的信息，还有从大脑归来的神，从五脏发出的神，这些神都是处理过的信息，都会刻录在精专之上。

关于精专的功能，主要是：①提供基础的秩序，精专作基本材料散布于五脏而成五脏之精，五脏之精昼日由心的搏动而行于全身，主导人体的一切生命活动。②补充、扶正人体混乱的秩序，人体生命活动总会时时刻刻产生混乱，这些混乱总会被五脏之精整理而变得有序。③精专具有很高的能量，精而且微，能够散布均匀，带领血液中其他营养物质出于脉。④精专能够记载信息，在皮毛能够记录六气的信息，在大脑能够记录神识的信息，这些信息能够回传到五脏。⑤精专携带人体专属的记号，这就像安装了敌我识别的装置，能够进行敌我识别，清除血脉之中的异种，精专出于脉化为卫气，则能够清除卫分之病邪。

少阴病，精是亏的，精专不出，心神不宁。白天我们的大脑在活动，思绪万千，所以都会造成秩序的混乱，所以需要精专提供基本的秩序，而精专不出，混乱的秩序得不到纠正，所以大脑总是昏昏沉沉的，不清醒。愈是睡不着，愈是耗费精，愈是不清醒，于是则为精亏神疲。而且精专不出，三阳空虚，身体其他部位也会出现很多症状。

（三）少阴病形

《伤寒论》第282条是除少阴提纲条文之外的一个很重要的条文，第282条是少阴提纲条文有效的补充，将使我们更加深入地理解少阴病。

第282条：少阴病，欲吐不吐，心烦但欲寐，五六日自利而渴者，属少阴也。虚故引水自救；若小便色白者，少阴病形悉具；小便白者，以下焦虚有寒，不能制水，故令色白也。

（1）欲吐不吐

少阴枢机涵藏无力连带着少阳枢机难以藏，少阳枢机涵藏无力则阳明难合，阳明气机不顺则见欲吐不吐之症。少阴病，精专不出，少阳的阳气也不会充足，三焦护佑着脏腑，三焦阳气虚，则脏腑失去温暖的工作环境，这会使脏腑工作发生障碍。另外，少阳原气灌注经络系统，卫气足则腠理充盈，皮毛筋膜紧致，此之谓：卫外而为固也。少阳原气不足，则卫外不固，在外为汗出，在里为吐利。

（2）心烦但欲寐

但欲寐前面已谈，这里主要说说心烦，少阴病心为什么烦呢？烦是心里不能够定静，是一种内心的感觉。而一旦内在的不平静累及于外在，外在亦不平静，这种情况就称为烦躁。我们知道我们的心脏时刻在制造着节律，这种节律是信息，是从内里向外发的，故又称之为"神机"。外有所变，内有所应，外环境时刻在变化，所以这节律也会时刻地发生变化。少阴病时，内在秩序已然混乱，心的节律变了，与外在的不相适应，内外不一，这会使人不适，由此而产生心烦的感觉。此时人还想着改变外在，试图与内里的节律合一，于是外在也躁动不休。心烦的病机在于秩序乱了，神机不相应。秩序乱了，节律乱了，心脏也在竭力自救，因此虚亢而有热。心的秩序为什么乱呢？其实还在于下焦精专不出，得不到基础的秩序，于是秩序更加混乱，传统中医认为这是心肾不交，水火不既济。由此看来，心烦但欲寐皆由少阴涵藏无力、精亏神疲而致。

举个例子，当人安静之时心怦然而跳，这就是内外的节律不一致，但人运动之时、激动之时心怦然而动，这是内外相应的。内外相应也说明气宜神机的相应，气宜神机不相应，这多说明内部秩序乱了，内外不应，这也是神机病的特点。内外的节律不一致，可大概分为2种，一种是太过，一种是不及。当内部的节律大于外部，大于身体所需之时，便会产生心烦的感觉，当内部的节律小于外部，满足不了人体所需，人便会有无力感、疲累感。当无力、疲累的感觉比较强烈时，人体中枢感受到生命受到危险之时，中枢将下达应急的命令，这时会产生应激反应，少阴枢紧急地发动起来，少阴枢紧，心主节律加快，于是人体就有了心悸的感觉。

（3）渴而小便色白

少阴病的患者欲吐不吐，食欲肯定不好，也可能是无物可吐。心烦又睡不着，消耗也大，所以身体津液就亏了，五六日又腹泻下利，津液更亏了，这时患者口渴，寻思喝点水自救。第282条行文至此都是疾病发展的正常态势，然而下一句更为精彩，整个条文的精华便在于此了。"虚故引水自救，若小便色白者，少阴病形悉具"。一般情况下，渴了喝水，补充身体水分。然少阴病的患者渴了，津液亏了，却补不进去水。为什么这么认为呢？原因是小便色白，我们知道冬天尿多，小便清长色白，因为天寒身体不需要很多的水分，所以把它排出去。正常的尿液是淡黄色，经过体内代谢的尿液和水是不一样的，尿液含有很多代谢物质，所以色黄。而小便色白，喝进去是清水，尿出去也清亮，喝进去的水与尿出去的尿差不多质地，这说明身体存不住水。至此，第282条文给出点睛一笔，即：少阴病形悉具。大家想过没有，身体内为什么存不住水呢？由"三元及一"的观点来看，无火存不住水，无土亦存不住水，只有火土和谐了，才能留得住水。所以"渴而小便白"也指出少阴病的基本病机为"涵藏无力，精亏神疲"。条文最后一句话是对这个病机的解释。"小便白者，以下焦虚有寒，不能制水，故令色白也"。下焦虚则精不足，寒则火弱，火土不足，不能制水，故水气难存，所以口渴饮水却补充不了人体津液。此亦说明少阴病之基本病机是为少阴枢涵藏无力，故当依从水火土互根互藏之理而寻解决之道。下焦精专，兼有火土二性，火土不足也是为精专不出，精专不出则神疲，这也应了少阴枢病"精亏神疲"之病机。

（四）脉微与脉紧

第283条：病患脉阴阳俱紧，反汗出者，亡阳也。此属少阴，法当咽痛而复吐利。

少阴病提纲证已提出脉微细，第281条和第282条的脉象都是这种，然在第283条提出脉阴阳俱紧，这个脉紧与前面的脉微细显然是不同的，既然提纲证提出少阴病脉微细，那么第283条所指还是不是少阴病呢？在第287条中也提出"少阴病脉紧"的叙述，可见脉紧不是个例，少阴病中也有一类证型属于脉紧。下面我们分析一下少阴病脉紧的成因与基本病机。

脉紧，是指脉管紧，脉波振幅小，感觉是硬邦邦的。脉阴阳俱紧，这阴阳是指位置，可能是说寸尺，也可能是说浮沉，我认为第二种可能大一些。这样"脉阴阳俱紧"便是浮取是紧的，压下去沉取也是紧的。脉阴阳俱紧，表明人体外表和内里都是收敛缩紧的，所以这种情况下当手足厥冷，而不至于发汗。今脉阴阳俱紧，而反汗出，这不是个正常的情况，那么什么情形下会有此身体反应呢？现在我们做个情境再现，还原一个可能出现这个状况的场景。我们知道，当人受到惊吓时，惊恐过度，会惊出一身冷汗，人受惊时人是紧张的，脉也是紧的。身体的紧张，血脉的紧张会保护人体，此时如果人体受到外伤，脉紧可以抑制出血，同时身体的紧张可以提高抗击打能力，由此可见身体紧张可以帮助我们渡过危机。这时候在体表的阳气因为血脉的紧张回不到血脉里，又因为身体筋膜的紧张，阳气也不得很好散布于经络中，所以这时阳气化为汗，出于体表，因为不是体热而出汗，故为冷汗。以上便是重现了因惊恐脉阴阳俱紧而汗出的情形。在这种情况下，如果病因很快清除，人体休养一下也会恢复健康，但是这种情形也有可能由其他病因造成，病因一时不得清除，所以这病不得好转。以上的例子传统中医认为是惊恐伤肾，这惊恐不仅仅能够让人惊出一身冷汗，而且还能表现在胃肠道上。在电影中经常可以看到有人杀人后呕吐，死刑犯被枪毙时常常二便失禁的场景，这就是惊恐而致。

少阴病正常的脉象为脉微细，少阴病脉紧是不正常的，是发生在特别情形下的特定变化。人的一生难免会遭受危急时刻，比如说外伤、生病之时遭遇剧烈疼痛、极度冻饿，等等，这些都是要命的情形。这时人体为了保护重要器官，血供会优先提供给心脑肾，所以血回到冲脉而闭紧。血至于冲脉会造成少阴枢的闭紧，于是少阴枢无力涵藏，在外之阳气、津液散逸，在体表则表现为汗出，在胃肠道则表现为吐利之证。

人体经历危急情况，人体的内外形成了隔离，这种隔离保护身体重要器官，防止内部气血过度的散失，但这种闭紧少阴冲脉的行为也会给人造成危险。闭紧血脉造成冲脉的压力急骤升高，有可能冲破血管造成出血，出现生命危险。除上述情况之外，危急考验之时，人体的精专充足，则有可能度过险情，因为危难之时将给人体秩序带来极大的混乱，因此也将耗去人体大量的精血。如果身体本来就不健康，或本来就为疾病所困，精专不充足，则难以禁得起消耗，这病也就危重了，其实282 条的病机也与精亏神疲相关。

在第 287 条中也谈到这个脉紧的问题。"少阴病，脉紧，至七八日自下利，脉暴微，手足反温，脉紧反去者，为欲解也，虽烦、下利，必自愈"。少阴病脉紧七八日，脉暴微，说明脉一下子变弱了，手足反温，表明里之阳气散布于四肢，所以脉一下子变弱，这是好现象，表明人体的紧急信号解除了，内外的隔离打破了，秩序自然慢慢恢复。

最后我们谈谈少阴病咽痛的问题，很多人认为，少阴心肾的经脉循咽而行，所以邪中少阴的经络能出现咽痛。其实不少经脉都与咽喉相关联，经统计大约有13 条，显然这些经脉受邪就可能出现咽痛。然《伤寒论》少阴篇中关于咽痛的条文却最多，仲师为何在少阴篇中不厌其烦地论及咽痛？治疗少阴咽痛有甘草汤、桔梗汤、苦酒汤、半夏散及汤。关于咽痛这几个条文，很少有学者详细剖析，这几张方子大家用得可能也较少，可供借鉴的医案也很少，对其中涉及的药物的解释也颇为牵强。自古至今，多数注解《伤寒论》的注家，讲到这一段时都会语焉不详，若不按照中医的理论来解释用药原理，就讲不明白，这导致临证择方也很困难。

其实在第 283 条已然提出"病人脉阴阳俱紧，反汗出者，亡阳也。此属少阴，法当咽痛而复吐利"。这"法当咽痛"意思是说，按照法则推理应该咽痛的，这就说明咽痛与脉阴阳俱紧有着莫大之关联。咽喉位于头颅与躯干之间，头是三阳的司令部，而躯干中有五脏，这是三阴的司令部。咽喉就是个关隘，位于两个调控中枢之间的位置。少阴病时精亏神疲但欲寐，来源两个调控中枢之间的少阴冲脉必然忙碌，气血难以开合，难以腾挪，或有郁热，或有虚亢。如果此时脉阴阳俱紧，少阴冲脉的血脉的压力必然大大增加。少阴冲脉气血本来就不靖，再加上冲脉的压力大大增加，气血必寻薄弱之处以填塞充实。咽为隘口，其薄弱处为血充实而见肿痛。之前我们谈过惊吓出冷汗的例子，在网络上我还看到过有小女生被人惊吓，导致脑出血，想想看冲脉闭锁关紧之时脑袋的血管都有可能冲破，脑中血管可有颅骨保护，而在咽喉软组织比较多，虽然不容易被冲破，但是极易充血水肿，这便是少阴咽痛的病机。少阴咽痛由咽喉软组织充血而致，因此多表现为轻微的红肿疼痛，这与热毒实证之红肿痛甚有区别，下面我们分析一下方药。甘能缓急，故当机体急迫之时可用甘药缓急，故少阴咽痛可先用甘草汤以缓急。另外，甘味入太阴，太阴为开，开血脉，血脉开，冲脉之急必缓解，此亦是甘能缓急之理。少阴咽痛（甘草汤证）是个比较轻浅的疾病，可见三阴病也不都是危重的病。此咽痛或因突然受寒受到惊吓，导致少阴枢紧，冲脉血盛，以至于冲击咽喉这个薄弱环节而致咽痛。因为此病轻浅，故仲师仅以一味甘草作汤治疗，世人不解少阴咽痛的病机，认为咽痛或为热毒所致，因此甘草有清热解毒之效，这就是个"补丁"，中医理论中这样的补丁何其多哉！以至于宝光被晦，真理难见，理论愈多而学者愈烦。

少阴咽痛先予甘草汤，效果不好时，仲景说用桔梗汤。桔梗汤也就 2 味药，即桔梗和甘草。这使我想起另一个方子：芍药甘草。桔梗是苦的，又称为苦桔梗，其实嚼服之并不甚苦，有胶着之性。芍药呢？人们常说它是酸的，其实闻闻有酸的气味，尝尝味道，酸味是不多的，它也是苦的。芍药质地比较坚实，有些像玉石，嚼服之其液甚浓。通过芍药与桔梗的比较，我们发现相同的地方真不少，这 2 味药都有苦味，且都不甚苦，嚼服之皆有液浓胶黏之性。所以我认为桔梗甘草汤与芍药甘草汤非常相似，但需要注意的是桔梗质轻向上走，芍药质重向下走。

桔梗汤如何治少阴咽痛呢？甘能缓急，苦能宣通，可散血结，液浓胶黏则能补土，补土之后血脉可以容纳更多的水，这样血液就容易流通。本经记载芍药可以逐血痹，少阴咽痛是咽喉软组织充血，类似血痹。桔梗汤也能治血痹，它是在上的芍药甘草汤。苦酒汤和半夏散及汤的主药都是半夏，现在简要地谈谈半夏，少阴咽痛主要是咽充血，液由血脉透出，滞于气分，气分湿浊，辛能燥气，所以这时就用上半夏了。

至此，我们已经谈完了少阴病的提纲证，通过前面的论述我们已经对少阴病有了基本的认知，也因此了解了少阴病的基本病机，后面我们还将继续探讨少阴病的其他条文，来继续验证这基本病机是否圆融自洽。

四、少阴病的常见证

（一）伤寒论的条文排列

前面我们已学习了伤寒的提纲证，以及第282条、283条，这2条都是提纲证的延伸，故也可以认为是提纲证。且3个条文下面都没有方药，又位于少阴病开篇的前3，可见这3个条文的重要性。紧接这3条的是第284、285、286条，这3个条文是少阴的治禁，是仲师在警示少阴病不可汗下。其中第284条举个案例，然后紧接着第285、286条为其补充说明，这很像提纲3条的体例。少阴治禁关乎生命，所以仲景也把它们放在前面。

第287、288、289条叙述了少阴病自愈的情况以及可治的情况，这是告诉医生这些病情是可以看得好的，医生可以放手施治。其中第287条举了一个案例，然后第288、289条为其补充说明，使得内文通俗易懂。

第290条是少阴中风，好像六经都有这么一条，中风是什么意思呢？在少阴病时表有风动，而此时"脉阳微阴浮"，这表明气宜神机是相应的，风动而浮，脉阴浮则为相应，阳微是因疾病消耗而精气不足，精气虽不足，然六气五行已然相应，这表明气血流通了，内外交通了，阴病出表了，所以"为欲愈"。

第291条为少阴病欲解时，六经病也有这么一条。

以上11条排列极为规律，三条提纲证，三条禁忌证，三条可治证，一条中风欲愈证，一条六经欲解时。这11条就是文章的开篇重点，11条之后论述的是少阴难治证死证，再下面是各论。这三条提纲证，三条禁忌证，三条可治证，三三见九，都是"三"，这很对称、优美。现在大家能从这个编排与体例上看出什么吗？

附：

第281条：少阴之为病，脉微细，但欲寐也。

第282条：少阴病，欲吐不吐，心烦但欲寐，五六日自利而渴者，属少阴也。虚故引水自救；若小便色白者，少阴病形悉具；小便白者，以下焦虚有寒，不能制水，故令色白也。

第283条：病患脉阴阳俱紧，反汗出者，亡阳也。此属少阴，法当咽痛而复吐利。

第284条：少阴病，咳而下利、谵语者，被火气劫故也。小便必难，以强责少阴汗也。

第285条：少阴病，脉细沉数，病为在里，不可发汗。

第 286 条：少阴病，脉微，不可发汗，亡阳故也。阳已虚，尺脉弱涩者，复不可下之。

第 287 条：少阴病，脉紧，至七八日自下利，脉暴微，手足反温，脉紧反去者，为欲解也，虽烦、下利，必自愈。

第 288 条：少阴病，下利，若利自止，恶寒而踡卧，手足温者，可治。

第 289 条：少阴病，恶寒而踡，时自烦，欲去衣被者，可治。

第 290 条：少阴中风，脉阳微阴浮者，为欲愈。

第 291 条：少阴病欲解时，从子至寅上。

（二）少阴病其他症状

大约 10 年前我开始学习《伤寒论》，这少阴病给我的第一个印象就是怕冷、厥逆，紧接着就是附子、干姜这样的药，当时有老师教我三阴病就是里虚寒，我刚接触《伤寒论》大概就是这个情形。现在我们再回到前面说的提纲 3 条之上，其实这 3 条都未言明少阴病的寒热，虽然第 282 条谈到下焦虚中有寒，但条文中也有"心烦"的症状，可见第 282 条都有寒热症状。提纲证并无突出的寒热倾向，而其中展现出的基本病机是：少阴枢涵藏无力，精亏神疲。

在提纲条文中提到的症状有：脉微细、但欲寐、欲吐不吐、心烦、自利、渴、小便色白、脉阴阳俱紧、吐利、汗出亡阳、咽痛。条文中的症状我都一一作了解释，现在我们把少阴病的常见症状罗列出来，以期有个整体的认知。

除上述症状，少阴病的常见症状还有四肢厥逆、恶寒而踡、寒饮、小便不利、四肢沉重、有水气、体痛、心烦不得卧、咳而呕渴，兼表证，动血证，等等。

这里我们大致分析一下，少阴病可分 2 大类，一类是寒化之证，一类是热化之证。火虚之证一派寒象，这是因为下焦精专不出，君火不旺，少阳相火亦虚羸，少阳相火虚羸则外见恶寒、厥逆；卫气不充，阳气不固则为吐利，汗出亡阳；卫阳不照，则见水气、体痛、沉重、小便不利、寒饮、小便色白等。下焦精专何以不出？主要是因为少阴涵藏无力，这精专需要一定压力才出现。如若少阴枢涵藏无力，稍稍一些压力也就泄了，这热能怎能聚起来？所以当少阴枢涵藏无力之时，压力不够，热力不强，下焦炼化精专的能力减弱，精专少，带领血液运行的将帅太少了，精专营气为血中之将帅，所以卫气难出于脉，而一圈圈在血脉之中流转，卫气不行，因此有诸寒之证。

心肾主于精神，过欲则伤神耗精，所以养生要静心节欲。这个欲有很多种，性欲也是其一。历来皇帝高寿者甚少，这是由劳心房劳过度所致。纵欲伤的就是少阴的涵藏，你心思总动，念头总起，欲念不消，这时少阴枢会进行配合，输送精气，这门常开，久之它就松动了，所以涵藏无力。老子曰："归根曰静，静曰复命"。所以心要静下来，血脉归根于冲脉之中，晚上好好地让阴血恢复基础的秩序，然后昼日又充满活力地发出来，这就是复命。

我们怎么看热化之证呢？这也是下焦精专的不足，主要表现在制造精专的材料缺如。这血脉中的血液是水火土"三元及一"的，血脉缺少土则难以藏水，水是血液中最主要的物质，水亏了血液就少，血脉就细，这时少阴枢容纳不了太多的血量，因此气不能归血，阳入不了阴，所以会烦，会不寐；阴液亏则见虚热，渴，小便不利，甚则夺肠内水分而成便秘；血燥涩则见流通不利，局部有脓血之变。《黄帝内经》中说："冬不藏精，春必温病"。其实说的也有类同之处，特别劳力之人，饮食又差，不见荤腥，伤精之后极易化热。

少阴寒化证和热化证是典型证型，其实临床上两者多是夹杂的，但是我们明白了基础证型，也可以慢慢解开复杂的证型。

五、少阴治则

少阴的治则，针对寒化证有助火之法，针对热化证有补精之法。

（一）何以助火

假使我们待在一个房子里，外面很冷，我们也觉得冷，这时怎么办？答案很简单，先把房子门窗关上，然后再找些厚衣服穿上。关门窗、穿厚衣是为了什么呢？是为了保暖，抑制人体散热。这是我们生活中的经验，也可以用于治疗少阴病寒化。我们切不能认为附子、干姜之类是补火助阳的，认为这些辛辣之品能够凭空增加我们的热量。附子、干姜之类之所以服过后人体会感到温暖，那是因为辛味药一是抑制了人体散热，二是辛味把气血运行的动能转化成热能，所以我们会感觉热。《尚书·洪范》说"金曰从革，从革作辛"。这个"革"字长年被人误解，认为"革"是顺从或是变革，其实这些都不对，这个"革"就是皮革的意思，引申为甲胄。你想想看穿一身甲胄是不是为了保护人体？辛能燥涩，祛除气分的水气，想想看水少了流通是不是变慢了？变慢了是不是气难出于表？打个比方，如果卫气分布合理，从腠理到更细微的细胞间隙中都有着卫气的流通，就像热带雨林一样，津液充沛达于微末之处，这是太阳开的功能。而阳明为合，有燥金之性，燥而涩，一些细微的津液通路就断绝了，金气收敛，所以腠理间只留下一些相对大的通路。假使之前一块区域内有100条津液通道的话，收敛一下可能只剩50条了，细微的通路或被断流，或被集中成大的渠道。这样卫气就被聚集了，气聚而生热，其实这个热是损耗卫气的动能得到的，这是能量的转换，不是凭空生出的。燥而涩，卫气出表的通道也将大幅减小，这就抑制了散热。夏天人体的太阳经开得很大很散，散而生寒，故太阳又与寒水相应。太阳布散于微末，则很多细胞都能得营养，也能够很好地代谢，这时细胞的生机旺盛，所以夏天就是生长的季节。金秋一到，空气中燥气增加，于是动物皮毛变得干燥起来，这种变化很容易把脂肪积累到皮下，秋天食物充沛，动物进食较多，所以这时动物长秋膘。夏天的长是细胞的长，而秋天是营养积存到皮下，这是因为夏天卫气循环通畅，营养均匀布散，秋天呢？道路不是很通畅，所以找个地方先储货，回头再慢慢搬运，所以容易长膘。运动多的人长肉不长膘，因为气血循环好。运动少的人长膘不长肉，因为气血循环不好。以上谈了燥气的作用，阳明燥金，辛与燥是相应，服用辛味也有类似的功能。

人生病或者动物生病的时候总想找个安全的地方，有充足的饮食，静心节欲，这样养病好得快一些。金曰从革，服用辛味药，人体就像披上了甲胄，会很有安全感。穿上了甲胄，这样阳气就不容易散逸出去，气血不会过度消耗，这样人体可以比较安心地处理内部矛盾。针对少阴病的吐利、汗出、亡阳的症状，辛味药有着很好抑制作用。在三阴虚寒性疾病里，辛味药用的机会非常多，辛味药可以收气血，抑制外散，保全血气，且将气血引向三阴，这样三阴气血足则病愈快。

这些年火神派比较火，很多疾病都用扶阳法，其实如果不触碰禁忌之证，适当地用些辛味药也符合养病之法。用辛味药可以把人体保护起来，集中气血去向里，气血充沛了病好转得快。其实人体的调整能力比什么药都强，药只是从旁协助一下。

传统中医认为辛能散，辛如何散？这个问题可以细思量。我这本书里有很多与众不同的见解，这不是异想天开，也不是突发奇想，这是我十几年来的思考和心血。现在有不少医者对五行之说甚是抵触，认为五行之说没什么用，真的是这样？也许真正的古中医核心已经失传，也许在五行之学的历史上早已出现了偏差，这是个问题，读者可以认真思考一下。

（二）何以补精

少阴病如何会精亏呢？可能是由于消耗太过、思虑过度、房劳过度，等等。那少阴病又如何补精呢？且看伤寒论中的用药：阿胶、猪肤、鸡子黄、炙甘草，等等。

阿胶、猪肤是挺好的蛋白质，是制造精专的好材料，而且阿胶、猪肤熬则液浓，能壮土之力，土能藏水，水能藏火，这样可以增加血脉的涵藏之力。阿胶、猪肤皆为动物之皮，这皮是血肉有情之品，易与人亲近。而且皮带有生物专有的信息，皮位于动物的最外层，最能够收纳与涵藏。血液提取出的白蛋白也是顶好的制造精专的好材料，而且还带有一些生物信息，病重之人打上一些，精神明显变得好多了，如果把白蛋白只是看作一种营养，那是浅视它了。

鸡子黄是有生命的，而且入药之时还是生用，就是想尽量保持其生命的活性。鸡子有黄有白，黄居于里，这是取其阴之性，阴为阳之守。且鸡子黄为黄色，这也是属土的。为什么补精要补土呢？土为万物所归藏，所以正对少阴枢的涵藏之性。再如炙甘草，其黄为土色，其甘为土味，亦是补土之药。

很多学者论足少阴时，总是以肾阴肾阳论之，补肾阴肾阳的中药，大多是甘的，大多属土，如肉苁蓉、熟地黄之类。亦有学者认为少阴的本义即是水火，其实从水火立论看少阴是立不住脚的，也禁不起推敲。用阴阳水火论述少阴这是以二元观点来看，用"三元及一"的观点来看，血脉之中血气是三元的。二元观点来看阴阳血气不过是水火，认为是水火一体，如郑钦安的水龙之说。事实上，人体的津液若不足，最重要的补充方式就是喝水，看《伤寒论》好多条文记载如何喝水，喝水确能治病，水是很好的药。夏天之时出汗多了，喝水就好了，要是加些盐就更好了，盐在五行属于水。中国人很喜欢输液，早些年我做过试验，如果只是给病人输些糖盐水，不加其他药，病人也会感觉舒服好多。现在我们认为少阴的本质为水火，阴亏了补水也就可以了，事实却不是这样。有时候我们会发现口渴了，喝水却补不进去的情形。如果精亏了，水是补不进去的，因为身体精亏存不住水，强行补水只会引起其他不适。如果火亏了也补不进去水，就像第282条提出的，下焦虚有寒，不能制水。事实上滋阴不能与补水画等号，而在理论上二元论中阴和水有着类同的涵义，因此理论与实践出现了偏差。而以三元的观点来看，三元及一，水火土互根互藏，缺谁补谁，火亏助火，水亏补水，精亏补土，自是和谐融洽。水火土互根互藏，少阴枢涵藏之义已在其中。如果用二元观去解释时会发现有种种不合理的地方，历史上医学家发现解释不通了，于是就提出很多理论，很多说法，如元阴元阳、真阴真阳、龙雷之火，总之又造出很多医学名词。总是以二元观来看，总是有不合理的地方，于是又把理论打上种种补丁，这样医学理论更是纷杂，流派愈多，争论愈多，直教后人晃得眼花，学得脑仁疼。中医需要大一统的学问，尤其在基础之上要做出变革，回归古中医的思维，且又融汇新知，这样才能有力推动中医学的发展。经过多年的思考，我尝试建立比较统一的学问，这也是我的梦想，人总是要有些梦想的，不然活着与咸鱼有何区别呢？而且，说不定梦想哪天实现了呢？

第八章　厥阴病纲要

一、厥阴本义

（一）厥阴篇竟是千古疑案

厥阴病也是《伤寒论》中最难以理解的，在《伤寒论》六经辨证中，唯"厥阴病"争议最多。因其条文中含"厥阴"二字者，也仅仅 4 条。故近人陆渊雷先生称"伤寒厥阴篇竟是千古疑案，篇中明称厥阴病者仅 4 条，除首条提纲有证候外，余三条文略而理不清，无可研索。"其余五经的根本病机，都一以贯之，大家争议比较少。唯独厥阴病，有主张胃热肠寒者，有主张上热下寒者，有主张虚寒者，有主张虚热者，亦有主张阴阳气不相顺结者。对于到底哪一条是根本病机，根本没有一个结论。众多医家对厥阴病没有定论，我们则根据新的中医理论体系对厥阴病进行解析，如果有一个清晰的认知的话，这样就更能够准确地对症下药。

（二）厥阴者，两阴交尽也

《素问·至真要大论》云："帝曰：厥阴何也？岐伯曰：两阴交尽也。"关于两阴交尽前文已有所交代，今再言之。其一，从三阴离合图中可以很容易地看出"两阴交尽"的含义；其二，在六经欲解时相图中也清晰地表现出"两阴交尽"的意思；其三，《素问·至真要大论》云："两阴交尽故曰幽。"《正韵》曰："幽，囚也。"囚也是囚禁的意思，是把人关进小房子里，限制了自由，实际这也是"合"的意思，厥阴主合，合血气于少阴。以上3种对厥阴本义的解释都在指向"厥阴主合"的涵义，也有着阴尽阳生之意。《黄帝内经》认为厥阴为"阴之绝阴"，这也是阴尽阳生之意。

在《伤寒论》中对厥阴之"厥"字还有一个重要的论述，即："凡厥者，阴阳气不相顺接，手足逆冷者是也。"关于这个"阴阳气不相顺接"使我想起了一个病，那便是"气厥"之病。我小时候在农村，村里经常有农妇吵架，有时吵着吵着人一下子昏厥过去了，这就是气厥。气厥是由于气机逆乱而引起的昏厥，气实而厥，每因暴怒气逆所致，与"薄厥"同义。气厥之时人手足发冷，脸色发青。其实这气厥之"厥"也是与厥阴主合的功能相关，在过度情绪刺激时，肝气怒张，厥阴为之合，过度的压缩砰然爆发，气薄而昏厥，这时产生休克的症状，休克是人体的保护性措施，气血冲击激荡造成人体暂时"停机"。另外，气机爆发之后，则后气也不能顺畅地接续，亦能使人厥。这时掐一下人中，保持人体姿态放松，马上就可以苏醒。纵观气厥发生过程，是与气机过度压缩与遽然释放有关，这个过程造成气血混乱，秩序失稳。气厥是"厥"类疾病的典型代表，因其发生过程比较简单，我们可以通过"气厥"病机的分析，然后可以找出整个"厥"类疾病的发病机理。凡厥者，阴阳气不相顺接。这阴阳气不相顺接反映出人体对压力的调控失常，失了秩序，而这压力的调控又与厥阴合血脉的功能息息相关。

（三）厥阴经的巡行

厥阴经是指手足厥阴经，手厥阴初起乳后天池穴，止于中指中冲穴。足厥阴起于拇趾大敦穴，止于乳下期门。别支上走巅顶交百会穴。

对于六经的行止及大体分布，是我们每个学习中医的人都必须弄清楚的问题。我们讲六经辨证，其实有很重要的一部分就是与经脉系统相关，同时也涉及经脉分布区域。巅顶头痛为什么说多属厥阴呢？其一是与厥阴经在巅顶的分布相关；其二是因为厥阴合血脉，合于冲脉，冲脉是血海，直冲上下，上达巅顶，下达足气街，常与少阴经循行相伴，与少阴经脉关系密切。在三阴三阳模型中并不包含冲脉，于是冲脉功能多呈现于少阴之上。厥阴主合，敛于冲脉，冲脉压力增，于是厥阴头痛。这个病机不仅仅反映在巅顶头痛之上，而且反映在妇科疾病的诊治之上，诸般情志之病，气血失调，皆涉及于肝并连带冲脉的失常，冲脉起于胞宫，冲脉有疾而妇科失调。

二、厥阴藏义

（一）肝

我们现在主流的辨证模式是以脏腑辨证为主，近年来，大约有十五版的《中医基础理论》教材编订出来，教材里关于辨证这块差不多都以脏腑辨证为主。在《黄帝内经》中辨证模式可不只脏腑辨证一种，三阴三阳的辨证法也是重要的部分，本书以三阴三阳辨证法（简称六经辨证）为主，所以本书对脏腑的功能所谈不多。事实上，我们把脏腑看作经脉系统的一部分，所以以经脉系统为主体的三阴三阳辨证体系远要比脏腑辨证的内涵丰富得多。现实中，中医药大学在传授《伤寒论》时，也要讲六经辨证，关于六经辨证建立的基础历来有多种不同看法，如脏腑说、经络说、界面说、六经八纲说等。我认为六经辨证需要建立六经的生理病理模型。六经是什么？是三阴三阳，三阴三阳是以"三"为基的。这时候我们才发现中医基础理论中并没有建立以"三"为基础的核心基础理论，基础不牢，其上建筑必然不稳。于是出现了种种假说，甚至把六经八纲奉为圭臬，生生地把三阴三阳这个三维立体的模型降维至二维平面的阴阳模型，诚可叹也。肝在脏腑辨证中占有举足轻重的地位，肝又可视为肝系统，包罗甚多，联系甚广，而三阴三阳的体系，肝虽然也很重要，但主角却是三阴三阳。下面谈谈肝。

这个"肝"字，左边为"月"字旁，这"月"字与肉相关，像脾、肺、肾都有这个组成部分。肝用干，《说文》云："干，犯也。"文天祥有一句诗叫作："干戈寥落四周星"，所以这个"干"与战争相关，与用武相关。于是，《素问·灵兰秘典论》言肝："将军之官，谋虑出焉。"因此，肝的造字与内经论述的肝为将军的特性非常切合。

将军要用武，要打仗，靠的是什么呢？一靠的是勇猛，二靠的是谋虑。智勇双全才能胜任将军，否则有勇无谋，乃一介匹夫也。威武、勇猛所用者何？在于蓄力也，能量的蓄极而发方称得猛，且看草原上捕猎的狮子，不动如山，一动如火，一瞬间的爆发，短时间的冲刺，尽显将军威猛之性。谋虑所用者何？厥阴主合，合血脉于冲脉，冲脉上下通达，上达巅顶大脑，气血上头，大脑经过严谨的计算与分析，于是谋虑出焉。大脑为三阳之主，是信息调控中心。肝为刚脏，体阴而用阳，有阴尽阳生之能，厥阴主合使能量压缩聚集而至于三阳。

而在《素问·六节藏象论》中又是这样论述肝的，肝为"罢极之本，魂之居也"。历代医家、学者对"罢极"的诠释虽然不尽相同，但大都认为"肝者，罢极之本"是指肝与人体运动及运动时耐受和消除疲劳的能力有关，而肝之所以能够在运动中发挥抗疲劳的作用，离不开肝藏血和主疏泄的生理功能。"十二五"规划教材《中医基础理论》解释为："筋的功能依赖于肝血的濡养，肝血充足，筋得其养，则筋腱有力，运动灵活，并能耐受疲劳；若肝血不足，筋脉失养，则肢体麻木，运动力弱，故称肝为'罢极之本'。"我认为以上的认知都不全面，都是欠妥的。

肝为罢极之本，这个"罢"又作"罴"字，读音"pí"，"罢"字的意思有2个，一是通假为"疲"字，有疲劳之意；第二是"罴"，"罴"是一种威猛的熊，《尔雅·翼》曰："罴，则熊之雌者，力尤猛。"肝为将军之官，将军威猛在于其力大，若罴之力，大而威猛，此力由何来？在于蓄力，在于收缩，厥阴主合，其功能主要是对压力的调控。厥阴强，则蓄力多，发作之时则威而猛。极者，大也，大力出奇迹。然"飘风不终朝，骤雨不终日"，大力之后是无尽的疲乏，就像急速奔跑之后的猎豹。临床上气厥之病，便是大力之后的后力不继而致昏厥，"罴极"二字与力大以及疲劳相关，是故，发大力与缓解疲劳皆与肝相关，且为肝所主。肝为罢极之本，亦是厥阴为合的功能体现，或者说肝为罢极之本依靠厥阴合的功能才能体现。如肝在动为握，这个"握"的动作形象地表达了厥阴合的涵义，再如肝在志为怒，这也是情绪被压抑，气机蓄极而致爆发。

我在一篇论文上看到一个观点，认为罢极是力大而又耐劳之义，但是人不可能力大而又耐劳。强力爆发之后便是很长的疲乏期。激烈的动作之后，身体内会有很多代谢废物，这些废物要排出体外去，不然肌肉会酸痛。另外，剧烈的动作之后人体的秩序也发生很大的紊乱。所以这时人体要安静下来，要休息，安静下来时五脏和大脑进行整理工作，恢复秩序，另外也要排出代谢废物。可以说在消除疲劳的过程中，五脏皆参与其中，而肝在其中主导的是什么工作呢？我们知道肝是人体之中最大的化工厂，最大的解毒器官，所以排浊是肝的主要功能，这也是解除疲劳状态的主要工作。那么人体如何排浊呢？这个也需要厥阴合的功能，厥阴合血脉，压缩集中的血脉才能方便过滤排浊。这种压缩在血脉之中进行，力量适度，而且无少阴君火之助，气血则不易蒸腾起来。厥阴合，对血气的压缩，一个方面能够使阴尽阳生，卫气行于阳；另一个方面的功能就是压缩而排浊，这个排浊不仅仅表现在肝的排浊功能之上，还有心包和心肾。厥阴合而排浊，可以辅助肾的排浊功能。西医之中，肾小管对血液的过滤需要一定压力，厥阴合则能够提供和维持排浊的压力。中医的传统说法是足厥阴肝绕阴器，所以泌尿系统的一些疾病与肝相关，用经脉循行如此单薄的理论只是看到表象，却未透达其本质，无法很好地支撑起临床，所以我辈中医当要丰富补全中医体系，使之能够更好地为临床服务。

（二）心包

足厥阴为肝，手厥阴为心包。心包者，亦包心也，是包绕心君的一个结构，故为"心主之宫城"。古人认为，心为君主之官，心不能受邪，心包可以代心受邪。所以，心包所担负的主要就是保卫心的作用。肝为将军之官，其威用六极，平定诸乱，亦有护卫君主的意思。由此可见，手厥阴心包与足厥阴肝，在其功能方面的联系非常密切。

西医解剖学是这样描述心包的："心包为覆盖在心脏表面的膜性囊。心包分纤维层和浆膜层，纤维层较坚韧，与浆膜层的壁层紧密相贴，伸缩性很小。浆膜层很薄，表现光滑湿润，又分壁层和脏层，壁层紧贴附于纤维层的内面，脏层贴附于心脏的表面（即心外膜）。脏、壁两层间有一腔隙，称心包腔。心包对心脏具有保护作用，能防止心腔过度扩大，以保持血容量恒定。"这是解剖学上的心包，这也是属于手厥阴心包经。心包最外一层是坚韧的纤维层，心包作用是维持心包内的空间与压力相对恒定。现在我们试想一下，如果心脏没有心包会是什么样的情形。如果气血的压力遽然加大，没有心包的保护，心肌有可能爆裂。心包位于心脏之外，包围着心脏，这样在空间结构上就把"合"的意韵清晰地表现出来，厥阴对压力的调控也能清晰地表现出来。在下焦肝与肾是合与枢的关系，因厥阴肝合血脉而使少阴精专更好地制造出来，物聚则热，则少阴君火盛，另外因厥阴肝合血脉，产生的压力也有利于少阴肾的排浊。那么在上焦是否也存在这样的关系呢？足少阴精专是流通的秩序，手少阴为心主，神之脏，生之本。神者，发散秩序。心主有节律地跳动，赋予气血以生命的节律。《黄帝内经》曰："血者，神气也。"经过心主的气血才是有神的，上焦出气，此节奏频率必然发散到全身，因此秩序也能分布全身。在"肺主治节"中谈到肺是人体节律的制造者与调控者，而心主更是秩序的创造者，所以心为君主之官，肺为相傅之官。一个君主，一个宰相，皆是秩序的创立者，上焦出气，下焦命火所炼化的精专，再由心肺赋予生命的节律发散到全身上下。

心包位于心脏周围，如果心脏没有心包，纷乱的气血到达心脏之时，心脏的收缩与舒张便会失去常度，有可能会扩张得很大，这样很容易就打破节奏，乱了秩序。

足厥阴肝在下焦助足少阴肾炼化精专，手厥阴心包在上焦可助手少阴心主维持稳定的节律和秩序。同时心包能够维持一定的压力，可以帮助心脏排气血，压力也能帮助心肌上血脉顺畅地流通。

以上我们讨论肝与心包的一些功能，而这些功能又都是厥阴主合功能的衍化。在六经模型中，把心包与肝皆归于厥阴，这是抓住了它们的共性，同样心与肾，肺与脾也有这样的共性。这个共性就是三阴三阳开合枢的工作机制，便是阴阳离合的工作机制。何以知晓开合枢的工作机制，那必将建立以"三"为基的世界观，必须重新思考解构中枢的定位与功能。

三、厥阴病提纲

《伤寒论》第 326 条为厥阴病提纲，也是厥阴病的病机条文，其文如下："厥阴之为病，消渴，气上撞心，心中疼热，饥而不欲食，食则吐蛔，下之利不止。"下面拟就条文中所述诸证，分别讨论之。

（一）消渴

厥阴提纲条文中第一个讲述的症状就是消渴，消渴是什么意思呢？渴就是口渴，口渴分很多种，平常人缺水时口渴，这时喝水就解渴了。有的人口干舌燥，口渴却不一定想喝水，或者喝一点点润润口就行了，这是口渴不欲饮之证。消渴呢？当然是既渴而又能饮水，而且饮后即消，口又很快地渴起来。这就是消渴。

厥阴病为什么会消渴呢？很多医家认为这是肝胃之热耗伤津液所致，现代通用的教材也是这个说法。但是，我们细细地来思考这个问题，却发现以热伤津液来解释厥阴的口渴是不恰当的。厥阴的这个渴应该有其特殊的涵义。为什么这么说呢？道理很明白，如果以热盛伤津来解释消渴，那厥阴的这个热又如何跟阳明的大热相比呢？阳明的白虎人参汤证由于舌上干燥而烦，欲饮水数升。所以，要讲热盛伤津。那么这个消渴理应该放在阳明篇中。应该将阳明病的提纲条文改为："阳明之为病，消渴，胃家实。"而张仲景并没有这样做，反而将消渴置于厥阴提纲证之首，这就很明确地告诉我们，厥阴之渴当另有所因。

口渴虽是极普通常见的一个证候，但是，当我们回看六经提纲条文时，却发现只有厥阴提纲言及"渴"的证，这便提示我们消渴是厥阴病中很容易出现的一个证，也是厥阴病中一个重要的证候。因此，消渴对于厥阴病的诊断与解构，便成了一个很重要的依据。

（二）厥阴何以渴

消渴是厥阴病很重要的一个特征，而且这个"渴"饮水之后还不容易解渴，厥阴病为什么导致消渴呢？我们首先可以来感受一下口渴的过程，人之所以口渴，主要与血浆当中渗透压增高有关，血浆渗透压增高刺激大脑的口渴中枢，使人体通过饮水保证水的摄入和水的平衡，饮水之后血浆渗透压降低了，于是口渴症状也缓解了。关于血浆渗透压高导致口渴这是西医的说法，我觉得这个说法很合理，把这个理论放到中医理论体系中也是不错的。血浆渗透压为什么升高呢？物理学告诉我们溶液渗透压的高低取决于单位容积溶液中溶质颗粒（分子或离子）数目的多少，而与溶质的种类和颗粒的大小无关。关于血浆渗透压的问题我们可以用中医的道理来阐述，用"三元及一"的理论说明这个问题，首先血液是水火土"三元及一"的，血液中的"火"代表着热力与动力，"水"则是为溶剂，单位容积溶液中溶质颗粒是为"土"，血液中"水火土"的比例适中，这样才能顺畅地流通。当血液中"土"的比例比较多时，则容易造成瘀堵，"土"多而为浊，浊多是为毒。口渴是因为血液单位容积内溶质颗粒过多，这就需要饮水对它进行稀释，水火土是一家，当水亏火土多时这就是伤了津液，就会产生口渴的症状。厥阴口渴也是因为土多作怪，也可以说是浊毒在作怪，而且厥阴口渴饮水也不容易消解，这就说明排浊的环节出了问题，因为浊毒始终不能有效排出体外，这样多饮水只能导致多尿，浊毒却一直积累，所以产生消渴的症状。这种消渴的症状常见于糖尿病与尿毒症的患者，我们看看糖尿病与尿毒症的病机是不是浊毒作乱呢？那血液中浊与毒又与厥阴有何关联呢？厥阴主合，合血脉于冲脉（少阴），厥阴合，使血气收缩聚集，排浊代谢废物是需要一定的压力，需要血液的收缩与聚集。肝与心包是为厥阴经脉的重要组成部分，肝为足厥阴主，为调控中心，心包为手厥阴，亦为调控中心。肝为人体最大化工厂，是人体最重要的排毒器官，而厥阴合之力也在辅助肾的排浊，肝肾代谢是人体最重要的排浊解毒器官，肝通过胆排浊于肠道，肾通过膀胱排浊于尿道。心包也能够辅助心脏的压缩排空，心包与三焦相表里，三焦是很重要的物质交换调控中枢，心包是三焦相通，所以心包的排浊功能多表现于三焦之上。

当厥阴合的功能失常时，影响了血脉排浊，导致了血脉中浊毒不去，因此血浆渗透压增高，反映到大脑口渴中枢，于是产生了口渴的症状。因为口渴，而且因浊毒不去，而饮水不易解渴，故曰：消渴。

（三）对糖尿病的思考

谈到消渴，大家会很自然地想到一个现代的病名，那就是糖尿病。从文献记载来看，实际上早在隋末的时候就已经有糖尿病了，那时糖尿病就是叫作消渴病。那么，厥阴提纲条文中提到的消渴与隋唐医书记载的消渴病，即与现代的糖尿病有什么联系呢？在网上有老师讲到厥阴提纲证时，会专门强调不要将厥阴的消渴当成现代的糖尿病来看，而且教材的释义也这样明文规定。现代糖尿病很主要的一个证是消渴，而厥阴病很主要的一个证也是消渴，虽然厥阴提纲证的消渴不一定就是糖尿病，但是，两者皆出现消渴的症状，厥阴病与糖尿病之间有什么联系呢？我想这两者在病机方面必然有相似之处。

我们知道，糖尿病很直观的表现就是血糖升高，当血糖升高超过了肾的糖阈值，这时就会出现尿糖的症状。所以，古人对消渴病的诊断就是主要通过对尿糖的观察。尿糖又如何观察呢？那个时候又没有尿糖试纸，于是就要靠蚂蚁来帮忙。蚂蚁感觉很灵，尤其对于糖更是灵敏，糖尿病患者的尿排到地上，糖的味道很快就会招来蚂蚁。古人就是通过这个方法来诊断消渴病。

糖在身体的主要作用是为身体的组织器官提供能量，那么，现在血糖又为什么会升高呢？现代的说法主要是由于胰岛素的不足，所以，治疗糖尿病的方法便是以补充胰岛素为主，或是设法刺激胰岛 β 细胞的分泌。但是，最新的研究表明，胰岛素的不足仅仅是一个方面，而更主要的原因是机体组织细胞对糖的利用发生障碍。所以，看起来好像是血糖很高，是糖多了，而真实的情况却是机体组织细胞内处于缺糖的状态。正是因为机体组织内处于这样一种糖缺乏的状态，细胞则处于饥饿的状态。人体之中，细胞也是有生命的，也是有神的，细胞饥饿了它也会呼喊。细胞呼吸的信息传递到中枢，这个中枢是什么呢？便是人体的中，便是大脑与五脏。中枢感知细胞饥饿的信息，它做出调整，进行补充。怎么补充呢？当然就需要机体启动各式各样的方法，其中一个我们能够直接感受到的就是易饥，从而人会多食。糖尿病患者的易饥多食其实就是由此而来。在多食之后血糖升高，而血糖进入细胞途径被阻隔，所以尽管血糖很高，细胞还是很饿。因此，对于糖尿病我们应该有这样一个宏观的认识。它不是糖太多，而是糖不足。因而，糖尿病的关键问题是要设法解决糖的利用问题。扫除了糖利用过程中的障碍，糖尿病的诸多问题就会迎刃而解。

以上是我们从现代的角度对糖尿病作了一个大致剖析，那么，从中医的角度，尤其是从伤寒六经的角度，我们怎样去看待这个问题呢？血糖升高是不是血中浊增多了？这糖过多导致血浊，血中浊多血不清亮，血浆渗透压升高，这就引起渴的症状。普通的口渴喝些水，血液被稀释了，口渴也就解决了。而消渴之症喝水后虽暂时解渴，但小便后血中浊还在，所以其渴难消，故名消渴。

血中物质过多，过多而为浊，这个浊便会阻塞通路，阻塞血糖从血脉进入经络通路。另外血分不清，则气分也不清亮，气分津液黏稠会阻塞糖进入细胞的通路。其实这个糖尿病的基本病机便是浊塞通路，微循环不畅。糖尿病的治疗思路便是：第一，祛其浊打开通路；第二，增其津液，使气分津液足；第三散其精，把糖分散于卫分之中。

欲想祛其浊，当助厥阴之合，厥阴合机盛则肝肾排浊有力，这是其一。其二便是协调太阴功能，这糖尿病气分多是津液亏虚，气分属燥热，阳明气盛，所以助太阴湿土以散精，以抑阳明。其三便是协调少阴的功能，少阴为阴枢。太阴为开，太阴散精，这个精散很多时候取决于少阴君火的力量。糖尿病表现有三消的症状，表面像是阳病，其实病根还在三阴之上，也是神机之病，是我们五脏对物质的整理功能出了问题，恢复不了正常的秩序了。

厥阴的提纲证里为什么要首言消渴呢？这里的消渴与糖尿病有没有关系呢？写到这里这个问题就很清楚了。很显然，我们可以将糖尿病的发病用厥阴主合机理来思考，也可以把糖尿病放到三阴病里去考虑，这就从根本上突破了原有的三消学说，使我们视野扩大，看问题的角度又多了几分。迄今为止，现代医学认为糖尿病是一种不可治愈性的疾病，必须终身服药。我们能不能从六经的工作模式找到一个治愈的方法呢？

（四）气上撞心，心中疼热

气上撞心，心中疼热。首先需要确定这个"心"在哪里，《伤寒论》中很多条文都有"心"这个位置，这个位置大约在剑突之下，我家乡话称之为心窝。联系到下一句话"心中疼热"，可以确定"心"的位置就在剑突之下，这个位置下面就是胃，胃或者食管中才能感觉到疼热，而心脏常感觉到是疼、闷、心悸等。这个剑突之下也是人体中心之处，故称之为：心窝。

凡厥者，阴阳气不相顺接。在气厥的讨论中我们已经谈过这个话题，那只是其中的一层含义。这阴阳气不相顺接也与这个心窝相关，心窝之所在也是人体气交之所在，是阴阳气交接的地方，如果阴阳气不相顺接，那么这个区域便会出现症状。

人在胎儿之时气交之所在神阙天枢一线的上下区域，那时候，脐部的血脉由此散开向上向下，伴随着血脉的是经络，血脉与经络是为阴阳，故此区域为阴阳气交之所。待到婴儿出生，哇的一声啼哭，气交由天枢上升到膈肌一线，膈肌是上下活动的，其活动区域为气交之所，相当于大自然中的地面之际。人体之中以膈肌分胸腹，以人体上下分阴阳，则胸为阳，腹为阴。故上焦象天，下焦象地；上焦为阳，下焦属阴；上焦出气，下焦出精；上焦主于阳气，下焦主于阴精。下焦的肾命炼化精专，精专营气为行血之帅，上行至于心肺，上焦出气而行于全身，出于血脉。若下焦精专不出，则气难出于血脉，所以只在血脉中转来转去，久而形成浊毒。厥阴合，合血脉，以助肾命炼化精专，收缩聚集血液以排浊也，若厥阴合的功能出了异常，则精专难炼，浊毒难排，滞于脉中，阻力大，更难于出于脉。下焦足厥阴肝是排浊的主力，当血不清时，血液在下焦停留时间长，流动的时间长，这时肝需加班加点地工作，但是血脉浊毒多，阻力大，肝也累呀。这样肝产生大量的热，血脉中郁积了大量的热，这个热往上走，便是气上撞心，心中疼热。为什么表现在心窝处呢？这个心窝是气交之所，也是个关卡所在，膈肌上下浮动，热气在这里容易被阻挡，所以产生气上撞心，热不散而见心中疼热。本来脏腑产生的热，血脉的热可以卫气散于肌肤间，亦可出于皮毛，今气难出于脉，就像空调的散热片不散热，机器空转。气上撞心，也是风动之象，这在诊断中很有意义。心窝处为阴阳交接之处，也为关卡之所在，因为三阴对血的整理不达标、不够好，气难出于血，所以在阴阳交接之处出现了症状。

人体的热传递有两途，一是热传导，二是通过液体的流动而传递。气上撞心，心中疼热，便是因为热缺失，介质流动而散热太慢。此时热以传导的形式传递着热，传导只能通过接触的事物往外传，热往上走，所以热传导至心窝处。热传递的另外一条路线是通过液体流动带走热，血液的流动可以带走热，血脉流动到末端，气出血脉中，携带着能量和热，这个热能够均匀流到皮毛肌肉等细末之处。这卫气不仅能温分肉，还能够充肤、泽毛、肥腠理、司开合。当我们遇到剧寒时，身体失温很快，气就不怎么出于脉了，直接就从血脉散发出来，掌心与足心有丰富的动静脉网络，这时循环不能够进行有效的微循环，主要为了应急。如果血脉之中的气难出于脉，血脉流通主要是提供热量时，这样就会出现周围的细胞很"饿"，也会很"冷"，细微之处卫气不行。人体之内不只心窝是气交之所，在四肢末端也是气交之所，阴经与阳经交接的地方，故阴阳气不相顺接，能够在四肢末端清晰地表现出来。"凡厥者，阴阳气不相顺接，手足逆冷者是也"。通过以上的讲解，我们可以清晰地感知到手足逆冷的原因了。

（五）饥而不欲食

《伤寒论》中有不少条文谈及饮食问题，如小柴胡汤就有"默默不欲饮食"的记述，在太阴病提纲条文中也有"腹满而吐，食不下"的记录，以及厥阴提纲条文所讲的"饥而不欲食"。虽然这些都是对饮食问题的描述，但还是有明显的区别。小柴胡汤的"默默不欲饮食"，就是我们平常讲的"不想吃饭没胃口"，这里重在没有食欲，强调的是主观方面。厥阴病也是"不欲食"，这与小柴胡汤证类似。"饥而不欲食"在不欲食的同时却又感觉饥饿，这是有别于少阳的地方。太阴的饮食则是强调食不下，为什么食不下呢？这是因为腹胀满，吃下去人会不舒服。所以，太阴病的食不下，强调的是客观的食不下，强食之必不舒服，必生胀满。而少阳、厥阴的不欲食，则是强调主观之食欲。

为什么会饥不欲食呢？首先讲讲饥饿的问题。其实这是三阴三阳的工作产生了不协调的问题。三阴三阳最主要的工作模式便是阴阳离合的运动，厥阴合出了问题，于是对压力的调控出了问题，所以厥阴病会产生风动木动之象。这风木的动是代偿的动，每一动的质量不能达到理想的状态，于是质量不够数量来凑，动动不休而出现风木大动之象。风木大动之象是我们诊断厥阴病的依据，可以应象到症状和寸口脉之上，因此可以得到特征性的症象与脉象。风木虽动达不到质量，因此少阳相火弱，因气难出于脉，少阳三焦为气海，所以少阳元气弱。且血气难散于细微，则血脉有热，其热为虚动之热，其脉不实。其热上熏于邻近组织，心窝之处，气交之所。此处下有胃脘，胃脘因热蠕动，胃动则有饥饿感。另外，卫气不充，细胞饥饿，这个也会反馈到中枢，这也会出现饥饿感。

何以不欲食？其一，来自血脉之虚热熏于胃脘，此为客热而非生气，故心中疼热，饥而不欲食。其二，少阳元气弱进而不欲饮食。厥阴合的功能出了障碍之后，导致血脉的郁热，气分虚弱，因此少阳元气弱。少阳为阳枢，特别手少阳主三焦，三焦为元气之海，其有护佑脏腑之功，有腐熟食物之能，故名为"三焦"。"三"者三生万物是也，"焦"者以火烤鸟变生为熟是也。三焦元气不足不能很好地护佑脏腑，不能提供脏腑适宜的工作外环境，脏腑因此不能好好工作，这些的情况会反馈到中枢，中枢就会产生主观上的不欲食的症状。三焦本来有腐熟食物的功用，看"焦"字的原意就可以看出，如果三焦元气弱也会产生不欲食的症状。

这种情况《金匮要略》中也有记载，称之为"三焦竭部"，其文曰："三焦竭部，上焦竭善噫，何谓也？师曰：上焦受中焦气未和，不能消谷，故能噫耳。下焦竭，即遗溺失便，其气不和，不能自禁制，不须治，久则愈。"要想理解"三焦竭部"的含义，一定要深入理解三焦的功能。三焦护佑脏腑，提供给脏腑合适的压力、温度与湿度。三焦元气弱，也就是"竭"；三焦以横膈膜分为上下，这就是"部"。上下之间为气交之所，转承接续之枢，也称之为中焦，亦为脾胃之所在。《金匮要略》言上焦竭善噫，这个"噫"意指打嗝或是叹气，不管是打嗝还是叹气，这些都是压力不足、动力不足的问题。三焦元气弱不能正常地护佑脏腑，脏腑才出现异常的症状。元气不充，三焦的压力尤为不足，没有适当的压力，于是出现叹气和打嗝。下焦竭则遗溺失便，这个遗溺失便也主要是三焦对脏腑压力不够而引起。《金匮要略》言："上焦受中焦气未和，不能消谷，故能噫耳。"这句话首先反映出中焦位于上下焦之间，属于转承接续的部分，其次也点明了中焦气不和则不能消谷，气弱也属于气不和，气不和不能消谷，所以不想吃饭。在生活中，干活后很累也是不想吃饭，这时也是三焦竭部了。累了要休息，休息后三焦元气慢慢恢复，《金匮要略》言"不须治，久则愈"便是指的这种情况。

少阳病的"默默不欲食"，此时邪正相争于三焦，三焦也元气不足，所以也不欲食的。而且此时强食之，胃肠道有反应，有不舒服的症状。除了少阳病不欲食之外，中暑之后也不欲食，中暑之后出汗多，伤了津液，少阳元气弱，因此而茶饭不思，近日我一位亲戚便是中暑后茶饭不思。

上文谈了"三焦竭部"，《伤寒论》还有一段文字与其相近，也在这里谈一谈吧。《伤寒平脉法》："三焦不归其部，上焦不归者，噫而酢吞；中焦不归者，不能消谷引食；下焦不归者，则遗溲。"关于这段文字中省略两个字，加上去再去看就顺畅多了。更改之后其文如下："三焦原气不归其部，则为三焦竭部。上焦原气不归者，噫而酢吞；中焦原气不归者，不能消谷引食；下焦原气不归者，则遗溲。"原气归与不归，也反映出"枢"的涵义，阳气可出亦可归，此为阴阳离合。枢如集市，枢如纽，枢如海。百川入海，海纳百川，如是者方为枢。枢意广大而涵藏，远非一个门轴可以涵盖。消谷引食，能消谷则能引食，引食者便是欲食也，今不能消谷，故不欲食也。

三阳之调控中枢不在六腑而在人脑，三焦原气不归，少阳原气不足反映到人脑，人脑调控中枢发出信号：不欲食。这是主观的感受，大多数情况下主观上不欲食之时，客观上吃饭后也会不舒服，有时也可能因为饮食后身体不适导致主观上的不欲食。

（六）食则吐蛔

厥阴病主观上不欲食，客观上食后也不舒服，连胃肠道也感觉不舒服，于是食则吐蛔。由吐蛔之症想起了小时候的事，小时候村子里有鱼塘，养了些草鱼、鲢鱼，有时池塘水中缺氧鱼儿浮头，鱼头在水面上张嘴呼吸，于是小孩便拿着抄网捞鱼。鱼儿缺氧会浮头。又如蛔虫在胃肠道中，如果胃肠道环境发生了很大的变化，不利于虫子的生存，它也会浮头乱窜。少阳原气不足进而引起阳明之气亦不足，这阳明的府是胃是肠，卫气不充，就像水中缺了氧，蛔虫也会感觉不适。如果此时再进食，这就像往缺氧的池塘投放饲料一样，投放的饲料使水中的藻类或菌类滋生更多，消耗氧气，所以水更浊，鱼儿更不适。厥阴合的功能变弱造成排浊障碍，血不清亮，蛔虫不喜，肠道益生菌亦不喜。且进食之后，使胃肠道内血气更加污浊，所以蛔虫乱窜。阳明气不足、消化能力差、蠕动能力差、胃肠道排空时间长，也导致胃肠道内环境差。另外，阳明卫气不充，胃肠道松弛，压力差，蛔虫才得上行至胃，甚则吐蛔。

（七）厥阴禁下

厥阴少阳主于人体压力的调控，厥阴主合可以制造压力，少阳为阳枢，可以帮助人体维持适当的压力。当厥阴病时少阳元气往往不足，少阳原气弱卫气不充，则虚弱不能维持相应的压力，食则欲呕，下之利不止，发汗则汗不止。少阳本病之时亦有少阳原气不足之证，所以少阳病禁汗吐下。三阳合病、湿温、温病、温疫、邪阻募原等气实之病不在此列。

到目前为止，我们已经谈了三阴病的基本病机，三阴病的基本病机都与三阴三阳离合开合枢的工作机制相关。其中，厥阴病的基本病机为：厥阴合机失常，排浊无力；少阴病的基本病机为：少阴枢机失常，涵藏无力；太阴病的基本病机为：太阴开机失常，散精无力。其实，我的总结与归纳还很粗糙，没有开展很多精细的工作，假以时日我当把这些做得更完美。虽然现在理论的构建还不够严谨，但是这个体系具有包容性与先进性，透过本书的叙述，你可以看到与众不同的思维，因此我也希望有更多的人加入进来，进行更细致的工作，更严谨的研究。

四、厥阴病常见症状

厥阴病除提纲证之外，厥阴篇还论述了其他常见证，如：厥热胜复，寒热错杂，吐哕下利，脓疡痈疮，等等。在解构厥阴病之时，我们不能仅仅盯着提纲病条文不放，其实除了提纲证之外，厥阴病还有常发之症，只有把提纲证和常发证全部整合起来，形成共同的病机，这样才能对厥阴病有整体的认知。我们可以把厥阴诸多症状归溯到一个主要病机之上，这就追根溯源，就像一棵树一样，枝丫虽然多，但主干只有一个。

（一）厥热胜复

厥热胜复严格来说是一个热型，以这种特殊的热型而命名的证候其表现为四肢厥逆与发热的交替出现。我们先分析一下四肢厥逆的证候，四肢厥逆也就是四肢冷，阳气不足，卫气不充。《伤寒论·辨脉法》曰："形冷恶寒者，此三焦伤也。"此条可作为少阳病的一个基本病机，三焦伤，三焦原气不足，少阳相火弱，太阳卫气不充，故形冷恶寒。亦有少阳相火不弱而太阳卫气输布失常而致恶寒者，此为太阳伤寒，其脉证当有实象，而三焦伤的脉证则有不实之象。在厥逆寒冷之证候的诊治上少阳相火可作为一个节点，少阳相火来源于少阴君火。若少阴君火弱进而影响少阳相火亦弱，症见畏寒肢冷者当为少阴病。若因血浊血气难出于脉，则少阳相火弱，因而太阳卫气不充，故见四肢厥冷。另外血浊则有郁热，热成则热气来复，故见厥热胜复之证。现在我们再讨论一下发热的情况，这种发热是来自血脉的热，这种热亦可到达肢体末端，但这种热分布得不均匀，散布不到细微之处，而且这种热太过度会烧坏肌肉，损伤血络，从而引起脓血、疮痈、发斑等证。《伤寒论·辨脉法》所言的"寒厥相逐，为热所拥，血凝自下，状如豚肝"即是指这种情况。

这种血热会造成一系列的症状，同时这种热也是我们人体自救的手段，我们讨论过热气生清的话题，在发热的情况下血中之浊更容易被清除，这就像用温热水洗衣服更容易除污一样。发热是因为血浊郁热，热不得散，郁极而发，发热亦是可以帮助人体系统更好地清除污浊。这种发热也代表着人体正气在行动，人体系统在竭力恢复常态，若是无热则表示人体正气不足，病危重。

相关条文：〔原文〕伤寒厥四日，热反三日，复厥五日，其病为进。寒多热少，阳气退，故为进也。（342）分析：厥多热少，其病为进。

〔原文〕伤寒病，厥五日，热亦五日。设六日当复厥，不厥者自愈。厥终不过五日，以热五日，故知自愈。（336）分析：厥热相等，病将向愈。

〔原文〕伤寒发热四日，厥反三日，复热四日，厥少热多者，其病当愈，四日至七日，热不除者，必便脓血。（341）分析：热多厥少，阳复太过。

另有条文332、333条是在基本脉证之上有所变通，可以厥阴病机解之。相关临床经验也已证明：厥热平者必自愈。厥少热多者，当愈，但也有热太过而化脓痈、便脓血的可能。厥多热少者是病情加重。但厥无热者病危。

（二）吐哕下利

厥阴病而致少阳相火弱，少阳相火弱，卫气不充，太阳与阳明之阳气亦不充。太阳主在外，阳明主在里（胃肠道）。在外则形寒肢冷，在里则胃气虚冷，不能消谷引食，感邪之后，系统变动失稳而有吐哕下利。若医者妄动汗法、吐法、下法，则可因虚而致脱证，应慎之。少阳病三焦伤，原气亦不足，故亦忌攻伐，故少阳病有三禁之说，何为三禁也？禁汗、禁吐、禁下也。此，少阳虚弱之证，脉证当有征象，可参，若少阳病属实者不在此列。

（三）脓疡痈疮

厥阴病可出现咽喉不利吐脓血，厥阴病中也有便脓血之症，这些都是血浊有热造成的，相关病机已讨论，这里不赘述。在《金匮要略》记载的一种病症，我认为也与厥阴密切相关，此病为阴阳毒。阴阳毒乃浊毒侵入血分之证，这浊毒与血相结，身体的反应却是不一样的，若其人阳气盛，血分郁热盛，则化为阳毒；若其人阳气不盛，血分郁热不多，则化为阴毒。

相关条文如下，《金匮要略·百合狐惑阴阳毒病脉证并治》："阳毒之为病，面赤斑斑如锦纹，咽喉痛，吐脓血，五日可治，七日不可治，升麻鳖甲汤主之。阴毒之为病，面目青，生痛如被杖，咽喉痛，五日可治，七日不可治，升麻鳖甲汤去雄黄、蜀椒主之。"

在伤寒论中吐脓血用的升麻麻黄汤，阴阳毒所用升麻鳖甲汤，其中皆有升麻，这升麻味苦又质轻，取其苦味宣通之用，开通以泄血分之热，其质又轻，作用方向是外散的，则有透营转气之意。现在我们再想一想叶天士所创的卫气营血辨证，这厥阴的血浊血热之病又与温病热在营血上有很多相似之处。在温病营血证中会有发斑疹之病症，其实这阴阳毒亦是发斑之证，其病机便是血浊而瘀堵血络，堵塞通路，血溢于脉而为斑疹。阴阳毒发病甚为迅速，是疫疹之病，推测可能是病原微生物在血脉之中快速滋生，从而导致血浊之证。

厥阴病与温病有掺连，少阴与太阴亦与温病有掺连，其实伤寒与温病在"三一"理论之下是能够统一的，关于这方面的内容以后再探讨吧。

（四）寒热错杂

古今医家解说厥阴提纲证者，多归纳为上热下寒、寒热错杂。吾以为用这个说法是可以的，但是不确切、不完美。今吾解厥阴之提纲证，归拢枝丫，条析缕分，把诸多纷繁的症状都归于基本病机之上。基本病机是什么？即为厥阴合的功能异常，因此基本病机导致精专不出，少阳气分虚亏；排浊无力，少阴血浊有热。这便是寒热错杂、营血浊热、卫气虚寒。若此寒热错杂之证归为上热下寒，这不确切，而且还会引起误解。若是以上热下寒之证，当温下清上，并用此类方药，这就会出问题。厥阴病气分薄弱，无论上下皆为虚寒，因此有吐利之证；血分浊热，无论上下皆有浊热，因此有上唾脓血，亦有肠痈下利之证。所以，如果只分上下而不管气分还是血分的话，很容易造成误解，进而可能会造成误治。

五、厥阴的治法与方药

（一）厥阴病的基本病机与治法

在本章节中已多次提到厥阴病的基本病机，其推理顺畅，理论圆融自洽。这基本病机便是厥阴合的能力减弱，或因工作积累多负担重，也会造成厥阴合的能力相对弱。厥阴合的能力弱也可以说是厥阴气弱，力小则不能任重，故工作质量差，质量不够数量来凑，故厥阴主肝与心包加班加点地做工，因此而生虚热和风木大动之象。厥阴主合，合血脉，一可以帮助足少阴炼化精专，帮助手少阴心聚精化神；二可以助自身以及少阴心肾代谢排浊。厥阴气弱，则精专不出，神气不宣，气亏而少阳相火弱；厥阴气弱，则血浊郁热，卫气不行，血热郁积而藏虚热。

（二）根据基本病机我们可以设计治疗方法

第一，可以借草木之力以助厥阴之合，木曰曲直，曲直作酸，因此可以将酸味作为主味。第二，厥阴主合，阳明亦主合。厥阴合血脉，聚血生热，阴尽阳生，合机之中大有升发之意，故能使血中气出而荣三阳。阳明合卫气，聚气入里，阳尽阴藏，合机之中大有收藏之意。阳明厥阴相应也，阳明先合，厥阴后合，气机运动如潮汐，开合有度而有时序也。阳明合令气实，气实方能入血，这为厥阴的合血脉创造了条件，阳明的合可以成为厥阴合的助力。阳明燥金，金曰从革，从革作辛，因此厥阴病的第二个治法便是借辛味之草木以助厥阴，且味辛者能燥而令气实，气实则出少，故能补三阳之虚。第三，厥阴病血浊热而气虚寒，所以我们还要散血分之热出于气分。三阴三阳离合之开合枢，少阳少阴为枢，有承载缓冲之功，少阴君火为人体热力之源，主于血分；少阳相火为人体热力之用，主于气分。少阴少阳皆为火性，火曰炎上，炎上作苦。苦味宣通，有通透之性，可散少阴火入于少阳，故厥阴病的第三个治法，是借苦味之力散血分之热入于气分，此法可类似叶天士的透营转气之法。少阳相火其味亦苦，少阳之热可入于太阳，亦可散于体外，然阳明主合，合气机，这可以清除苦药散热于体外的问题。所以厥阴病的第三个治法是透营转气。

厥阴病提纲证有 3 个主要治法，这也是有主次的，故用酸为第一，用辛为第二，用苦为第三。若厥阴病的变证，亦可根据提纲证斟酌以定治法。

（三）藏寒之疑义

《伤寒论》第 338 条："伤寒，脉微而厥，至七八日肤冷，其人躁，无暂安时者，此为脏厥，非蛔厥也。蛔厥者，其人当吐蛔。令病者静，而复时烦者，此为脏寒。蛔上扰入其膈，故烦，须臾复止；得食而呕又烦者，蛔闻食臭出，其人常自吐蛔。蛔厥者，乌梅丸主之。又主久利。"

《金匮·趺蹶臂肿转筋狐疝蛔虫病脉证治》："蛔厥者，当吐蛔，令病者静而复时烦，此为脏寒，蛔上入其膈，故烦，须臾复止，得食而呕，又烦者，蛔闻食臭出，其人常自吐蛔。蛔厥者，乌梅丸主之。"

以上文字有"此为藏寒"这几个字，我对藏寒之义殊为不解，我们知道人体在安静情况下热量主要是内脏产生的，运动时肌肉会产生大量的热，但是运动消耗的精气也是由内脏产生的，可以说人体热力之源是在内脏。如果厥阴病是为藏寒，那么人体整体都有可能是寒的，那热从何而出呢？如此又如何导致厥阴病的寒热错杂呢？

在网络上有人提出厥阴病藏寒府热，藏在里，府在外，我们知道人体内热在里寒在外，所以藏寒府热违反人体的生命梯度，违反自然法则，藏寒府热不成立。且府热由何而来？热当从中而出，若藏寒则热何以出？另外，府即使有热，又如何保存其热，府在外，热易散，所以从逻辑上看藏寒府热也不成立。

既然"藏寒"之说不成立，那么为什么条文会有此说法？通读条文之后推测"藏寒"可能是"肠寒"，条文中把"肠寒"误写为"藏寒"。在第 338 条提出藏厥之证，这就是真正的藏寒，因为厥而无热这是真正的寒，是由内而外的寒。第 338 条下半段讲的是蛔厥之证，蛔厥也是寒热错杂的厥阴提纲证。蛔厥之证通过蛔虫的移动形象地表现出疾病的一部分本质，蛔本居于肠道中，今厥阴病而少阳原气虚弱，少阳阳气虚寒，阳气不布，肠道气是寒的。肠道卫气不充，蛔虫生活环境变差，所以乱窜，就像鱼儿浮头一样。厥阴病风木动而生客热，客热上熏，着于气交之所，所以膈之上下温度要高一些。在肠道的蛔虫因为肠寒而窜到温热之所，因此到胃，胃为客热所熏，又因卫气不充，散热困难。蛔虫到胃中，又觉得热，继续上窜，就有吐蛔之证。且胃中有胃酸，蛔虫也是不适的，所以也会吐蛔。蛔虫乱窜，人很烦，所以人静而复烦，是因蛔虫故。蛔厥之证也能够体现出上热下寒，但是我们要认识到"上热"只是客热而已，其实质还是血分浊热气分虚寒。《金匮要略》的蛔厥条文同《伤寒论》，兹不赘述。

（四）乌梅丸解析

乌梅丸组成、制法及服法：乌梅 300 枚、细辛 6 两、干姜 10 两、黄连 16 两、当归 4 两、附子 6 两（炮，去皮）、蜀椒 4 两（出汗）、桂枝 6 两（去皮）、人参 6 两、黄柏 6 两。上 10 味，异捣筛，合治之，以苦酒渍乌梅一夜，去核，蒸之五斗米下，饭熟捣成泥，和药令相得，内臼中，与蜜杵 2000 下，丸如梧桐子大。先食饮服 10 丸，日 3 服，稍加至 20 丸。禁生冷、滑物、臭食等。

观乌梅丸之方，乌梅 300 枚大约 500 克，去核之后梅肉亦有 150 ～ 160 克，且又用苦酒（醋）浸泡，其酸力更著。乌梅去核之后分量依然占据全方分量的一半以上，故乌梅丸用酸为第一要素。细辛、干姜、当归、附子、蜀椒、桂枝 6 药皆辛，故乌梅丸用辛为第二要素。黄连 16 两，黄柏 6 两，黄连用量颇重，苦味煊通，故乌梅丸用苦为第三要素。人参补中，甘味亦可调和诸药。乌梅丸的组成已体现厥阴病机与治法，是故乌梅丸方义已明。

（五）乌梅的作用

乌梅丸的主药便是乌梅，所以有必要谈谈乌梅的作用。提起乌梅便想起望梅止渴的故事，为什么望梅能止渴呀？现实生活中吃到很酸的水果，舌下的金津玉液便会分泌出津液来，于是满口生津。这酸味与厥阴风木相应，酸味可助厥阴之合，敛血脉入于冲脉。冲任督三脉相连，酸味使冲任督三脉压力增加，舌下金津玉液位于任督二脉相交之处，也是经气出于外的口子，所以酸味敛冲，津液由此而出。

味酸之药，有敛血之能，敛血之后却大有升发之意。升发为什么要用酸敛呢？这个道理在《老子·三十六章》中隐约可见，其曰："将欲歙之，必固张之；将欲弱之，必固强之；将欲废之，必固兴之；将欲夺之，必固与之。是谓微明。"我们将《老子》的思想引申到厥阴里，引申到乌梅丸里，那便是：将欲升发之，必固酸敛之。张锡纯在《医学衷中参西录》里面讲，凡是脱证一定要用山萸肉，山萸肉是酸收的，山萸肉是果皮，合表的血脉，充实表的卫气。张锡纯又言山萸肉能除痹，这便是利用酸味的生发之性、条达之性。

中药理论中有酸甘养阴之说，酸味药也能够生津液，这里我们从厥阴主合的角度去谈一谈。厥阴主合，合血脉以排浊，气血中浊去则清亮。生活中的经验也告诉我们，污浊的水经过压缩、过滤处理后可变得清亮干净。所以说酸味能使血中清亮，于是津液由生。如山楂之类助脾胃以消食，其中亦有排浊之意。

酸味药敛血，所以还可以止血、化瘀、祛斑。止血是因为酸味敛血而升提，化瘀祛斑是因为酸味可排浊，瘀斑是血脉之外的浊，血脉之外的浊可入于血脉，然后由肝肾清理掉。下面讲一个例子，有一个女性患者得了崩漏，也就是月经大出血不止。一个老大夫善治妇科崩漏，医术高明。然后有其他的医生想去学习，想知道这个老先生的方子到底用了什么药？于是找来方子看一看，一看就是很普通的养血药，补气药加上温肾的药，这是一般补益的方子。然后把那个方子拿去自己用，却没有效，很是奇怪。后来就找到病人去打听，问了才知道，这个老大夫凡是遇到这种崩漏的病人，回去煎药的时候，他不用水煎药，用醋煎药，醋是酸收的。崩漏是下面出血，先用酸收，合血脉，把外周的血合于中央，然后酸味又升提，所以对崩漏很有效。酸味有止血作用，后来我又查阅了一些资料，发现也有一些老中医用乌梅炭，或者直接用大量的乌梅来止血，效果很好，配合着一些益气养血、活血化瘀的药，其中便是使用大量的乌梅或者是乌梅炭，用它来止血。乌梅与乌梅炭还可用于化瘀与祛斑，可见于一名国医大师治疗过敏性紫癜的经验。

六、三阴病小结

三阴病写完了，这三阴病所论述的内容可能与大多数书都有所不同，相信读者看完会有所感觉，现在我准备以整体的观点对三阴病作个小结，拟从 3 个方面叙述。

（一）三阴三阳为一整体

《素问·阴阳离合论》曰："是故三阴之离合也，太阴为开，厥阴为阖，少阴为枢。三经者不得相失也，搏而勿沉，命曰一阴。"

三阴经不得相失，开合有度，枢为转承，三经之动为一整体，为涨缩的运动，为生命的波动。三阴合而为一阴，搏而勿沉；三阳合而为一阳，搏而勿浮。一阴一阳谓之道，三阴与三阳合而一，亦是一整体。

所以在我们心中应该有个整体的观念，当一经病时，当考虑对其他经的影响。如太阴病时，当考虑厥阴和少阴，因为三阴是个小整体；其次当考虑对三阳的影响，因为三阴三阳是个大整体。

如图 2-8-1 所示，三阴开合枢的运动为一整体，波荡起伏，是一种涨缩的运动。

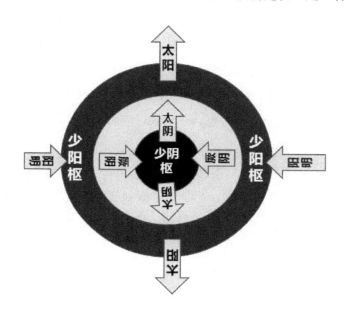

图 2-8-1　三阴三阳开阖枢图

（二）三阴病为神机病

人体之中三阴可视为一个系统整体，三阳也是一个系统整体，因此三阴在生理、病理上有其共性，三阳在生理病理上亦有其共性。所以三阴之病有其共有的特点，我们已学习过三阴病，那么我们能不能对三阴病的病理作个总结呢？

我在研读《伤寒论》过程中发现三阴病并不都是虚寒之证，三阴之中厥阴、少阴、太阴各有热证和寒证，而且三阴病大多是虚实夹杂，只不过虚的成分占得多一些。我发现用病性的寒热虚实无法界定三阴三阳病，那三阴三阳又该如何界定呢？

这三阴三阳以经脉系统为基础构架，故又称为六经。三阳在外，三阴在里；三阳主气，三阴主血。六经各有经络与血脉，三阳经脉亦有血脉部分，其血脉部分虽从属于阳经，但卫气入于血脉之后就会受到三阴经的调控和支配；同样，三阴经脉亦有经络部分，但是当营气出于血脉化为卫气之时，这卫气归三阳经调控与支配。

三阳经有气有血，三阴经有血有气，联络成网，沟通有无。昼则卫气行于阳，夜则血气归于藏。气血者，阴阳也。三阳主气为阳，三阴主血为阴。主气者有气宜之变，主血者有神机之应。经云："血者，神气也。"故主血者有神机之应。故三阳病为气宜病，三阴病为神机病。

这样我们就把人体分为内外 2 个系统，外系统为经络系统，内系统为血脉系统，经络卫气循行于外，血脉营血循行于内，阴阳相贯，气血交通，波动不止，环周不休。三阳在外为气宜系统，感天地气味之滋养；三阴在里为神机系统，应气宜之变而神机有所应。经云："合于四时五脏阴阳，揆度以为常也。"

下面我们以《伤寒论》第 61 条为例谈谈气宜病与神机病的转变。《伤寒论》第 61 条云："下之后，复发汗，昼日烦躁不得眠，夜而安静，不呕、不渴，无表证，脉沉微，身无大热者，干姜附子汤主之。"

用汗下之法，可见病在表，本为气宜之病。凡汗下之法皆伤津液，则卫气不充，腠理空虚，三阳之虚引三阴来救，足少阴肾命制造精专也，手少阴心主鼓荡气血以应急也。因而内气不守，卫外不固，节律不应，内外不一，是为昼日烦躁不得眠。力小而任大，三阴的秩序已然发生紊乱，此为神机之病。然夜则气门闭，外气收，血气归于里，得地气之助则三阴得以藏，故夜而安静。三阴病欲解时皆为夜间，此皆为得地气之助也。此病昼则神机已乱，夜则欲解，可见第 61 条是介于气宜病与神机病之间的过渡类型。若到了"但欲寐昼夜不得眠"则就是完全的少阴病了。"不呕、不渴，无表证，脉沉微，身无大热者"这些条件都是为了排除其他病。这是个因汗下之法导致的少阴病轻症，方用干姜附子汤，附子固表之卫气，干姜固里之卫气（胃肠道），以应汗下之疏泄过度而致表里腠理松弛，由此可见仲景用药之精简，法度之森严。

下面再谈神机与气宜皆病的"两感"之证。《伤寒论》曰："若两感于寒者，一日太阳受之，即与少阴俱病，则头痛，口干，烦满而渴。"太阳之病为气宜病，少阴病为神机病。气宜病，三阳的秩序发生混乱，则三阴为三阳提供秩序，其病为轻。若神机为病，病在三阴，三阳在外而不作乱，不耗过多的秩序，则三阴得以安静以养藏。今两感，内外皆乱，气宜神机皆失其秩序，内外交困，故病重。

太阳受寒则太阳病，何以又导致少阴病呢？太阳少阴相互表里，互为中见。中见者，相为拮抗调谐也。太阳少阴主导着人体的温度变化，太阳受寒，则少阴来救，其救不及，己身已乱，故为神机病。

人体之中，三阳在外是为屏障，三阴在里是为支撑。人体感邪先伤三阳，若三阳抵抗不及则伤三阴，此气宜先病而神机后病，这不是两感，这是疾病的转变和加深。若其人本有少阴病，今又感寒，少阴病兼外感，此神机气宜皆病矣，是谓两感。少阴病篇中麻附辛汤证是为两感。两感之证有轻有重，其轻重程度取决于单位时间内秩序混乱的程度。若单位时间内，人体内外 2 个系统（神机系统与气宜系统）都遭受了重创，秩序非常混乱，则这病就极为危重。若单位时间内人体内外 2 个系统虽遭受攻击，但秩序还不是太乱，这样人体就有了缓冲的时间，有调整扶正的机会，这个病就有好转的可能。至于如何扶正，我将在下节论述。

由上可知，用气宜神机来定义三阴三阳病，这个思路是比较清晰的，而且具有很大的包容性，这样就避免了以病性界定三阴三阳的局限性。

（三）藏寒与养藏

在《伤寒论》厥阴病篇第 338 条有"藏寒"一词，"藏寒"之"寒"人们常常理解为寒冷之寒，我对此为有不同理解，试论述之。

看网络小说时常有这样的梗，如莫欺少年穷、寒门出贵子之类的。其实这是对寒门的误解。寒门是没落的高门大户，其祖上也是有声望的，也是富裕过的，只不过现今没落而已，门前冷落鞍马稀，故称寒门。所以，这个"寒门之寒"就有没落的涵义，这是能力下降了，是故藏寒也可以理解为五藏的功能下降了，其藏也弱了，不能够恢复血气基本的秩序了。

当然可以从寒冷来考虑藏寒之寒，但是从功能下降的角度来考虑可以增大我们视野，有助于我们理解《伤寒论》的条文。超脱寒热概念禁锢，把秩序的理念引进中医里去，导入《伤寒论》条文解构之中，这是我所做的尝试。这样做的好处是使伤寒经方的涵义大大延伸。

藏寒已成，那么又如何养藏呢？这个话题之前已经谈过，这里再详细地解说一下，因为这个话题很重要，也是三阴病的治病大法。

三阴病，其藏已伤，神机系统秩序已然紊乱，所以这时我们首先要做的是避免更大的秩序混乱。当经济困难的时候，我们花钱就要精打细算，争取把钱花到刀刃上，花到必需品上。同理，当人体神机病时，秩序的产生就十分困难，这样就不能够为身体提供更多秩序，就会失去很多身体的功能。人心思一动，念头一起，身体的活动、情绪的波动这些都是需要秩序的。所以，三阴神机病当静心休养、节欲，避免情绪刺激，提供适宜的外环境与饮食营养。养藏之法，无扰于阳。须知人是天地所养，人体吸收天地秩序以荣养自身，如此节流开源，身体自当慢慢恢复。

在我们用药疗或者针灸之法方面也应该参照上述方法，养藏之法，无扰于阳，静心节欲，得天地之造化以荣养自身。在三阴病中我们常常会使用一个方剂，即"四逆汤"。下面就谈谈这个方剂是如何养藏的。四逆汤有 3 味药，即：制附子、干姜、炙甘草。很多人认为四逆汤是扶阳圣方，认为四逆汤回阳救逆，其实这样的说法很容易造成误解，会使人认为四逆汤扶助阳气，可以增添人体阳气。实际上四逆汤是救阴的，也就是救里的，养藏的，是节流的。《伤寒论》第 91 条："伤寒，医下之，续得下痢，清谷不止，身疼痛者，急当救里；后身疼痛，清便自调者，急当救表。救里四逆汤，救表桂枝汤。"这一条文已明确指出四逆汤救里。四逆汤中附子与干姜皆为辛辣之品，人们常认为附子、干姜是温阳之品，辛开温散，这样考虑附子、干姜属于方向性错误。岂不知辛味能收能敛，因而能抑制散热故而热显。第 91 条清谷不止，用干姜敛胃肠道的气机，使气实以固里之卫气。体痛者，因阳气不能温养故体痛，这时我们做的不是发动三阴之血气以散卫分之寒，而是先闭气门，减少阳气的流失。体表与胃肠道的气机闭合了，这样阳气不至于向外而过度流失，阳明气实，也造成了阳气入阴的契机，血气归于里，这是救里的方法。金曰从革，革有甲胄的含义，喝下姜附制剂有着穿甲胄的感觉，这就是无扰于阳。炙甘草甘味，入于太阴，开太阴，血脉开，能够接引阳明的合，这是引气血入里，这是救里补虚之法。

我归纳 3 个治病方法，其一接引气血之法；其二扶正对冲混乱的秩序；其三补充人体秩序。这个四逆汤的甘辛法接引气血入于里，另外辛味收敛可制开泄，下利属开泄，以辛味制它，这是扶正对冲之法。另外也可以静心节欲吸收天地之秩序，这是补充秩序之法。凡治病养病者当参考这 3 个治病法则。接引气血之法也是闷润之法，可以通闭解结，气血到了，流动顺畅，其结自解，四逆汤的甘辛法接引气血入于里，桂枝汤可接引气血至表。

下　篇

伤寒温热篇

第一章　温热名释

本书的上篇介绍了基础理论，中篇介绍了伤寒纲要，这一篇主要介绍温热病，温即温病，热即发热，温热病的理念要比温病大。十版《温病学》教材定义为："温病是感受温邪引起的，以发热为主症，多具有热象偏重、易化燥伤阴等特点的一类急性外感热病。"这个定义实在太狭隘了，它所包含的温病只占到温热病极少的一部分。温热之前冠以伤寒，我所认为的温热病是在六经辨证系统之内的，把六经病之中发热类疾病提炼出来归为温热病，其中包括伤寒发热、温病发热、内伤发热，等等。六经钦百病，把其中的温热病提出来，故本篇称之为：伤寒温热篇。伤寒温热篇的主体是研究温病，所以本篇会借鉴参考温病的诸多理念，下面我们就探讨一下温病的概念。

一、温病概念之古今演变

"温病"这个概念在历史上的演变分几个阶段。最初，《黄帝内经》的温病是指"发热病"，是就现象而言的，是最广义的温病，可以由感受多种邪气所致，但多是指感受寒邪导致的热病。"今夫热病者，皆伤寒之类也"这句话，就是想表明大部分的热病都是因为感受寒邪，这种广义的概念与本篇的理念一致。《黄帝内经》的七篇运气理论之中所提到的温病，是指气候温热导致的病，类似感受温热邪气的概念，包括外感温热邪气而致病，也包括天地之间的温热邪气把人的稳态中心带偏了，偏向了温热侧，这样就为大面积人群犯病埋下了病根。综合来看，《黄帝内经》的温病概念主要有这 2 方面的内容，但是内经只是提出理念，没有给出确切的治疗方药，《伤寒论》是内经的延续，其中给出了治疗温热病的诸多方药，诸法已备，是落地的学问。

《伤寒论》的温病，本身是指伤寒传变过程中发生的，这种温热病变具有代表作用，因此我们也可以推测出温病的方方面面以及种种变化，而且仲景关于温病的讨论比较全面，可谓是诸法已备，《伤寒论》本身是一本示范之书，给出的都是纲要之法，至于具体的方药还要参考后世的诸家温病著作。但是后世医家并未理解仲景真意，又提出种种学说，对于这些学说我们都可以参考，择其善者而从之。

后世医家对《黄帝内经》和《伤寒论》的温病注解，多是以"伏寒化温"来解释，"冬伤于寒，春必病温"一句，即认为温病是寒邪潜伏转化成热邪而成温病，后人多未能理解伏邪的本质，因此造成了许多误解，亦促成了后世温病学的发展。到了宋金元时期，一部分医家希望纠正这种看法，对温病提出了多种新概念。直至明清时期，医家认为温病是由直接感受"温邪"所致，恢复了新感之说，同时亦保留了伏邪温病之说。

到了现代，"温病"的概念基本承袭了清代的温病理论，同时也有了回归当初《黄帝内经》温病概念的趋势，即温病就是各种"发热病"。例如现在很多人认为疫症就是温病，而没有将疫症分寒热，见到发热的传染病，就认为要用温病学去分析。温病学家为了扩展自己的诊治范围，有将温病"泛化"的现象，将仍有寒邪的病情，也包括在温病的诊治之下，导致了温病概念变成了广义之说，这部分将在本书下篇深入探讨。因此，现代的温病学回到《黄帝内经》的观念，尝试将所有邪气导致的热病都以温病体系辨证。本人也主张温病理念回归到内经的概念，并从基础理论上对伤寒温病进行了融合，消弭了寒温之辨，伤寒温病所异者不是法，惟方药而已，并不是所有的发热类疾病都用温病的方药治疗，一味地清热，而是要走一条内经释伤寒，伤寒释温病的路子。

《黄帝内经》提出了理，构建了基础的生理病理模型，《伤寒论》提出来法，温病学又大大地丰富了方药，如此理法方药兼备。《伤寒论》是后世温病学形成的基础，熟悉《伤寒论》就可以更加明白其与温病的关系；而温病学又是《伤寒论》的发展和补充，温病学丰富了《伤寒论》的治法，也可从另一侧面理解热邪转变的规律，加深对外感病演变过程的认识。

二、解开《伤寒论》与温病学的思维禁区

《伤寒论》和温病学两者之间并不冲突，而是相互补充的，基于这种想法，我学习《伤寒论》和温病学时一直也认为两者可以互通。可以这样想一想，人对抗外邪时都是一套免疫系统，都是一样的工作机制，那到了诊治疾病的时候应该也只有一套办法才行，如果治伤寒是一套办法，治温病又是另一套办法，这就建立了两套生理病理模型，这显然是不对的。所以应该有一个大一统的理念，这虽然只是一种信念，但非常重要。大家看到真实的临床，例如现在出现了疫症，大部分中医学者都会这样想，SARS 是什么病？新冠感染又是什么病？他们可能都会想这属于温病。这种想法显然是一种偏见，认为属于温病就不属于伤寒，所以就不能用《伤寒论》的方法来诊治这种疾病，要从温病学的角度来思考这种疾病。这种既定的思维会大大影响我们的认知，就好像陷入了思维误区，属于这个病就用这个体系，属于那个病就用那个体系。可能这两个体系之间有相互重叠的部分，两种体系在我们的认知里也会有冲突，而且冲突还不少，放在一起，略显牵强附会，不协调，其实这是因为我们根本没有在基础理论上融合它们。

当你认为它是温病的时候，你就只会朝那个方向去想，不考虑另一个方向，这会出现思维误区，临床中会经常出现这样的问题。为什么会出现这样的情况？这是因为温病学主要针对疫病的理论，虽然《伤寒论》创作时也有着疫病的背景，不过它并非只针对疫症，《伤寒论》建立了整套疾病辨证论治的理论体系，包括疫症传染病和一般疾病都可以用这本书来指导，这是一套庞大的理论。很多人并没有明白仲景真意，而且还误解仲景的意思，在中医基础理论上的研究已经走了很长的弯路，自然不能理解和认同，这是个普遍现象，现在不仅温病学家、伤寒学家不认同，包括临床各科的学者，因为他们学过温病，所以也倾向于疫症就是温病。

中医学本身的理论非常精练，一理通，百理明。所以当你明白了核心理论，就会知道所有问题都是相通的，我们希望本书作为一道桥梁，帮助大家理解最基本的中医概念。希望这本书化繁为简，直接讲出最本源的简要概念。

三、基础理念的重要性

我这人生来口拙，写文章也不怎么样，所以很羡慕那些口若悬河的人，写书时想着把我脑子里的东西如何整理出来，有条理地呈现到读者面前，这着实费了一番心思。整理与写作虽然难，其实思悟的过程中是最难的，其间反反复复，一个问题

可能思索 10 多年，可能会有很多答案，我也不知道哪个更好一些。我经常思考一些基础的问题，只有基础的问题才最有价值，同时也是最难的，基础打牢了，基础摆正了，上面的建筑才不会歪斜。平常看网上的争论，争来争去，不分胜负，其实什么用都没有，彼此对中医基础理论的认知都不一样，如同空讲，自说自话。本书上篇的基础理论，中篇的伤寒纲要，在下篇我还会讲常见症状的病机，这些都是基础的认知。我希望有了基础的认知之后，你能够自己去推衍，去穷其变化，然后在临床中不断地摸索验证。重点不是在于方剂的选择，更重要的是明白背后的医理，熟悉整个诊治理论体系。基础的认知来自哪里？基础的认知来自自然与经典，我从经典中读到的、感悟的，然后在天地自然中去观察、去印证，源头都是天地自然，经典更是古人对天地自然的观察笔记，虽然我有与众不同的思维，但这不是创新，而是传承。

到了这个时代，我们是时候回归经典了！回归经典是多么重要！就算你穷尽一生之力，你可以看多少本中医书？一千本还是一万本？学习各种"治病"的方法，疾病千变万化，是无穷无尽的，不管你怎样去追逐也跟不上它的变化。唯有进入"治人"层次的医学，夯实基础，把握整体，通达医道，才能以不变应万变，才能够让你游刃有余，融会贯通。张仲景在《伤寒卒病论》的序言中说："虽未能尽愈诸病、庶可以见病知源。若能寻余所集，思过半矣。"诚如斯言哉。

几年的疫情过后，中医的发展又到了一个十字路口，新时代，新背景，中医要发展需要推动力，我时常认为来自最底层的力才最有推动性，这里底层是指众多的基层中医工作者以及广大的中医爱好者。

第二章　恶寒（恶热）机理

关于恶寒的机理在太阳篇里提过一些，今再全面系统地整理一下，以期有个更清晰的认知。

一、骨髓与皮肤

《伤寒论》第 11 条："病人身大热，反欲得衣者，热在皮肤，寒在骨髓也；身大寒，反不欲近衣者，寒在皮肤，热在骨髓也。"以往多以"寒热真假"的角度对本条作解释，认为前半段当属真寒假热，后半段当属真热假寒。用温度计量到的温度是比较客观的，这与医者诊察得到的寒热应该是一致的，病人身大热与身大寒，这里的"寒热"应该与温度计量取的温度类似；患者欲不欲穿衣，是患者主观的寒热。认为需要凭其是否"欲穿衣"才反映寒热的真相吗？病人的"主观感觉"穿衣与否，相比病人身上的"寒热"哪个更为反映疾病的本质呢？病人的主观感觉是哪里产生的，我们对这些进行过深入的思考吗？在本条中的"皮肤"与"骨髓"的解释：皮肤是指外在的、表浅的，骨髓是指内在的、深层的，对于这种"相对"而言的理解，虽然于理可通，但也只是随文而释，并非仲景原意。

实际上，病人的主观感觉是由大脑产生的，在《伤寒论》它被称为骨髓，头为髓之海，头脑是骨髓之汇聚，也是主观意识产生的地方，皮肤就是指皮毛。《伤寒论》第 11 条讲的就是人体对温度的感知、反馈以及产生动作效应的过程。当皮毛缺血气时我们会感到恶寒，我们知道皮肤有很多温度感受器，有感觉寒的，也有感觉热的，不仅仅皮肤有这样的感受器，我们内脏也有。用中医的话这样的感受器就是"机"，分布于皮毛的称之为玄机，分布于五脏称之为神机。卫气有个温分肉的功能，当卫气不能充腠理，不能散于四末，玄机少了卫气温煦，它会感觉到寒冷，这个感觉传到大脑中，便会反馈为"恶寒"的感觉，便会产生"欲近衣"的动作效应。这里强调一下是因"恶寒"而产生"欲近衣"的主观意识，"欲近衣"可作为"恶寒"的代名词。为什么卫气不能卫分肉，不能散于四末呢？有这样几个原因，第一，外环境的寒冷夺去了肢体的温度，这个因素很常见，大冷天出门就能很清晰地感知到寒冷，也很快产生恶寒怕冷的感觉。第二，皮毛间、肌肤间、腠理间有了瘀滞，道路不通了，卫气不能到达了，不能散于四末了，这个也会产生恶寒。这种情况常见于伤寒发热，如第 11 条言"病人身大热，反欲得衣者，热在皮肤，寒在骨髓也"，这就是个典型的恶寒发热的情况，病人身大热就是指体温升高，手摸上去很烫，温度计一量也超过正常体温。这时因皮毛为寒侵袭，火去水土为瘀，玄机不为卫气所营则病玄机，机病则生恶寒。第三，人体血气回收也会产生恶寒的感觉，有时人体的内部产生一些状况需要气血回收，比如惊吓时气血回收产生怕冷的感觉，再如感染细菌病毒时人体的卫气回收聚集以抗邪也会有恶寒的感觉。有些肠胃不好的人，大热天服用冷品也会造成气血回收。

恶寒的生理意义在于恶寒代表卫气不能散于四末，不能充盈腠理，这时皮毛的保护功能很差，人体很容易受邪，所以当有病机时，反馈到头脑去，就会产生保护的意识，这时人体便是"欲近衣"，用衣服保护自己的身体。无论身体热不热，都需要穿衣，当身体不热时，穿衣可以防寒；当身体发热时，穿衣可以帮助身体闷润以通闭散结；当血气回收时，适当的防护也可以保护空虚的外表。过去人患病，医生往往要求避风，所以我们在电视剧里看到有病人的房间紧掩着，其实这是有道理的，人生病时，表之卫气往往是空虚的，需要进行适当的保护。

寒热对于人而言是大邪，过度的寒热可以使人体死亡，前些年新闻报道甘肃举行马拉松，天降温，20 多个运动员失温而死。至于热，每年热射病都死不少人。人在大风中吹，在沙漠里行走，往往不会立刻置人于死地，相对其他的邪气而言，寒热伤人最速，仲景以伤寒立论，其间又大量论述了发热，此间意味不言自明。我们身体表面皮毛里的玄机不仅仅感受寒冷，也能感受到热，手被火烫时就会迅速回收，玄机不仅仅感觉寒热，还能感应到其他六气，合起来说就是温度差、湿度差和压力差，这些都会造气宜之变，会被玄机感应，会被传送到中枢。中枢有二：阳枢头脑，阴枢五脏。相对而言，寒热是最重要的感觉，仲景也以寒热立论。

分布于皮毛的玄机很容易感知寒冷，分布于五脏的神机则很容易感知到热，因人体有生命的梯度，外寒内热，外面很容易寒，里面很容易热，所以在外面着重监控寒，在里面着重监控热，这是很有必要的。"身大寒，反不欲近衣者，寒在皮肤，热在骨髓也"，"身大寒"便是身体确确实实的寒，医生摸摸是冷的，如《伤寒论》第 350 条："伤寒脉滑而厥者，里有热，白虎汤主之。"这个"厥"便有着厥冷的意思，伤寒论第 337 条指出"厥者，手足逆冷是也"。第 350 条表现出的情况是这样的，患者手脚冰冷，而脉象出现是滑的，脉是血脉，可以查血脉的情况，脉滑有热的象，表明营血有热，五脏是血脉的集中地，进而说明五脏也是热的。临床上观察有些急性传染病，发热之前往往手脚冰凉，恶寒，继而体温升高，不恶寒反恶热。第 350 条反映出就是"身大寒，反不欲近衣者，寒在皮肤，热在骨髓也"。分布于五脏的神机可以感知到内里的热，当这个热到达一定数值，会反馈到中枢，反馈到五脏与头脑，便会产生恶热的感觉，从而产生"不欲近衣"的冲动。此时，患者手脚厥冷，这也会产生恶寒的感觉，处于皮毛的玄机传递信息到中枢头脑，五脏神机的信息也传递到头脑，一个是恶寒，一个是恶热，头脑就会比较，看哪个感觉更强烈，哪个更强烈就显示出哪个来，从而产生相应的冲动。这是急当救表还是急当救里的情形呢？一般情况下，当危及中枢（包括五脏与头脑）时，应急当救里，当中枢尚能支持时，救表也是可以的。在伤寒发热中，人体体温升高，内脏温度也在升高，但此时内脏温度虽然升高，系统储备的秩序还充足，不至于崩盘，这时还是急当救表。在临床中发现病人恶寒发热，烧着烧着就不恶寒只发热恶热了，这就说明患者的精气被消耗，这时皮毛还没被润透，但也不能一鼓作气、通闭解结了，内里的热也要散发，不然会危及生命。所以，当五脏与皮毛的信息传递到头脑，头脑就会比较与斟酌，这时反映出恶热与恶寒的感觉是人体对信息的综合判定，它具有真实性，判定寒热真假也是从这一层的含义说的。临床上可以通过观察患者欲不欲近衣，喝热水还喝冷水来判定人体之所欲。寒热无所谓真假，它们都是真实存在的，问题是我们要先处理哪个更符合人体真实的需求。观察人体之所欲，从而采取相应的治疗方法，这是一个妙法，也是医生必修的方法，很多时候人体之所欲代表着我们的治疗方向。

或问，头脑与五脏都是人体调控中枢，为什么五脏的信息还要传递至头脑呢？其实，五脏与头脑这 2 个调控中枢，一阴一阳，它们协同工作。头脑偏重于主动调控，五脏偏重于基础的调控，欲不欲近衣是人体之所欲，这些主要是头脑做出的决断。五脏藏精气，产生精气，整理精气，这些精气是物质，是能量，也是秩序。充精气于皮毛，皮毛就有了一部分自主调控的能力，这就像五脏设计好的程序被皮毛的玄机执行了一样。皮毛受寒时，毛孔闭塞，出鸡皮疙瘩；受热时，毛孔开放，出汗；受风时，毫毛竖立。这些皮毛的玄机具有自我调控的能力。皮毛的这些能力要求卫气充盈，是卫气带过去的秩序和能力，没有卫气则病机。外感病往往是改变了气宜，消损了卫气，从而产生病机，机病之后进一步阻塞通路，造成恶性循环。

《伤寒论》的第 11 条举了 2 个案例作示范，文虽精简，含义却深，读者可以细品之。

二、恶寒与畏寒

其实恶寒与畏寒感觉差不多，都是怕冷，临床也不是很容易就能分得清，但是恶寒带有强烈的主观意愿，是对"寒"的厌恶，恶寒多见于太阳伤寒，恶寒发热往往同时发作。畏寒多属于阳气虚，内经言：阳虚生外寒。阳气虚，卫气不能充盈腠理，不能温分肉则生外寒。《金匮要略》曰："形寒肢冷者，三焦伤也。"我觉得这一条完全可以作为少阳病的提纲，小柴胡汤证的寒热往来的"寒"就是三焦伤的具体表现。三阳经之离合也，少阳为枢，三阳经的卫气津液都能充盈少阳，少阳之卫气津液也能支援太阳阳明。外感病，气宜病所伤卫气津液必伤及少阳，三焦伤，卫阳不足，形寒肢冷，此为畏寒。恶寒者，多因气宜之变，卫津消耗而出现病机，机病而郁结，机体欲通闭解结，故恶寒收缩，形紧气实而生热也。热气生清，可通关，闷润也。通闭解结之力亦来源于少阳也，少阳之力来源于少阴也。君火以明，相火以位，故少阴病常常畏寒也。

另，"形寒肢冷者，三焦伤也"可作为少阳病提纲，"三焦竭部"亦可作为少阳病提纲，加上"口苦，咽干，目眩"这一条，可呈三足鼎立之势。"形寒肢冷者，三焦伤也"主要伤了卫气，伤了火气；"口苦，咽干，目眩"主要是失了津液，失了水气；"三焦竭部"主要是元气亏虚，表现在压力方面多一些，土气弱了。温度、湿度、压力三足鼎立，是为三元。

三、恶寒与表证

常说"有一分恶寒，就有一分表证"，实际上这句话并不完全对，风寒外感之恶寒是表证的体现，哪怕是温病的初期也有恶寒的时候，温病的卫分证也是表证，这些符合以上说法。临床上也有恶寒不是表证的情况，有些急性传染性疾病在发病过程中会出现寒战，紧接着会出现高热，寒战也是恶寒，它比恶寒更强烈，这是血气强烈的回收，形体压缩紧实，于是体表的血气抽空而出现恶寒，血气回收是人体动员战斗力，马上就要大战了，所以紧接着就会高热。这种情况下，我们虽然也可以用闷润的方法，但是一定不要闷得太过了，不然人体进一步发高热，会产生不好的变证，仲景在这种情况下往往使用咸味药来对冲少阳相火，相关的汤证如大青龙汤，可以用石膏对冲少阳，如果内里蕴热太多，也可以用白虎汤。通闭解结需要热，但是热太过会造成系统崩溃。还有一些情况也会产生恶寒的感觉，但此时并没有表证，比如人在恐惧惊吓的状态下遍体生寒。

生活中还有些气血回收导致恶寒的情况，临床上我们可以知犯何逆而随证治之，这些处理方式与表证有所不同。

四、恶寒与郁结

通常认为感受寒邪会恶寒，感受热邪会恶热，但是温病的初期也有恶寒的时候，这就不好理解了，教材认为温病是感受温邪而致，按照现行的理论推理，这里面矛盾重重，不好自圆其说。

温病往往是在六经传变的过程产生的，起初郁结在皮毛，这就产生了恶寒的感觉，但是温病往往是津液亏的，津液亏了后，人体的郁结从寒湿结慢慢转化为燥热结，燥热结火土为郁，火不亏故不恶寒。变为燥热结之后往往在阻塞阳明合的路上，变成恶热不恶寒了。

五、恶热与神昏

我们恶寒的时候蜷缩着身体，身体发抖，恶热的时候袒胸露腹，大蒲扇摇啊摇，像个赤脚大仙。天热时，人不想动，头脑也盾沉，热病往往可致神昏，烧得说胡话，甚则抽风，角弓反张。天寒时，伤的是表，是保护层，所以人要去避风保暖的地方；天热时，主要伤及人的内里，五脏以及头脑，特别是头脑，它是三阳之中枢。在学习少阳病的时候，我们知道少阳是神藏，脑脊液也属少阳，少阳病已牵涉很多神机的异常病变，因为神藏就在神机之外，靠得太近了，影响太深了。三阳病最终会发展到少阳，少阳为枢，特别是温热病，更容易影响少阳，少阳之性本就高热、高湿、高压，与温热同性，同气相求。温热病发神昏谵语，是伤神的表现，这时伤了少阳神藏，少阳之内火气太过，压力太甚，实在不利于神机工作，于是有失神的表现。热甚则抽风，角弓反张，这是头脑的突然宕机，失去对肌肉的控制，全身骨骼肌收缩，背部的肌肉强劲，拉得人脊背反伸，呈反弓状。我儿子小时候有次发热，多次发汗伤了津液，又发烧，人抽了风，眼睛翻白，身体后挺，很吓人。我上小学时，有位姓耿的同学上课时突然身体伸直，全身僵硬，把前面的课桌都碰翻了，原来是癫痫发作，当时给我的印象很深，多少年未曾忘却。癫痫也是失神，大脑异常放电，造成大脑短暂宕机，失去对肌肉的控制，癫痫与热病的失神都是类似的，不过引起的原因却不一样。

热病常致神昏以及失神，往往与失津液有关。《伤寒论》第 6 条描写的就是这样的情形，"若发汗已，身灼热者，名风温。风温为病，脉阴阳俱浮，自汗出，身重，多眠睡，鼻息必鼾，语言难出。若被下者，小便不利，直视失溲。若被火者，微发黄色，剧则如惊痫，时瘛疭，若火熏之。一逆尚引日，再逆促命期。"风温为病，首先是恶热的，表现为人不想动，身重；其次为神昏，表现为多眠睡，鼻息必鼾，语言难出。火熏强汗，再伤津液，就有了失神的表现，惊痫，时瘛疭，这是头脑短暂宕机。从这一条我们明显看出，从恶热到神昏，然后再到失神，疾病一步一步发展，热也在一步一步煎熬着神机，神志由恶热到神昏再到失神，逐渐加深，由此我们也明白热病往往伤及神机，中医言热扰心神。

温病的治疗中常以保津液为第一要务，因为水能藏火，火藏住了就流通起来，不在一个地方振荡，不再以传导的模式散热，变成了对流的模式散热，热能转化成动能，就有了转圜的空间。临床上小孩子发热往往会发汗，一次又一次发汗很容易伤了津液，水火土三元及一，失去了水的流通性，内里的积热难以流通、释放，这就像伤寒所说的火熏发汗伤津液的情形，温病家常诟病伤寒用药太过温燥，其实仲景何尝不照顾津液呢？书中写得明白，无奈后人看不懂。临床上，小儿发热常发汗伤了津液，这是一个极端，另一个极端便是，小儿刚有些发热，便输液，输许多凉水在患者身体里，这是什么？这是冰伏。人有病时，多有结闭，此时需要热才能通闭解结，虽然热太过会有变证，但是没有热结闭何以通？清热之后邪气会潜藏下来，虽然输液后人会舒服一些，但是外环境一有变动，又可能出来兴风作浪，而且邪伏下来后，人的体质总会差的，所以临床看到常输液的小孩，于是常病常输液。用药太过寒凉，把人的正气之热也清了，人当时舒服一些，过不久又病了，于是常服药，这是温病家常犯的错误。

六、恶寒与恶热

恶寒与恶热常被人们当作伤寒与温病的主要鉴别点，恶寒者认为是伤寒，恶热认为是温病，伤寒者用伤寒法，温病者用温病法，伤寒与温病之间仿佛有一条鸿沟，不可跨越，而这2种方法泾渭分明，难以共容，连叶天士也认为温病与伤寒殊异，治法上也大有不同。

之前我们已经对恶寒与恶热的机理作了一个比较深入的探讨，现在综述一下，以期印象更深。恶寒多为皮毛缺血气滋养，体表的大气层也因邪气侵袭大大破坏，因血气不能到达，则难以修复，因此为恶寒。恶寒之郁结多为寒湿结，在疾病发展过程中，渐失津液，此为燥热结，燥热结不恶寒而恶热。每个人体质不一样，燥热体质的人，外邪侵扰后可能很快化热，所以疾病初起时，郁结皮毛，皮毛缺气血，体表大气层损伤，这时有恶寒的感觉，随着邪气化热、煎熬津液则迅速不恶寒而恶热。这里的外邪侵袭，包括风、寒、暑、燥、湿，等等，不一定是温热之邪，但是温热之邪化热快，温病发生率高。在温病经典著作里，温病初起时有着恶风寒状况发生，然而后世有很多医家对此持怀疑态度，他们常把温病与伤寒对立，连教科书也认为感受温热之邪时发温病，感受风寒之邪时发伤寒，呜呼哀哉，他们着实不懂其中关窍。感邪与发病是邪气与人体共同作用产生的，一个病邪的性质决定不了什么，辨病求因那是西医的做法，发生感染了要找到病原菌，中医要灵活得多，不仅要看病邪，还要看人。

上面是恶寒恶热的一个转化形式，另一种情况下，当身体皮毛不透、恶寒时，体温升得很高，当体内蓄积的热累及中枢时，这时外面结虽未解，但是也会产生恶热的感觉，这时身体会着手于散热了。恶寒与恶热是人体之所欲，所以很多时候我们借鉴这个来确定我们的治疗方法。无论寒湿还是燥热之结都是要闷润，在闷润基础上用苦味宣通，寒湿结以味辛为主，可燥湿以闷润，燥热结以气辛、甘润之药为主，可保津液以闷润。内里太热有神昏现象时，无非用咸寒苦泻加速清热，如犀角、牛黄之类，以解内热，以畅神机。

第三章　伏邪机理

一、伏邪之概念

"伏邪"又称"伏气"，这个"伏"字有潜伏隐藏的意思，是指人感受了大自然某一种邪气，当时没有发病，潜伏于体内，移时而发病。"伏邪"的问题引起很多的争论，时至今日，中医界亦无统一意见。但是伏邪学说的创立对温病的病因、病机分析以及治疗起着重要的作用，伏邪学说与温病学有着很深的联系。现在我们有必要对伏邪学说在"三元及一"的架构下进行一次全面的剖析，从分析的结果来看我们发现伏邪学说不仅仅与温病相关联，而且揭示着众多疾病的发病机理，通过对伏邪理论的整理，我们大大增广了伏邪概念，并可将其应用到众多疾病的病因病机分析之中。下面将简单介绍一下伏邪学说的源流，以便于理清脉络，理解其中机理。

二、伏邪之源流

伏邪学说根源于《黄帝内经》，在《素问·生气通天论》中说"冬伤于寒，春必温病"，《素问·金匮真言论》又进一步说"藏于精者，春不病温"，《黄帝内经》的这两段经文共同为伏邪学说的创立与发展奠定了理论基础。随着中医学的不断发展，伏邪学说的内容也在不断地进行演变与扩展。东汉的张仲景率先提出了"伏气"的概念，他在《伤寒论平脉法》中曰："师曰：伏气之病，以意候之，今月之内欲有伏气。假令旧有伏气，当须脉之。"后来晋代王叔和总结提出了伏邪学说初期重要的"伏气温病"理论，他在《注解伤寒论·伤寒例》中指出："中而即病者，名曰伤寒；不即病者，寒毒藏于肌肤，至春变为温病。"在随后的晋代至明代间的1000多年里，"伏寒化温"便成为温病病机公认的理论。随着医疗实践的发展，明清以来，伏邪学说从理论到实践都有了新的变化。主要表现在：①伏邪病因的扩展；②伏邪病机的探讨；③伏气温病证治的发展。

首先是伏邪理论病因学的发展变化。明代汪石山提出了"新感温病"。这与"伏气温病"理论在病因学上有所不同，新感温病的提出，则是对伏邪病因发病学说的一个重要补充。明代吴又可在《温疫论》中把伏邪病因由单纯的气候致病说发展为"异气"致病说。这在病因学上亦是个创举，"异气"之说也与现代医学的病原微生物之间画上连通线。清代刘吉人在《伏邪新书》中指出："感六淫而不即病，过后方发者，总谓之曰伏邪。"刘氏把"伏邪"病因范围扩展为六淫伏邪，使伏邪学说突破了早期的局限性，出现了质的变化。我非常赞同这个观点，其实伏邪理论不仅仅与温病相关联，其涵义之深当与临床中众多疾病的发病机理相关。

其次，伏邪的病机探讨也在不断深入。早期的"藏于精者，春不病温"的正虚邪伏理论不断得到扩展，清代雷丰在其《时病论》中提出伏邪性质论；朱丹溪在《临证指南医案》中提出关于伏邪的脏腑功能失调论；沈源在《奇症汇》中提出伏邪遗传论；叶天士在《临证指南医案》中提出正邪混同论；刘吉人在《伏邪新书》中提出病邪残留论及失治误治论等，这些理论都对伏邪的病机进行了深入探讨。

再次，伏邪的治疗也有了突破性的进展。在伏邪的治法上突破了长期"法不离伤寒，方必宗仲景"的局限，由表及里的治疗原则及辛温发散和扶阳的方剂，已不适合伏邪的治疗。并逐渐形成以"扶正、透邪"为指导原则的伏邪治疗体系。强调在伏邪治疗上扶正是关键，同时透邪外出、除邪务尽。清代吴鞠通在《温病条辨》中指出："前数方虽皆为存阴退热而设，其中有以补阴之品为退热之用者，有一面补阴一面搜邪者，有一面填阴一面护阳者，各宜心领神会，不可混也。"其是将扶正与透邪进行充分、有机的结合以治疗伏邪。

以上是伏邪学说发展的大致源流，下面我将提出自己的观点。

三、伏邪概念的扩大

《黄帝内经》中提出"冬伤于寒，春必病温"的理念，由此而成伏气化温的根源理论，但《黄帝内经》中除此之外，亦有"春伤于风，夏生飧泄；夏伤于暑，秋必痎疟；秋伤于湿，冬生咳嗽"之说，可见四时皆可伏邪。至清代刘吉人在《伏邪新书》中指出："感六淫而不即病，过后方发者，总谓之曰伏邪。已发者而治不得法，病情隐伏，亦谓之曰伏邪。有初感治不得法，正气内伤，邪气内陷，暂时假愈，后仍复作者，亦谓之曰伏邪。有已发治愈，而未能除尽病根，遗邪内伏，后又复发，亦谓之曰伏邪。夫伏邪有伏燥、有伏寒、有伏风、有伏湿、有伏暑、有伏热。"刘氏认为六气皆可伏藏，愚以为除六气皆可伏藏之外，七情、外伤、饮食内伤亦可伏藏，凡诸六淫、七情、外伤、饮食、房室等诸病因伤于人者，其病症不遽发，伏藏者，皆可称之为伏邪。这是在病因学上对伏邪概念的扩大化，也是遵循着《黄帝内经》的本义。

《黄帝内经》所言"冬伤于寒，春必病温"是给人以举例示范，用春夏秋冬四时伏邪的案例来说明病因以及发病机理的理念，后人当举一反三，从中领悟外环境与人体之间的联系与反应。内经以四时举例，那是不是伏邪的潜藏期用"季"来表示吗？如果有人受邪后，当时症状未发，一个月后发作，是不是就不是伏邪了呢？举个例子，现实之中有人丧亲，当时心情悲伤，操办丧事，冒雪受风，迎来送往，劳心劳力，受冻挨饿，心中提着一口气，当时虽一时无病，其邪必然伏藏，丧事办完之后，说不定哪天就会生场大病。其实自从我的父亲去世之后，一两年内，我身体都不是很好。以上说的就是典型的伏邪，这伏邪不仅仅是寒温的事，还包括七情、风湿、劳累，等等，而且这种伏邪的潜藏期也不是一季一季，可能是一两个月，也可能是一两年。伏邪概念的扩大，第一是病因种类的扩大，第二便是潜藏期的扩大。潜藏期的扩大，可能是一天、数天或一至数月不等，甚至可以以年来计算。在"伏邪"的定义中我们认为："病邪作用于人体，当时未有明显的症状表现出来，病邪潜伏起来，逾期而发。"由此可见，潜藏期的扩大与"伏邪"的定义并不冲突。

伏邪的病因与潜藏期扩大化之后，我们发现临床上很多种疾病都可涵盖在"伏邪"的理念之下，包括伤寒、温病、瘟疫，包括七情内伤。在新的架构之下，很多的急性热病、传染病的潜伏期也等同于伏邪的潜藏期。诸如阿米巴痢疾、传染性肝炎的潜伏期有月余之多，风疹、流行性乙型脑炎、流行性出血热等有数日或十多日。把传染性疾病潜伏期与伏邪的潜藏期等同起来，这是在中西医学之间架起一座桥梁，另外也说明了伏邪理论的普适性。

伏邪的概念扩大化之后，实际上就把疾病分成2类，一类是中邪即病者，一类是中邪后没有显著症状，逾时而发者。中而即病者，比如外伤，外伤之后人体系统当即失稳定，再如蛇虫毒伤、中寒、中暑，等等。今天淋了雨下午就发热了，这是新感，如果今天淋了雨感觉有些不舒服，喝点热茶感觉好多了，但是又没有完全好，总还有些不舒服，等过几天吃些凉东西，人立刻不舒服，这就是伏邪。其实人很多疾病都是新感与伏邪杂糅在一起，很难分得清。伏邪主要表现在系统稳态的偏移，秩序的损耗，人的体质变差，在中医里伏邪又可以称为内生五邪。

伏邪之所以潜藏，是因为人体稳态还没有彻底偏移，还能勉励支撑，但是秩序损耗，渐渐失去对下一个外环境的适应与变化，当外环境发生连续变化时人体系统跟不上这个变化，调整不了系统平衡，失去稳态而导致疾病。下面我们将谈谈伏邪的实质。

四、伏邪的实质

在谈伏邪的实质之前我们先说一下生病的话题，人类为什么要生病？我认为当人类生命系统失衡，这便是生病，生病之时人体系统处于不稳定的状态，失去了常态，出现了平常未曾有的状态，比如发热、疼痛、麻痹等。生病之时人体会出现种种不适的症状，病痛在折磨我们，同时也是在警告我们，画出红线，让我们知道什么能做、什么不能做。比如外伤疼痛限制了我们的活动，静养有助于机体休养生息。生病之时使我们的身体处于一种异常的状态，生病之时的症状是种剧烈的生命活动，这种剧烈的生命活动往往使人体系统趋向健康，趋向中和之态。病痛伴随我们的一生，从生到死，当生命的系统稳定了，病痛渐渐消失，变淡了；当生命的系统又失去稳态，病痛又回来了；当生命的系统始终不能恢复到稳定的状态，那么生命的系统将崩溃，病痛也将消失。

生命的系统为什么会失去稳定？答曰：秩序乱了。人类社会的运行需要秩序，各种法律、规矩以及国家机关都是为了保证社会正常的秩序。同理，人体生命系统的正常运行亦是需要秩序，这秩序是系统法则的体现，是天地之道、三生万物的法则的体现。人体的正常运行是天地外环境给人以秩序的补充，人体的秩序从天地振荡中得到，从清凉的空气中得到，从鲜美的食物中得到，从花香鸟语中得到，从小桥流水中得到。天地外环境是人体的有序之源，故经云："人以天地之气生，四时之法成。"当失去了秩序，当吸收不了天地的秩序，当人体系统秩序混乱不能与天地产生共振之时，人体系统的运行便与天地法则相违背，此时人体系统当不容于天地之间。

人们常说正邪不两立，仿佛正邪便是天生的冤家，一见面便打得死去活来，不死不休。从秩序的观点来看，这正气便是有秩序，这邪气便是无序。正气使我们的机体运行得更稳定，更通畅，而邪气将使我们的机体运动混乱，失去秩序。当有序与无序相遇，很多时候会产生斗争，但是随着斗争的进行亦会产生妥协。正邪之间不仅仅只有斗争，很多时候还有妥协。人体的系统为了系统的稳定很多时候会丢失一些秩序，人体的系统有很大的冗余度，失去了一些秩序只是失去了一些功能，这些不足以毁坏整体系统的稳定性。举个例子，当人体受寒时，人体一方面积极地抗寒，一方面进行妥协，妥协就是对寒冷的适应，当人体表面变得寒冷时也成了寒冷的一部分，这时皮肤变得麻木，失去了敏锐的感知，活动时动作也不灵活了。在冬天时手被冻僵了便是这样，这时手很凉，这是对寒冷的妥协与适应，手指麻木与僵硬这是秩序的丢失导致的功能受限。人体之内正邪往往共处，人体的系统很容易妥协，刚者易折，不知妥协的人更容易遭受苦难，不知妥协的物种早早地被自然淘汰。

对外环境的适应与对抗便是阴阳顺逆法则的体现。伏邪是什么？邪为什么能潜伏？伏邪是一种邪气，是无序，邪气作用于人体引起人体系统的秩序混乱，但这种秩序混乱不足以引起人体整体系统的失稳，则人体不生病。此时人体当从自身系统中抽取秩序或从外环境中吸取更多的秩序来对这种无序进行整理，使无序成为有序。当混乱比较大时，或人体比较虚时，不足以整理秩序时，这时人体的一部分的秩序就混乱了，这便是伏邪，邪气与人妥协了，邪潜伏了。当外环境发生大的变化，或人体又遭受新的邪气，秩序混乱被叠加，超出人体系统的调控能力，最终将打破人体的稳态，于是人体生病了。所谓时气引动伏邪，抑或是新疾引动伏邪便是如此吧。

人体系统为了稳定而竭尽全力，当竭尽全力时系统虽稳定，但已经到调控能力的边缘，人体系统再无冗余，再无回旋余地，失去了适应下一环境变化的能力。春夏秋冬，温热凉寒，每一季变换之时都是外环境变化比较大的时候，这种大的变化超出人体的适应范围，这便是发病之机。故经云："冬伤于寒，春必病温。"新疾引动伏邪亦是如此。

五、冬伤于寒与冬不藏精

《素问·阴阳应象大论》："冬伤于寒，春必病温；春伤于风，夏生飧泄；夏伤于暑，秋必痎疟；秋伤于湿，冬生咳嗽。"《素问·金匮真言论》："夫精者，身之本也，故藏于精者，春不病温。"

冬伤于寒与冬不藏精来源于以上2段经文，冬伤于寒与冬不藏精也是伏气温病的理论根源。清代的温病学家叶天士、吴鞠通等创立了独立的、完整的温病学，叶天士明确指出伏邪温病有2种，一种是冬伤于寒和冬不藏精的伏邪，乃是"温邪伏于少阴"；另一种是夏令的暑邪潜伏至秋季而发，即所谓"伏暑至深秋而发"。对于"冬伤于寒"与"冬不藏精"这两句话，众多医家有不同的解释，比较常见解释有："冬季不慎感受寒邪，寒邪郁伏潜藏日久化热，再因冬不藏精，机体阴阳调节失衡，至春又为风邪所引，则会出现有伏邪温病的证候。"（语出林家坤编著《中医经典理论浅析》），下面我谈一谈我的观点。

六气作用于人体皆可潜藏而成伏邪，今伤于寒者反而病温，何也？人体与外环境之间的关系譬如阴阳，外环境为阳，人体属阴，阴阳之间的关系有顺逆也。人体对于外环境的变化，一为适应，一为对抗，适应是为顺也，对抗是为逆也。适应与对抗是为了保持自身系统平衡与和谐。由阴阳顺逆的法则而知六经标本中气的工作机制，外寒之来也，内水之所应也，少阴君火为中见，对抗寒水以调谐平衡也。冬伤于寒，少阴君火对抗寒冷，则少阴君火功率加大，此时火门开得很大，虽系统还在平衡之中，但是已经耗去了系统的秩序冗余，失去了回旋调和的余地。又少阴为心肾，肾主藏精，少阴君火旺，肾精难藏。精者，浓缩之秩序也，冬伤于寒，则系统的秩序紊乱丢失，今燃烧精血，补充扶正秩序，系统暂时稳定。然冬不藏精，系统所藏秩序的丢失为以后温病发作埋下"因"。当春之时，风气萌动，人气升发，火门本大开，今又得天之助，内火更炽，而精又亏损，无力回归常态故病于温。叶天士指出"温邪伏于少阴"，真知灼见也。

如图3-3-1所示，人体的稳态中心随季节的变化进行周期性圆运动，冬伤于寒，人体为了抗寒，少阴火门大开，将使稳态中心趋向左侧（春夏侧），稳态中心的左移，人体居于阳盛的状态。当春季来临，人体稳态中心向左侧偏移，伤于寒的人稳态中

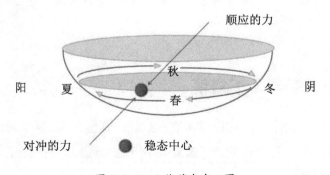

图 3-3-1 人体稳态中心图

心很容易冲出凹槽，从而人体系统处于不稳定的状态，这便是病温。

以上讲了人体受寒时的情形，其中便是应用了阴阳顺逆的法则进行说理，当人体受寒时，太阳寒水得天时之助而强势，于是少阴君火之火门开大亦强势也，相为对冲调谐者也，这是阴阳的逆。还有一点要说明的便是阴阳的顺，人体在寒凉环境中，久而人体将会慢慢适应寒冷，皮毛肌肤将会产生一些变化，这些变化将导致散热困难，这一点可以看看北方人与南方人的肌肤就可以知道。北方的人很耐寒，世上的事有一利便有一弊，耐寒的人却是大多怕热，肌肤皮毛不利于出汗散热，这样的形体，不能够很容易地排出身体的热，很容易产生郁热，这也是冬伤于寒，春必病温是发病机理之一。

内经说："正气内存，邪不可干。"正气是什么？正气就是秩序，有秩序，则系统不乱。精是浓缩的秩序，藏于精者，则正气内存。五脏者，藏精气而不泄也，是故五脏的藏精功能是人体健康系统和谐的保证。

六、伏邪温病与新感温病

实际我把"伏邪"的概念扩大化之后，很多疾病都可以划到"伏邪疾病"的范畴之内，今提出伏邪温病与新感温病的标题，这还是传统的概念，通过分析这个话题，则可进一步言明"伏邪"的特点，以至于分清"伏邪疾病"与"新感疾病"的区别，并进一步确定其诊治方法。

伏邪温病与新感温病的传统概念，伏邪温病：外邪感于人体，过一个季节而发病（时间以一个季度来定，实际上伏邪不一定是经过 3 个月才发作，这里只是典型例子而已）。新感温病：感受温热之邪，随感随发，无甚潜伏之期。伏邪温病一般发作即见高热、烦渴甚或肢冷抽搐等症，直奔气营血分或下焦肝肾。而新感温病，初起即现卫分营分相争之象，病位表浅。俞根初言："新感温病浅而轻，伏气温病深而重。"伏邪温病病位在里，由内而外；新感温病病位在表，由浅入深。

以上是我们的先辈总结出的规律，我们可以分析一下原因。从人体稳态中心周期运行图可以看出，倘若新感外邪，一下子就打破了人体的平衡，破坏了稳态，人体系统失去常态，产生了症状。这时人体系统便会限制人体的功能，比如疼痛限制活动。有些症状是人体为了回归常态而产生的剧烈的生命活动，比如发热可以祛浊，发热可以杀死病原微生物。外邪侵袭多是由表及里的，所以症状与体征也是由表及里的。新感邪气，人体正气尚足，秩序（五脏之精）储藏得尚充足，所以得病不甚重。而伏邪之感人也，虽一时未打破人体稳态，但人体亦未能将其彻底清除，于是人体系统便产生妥协，正邪同处。邪气会造成人体系统的秩序紊乱，人体系统便调谐机体进行对冲，如人体受寒之时，少阴君火相互对冲。常受邪，邪常伏，层层加码，层层对冲，秩序混乱叠加，秩序被消耗。最终人体系统失去调控的冗余度，再无回旋余地，病将发，而之前层层加码，层层对冲的力将会一下子释放出来，所以伏邪温病发病深而重，且病位在里。

伏邪温病的治则宜清解不宜汗解，由上文可知伏邪温病，邪伏少阴，当平抑君火，应用咸凉寒水之剂，佐以苦味宣通，诸如石膏、寒水石、竹叶、连翘之类。其次，伏邪温病热势足，多能蒸干津液，且少阴君火盛，煎熬津液，津液素亏，阴液一伤，变证蜂起。故需十分重视养阴生津，因此温病大家柳宝诒反复强调治疗伏邪温病要"步步顾其津液"。

其实临床上新感与伏邪也不是分得很清楚，往往是新感与伏邪夹杂，所以有"新感引动伏邪"之说，亦有"新感无伏邪不张，伏邪无新感不动"之说，其两者联系紧密，临床上见之也不必分得很清楚，当"知犯何逆，随证治之"。

七、内生五邪

以上谈了伏气化温，其只是伏邪中的一种，这伏气也不一定只化温，伤于寒多能化温，伤于热则有可能化寒。自然界中六气寒温相冲，燥湿相冲，风暑相冲。人体之中，太阳主寒，少阴主热；阳明主燥，太阴主湿；少阳主暑，厥阴主风。是故，太阳（经）与少阴（经）相冲也，阳明与太阴相冲也，少阳与厥阴相冲也。相冲者，相互拮抗调谐也。

《素问》所谓"天有四时五行，以生长收藏，以生寒暑燥湿风"，在人体呢？《素问》提出"人有五藏化五气"。人体五藏五行五气运动变化是应天的四时五行变化而变化的。天人合一，在人体适应大自然的过程中，外有气宜之变，内有神机之应。气宜之变有风寒暑湿燥火，神机之应为五行的运动。当外环境的气候变化异常时，人体的气宜就会变动很大，因此神机之应也逐渐发生偏移，失去了稳定和谐的状态，古人把这些失和谐的状态形象地称之为：内生五邪。内生五邪与外感不同，外感的是真邪气，内生的是系统状态的异常、系统秩序的异常。

内生五邪潜伏于人体内尚未达到发病程度，如刘吉人《伏邪新书》说："感六淫而即发病者，轻者谓之伤，重者谓之中。感六淫而不即病，过后方发者，总谓之曰伏邪……夫伏邪有伏燥、有伏风、有伏温、有伏暑、有伏热。"

大凡有诸内者，必形诸外。人体既有邪伏于内，则必有象露于外，只是外象比较隐微，不够显著而已。这时可以通过精细的望、闻、问、切四诊搜索得到。伏邪，系统内里稳态已渐紊乱，所以在其与气宜相应时会出现不协调。反映到脉证上则出现不协同外环境的征象，比如冬日出现洪大的脉，夏日出现沉微的脉。临床上仔细观察内生伏邪还是容易发现的，在脉证也是有脉络可寻的。例如：伏风之筋惕肉𬱖、手指发麻、皮肤有蚁行感、舌瘦质红、脉弦；伏热之心烦失眠、手心热、小便赤、喜冷恶热、舌红、脉洪；伏燥之鼻喉干燥、口干渴饮、大便燥结、舌干，脉浮涩；伏湿之大便软烂不易成形、痰多、喜燥恶湿、舌胖润，脉缓；伏寒之小便清长、喜热恶冷、舌淡苔白、脉沉，等等。

八、四时伏邪

《素问·水热穴论》："帝曰：人伤于寒而传为热，何也？岐伯曰：夫寒盛，则生热也。"这里的"夫寒盛，则生热"，简简单单几个字已然说明了伤于寒则病为热的机理。人是恒温动物，人体系统要平衡，要和谐，要稳定，现在伤于寒，所以要产生热来对抗寒冷，这是多么简单而朴素的道理！人体之中，寒与热相对，风与暑相对，燥与湿相对。因伤于寒者则生热，是故，伤于风者则生暑，伤于湿者则生燥。

春伤于风，夏生飧泄。这"飧泄"一词现今已多不用。飧，读作：sūn。"飧"字即为"夕食"，该字的主要字义是指晚饭，亦泛指熟食、饭食，也指晚餐。如：盘飧市远无兼味，樽酒家贫只旧醅（杜甫《客至》）。"飧食"意为晚饭，那么"飧泄"也应该与"晚上"这个时间段相关。我小的时候脾胃不太好，夏天的时候有时吃得多了，或吃多了不易消化的食物，晚上的时候腹痛、腹胀、打呃，口中散发出食物发酵的酸腐味，然后腹泻，拉出清水以及未消化的食物，我觉得这种就是"飧泄"。在《素问·阴阳应象大论》中说："清气在下，则生飧泄。浊气在上，则生䐜胀。此阴阳反作，病之逆从也。"人体之中，清升浊降此为常，今阴阳反作，清气在下，浊气在上，清浊反作，是故病矣。清浊反作，则上为䐜胀，下为飧泄，胀与泄同在也。根据内经的经义，我认为我小时候夏天的腹泻是为飧泄的一种，这种腹泻，是一种湿热泻、压力大的急性腹泻，那时吃上一些大黄苏打片效果挺不错。湿、热、压力大的这些象，是与"暑"气相应的，所以说这个飧泄是少阳相火而致的湿热之泻。风与暑相对，"风"的象，条达，通畅，压力小，道路通畅条达，温度与水分都容易丢失，这与湿热之象相反。是故，"飧泄"的性质为暑气胜。伤于风者而病于暑，春伤于风，夏生飧泄，春季多风，人体系统为了对抗"风"，于是"暑"气胜，至于三气之时，少阳相火当令，外暑协助内暑，人体之内暑气更胜，于是压力更大，湿热更炽，打破了人体稳态，飧泄已成，飧泄从肠道而出也。

夏伤于暑，秋必痎疟。夏天为暑气所伤，于是人体系统风气性，相为对抗者也，至于秋，燥金以收，今风木旺与燥金相争，金以收敛，木以疏散，金胜则热，木胜则寒，金木交争，则寒热往来，是为痎疟。

秋伤于湿，冬生咳嗽。这句话当是"秋伤于燥，冬生咳嗽"。冬季寒当令，故多伤于寒；春季风当令，故多伤于风；夏季暑当令，故多伤于暑；秋季燥当令，故多伤于燥。秋伤于燥者，体内湿气滋生，至于冬季，寒湿相助，肺金受伤，则生咳嗽。

九、伏邪的潜伏期

伏邪的潜伏期可能是几天，也可能是几个月，或者是更长的时间，这样把"伏邪"的概念扩大了，这也揭示了发病的机理。当人体系统不能够随外环境变化而变化时，系统的稳态将被打破，于是人病了。当人病之时，之前被压制的力就会爆发出来，于是变证频出。

关于伏邪的潜伏期，也有一种意见认为，伏邪即西医传染病的潜伏期。这种看法有人赞同，有人反对。现代医学所指的传染病，是指风疹、流行性脑脊髓膜炎、腮腺炎等。现代医学认为传染病的发病多与病原微生物相关，在中医中也有相似的理论，如吴又可在《温疫论》中创立了"戾气"病因学说，强调温疫与伤寒完全不同，明确指出"夫温疫之为病，非风、非寒、非暑、非湿，乃天地间别有一种异气所感"。细究之下，这"戾气"之说与现代医学所言的病原微生物何其相像。

病原微生物为天地所生成，是天地间的"戾气"，在特定环境下"戾气"滋生，于是出现人间瘟疫。现在新冠流行，新冠病毒便是天地间的戾气。病原微生物之所以感染人体，是因为病原微生物与人体某些部位的秩序有相似之处。因其外表相似，则能易感，又因其核心秩序与人体不同，故能破坏人体之秩序。当病原微生物还很少时，对人体的危害还是小的，这时即是传染病的潜伏期。当病原大量繁殖起来，其分泌排出物，以及病原微生物死亡尸体，这些对于人体而言都是毒，最终会破坏人体秩序，打破人体系统稳态。

病原微生物就像披着羊皮的狼，有着伪善的面容，也有噬人的獠牙，当其显示獠牙之时，这时就表现出不同来，人体的卫气便会来驱邪，就像警察一样驱逐、抓捕坏人一样。卫气是流动的秩序，能够进行敌我识别，当遇到病原微生物并识破病原微生物的伪装时，便会围捕病原微生物。卫气抗邪，要发动，要动员，于是气血聚于病邪之处，气血聚则发热。敌我战争，战况激烈，亦会损伤正常组织，尸横遍野，亦阻塞通路，造成经脉瘀阻，郁则生热（传染性疾病多能发热），热气生清，寒气生浊，适当的发热有助于气血运行，有利于排浊，故现代传染病多能引起发热。

有人认为中医与现代医学本质不同，于是病因分类、病理变化也应该是不同的，实际上我们所说的伏邪温病与传染性热病相关，当我们从现代医学的观点来看是传染性热病，从中医学观点来看可能是伏邪温病。当我们站在秩序学说观点上来看，中西医学又找到了共通之处。

《素问·刺法论》："帝曰：余闻五疫之至，皆相染易，无问大小，病状相似。不施救疗，如何可得不相移易者？岐伯曰：不相染者，正气存内，邪不可干，避其毒气。"瘟疫戾气之说在内经也有记载，同时内经也指出防御之法。瘟疫流行，《黄帝内经》指出要"避其毒气"。另外也指出"正气存内，邪不可干"，所谓正气者，精气也，秩序也。邪气不可避，有染者，可发病，可不发病。若五脏藏精充足，则及时补充扶正紊乱的秩序，可不发病。"邪之所凑，其气必虚"，若其人早有伏邪，人体系统秩序已有紊乱，则病原微生物易感，五脏藏精不足，难以补充扶正紊乱的秩序，此伏邪发矣，猝然病矣。

十、邪伏部位

（1）邪伏肌肤说：如王叔和说："冬伤于寒……中而即病者，名曰伤寒，不即病者，寒毒藏于肌肤，至春发为温病。"

（2）邪伏募原说：如吴又可说："温疫之邪，伏于膜原，如鸟栖巢如兽藏穴，营卫所不关，药石所不及至。其发也，邪毒渐张，内侵于府，外淫于经，营卫受伤，诸证渐显。"

（3）伏邪肌骨说：如巢元方说："其伤于四时之气，皆能为病，而以伤寒为毒者，以其最为杀厉之气焉。即病为伤寒；不即病为寒毒藏于肌骨之中，至春变为温病。"

（4）邪伏少阴说：如柳宝诒说："若夫温病，乃冬时寒邪伏于少阴，迨春阳气内动伏邪化而为热。"

（5）邪伏募原及少阴说：如俞根初说："伏温内发，新寒外束，有实有虚，实邪多发于少阳募原，虚邪多发于少阴血分阴分。"

（6）邪伏三焦脂膜说：如张锡纯说："有因伏气所化之热先伏于三焦脂膜之中，迨至感春阳萌动而触发，其发动之后，宜因冬不藏精者，其肾脏虚损，伏气乘虚而窜入少阴。"

关于邪伏部位有3种观点，一种观点认为邪伏于肌肤、肌骨、募原、脂膜等实体组织；另一种观点认为邪伏于经脉之中，如邪伏三焦、邪伏少阴，等等；最后一种观点认为邪既伏于实体组织之中，又藏于经脉之中，如俞根初言。认为邪伏于实体组织的看到的是伏邪对实体组织的影响与变化，认为邪伏于经脉的看到的是伏邪对六经气机运动的影响与变化。我认为伏邪既可对实体组织有影响，亦可对六经气运动产生影响。伏邪对实体组织的影响是由浅入深的，先皮毛肌肤筋脉，后至骨，或深达募原。伏邪伏于经脉系统之中，对于六经气机运动的影响主要与伏邪的种类相关，同气相求，如温热之邪多伏于少阴，湿热之邪多伏于少阳三焦。因诸多医家所论伏邪多为温病或温疫之伏邪，所以邪伏经脉只有少阴少阳。人体之内少阴为阴枢，少阳为阳枢，枢纽之地，流转之处，其位易为邪所藏。其他邪伏经脉应该还有：燥邪伏于阳明，湿邪藏于太阴，风邪伏于厥阴。

关于邪伏部位的探讨，一方面可以帮我们认识疾病的发生发展与变化，有利于我们对疾病的病因、病机、病理的分析；另一方面也可以帮助我们对伏邪进行早期诊断。我们可以诊察询问人体的皮毛、肌肤、筋脉、饮食、喜恶等情况，观察人体的实体组织，诊察人体的体质；也可以通过脉诊对人体气机运动作出诊察与判断。通过诊察的结果来判断人体系统自身中和与否，与外环境是否相应，由此可以早期诊察伏邪。伏邪一时虽未致病，但总归是邪，邪伤人秩序，我们可以诊察人体秩序是否乱了，因此可以早期找出伏邪，这便是未病先防，也是治未病。

十一、历史上否定伏邪的医家

任何一种学说的创立，有持肯定看法者，亦有持否定看法者，中医伏邪学说也不例外。历史上亦有不少医家对伏邪学说持否定者，现举例如下：

（1）杨栗山："何等中而即病者，头痛如破，身痛如杖，恶寒项强，发热如炙，或喘或呕，烦躁不宁，甚则发痉，六脉如弦，浮紧洪数，传变不可胜言，失治乃至伤生？何等中而不即病者，感则一毫不觉，既面捱至春夏，当其已中之后，未发之前，神气声色不变，饮食起居如常，其已发之证，势更烈于伤寒？况风寒侵入，未有不由肌表而入，所伤皆同营卫，所中均系严寒。一者何其灵敏，感而遂通；一者何其痴呆，寂然不动，一本而枝殊同源而流异，此必无之事。"

（2）钱璜："冬伤于寒，尤为病之根也，总之根气一伤，凡遇外邪，皆可成病，但随其时令之或风寒或温或暑，非预有蕴伏之邪，时时而复也。"

（3）徐灵胎："从无外感之邪，藏于肾中，半年而发者。"

（4）刘松峰："冬日严寒，来春并无温病……且人伤于寒，岂可稽留在身，俟逾年后而发耶？"

（5）祝味菊："伏气之说，中医之障也，邪正不两立，岂有容邪许久而不病者乎？"

对于伏邪学说持否定观点的医家，其主要观点便是：正邪不两立。岂不知人体的稳态调控有不少的冗余度，人可以适应很多种复杂的环境，或是严寒，或是酷热，愈是健康的人冗余度愈大，愈是能够适应严酷的外环境。就像人体稳态中心小球凹槽图一样，人体愈健康，凹槽愈大，稳态中心的小球就不容易跳出来。当外环境有严寒、酷热、病原微生物时，这些都是邪，是异常的秩序。邪气来临，我们身体五脏藏精，藏有众多正常的秩序，可以改变异常的秩序，这时邪气不能打破人体稳态，这是正气抗邪。若邪气重，正气虚，人体系统就会损失一些秩序，丢失一些系统功能，邪气虽造成人体秩序一些混乱，但最终也未打破人体稳态，这是正邪妥协，也是伏邪。人体系统是能够妥协的，妥协是门艺术，凡不能够妥协的物种皆早早被自然所淘汰。对伏邪学说持否定者的第二个误区，是他们把伏邪认为是具体的事物，有形的事物。岂不知邪气作用于人体，主要影响了人体气机运动变化，正是这气机运动变化的异常造成了伏邪发病之因。

第四章　发热的机理

一、解题

因为温病学是研究发热类疾病的学科，所以，在此之前先要讨论一下人体发热的机制，只有知道了人体为什么发热，然后再去分析温热类疾病时就会很容易找到重心所在。

我认为发热的机制包括 2 个方面：第一，土郁结闭，气血来复。第二，系统失稳，秩序损耗。这第一方面的病理机制在于气宜之变，第二方面的病理机制在于神机之应，一为在外，一为在里。多种发热性疾病，包括伤寒发热，温病发热，感染发热，情志异常造成的发热等，皆与此相关。第一个方面的病机，即"土郁结闭，气血来复"是在言明外环境变化造成发热的机理；第二个方面的病机，即"系统失稳，秩序损耗"，是在指出内里系统失稳造成发热的机理。其实这 2 条不仅仅是发热的机理，也是众多疾病的发病机理。

二、致病因素

人体的致病因素大略有这样几种：①物理性因素；②生物性因素；③情志性因素。物理性因素包括：外感六淫，外伤，虫兽伤，等等。生物性因素包括：各种细菌与病毒的感染。情志性因素包括：内伤七情。除此之外，饮食内伤也是致病因素，不过它与上述 3 个因素交叠在一起，比如饮食寒凉以及饮食不节就与物理性致病因素相关，饮食不洁与生物性致病因素相关，所以我们谈病因时以上述 3 种致病因素为主。这 3 种致病因素都能造成人体土郁结闭的情况，也能够造成人体系统的秩序损耗以致系统失稳，两者常交叠在一起，现实中是不可分开的，为了表述方便，在理论上我们是分开讲的，它们的区别是：土郁结闭往往会导致疾病发生；系统失稳可能一时不病，往往造成伏邪。先从土郁结闭、气血来复谈起，下面就这些致病因素分而述之。

（一）物理性因素

六淫属于物理性因素，天有六气，风寒暑湿燥火，这六气在一个正常范围之内，这样生活在地球上的生物就有了好的生长环境。六气太过，称为六淫，外感六淫是人最常见的致病因素。我们知道地球是有大气层的，这诸般天气变化皆在这大气层之内，靠近地面的一部分。人也有大气层，人的皮毛，以及动物的皮毛能藏风纳气，这部分区域相当于人的大气层。天气变化首先传导至这一层，然后再向里传。适宜的气候是为气宜，人体的皮毛以及皮毛以下卫气层面存在着气宜变化。天有六气，为外六气；人亦有六气，为内六气。六气应时而见，外内相传，是为气宜。正常的气宜能养人，而异常的六淫能伤。六淫之伤人，先是扰乱气机，再是改变卫气的质地。扰乱气机后，气血的分布就会失常，变得不均匀，有的地方实，有的地方虚。气血的虚实会影响到实体，造成病机，机之病进一步堵塞通路，于是成土郁结闭之局，土郁结闭往往是疾病最开始的表现，其后人体的反应又有几种变化，我们之后细细说。

六淫之中寒热为大邪，最能够造成人体土郁结闭，寒能使火亏，卫气失去动力，水土为瘀，热邪煎熬津液能使水亏，水亏难以流通，结而为患。风邪多为先锋，破坏人体表面的大气层，然后诸邪合而为患。其他的邪气亦可致结闭，总之六淫之邪扰动了气血，改变了血气的三元关系，于是病机，于是结闭。外环境的六淫如此，六经传变过程亦有各种内生邪气的产生，如中风、中寒之类，此等皆能致结闭，其实外六气作用人体，也是产生了内六气才能致病，外内而言，致病以内六气为主。饮食内伤亦可造成结闭，道理同上，不过结闭在胃肠。外伤以及虫兽毒伤人皮肌肤，毁伤形体，毒伤气血，这很容易造成土郁结闭。

土郁结闭之后，人体气血来复往往会引起发热，这很容易理解，路不通了就会堵车，车堵多了，能量聚集便会生热，能量发生转移，动能转化了热能。或问，堵了之后能不能绕路？当然可以绕路，但是绕路依然会造成血气聚集，因为平时气血行进的路应该是最好走的，绕路的话一个方面可能比较远，还可能不太好走。如果实在堵得厉害，实在打不通，最终还是绕路的，但这样以后人体就会缺失一些系统的功能。或问，有没有土郁结闭之后，气血不来复的情形？当然也是有的。当人年老体弱、气血亏虚，这时即使有了结闭也可能气血不来复，所以老人发热得少，如果发热往往是大病；另外，人如果患了三阴病（神机病）时，人体内部有了大矛盾，这时急于解决内部矛盾，外部的小结闭可以不管，所以临床上看到三阴病多以虚寒为主，如果此时人体外感的邪气大，结闭甚强，内里神机就会异常紧张，这将使秩序迅速损耗，这是两感，很危险。

土郁结闭之后，人体气血来复往往会引起发热。如果结闭小而轻微，气血来复后也可能不发热，或局部发热。发热过后人体反应又有几种，我们后续再说。六淫除引起人体土郁结闭之外，还能够引起系统秩序紊乱，造成系统稳态中心偏离，偏离过度则即病，不甚则为伏邪，这种情况主要导致人体的气机运行异常。

（二）情志因素

情志过极造成气血的逆乱，因而土郁结闭，气血来复因而发热。这种情况造成发热较少，常见的有小孩受惊吓可发热，再如情志抑郁导致肝火，等等，其中病理机制类同于六淫侵袭。刘完素说："五志过极皆为热甚"，其中表达的也是这种情况，当人体内外环境发生急速剧烈的变化时，人之形体很容易产生结闭之现象，这就为发热埋下了伏笔。

（三）生物性因素

我们知道人体是人与微生物的共生体，每个人一出生，就与大量细菌等微生物共存亡，且无时无刻不在和它们接触。细菌的细胞总数，甚至超过我们自身的细胞好几倍。如果将细菌的基因与人体基因相比，我们每个人身上大约携带了 2 万个人类基因，而我们携带的微生物基因却要多得多，面对体内微生物基因，人类基因的数量微不足道。

在我们身上有很多细菌与病毒，它与人体是共生关系。比如肠道中的益生菌可以发酵食物，胃肠道就像一个发酵罐，有了这些菌对食物的发酵分解，食物分化成比较粗的水谷精微，这样被人体吸收进体内，从而进一步精细加工。另外，肠道益生菌可以合成 B 族维生素以及维生素 K。土曰稼穑，这些益生菌就像我们种的庄稼一样，人体为庄稼提供合适的温度、压力、水分与食物，庄稼为人体提供果实与粮食。

　　细菌与病毒结构比人体要简单，简单的生命对外环境的变化更为敏感，更能够顺应自然的变化。这些简单生命的生存能力也极强。天地合气，命之曰人。这个"人"可以是人体，也可以指代细菌病毒。当外环境改变之时，常常细菌病毒先感受变化，然后产生变化。人体是人与微生物的共生体，微生物感受天地气机变化，这种变化也会传递到人体之上。某些情况下会导致某些菌或者某些病毒滋生，这些细菌与病毒作用于人体，这可能造成瘟疫。《温疫论》言："夫温疫之为病，非风、非寒、非暑、非湿，乃天地间别有一种异气所感。"古人无法通过显微镜看到微生物，又认识到这与天气变化是不同的，所以就有了"戾气异气"之说。致病力强的病毒往往会造成症状相似的病情。吴瑭说，"疫"通"役"，人人皆征徭役，患瘟疫就像负徭役一样，每个人都不容易逃脱，所以很多人对致病菌或病毒易感，患有类似的病。除此之外，天地所造就的外环境也使人体对细菌、病毒易感，因为人体与细菌都是天地之气合一的产物，彼此的相似性使交通感应变得容易。

　　细菌与病毒感染人体，细菌与病毒的外形面貌与人体某些组织有相似的地方，物质能量信息流可以交通感应，细菌与病毒可以在人体组织上着床滋生。然而细菌与病毒内里的基因与人体基因有很大的不同，分泌物则不同，会刺激人体产生免疫反应。而且细菌与病毒死后，尸体内里核心会暴露出来，细菌与病毒的生命秩序不同于人体，因而会引起人体卫气的攻击，人体卫气有监察之职，识别敌我之能。《难经·八难》："所谓生气之原者，谓十二经之根本也，谓肾间动气也。此五脏六腑之本，十二经脉之根，呼吸之门，三焦之原。一名守邪之神"。此经文指出命门是守邪之神，所谓"守邪之神"便是发现邪，围困邪，保卫人体。神是信息，命门中藏先天之精，先天之精带有先天的秩序，由命门炼化产生的肾精、肾气便带有先天秩序，这便是守邪的根本。命门为三焦之原，命门之精气渗透于三焦，故三焦为元气之海，为抵抗外邪的中流砥柱。细菌与病毒的尸体与分泌的毒素惊扰了卫气，卫气聚集，群而攻之，便是"气血来复"；另外菌毒尸体与分泌物是为浊毒，这就是土郁；细菌与病毒破坏了人体组织，造成机病，这也是土郁。病原微生物过度滋生，有形之浊积压，加上卫气聚集，土郁而结闭，气血来复而发热。

　　致病力不高的菌毒，人体或可控制，或不发热。当外环境发生剧烈的变化时，人体抵抗力变差，这时致病原因往往既有物理性因素也有生物性因素，内外夹攻之下，往往会形成土郁结闭、气血来复的发热现象。致病力不强的细菌与病毒往往在等待人体的抵抗力下降时才能为害人体，而那些致病力强的，如瘟疫，传染开来，病皆相似。但凡致病力强的病邪作用于人体，往往会影响疾病的性质，导致发病与病邪的性质类同。比如说热射病，身体内就会极热，热邪太强大，人亦患热病。再如伤极寒，人会被冻死，可能发热的机会都没有，因为邪太强大了。写到这里我不禁想到温病定义，其中写道外感温热之邪才能得温病，其实未必，再如感受寒邪得伤寒、感受温邪得温病的说法，这太想当然了。

刘完素说："六气皆从火化；五志过极皆为热甚；六经传受皆为热证。"由此可见，临床上温热疾病何其多也。刘完素讲的这段话，便是指六气，五志过极的变化，过极过快的变化非常容易扰动气血，改变气血，于是造成病机，造成土郁结闭，当气血来复之时则从火化。六经传受过程中变化太过迅速，也是易从火化的。我认为刘完素这段话是很正确的，临床上导致发热的病因很多，但凡温度差、湿度差、压力差有了大的变化，都能导致结闭，从而进一步引起发热。刘大家以用药寒凉著称，寒凉可折火热，但是苦寒之药也泻去人体正气之热，从而无法闷润、通闭解结，这种治疗之法是背离《伤寒论》精神的。

最后我们再讨论一下土郁结闭与气血来复的生理意义。土郁结闭，通俗一些说就是经络不通，人们常常认为土郁结闭对于人体并不是好现象，其实土郁结闭也有其生理意义。当人受到伤害，形体的紧张往往能够保护自己。如受外伤时，肌肉紧张可以抑制血液外流从而达到止血的目的。受到击打，形体的紧张可抵抗冲击力。受寒时，形体的紧张可抵抗外邪的进一步深入。受病菌侵袭时，形体的紧张会造成土郁结闭，这样会约束病菌，使细菌以及代谢废物不外溢，使卫气能够围歼病菌，相关例子有皮肤生疮，疮的根盘硬结，这样可以有效地约束炎症。再如大叶性肺炎，其病灶与相邻的组织有明显界限，这些都是筋膜对病灶的约束。一般情况下，当外环境的刺激消除后，形体的紧，土郁闭结可自我解除。然刺激过甚或者机体过弱，此结难以消除，这就形成了病机，其后气血来复又引起了发热。

发热对于生病的人有什么具体的用处呢？首先温度升高，气血中可溶解更多的物质，这样可以多带来一些营养，也可以多带走一些代谢废物，使病机之处的组织得到气血的供养，使机不病，土郁得解，这些内容可参见基础理论篇的热气生清的文章。另外温度升高，人体内环境的改变，也会使一些细菌病毒难以适应，从而起到杀死病菌与病毒的目的。体温升高，压力增加，此压力可通闭解结，可解土郁。

发热是人体生病时的症状，也是自然选择的结果，发热能够通闭解结，使气血运行通畅，从而恢复人体的正常功能。在暑天之时，人体毛孔张开，出汗，这时人体是最通透的。生病时发热，也即是营造一个"暑"的气宜，在"暑"的气宜下才能够更容易地通闭解结。营造一个"暑"的气宜，其实也是人体自我闷润，闷使热增加，润使湿增加。湿热、湿热，不正是暑的气宜吗？所以人生病时适当发热是营造一个"暑"的气宜，是为通闭解结，然过度的"暑"则能伤人，这即是温热病。刘完素认为"六经传受皆为热证"，其实就是伤寒土郁结闭于皮毛，气血来复时则发热，发热汗出而解，土郁得解，病除。伤寒传变过程中往往是汗出不解，结闭还在，又伤了津液，于是变证纷出，其中发热者多属温病。

三、《金匮要略》病因三条

上面谈了发热的致病因素，其实也是其他疾病的致病因素，下面写一下仲景对病因的认识，这样便于我们多方位地理解关于病因的知识。

《金匮要略》第一篇第 2 条，即习称"病因三条"的内容："夫人禀五常，因风气而生长，风气虽能生万物，亦能害万物，如水能浮舟，亦能覆舟。若五脏元真通畅，人即安和，客气邪风，中人多死。千般疢难，不越三条。一者，经络受邪入脏腑，为内所因也；二者，四肢九窍，血脉相传，雍塞不通，为外皮肤所中也；三者，房室、金刃、虫兽所伤。以此详之，病由都尽。"

这一段我粗略地解释一下，仲景认为人禀受着天地间的五行之气，因风气而生长，大自然的风是空气的流动，人体的风是气血的流动，气血的流动带来营养，滋养人体细胞，人体可以生长。其实大自然的风也是这样，春风来了，万物复苏。大自然会扰动人体表面的大气层，温和的扰动可以刺激人体的新陈代谢，若是扰动太过了，则会伤了人体表面的大气层，这一层是人体的保护层，这一层伤了，其他的邪气很容易乘虚而入，所以说风气虽能生万物，亦能害万物，如水能浮舟，亦能覆舟。人体有三个这样的大气层，皮毛一个，胃肠道黏膜一个，三焦一个，这些气层都能保护人体，这里也是阴阳气对冲合离、交感变化的地方。若人体五脏元气精气充盈，充盈于三焦、皮毛腠理、胃肠黏膜处，卫气能够生发经常补充这个气层，虽有邪，亦可安和。若有客气邪风，客气不是生气（后文解释），邪风则是致病的风，客气邪风可破人体保护层，引邪而入，中人多死。疾病多种多样，致病模式不过 3 条，"一者，经络受邪入脏腑，为内所因也"，外邪导致内里中枢调控出现问题，这是神机病；"二者，四肢九窍，血脉相传，雍塞不通，为外皮肤所中也"，这是外邪导致病机，土郁结闭，经络不通，这是气宜之病；"三者，房室、金刃、虫兽所伤。以此详之，病由都尽"，这些是生活中的致病因素，这些因素可以看得到，而那些六淫邪气是看不到的，这些生活中的致病因素也会导致气宜病，病邪深入可影响人体系统稳态从而导致神机病。

看了这一段，仲景的意思已经很清晰明了，内里病在五脏，导致人体稳态失调，外之病在皮毛腠理，是气宜失常而生结闭也。而且仲景也讲了人体的保护机制，虽然没有言明具体事物，但其中意味已非常清晰，邪风可以破坏它，五脏元真之气可以补充它。《金匮要略》该条继续说："若人能养慎，不令邪风干忤经络，适中经络，未流传腑脏，即医治之。四肢才觉重滞，即导引、吐纳、针灸、膏摩，勿令耳窍闭塞。更能无犯王法，禽兽灾伤、房室勿令竭乏，服食节其冷、热、苦、酸、辛、甘，不遗形体有衰；病则无由入其腠理，腠者，是三焦通会元真之处，为血气所注；理者，是皮肤脏腑之文理也。"这段意思是疾病先由外而入，气宜之病谨慎调理，可以避免传为神机病。饮食内伤也是由外而入，先是气宜，后为神机。五脏藏精气，生产精气，这些精气都是营养，也是秩序，可以充盈三焦，充盈腠理，充盈皮毛，这些都是可以抗邪的。

以上学习了《金匮要略》病因三条，我作了些延伸解读，发热机理（也是诸病的发病机理）与仲景的原意是一致的。

四、系统失稳，秩序损耗

下面我们再谈一谈人体发热的另一个机制，即：系统失稳，秩序损耗。这部分的内容在伏邪机理里详细讲过，这里再简要地谈一谈。温病学说中有一个重要分类便是伏邪温病，这系统失稳是造成伏邪温病的主要原因。

内经说"冬伤于寒，春必病温"。又言"冬不藏精，春必病温"。贫苦之人，冬日衣不蔽体，常以燃烧精血来抵抗严寒。看一个"民国"小说里讲过这样一个故事，人力车夫王辛苦奔波在严寒的冬季，身上却穿着薄布短衫，身体蒸腾着热气，像一个小火炉，其实他是在耗费自己的生命。每日归来后，王辛苦抱着另一个男人相互取暖睡觉，有一天醒来后发现怀里的睡觉搭子已经冻死了。这是一个悲惨的故事，同时也是冬不藏精的案例。冬不藏精，燃烧精血可抵抗严寒，亦可提供秩序给混乱的机体。为了抵抗严寒，人体之精便不得闭藏，少阴君火便是精之源泉。于是，精血不断燃烧，少阴君火竭力发动起来，失却冬日闭藏状态。这时人体稳态中心就偏于阳的一侧，系统会失稳，秩序会被消耗。精是什么？精不仅仅是燃料，更是凝聚的秩序，补充了正常秩序才能维持系统之稳态。冬不藏精埋下伏邪的根，人虽一时无病，身体内稳态已然发生了变化。到了春夏之时，天气温热推动人体稳态中心向阳的一侧，这时人体的稳态更会失稳，这时如被外邪引动，则极易产生温病。

《伤寒论》曰："寒毒藏于肌肤之中，至春发为温病，至暑发为暑病。"寒毒是什么？是因伤寒造成了人体之机产生了病变，同时也影响了人体的稳态。伏气化温，内里秩序被消耗，渐渐失去了适应下一个外环境变化的能力，再次遭受外邪时，可能就发病了。在春天，并风气而为风温，在夏天应暑气而为暑温，在长夏应湿气可能发为湿温，在秋天应燥气而成燥热。并非感温热邪气才能引起温病，当人体稳态中心失稳，偏于阳的一侧时，内里秩序又被消耗，这时很容易被外邪引发为温病。当外环境的温度差、湿度差、压力差发生较大变化时，不论什么邪气都能够导致温病，医书里邪气入里化热讲的就是这个情形。人体稳态偏向了温热侧，这时再去刺激它，往往就会歪移到偏离的一侧，这就像凳子缺条腿，无论怎么碰，它大概率地会偏向缺腿的一侧。温病大多是新感引动伏邪，发于四时，所以就有了风温、冬温、湿热等说法。

关于阴阳对冲人体稳态中心偏移的问题，《素问·评热病论》曰："邪之所凑，其气必虚，阴虚者，阳必凑之。"反之，阳虚者，阴必凑之。如寒邪伤人，人之阳气必失，太阳经虚，阳气不足，则少阴经凑之，以补损失之阳也。再如《素问·疟论》曰："温疟者，得之冬中于风，寒气藏于骨髓之中，至春则阳气大发，邪气不能自出，因遇大暑，脑髓烁，肌肉消，腠理发泄，或有所用力，邪气与汗皆出。此病藏于肾，其气先从内出之于外也。如是者，阴虚而阳盛，阳盛则热矣。"此段经文指出伤于冬寒，病藏于肾，这就说明了伤于寒动了少阴经，少阴经发动则热矣，动少阴之闭藏则少阴虚矣。

身体内埋藏着伏温之邪后，往往会被外邪所引动，如上段经文言可被风气所引动，亦可被暑气所引动。引发温病的外邪，可能很强，也可能很弱，但凡很弱的外邪就能引发温病，那就说明这人的秩序已经快消耗光了，人体稳态偏离得厉害，这就像有严重基础疾病的人，外界一有风吹草动，则引动内伏之邪，发为神机病。这时病情危重，迅速化热，传变迅速。一般情况下，很多人内里都有伏邪，伏邪有强弱，当伏邪不强时，外感的强度大才能致使人患病。当人改善了外环境，得了足够营养与休息，这就可避免秩序的大量消耗，人体五脏及头脑中枢能够整理秩序、提供秩序，这时人体也会向好的一方面发展，这种情况可以认为是气宜病。战乱年代，一场小病就可以结束一个人的生命，这是为什么？这是因为外面一直处于混乱的状态，人体内里一直得不到休养，秩序一直被消耗，精血一直在燃烧，直至系统稳态被打破，内里的中枢再也无法整理混乱的秩序，秩序（精气神）被耗空，生命被终结。关于秩序（精气神）这方面的知识可参看基础理论篇。

发热的外因是"土郁结闭，气血来复"，内因是"系统失稳，秩序损耗"，但凡外感伤寒发热，温病发热，内伤发热，其中发热的病理机制类同，因此这些疾病也有类同的治疗方法。病理机制属于土郁结闭者，可以用通闭解结的方法；病理机制属于系统失稳者，可以用维稳与养藏的方法。因为病理机制与治疗法则类同，所以伤寒发热、温病发热、内伤发热可以归为一类，即为：温热病。由于热发生的地方是不一样的，有在三阳，有在三阴，另外人体发热后种种反应也是不一样的，所以这热又分实热、虚热以及虚实夹杂的热。发热病理性质不一样，表现出的症状不一样，采取治疗方法也不一样，因此有必要分清楚，下一章节就伤寒论的虚实机理谈一谈。

第五章　虚实机理

一、虚实并非以正邪作区分

现今的中医基础理论认为"有邪即为实，正虚即为虚"，然而这种概念有所偏颇，往往认定"邪气实"的部分而忽视了"正气"的作用，未能体现出正邪关系，"实"乃因正气充足导致正邪交争激烈，才呈现出邪气盛的外显。如气宜之病，土郁结闭，气血来复，邪气实表现为土郁结闭，正气不衰表现为气血来复。"虚"的理解看似与张仲景的理解相近，但"虚"的部分亦忽视了邪气的存在，乃因正气不足导致正邪交争不激烈，才主要呈现正气虚之部分，假如认为正气虚为"虚"，实际上却往往忽略了"虚"当中亦有邪气。如神机之病，内里疲惫，无力供精血于外，无力抗邪，这并不是邪不存在，而是被忽略了，被妥协了。

在这种基础上，现今中医容易造成一些误解，认为"虚证"必须完全"纯虚而无邪"，实必须完全"有邪而无虚"。"纯虚无邪"只存在于头脑想象之中而不存在于现实世界，每个人身体之中必定有邪气，这就是伏邪，如寒气、湿气、热气、湿热等。即使是健康之人也多少有一点，只是程度较轻，属于"未病"的状态，所以未必有不适的症状。健康人体内也可以有邪气，正气虚弱时，感邪可以致病，正气稍虚之时感受轻微邪气而不发病。如果邪气很盛，感邪很可能致病，不论正气虚实都可染病，且患病性质与邪一致，过寒则冻死，过热则热死，遭遇强力病菌则为瘟疫，症状皆相似；如果邪气不是很盛，虽然一时不得致病，邪气潜伏，伏邪性质往往与感邪的性质相反，如伤于寒则病热，伤于热邪者则有可能病寒，如热带的人体质往往虚寒。

回到真正的临床，就会认识到一切事物皆有正邪、阴阳两面，必须从两种角度去考虑。邪之所凑，其气必虚。如太阳伤寒表实发热证，若表气充实则为何受邪成病？必然亦曾有正气虚的原因才会受邪，只是在内之正气相对充实，正气奋起抗邪而呈现表实之证。这就是再强壮的人也必定有虚弱之时，故所有人受邪皆因正气虚。只是各人之虚有程度之别。虚、实乃互动关系而非绝对之状态，"纯虚"或"纯实"的认识反而限制了自己认识真实的世界。如果"实"等于"邪气"，则没有必要特别提出"实"这个概念，直接说"有邪"即可。虚实与正邪是两种层面的理论，虚实说明了临床正邪交争的综合状态，为导致病证出现的结果；正气邪气是言发病的基本理论，为病证出现的原因。

二、"实"不包括"病理产物"

今时之中医基础理论指出：内脏功能失调，气化失职，气机阻滞，形成痰、水、湿、脓、瘀血、宿食等有形病理物质，积聚停留于体内为"实"。这种对于实证的概念，是与《伤寒论》实证概念不一致的。例如脾虚水饮内盛、水饮凌心，属于虚证还是实证呢？中医内科学会认为痰饮属"实"，水饮之生成因"虚"，最终总结为"虚实夹杂"之证。如不少注家认为"胃家实"之"实"指阳明腑实证之便结、燥屎，此非《伤寒论》之原意。"阳明之为病，胃家实是也"。阳明病不一定会发生便秘，例如白虎汤、调胃承气汤方证之症状群也会发生便秘，可见"胃家实"之概念本来就不仅仅是便结之实，其核心含义为胃气（卫气）这个层面。大量注家对《伤寒论》条文的错误解读，长期积累下来，后人又不敢改变，《伤寒论》在传世的过程中渐渐失其真意，现在我们不妨冲破思维禁锢去理解原本之含义。外邪侵袭人体，的确容易产生各种所谓的"病理产物"，如痰饮、水湿、瘀血、便结、宿食等，这些"病理产物"往往是由气血的失常引起的，邪气侵袭，气宜之病，气血失去工作的环境，变化成了痰饮、水湿、瘀血、便结、宿食等。实证的病情之中，正气充实、正邪交争激烈，这是为了改变或运走这些"病理产物"而打通气血运行的通路。很多时候"病理产物"由人体的虚导致，或者是邪气太盛先造成人体之虚，然后再致病，因人体之虚而生"病理产物"，所以不宜以"病理产物"作为"实"的概念之一。

三、"虚实夹杂"与"本虚标实"之说

在临床中正气虚则容易受邪，甚少病情是"纯虚而无邪"或"有邪而无虚"的，因此现代中医学中，将"正虚而受邪"的情况重新命名为"虚实夹杂"或"本虚标实"。《中医内科学》教材之中，几乎大部分的病证皆有"虚实夹杂"或"本虚标实"。所有病情均能以"虚实夹杂"或"本虚标实"进行解释，这样辨别虚实就好像没什么意义了。

若以张仲景的虚实概念来看，虽然有"虚实同病"的病情，但与"虚实夹杂"的概念并不相同。虚中本已包含邪气，实也会有一定程度之虚，只是程度较轻，虚实两者皆有正邪二气并存，如此，于传统中医本身，虚实二者已是虚实夹杂，而无需另立新名。仲景言虚则强调正气虚弱未能抗邪，实则言正气充实而能抗邪。"纯虚而无邪"或"有邪而无虚"纯属头脑中的想象，只是一种理论假设。实际上，"虚实夹杂"偏于实者就以"实证"来处理，"虚实夹杂"偏于虚者就以"虚证"来处理，这是《伤寒论》的观点，也是本书的观点。

"虚实同病"则指同一人中，出现某部位之虚及其他部位之实，如"上实下虚"即上部之正气较充实、下部较虚，或上焦虚、下焦实等。"虚实同病"能存在于人身上的不同部分，如"上实下虚"主要是说人体气血的分布不均衡，系统稳态中心已经偏离。再如，有些人长期处于一个姿势造成肌肉强弱不均衡，有些地方肌肉很僵硬，有些地方肌肉松弛，这是形体的"虚实同病"，这也是形体的稳态中心"失中"的表现。情志上也是一样的，长期处于某种情绪之下会造成心理上的不均衡，这也是"虚实同病"。以上从气血的分布、形体的强弱以及情志喜好3个方面谈了"虚实同病"的问题，"虚实同病"表面上是人体系统存在虚实2种情况，其内里深层的机理是系统稳态失中的表现。失中了就要调中，恢复系统稳态，可以调气血、调形体、调心态，诸般之调，皆为和谐。

由于现代中医的"实"还包括"病理产物"的新概念，导致"虚实夹杂"之说更为复杂。每个人体内也总会有水湿、粪便等，因此可以说所有病皆是"虚实夹杂"，需虚实同调，从这一角度来说，"虚实夹杂"则变成一句空话而失其本义。

四、提出虚实概念的意义

我们为什么要认清《伤寒论》虚实的概念呢？这虚实的概念提出有什么意义呢？当我们欲想分清病人虚实的状况，那就要从症状体征与舌苔脉象上去辨别，邪

正交争，这些可以表现为症状体征，更能够表现为舌苔脉象，尤其是脉更为真实。当人体系统处于"实"的状态时，我们可以认为人体系统正在通闭解结，例如实性的发热就是在自我闷润，通过热气生清来通闭解结。帮助人体通闭解结，首先要分析人体郁结的性质与状态，实证之发热往往病在气宜，气血的状态与性质不协调，如果协调了人就会汗出而解。所以医生的做法是，先判断出郁结的性质，然后就可以调谐气血来达到通闭解结的要求。调谐气血一是要调谐气血运行的状态，表病是要引气血攻表的，里病是要引气血攻里的；调谐气血还要调谐气血的性质，如寒湿结用药偏热偏燥，燥热结则用药偏凉偏润。到达卫分的气血是由居中的神机决定的，所以就要求医生用药物或者外治的方法调谐神机，使输送到病灶处的气血符合解结的要求，创造一个好的气宜以利于通闭解结。从这一点说，中医是调神的，中药的力量是在调控和激发人体自身的力量，调神在于信息，所以中医是为信息医学。

假设太阳伤寒表实证，这个郁结就是寒湿结，这时我们首先用苦味药，苦味宣通，为解结之要药。寒湿结水土为瘀，苦味宣通过后，水土得到了火就可以流通起来，像麻黄汤就用了苦味麻黄与苦杏仁，麻黄汤还用了桂枝、甘草，这2味药辛甘闷润，它们帮助麻黄使通闭解结更柔和，更彻底。在处理实证之热时，我们不仅仅要考虑帮助人体通闭解结，很多时候还要考虑到郁积热的情况，会不会伤及人的中枢，必要时减少辛味药，加上咸寒的药。辛味药主闷，会生热，咸寒的药可泻少阴，减少热的来源。

桂枝汤证，本是郁结，但汗出未解，失了津液，这证就变得虚实夹杂了，所以这时脉缓，脉无力了，代表正气不强，所以这时的用药以辛甘为主，继续闷润来帮助人体通闭解结，这时苦味药就少用，苦味宣通，力的方向是直的，很容易出了人体，从而泻热，而辛的力是横的，可以让血气在皮毛下流窜，有助于闷润。人体通闭解结需要一定的热，早早地把热卸了，病将易除。

由上可知，提出虚实的概念在于我们认清疾病的性质，从而正确地处方用药。临床实热是比较容易鉴别的，虚热与虚实夹杂的热就不好诊断了，下节谈谈客气理论，客气与虚性的发热关联甚大。

第六章　虚热机理

热分虚热、实热，实热是正邪斗争激烈时产生的热，一般发生在三阳，是为气宜病；虚热一般发生在三阴，这时人体在竭力地调整秩序，维护系统稳定，竭力自救，这时也会产热，多是五脏奋力工作时产生的热，只有五脏内部协调好了，才能够造出精气来抗邪杀敌。三阳的热初期多为实，但是随着身体的变化，病情的发展，有些患者出现虚的表现，这时的热就有了虚实夹杂的性质，特别是发生在少阳的热很多是虚实夹杂的，另外三阴病将要出于阳时，往往也会呈现出虚实夹杂的象。《黄帝内经》说："邪之所凑，其气必虚。"临床上即使实证之热也有"虚"的存在，即使三阴病神机病发热也说明有正气之热，所以虚实夹杂的热最多。我们之所以分出虚实来，这是治疗的需要，实证之热受得住攻伐，所以我们尽量使多余的热释放出去，以免进一步戕害机体，虚证或虚实夹杂的热，我们就要以补正气为主，恢复系统稳态，增加秩序，先稳里，再逐外。关于虚热的机理在于系统稳态中心的偏移，一在于病机（"机"之松弛），"机"之松弛在《伤寒论》客气理论中明显体现出来，仲景认为客气生成大多是"机"之松弛导致的。

一、客气　劳气　伏气

（一）客气

在仲景书中，"客气"作为一个独特词多次出现，很多伤寒的注家认为，仲景书中的"客气"是为邪气。"因邪从外来，故称客气"，或者认为"即外邪。邪气从外而来，非身体素有，故称客气"。可在仲景书中已有"邪气"一词，为何此处特别用"客气"而不直接用"邪气"呢？仔细比较各条相关的经文，我们发现"客气"的原意更为深刻，比之《黄帝内经》的"客气"含义则更为具体。

（1）《黄帝内经》中的"客气"

在《黄帝内经》中，"客气"一词出现过3次，其中2次的条文相近。第一条出现在《素问·标本病传论》："人有客气，有固气，小大不利治其标，小大利治其本。"另一条在《灵枢·病本》："有客气，有固气，大小便不利治其标。大小便利治其本。"这2条的"客气"与"固气"，可以认为客气是指因外感邪气而使人体固有的秩序发生变化，这些秩序变化可称之为客气，而固气则是人体本来的秩序，人体的气血按照一定的规律周期性运行是为秩序，此也是为固气。固气之"固"乃"固有""旧有"之意，日升日落，冬寒春暖，人体的气血运行是有一定规律的，应天地的变化而变化。邪气侵袭人体带来了人体秩序的改变，这种改变是与天地不合一的，是为病，对于人体系统而言这种逆乱的秩序不能是常有的气，故称之为"客气"。客气与邪气有什么区别呢？客气是由外来邪气与人体固有的气共同作用产生的，这种气最终会被人体系统驱逐出去，混乱的秩序会得到改正。"人有客气，有固气，小大不利治其标，小大利治其本"。联系后文讨论小大不利的问题，先不管人体秩序混乱与否，假若出现大小便不利，皆先治二便不利。

内经中另一处"客气"在《素问·六元正纪大论》："有假其气，则无禁也，所谓主气不足，客气胜也。"这里"主气"与"客气"显然是五运六气理论中的主气与客气，这里的"客气"也是指变动的气，之前论述的客气也是变动的气，这种变动往往导致人体生病了，五运六气的"客气"的变动可能会改变人体系统的稳态，可能致病，也可能导致人体生病。其实它们含义差不多，与《伤寒论》的客气也有很多类似的地方。

另外，《黄帝内经》中常有"邪气客于……"之类的句法，又如"风寒客于人""邪气之客于身也""虚邪因而入客""邪客之则热""邪气客于风府"，等等，这些"客"的意思，与上述"客气"含义是类似的，这里意是"留止""停留""侵入"的意思，外邪能够停留于体内，必然也与机体正气相互交争，相互妥协。如《素问·五脏生成》篇说："此皆卫气之所留止，邪气之所客也。"这里将"卫气留止"与"邪气所客"相对应，正是指因卫气留止而导致邪气侵入停留之处。通过以上的描述，我们可以清晰地感知到"邪气"到"客气"的过程，如"虚邪因而入客"表达出的意思就是：人体正气虚，邪气入，正邪交争而为客气。"入客"进入而为客，邪气进入，人体必然有所反应，邪气没有赶出去，停留下来了，这反映出了正邪交争的结果。外来的邪气只是外来的邪气，它只要进入人体便要改变身份，便于与人体固有的气进行沟通交流，想要停留下来便是要变成人体的内气，停留下来的内气有些是对人有益的，如水谷精气，如天之清气，有些却是无益于人体的，妨害人体系统稳态的，客气就是描述这些气的。

（2）张仲景的"客气"概念

张仲景的"客气"概念，与《黄帝内经》有相似之处，但有所偏重且更为具体。"客气"在仲景书中有6处，分别在《伤寒论》第134、158、221条，以及《金匮要略》一篇2条，还有2条在《辨脉法》与《辨可吐第十九》中。除了"客气"一词外，仲景书中还有"客热"一词，"客热"与"客气"概念相近，在仲景书中曾出现3次，分别在《伤寒论》第122条、《金匮要略》十七篇第3条，以及《辨不可下病脉证并治》中亦有1条，以下逐一讨论。

《伤寒论》第134条说："胃中空虚，客气动膈。"第158条说："但以胃中虚，客气上逆。"第221条说："胃中空虚，客气动膈。"《辨脉法》说："中焦不治，胃气上冲，脾气不转，胃中为浊……若阴气前通者，阳气厥微，阴无所使，客气内入。"《伤寒论》第122条、《金匮要略》十七篇第3条说："数为客热不能消谷；以胃中虚冷。"《辨不可下病脉证并治》说："客热在皮肤，怅怏不得眠。不知胃气冷，紧寒在关元。技巧无所施，汲水灌其身。客热应时罢，栗栗而振寒。"

以上条文看似皆以"胃虚"或"胃虚冷"为"客气"形成的基础，可以这样理解，由于误下或误汗后使胃气受伤，或胃中虚冷，胃阳不固，因而虚阳上逆，形成"客气"。但是我们想过没有误汗误下最终伤的是哪里的阳气？胃中虚冷、胃阳不固又因何而成？胃中虚冷不是气往下行吗？阴寒又如何上逆的呢？我们在前文提过伤寒之中"胃气"与"卫气"有着莫大之关联，所谓"胃气"往往是指"卫气"。这卫气是从水谷精微来的，胃气能消谷，这是卫气的生化之源，所以仲景往往用胃气指代卫气。卫气入于三焦枢则为三焦之气，实能护佑胃腑之外，还能为胃腑提供适宜的温度、压力与湿度。当汗误下之后实则伤的是胃肠道的卫气，进而伤及三焦之气。金匮言，形寒肢冷者，三焦伤也。当三焦虚时，则不能护佑胃腑，是故胃中虚寒；三焦压力小，不能维持胃腑工作时的压力，可能出现胃气上逆而动膈。胃消化水谷，需要一定的压力和温度，消磨水谷过程中产生热，当压力不能锁住这种热时，这种热成了客热，且不能消谷。当三焦的压力锁住这种"热"时，热力转化成了动能，促进了胃肠道的蠕动，这是在做功，可以消谷，这一点可以参考一下蒸汽机的工作机制。"客"是非常形象的比喻，相对于客人而言则是主人，消磨水谷的热如果不能被束缚住，则不能成为主人，不能为这个家劳心劳力。就像老君炼丹炉一样，火焰束缚不住则飞扬，炼不得仙丹。客气也不是外来的邪气，也不是内生邪气，它是由炼丹炉漏气造成的。"中焦不归者，不能消谷引食"说的也是这个道理。另一个层面，误汗误下伤及三焦，三焦伤，能源无法供给胃腑，这也是胃中虚，胃中虚无法将热力转化成消化水谷的动能。是故，客气之所成也，在于三焦虚也。三焦属少阳，少阳为阳之火枢，三阳之阳气皆入于少阳。

在 158 条更进一步地说："医见心下痞，谓病不尽，复下之，其痞益甚。此非结热，但以胃中虚，客气上逆，故使硬也。"本条强调"客气"非"结热"，何谓"结热"？"结热"又称为"热结"，如《伤寒论》第 30 条"阳明内结"、第 106 条"太阳病不解，热结膀胱"、第 131 条"病发于阳，而反下之，热人因作结胸"、第 136 条"伤寒十余日，热结在里"，此等条文可证，热结或结热由土郁结闭，气血来复造成。这一条把结热与客气作比较，结热可以攻之（通闭解结），而客气多属于少阳，三焦虚不可攻之。

《伤寒论》第 122 条说："病人脉数。数为热，当消谷引食，而反吐者，此以发汗，令阳气微，膈气虚，脉乃数也。数为客热，不能消谷；以胃中虚冷，故吐也。"这一条又进一步说明，客气是胃中虚冷（卫中虚冷）造成的，这里认为膈气虚，膈内之气属三焦，三焦虚会反映到三阴，这心肾会加速工作以补三焦之虚。少阳三焦为阳之火枢，少阴心肾为阴之火枢，少阳相火来源于少阴君火。是故，三焦虚则导致脉数，这个脉数是补虚的数，不是消谷的数。此等数脉，数而无力，底力不足。

在《伤寒论》第 134 条的大陷胸汤证、第 158 条的甘草泻心汤证，以及第 221 条的栀子豉汤证，三者都出现"客气"一词，三证的共同点：同样是因误下之后，出现不同程度的胃气虚（三焦卫气虚），出现客气动膈或上逆。

同时三证在三焦虚的同时还表现为土郁结闭，仲景采取的办法是先通闭解结，结闭通后，虚可自解，仲景言："三焦竭部……不须治，久则郁。"如果患者有明显少气的情况，仲景往往加甘草，如甘草泻心汤、栀子甘草豉汤。甘草味甘属太阴湿土，土有沉静之象，增强压力，且能补津液。那么仲景为什么不用甘味的人参、大枣呢？人参、大枣同样可以扶助少阳，人参甘而微苦，颇合少阳之性。少阳主暑气，有湿热二性，正应甘苦，仲景方中人参大多补少阳。人参，现代认为可以大补元气，元气者，三焦所藏也。然人参补力大，此处十分结闭，大补可能有所不宜，甘草的补力就足够了。大枣太滋腻，也不太利于通闭散结，故不用。我采过新鲜的甘草，所以对甘草的习性比较了解，甘草药性有横向的力。胃腑之外就是三焦，甘草横向的力可以联结它们，而且三焦原气与腠理卫气也是横向的联系，甘草也可以联结它们。甘草泻心汤，栀子甘草豉汤，其中都有苦味药，甘苦相应，这也是入了少阳的性。

张仲景提出"客气"一词，有其深刻用意。首先，"客气"并非外来"邪气"。《金匮要略》说："若五脏元真通畅，人即安和，客气邪风，中人多死。"这里把客气与邪气并排，显然是指2种概念。邪气大多为外来者，客气乃三焦功能弱化导致的气宜，两者一外一内。五脏元真充斥三焦内是为三焦原气，充斥在腠理间是为卫气，两者相互交织，发挥着抗邪的作用，是故五脏元真通畅，人即安和。若三焦原气弱，则腠理空虚，再遭邪气，中人多死。

《伤寒论》的客气是一种"虚实夹杂"的现象，强调是内里之虚，位置多指三焦与胃腑；《黄帝内经》的客气也是一种"虚实夹杂"的现象，强调是外感之邪，位置多位于皮毛。客气究其本质是由于人体的秩序紊乱，张仲景强调正气虚不能正常地做功而生出异常的秩序，内经认为外邪袭扰而生出异常的秩序。

（二）劳气

"劳气"一词，出自《金匮要略》水气病篇："黄汗之病，两胫自冷；假令发热，此属历节；食已汗出，又身常暮盗汗出者，此劳气也。"劳气的名称提示着劳气由虚劳疲劳所致，具体而言劳气与"机"相关，这个气一般不会感到劳累，卫气津液用得久了会变浑浊，而被气作用的形体却会感到劳累。"机"长时间处于压力紧张的环境，频繁地开合，会造成弛张，合不拢。"机"的作用就是开合，有了卫气的温煦营养，开合的功能才得以实现，所以卫气的作用为"司开合"。肢体频繁动作，机产生疲惫，营养得不到有效供给，废物也不能很快运走，这就是劳气。"机"松弛，合不拢，则不能维持适宜的压力，这会造成自汗出。黄汗是颜色偏深的汗，其中包含着更多废物杂质，代谢废物通过汗毛孔排出过多，这就形成了黄汗，这是不正常的渠道，正常的渠道应该从二便排出。而且，机体松弛，卫气自泄，所以两胫自冷（两胫卫气循环很少所以容易冷）。气泄津亏，代谢废物不能正常排出，常导致土郁结闭，而引起发热，关节之处更易郁阻肿胀，此为历节。"食已汗出，又身常暮盗汗出者，此劳气也。"这里着重讲自汗出，气门难闭，难以维持相应的压力，卫气携带的能量多能化热散逸而出，而不能转化成动能，散布于更广的空间。

劳气虽不能等同于黄汗，但两者之间有着绝大之关联，其皆与"机"松弛相关。若想使"机"恢复正常，则恢复其营养供给，闷而润之。

（三）伏气

除了客气、劳气，仲景书中还提到"伏气"。温病学里面有"伏气温病"，两者概念差不多。"伏气"一词首见于《伤寒论》之中，因此理解"伏气"的原意，对于理解后来温病学的发展有重要意义。《伤寒论·平脉法》曰："师曰：伏气之病，以意候之，今月之内，欲有伏气。假令旧有伏气，当须脉之。若脉微弱者，当喉中痛似伤，非喉痹也。病人云：实咽中痛。虽尔，今复欲下利。"

伏气有个特征，就是脉证与周围环境不顺应，发病时，脉证也可能不相应。仲景说"以意候之"，根据现在的气候推测大概会有什么脉象，观察脉象与气候有很大差异，则很可能有伏气。仲景说"今月之内，欲有伏气"，患者没有明显的症状，仲景怎么知道有伏气的呢？答案就是"当须脉之"。为什么说患者没有明显症状呢？仲景说"以意候之"，若有明显症状问诊即可，不必以意候之。下面仲景继续举例，这是脉证不相符的例子。假使患者喉咙痛，常见疾病为喉痹，脉当有力，今却脉微弱，这是脉证不相应。这时患者咽痛，又想拉肚子，这更是脉证不相应。

伏气的缘由在于身体内部的稳态中心已经偏移，秩序紊乱损耗，不能顺应外环境的变化。犯病时，由于患者身体稳态中心的偏移，医者这个"中"不好把握，所谓脉证不相应，并不是患者的病机与脉证不相应，而是它展现出不常见的脉证，往往超出医生对疾病常态的认知。

二、形体的弱是客气产生的原因

上一篇文章我主要认为客气是三焦元气不足造成的，客气虽然也是由卫气变化而成，但客气不是生气，不能够做功，欲想客气变成生气，则要约束它，给它合适的工作环境，这时客气就能够好好做功了。因为这个客气主要发生于少阳三焦，所以我认为客气是三焦元气不足、约束无力造成的，其实在皮毛腠理也有这样的情形发生。

《伤寒论》第53条："病常自汗出者，此为荣气和。荣气和者，外不谐，以卫气不共荣气和谐故尔。以荣行脉中，卫行脉外，复发其汗，荣卫和则愈，宜桂枝汤。"

这一条提出"荣气和者，外不谐"，"荣气和者"表示人体内里的供给比较充足，"外不谐"表示人体外部可能有闭结，有闭结当闷润，闷润透了结解，但是形体的弱又闭不住热，造成了自汗出，所以这时用桂枝汤闷而润之。形体的弱是什么原因产生的呢？可能是先天体质弱，也可能是卫阳不足不能很好地滋养形体，或是因为过度劳累，机松弛了，闭锁不了，所以卫气不能横行，不能散于微末。怎么使机之病得到缓解呢？休养生息，休息提供充足的营养，同时还要激发卫阳，闷而润之。这也是化客气为生气的方法，仲景常用桂枝类方，如桂枝汤、桂枝甘草汤、小建中汤等，东垣则用黄芪类方，如补中益气汤。

桂枝类方与黄芪类方都是辛甘之味，这两类方主治都是有热的，所以后世又称之为"甘温除大热"，甘温除大热常被认为是李东垣首倡，其实在《伤寒论》中已经明确了这种治法，不仅有桂枝类方，而且还有黄芪类方，如黄芪芍药桂枝苦酒汤治"黄汗之为病，身体肿，发热汗出而渴，状如风水，汗沾衣，色正黄如柏汁，脉自沉"。黄芪主治黄汗劳气，劳气与客气关系很近，往往都是机松弛造成的，黄芪与桂枝有什么区别呢？黄芪味甘，主散精，这样可以增加卫分的供给，而且黄芪多孔，有含气之象，可以壮大卫气。黄芪可以散精以补卫气，卫气填充进一步滋养形体，这样达到治机的目的。桂枝辛敛，从皮毛向内敛，这样可以解决卫气散逸的问题。黄芪和桂枝，一个从里面加强供给，一个从外面敛气避免丢失，一外一内，都可使卫气充盈，从而达到调养机的目的。黄芪由内而外，故脉可沉；桂枝由外而内，故脉可浮。若其人脉紧实者则有所不宜，脉紧实者，再去压缩，卫气将化大热。《伤寒论》曰："（桂枝汤）本为解肌，若其人脉浮紧，发热，汗不出者，不可与也。常需识此，勿令误也。"

桂枝汤证发生在发毛腠理，病理机制很类似客气客热，所以也可以认为是一种特别类型的客气之病吧。客气之患在临床上常被认为是虚阳上越，甚或有阴盛格阳之说，其实阴盛格阳这个名词非常不好，很容易造成误解，所以不建议使用。甘温除大热，又被认为是阳虚发热，气虚发热，内伤发热，其特征有倦怠乏力等，其脉象与征象都有气不充盈的特征，气不充盈的表象之下都有着形体的弱，有着"机"松弛的这个病机。桂枝汤证的病机与麻黄汤证的病机是不一样的，麻黄汤证的病机是"开不得"，阻力很大，桂枝汤证的病机是机有些弱，闭不住气机，达不到闷润的要求。

"机"的松弛往往也是土郁闭结导致的，为什么呢？形体土郁闭结之后，血气运行的压力也就大了，有些薄弱的地方也就显现出来了，比如一个广场有 20 个通道可以进出，有几个通道比较堵，其他通道人流量就会大，冲击之下，它可能变得更薄弱，另外这种冲击之力在人体表现为汗出与发热。人之形体往往就是这样厚薄不均，土郁结闭之下，薄弱处愈显不堪。治疗这种病机就是闷润，也就是休养生息，闷使其静，润使其养。那种麻黄汤证的病机，阻力很大、开不得的病机，也是需要闷润的，只不过在闷润的基础上加苦味宣通的药，这是因为郁结愈甚，苦味药比例需增加，若热大，则用咸味以降少阴火。

客气客热是虚实夹杂的热，这种热临床上非常多，患者本来体质弱，或六经传变过程中伤了正气都会导致这种现象。是故，形体的弱是客气客热产生的原因，临床上我们采取以气养形的方法，休养生息。三焦空间为膜原所构筑，膜原之上有着众多的"机"，而且"机"非常大而广，机松弛，闭不住压力自然就会泄气，这就造成"胃中空虚，客气动膈"了。

三、气上冲的桂枝证

《伤寒论》中实热的示范是麻黄汤证与太阳温病，一是寒湿结，一是燥热结，都是结实的热，桂枝证可作为虚证发热的示范，虽然桂枝汤证的发热虚实夹杂，但是可作为虚证的示范，还可作为虚热示范的有小柴胡汤证，下两节谈谈这2个问题。

在黄煌的《张仲景50味药证》中记录桂枝主治气上冲而脉弱者，如桂枝甘草汤治"发汗过多，其人叉手自冒心，心下悸，欲得按者"。这里的"发汗过多"，不仅指误用发汗药后出汗过多，也指患者自汗量多，或易汗出的体质特点。"心下悸"，主要指心脏的悸动感，还包括胃脘部、脐腹部的跳动感，如腹主动脉的搏动感。凡含有桂枝、甘草的处方，大多可用于治疗心动悸等病症。例如，茯苓桂枝甘草大枣汤治"脐下悸者"，茯苓甘草汤治"伤寒，厥而心下悸"，炙甘草汤治"脉结代、心动悸"，小建中汤治"心中悸而烦者"。

桂枝甘草汤属于桂枝类方最简单的，只有2味药，桂枝类方桂枝用的最大量方是桂枝加桂汤，方中用了5两桂枝，桂枝加桂汤治气从少腹上冲心者。原文为"烧针令其汗，针处被寒，核起而赤者，必发奔豚。气从少腹上冲心者，灸其核上各一壮，与桂枝加桂汤"。奔豚，为古病名，《金匮要略》有记载："奔豚病从少腹起，上冲咽喉，发作欲死，复还止，皆从惊恐得之"。"上冲心"及"上冲咽喉"，是说胸部有搏动感、撞击感和窒息感，并有突发性的特点。"发作欲死"，是说有精神障碍性症状，如一时性的昏厥等，亦指病人感觉相当痛苦。"复还止"，是说其病时发时止。"皆从惊恐得之"，不仅指外来的精神刺激，亦指患者内在的易惊易恐的素质。以上病症虽冠以"奔豚病"病名，张仲景并用"气上冲"来表述，但从证候特点来看，与桂枝甘草汤证的"心下悸"是一致的。例如，桂枝汤治"太阳病，下之后，其气上冲者"，茯苓桂枝白术甘草汤治"心下逆满，气上冲胸"。以上处方中均含有桂枝甘草，桂枝甘草是核心药对，所以我们继续谈谈桂枝甘草，那么再解其他桂枝类方剂则会顺畅许多。

桂枝甘草汤治"发汗过多，其人叉手自冒心，心下悸，欲得按者"，此证发作的关键在于发汗过多，而导致伤了卫气津液，最终还会伤及少阳元气津液。少阳三焦卫护脏腑外围，给脏腑提供良好的温度、湿度与压力，当少阳元气虚时，不能卫外而为固了（卫脏腑之外），压力不能维持正常的状态，于是客气上逆，这就是"气上冲"，压力不稳，心下悸动，这时患者手按上去，增加局部的压力，病情就会缓解。在生活中这类病情有很多，如跑累了按着腹部会舒服一些。

再看第 117 条桂枝加桂汤，原文为"烧针令其汗，针处被寒，核起而赤者，必发奔豚。气从少腹上冲心者，灸其核上各一壮，与桂枝加桂汤"，人受寒时烤火取暖，身体的寒就会缓解。用火治病古来就有，《伤寒论》记载有火熏法、艾灸法、烧针等，这些都是强汗法，强汗法意思是正常的人火熏过也会强发汗。烧针令其汗，发汗过多也是伤了三焦元气，"针处被寒，核起而赤者"这是一个局部的伤寒，灸过后毛孔开放，热气生清，气血中携带物质多，再受寒，形成土郁结闭的状态，所以会核起而赤，赤色的形成在于气血来复，这时人要通闭解结，要聚集气血，气血聚集就会增加压力，压力增，三焦元气虚又闭不住气，所以就造成奔豚证。"灸其核上各一壮"这是重新闷润，闷过后千万不可再受寒了。《金匮要略》还记载："奔豚病从少腹起，上冲咽喉，发作欲死，复还止，皆从惊恐得之。"惊恐，情志紧张，气内敛，压力大；情志内伤，耗损元气，一方面压力大，一方面三焦元气虚收不住，这亦可造成奔豚证。

桂枝甘草治疗气上冲，一在于闷，二在于散精而润。桂枝甘草之用在于保津液，实卫气，补三焦元气。讲起保津液，保卫气，我不禁联想到土壤保墒的道理。农民种地会经常锄土，锄土可以保墒，下雨后土壤表面就会被雨水打平压实，表面上看这种土壤很结实，水分不会轻易蒸发，事实上却不是这样，板结的土壤里有很多毛细管，毛细管有虹吸作用，所以水分蒸发很快。这时农民用锄头把土壤锄疏松了，锄断那些直立的毛细管，水分就会很好地保存。其实，土壤变得疏松了，就多了一个气态的保护层，这很像人体的保护层，这一层可以护卫津液与卫气。桂枝在于闷，闷了气不容易出来，它便横向地走，闷透了，卫气津液就能充盈腠理，这就像土壤变得疏松就能保墒了。桂枝汤证的皮毛就像那板结的土壤，虽然汗出腠理却是不通的。

桂枝类方多用于皮毛汗泄伤了精气，主病位在表，然后慢慢向里延及三焦的症状，桂枝辛甘敛气，所以仲景用了桂枝，到了少阳层面，以少阳为主时，仲景往往用黄芪、人参来补少阳。

四、形寒肢冷者三焦伤也

"形寒肢冷者，此三焦伤也。"出自《伤寒论·平脉法》。三焦为气之海，外感邪气最终会伤及三焦，而致元气虚衰，元气虚衰则卫气亦虚衰，不能温分肉，是故形寒肢冷。小柴胡汤证表现出了三焦伤的情形。

《伤寒论》第97条云："血弱气尽，腠理开，邪气因入，与正气相搏，结于胁下。正邪分争，往来寒热，休作有时，默默不欲饮食。脏腑相连，其痛必下，邪高痛下，故使呕也，小柴胡汤主之。"小柴胡汤证血弱气尽，血弱者，营气不济，气尽者，卫气损耗，如此三焦元气必虚。三焦元气虚，战略防守，等待气血来复，肢体因此寒冷，待气血来复后，欲通闭解结，故而发热。伤寒发展到少阳层面，元气已然虚衰，正气需要等待聚集才能抗邪，所以寒热往来。同时三焦不能很好地护卫脏腑，客气冲上心烦喜呕，中焦不归则不能消谷引食。此证多由伤寒而得，故多失卫阳，显象为寒冷多一些，若津液亏虚多一些，则显象为燥热多一些，显象为燥热的，仲景用小建中汤。

《伤寒论》第102条亦用小建中汤："伤寒二三日、心中悸而烦者，小建中汤主之。"这里出现的"心中悸而烦"的病理机制与桂枝甘草汤类似，也是针对少阳元气不足的。《金匮要略》第六篇第13条说："虚劳里急，悸，腹中痛，梦失精，四肢酸疼，手足烦热，咽干口燥，小建中汤主之。"在此条中虚象已尽显。比之桂枝甘草汤证，小建中汤虚象更为明显与深入，不仅仅卫气损耗，而且津液还亏损。卫气损耗不能卫外温分肉，往往会形寒肢冷，四肢酸疼；津液亏损则产生燥热之象，故出现手足烦热，咽干口燥，这里的"手足烦热"多是手足心的热，手足心是动静脉直捷通路，手足心热多表现出营分的热，血脉的热不能散到卫分，所以这种人虽然是虚热，但卫外功能不强，极易外感，怕热又怕冷。"腹中痛"是腹中气机不畅，"虚劳里急"往往是力小任重引起的，虚劳是指三焦元气的不足，这病显然到了少阳层面。小建中汤是桂枝倍芍饴糖冲，芍药饴糖，酸甘养阴，厥阴合，太阴开，这是在血脉层面振荡，开合之间气血回归三阴，可以逐血痹，滋阴潜阳，桂枝在外敛气内收，两相作用，里急可解，虚劳可补。

第100条："伤寒阳脉涩，阴脉弦，法当腹中急痛，先予小建中汤。不差者，小柴胡汤主之。"仲景在这里先用小建中汤，不差者，又用小柴胡汤。在仲景心目中小建中汤与小柴胡汤都在少阳层面，病机都是三焦元气不足，小柴胡汤证偏寒，小建中汤证偏热。小建中——建的是"中"，传统认为是脾胃，从药理上来看，大剂量的酸甘化阴，也好似入得三阴层面。其实"中"不仅仅是太阴，"中"也包括少阳，少阳、太阴就立在六经传变的中路上，少阳在三阳的最末，太阴在三阴的最初。小建中汤证滋阴潜阳，阴分有热，津液加上这个热正好中和为卫阳之气，可以填充到少阳里去，这样少阳的元气也得到补充。小建中汤证与阴火证颇为相似，都是甘温除热的示范，下节谈阴火证。

五、阴火证

李杲是金元四大家脾胃派的代表人物，其创立阴火论，至今还在指导着临床应用。李杲所处的年代，正值宋金元战乱，饥荒连年，疫病流行，东垣于《内外伤辨》云："都人不受病者万无一二，既病而死者继踵而不绝。都门十有二所，每日各门所送多者二千，少者不下一千，似此者几三月。"且大梁、东平、太原、凤翔病伤而死，无不然也。可见疫病流行，夭枉之惨烈。惜医者不识，误作外伤风寒表实之证治之，医杀之耳。东垣指出此"皆由中气不足，乃能生发耳"，创补中益气汤治之。

李氏从 3 个方面叙述了阴火证的主要临床表现：①脾病则怠惰，气短神疲，嗜卧，四肢不收，大便泄泻，当脐有动气，按之牢若痛，食入则困倦，精神昏冒而欲睡，体重节痛。②心火热中上炎则气高而喘，身热，心烦，头痛，烦渴，面热，口燥咽干，胃中灼热，脉洪大。③三焦阳气不足，水湿聚肾则作涎及清涕、唾多，尿多而恶寒。甚则足不任身，足下痛不能践地，骨乏无力，喜睡，两丸冷腹中隐隐而痛，腰、脊、背、脚皆痛。

阴火证的治疗原则，如云："惟当以甘温之剂，补其中，升其阳，甘寒以泻其火则愈。《黄帝内经》曰："劳者温之……损者温之"。盖温能除大热，大忌苦寒之药泻胃土耳（《内外伤辨》）。从阴火证的临床表现以及治疗原则，我们可以看出症状以虚为主，治疗也以补为主。阴火证的发热，带有虚的征象，就如《内外伤辨》所云："证象白虎，惟脉不长实为辨耳，误服白虎汤必死。"观补中益气汤的组成，我们心中也大致形成一个"虚"的意象，关于阴火证李东垣有一段话尤为重要，下面我们根据这段话进行分析，从而深入理解阴火证。

《脾胃论·饮食劳倦所伤始为热中论》："若饮食失节，寒温不适，则脾胃乃伤。

喜、怒、忧、恐，损耗元气。既脾胃气衰，元气不足，而心火独盛。心火者，阴火也。起于下焦，其系系于心。心不主令，相火代之。相火，下焦胞络之火，元气之贼也。火与元气不两立，一胜则一负。脾胃气虚，则下流于肾，阴火得以乘其土位，故脾证始得，则气高而喘，身热而烦，其脉洪大而头痛，或渴不止，其皮肤不任风寒，而生寒热。盖阴火上冲，则气高喘而烦热，为头痛，为渴，而脉洪。脾胃之气下流，使谷气不得升浮，是春生之令不行，则无阳以护其营卫，则不任风寒，乃生寒热，此皆脾胃之气不足所致也。"

金元战乱时期，战火纷飞，民不聊生，老百姓饥一顿，饱一顿，冷一顿，热一顿，造成"饮食失节，寒温不适"，这种情况下，脾胃不会好，会受伤，脾胃受伤之后，难以消化吸收，难于散精，于是三焦元气也会不足，元气藏于三焦之中，相关理论已见上篇。三焦元气是能够直接做功的气，是有能量、温暖的气。三焦是人体气的仓库，三焦元气虚弱，人体必然少气懒言，虚赢乏弱。人有七情六欲，七情六欲也消耗元气，因为心中有所欲，总是要做些什么，有了动作就会消耗元气。另外的情况，情欲可以使人的稳态中心偏移，着急容易上火，烦闷导致气郁。五脏又为五神脏，神机所发，喜、怒、忧、恐、思必动及五脏，人长期处于某种情志，人体稳态中心必然偏移。外感六淫可使人体稳态中心偏移而结成伏邪，那么内伤七情亦可致伏邪。金元战乱，众民求生之余，担惊受怕，必然遭受过激的情志支配，神机所出是需要耗费元气的，秩序被损耗，稳态中心被偏移，这为后来的阴火证埋下基础。

李东垣在这段话中讲了很多"火"字，比如说心火、包络之火、相火、阴火，等等，东垣说这些"火"都不是良善之辈，都为致病之由。其实东垣所说的"火"与着急上火中的"火"是差不多的意思，是热量局部聚集的火，是病理之火，不是少火生气的火。这种火聚集，不逍遥，难以做功，多以热的形式表现出来。东垣说"既脾胃气衰，元气不足，而心火独盛"，这里的心火便是情志过极生成的病理之火。"心火者，阴火也。起于下焦，其系系于心"，心肾为少阴，少阴为火枢，心肾相连，生理上心之火来源于肾，病理上亦是如此，只不过这个火生出来，适应了紧张的应激状态，不是安静祥和的状态下产生的少火。

然后东垣又说"心不主令，相火代之"，本书上篇讲过君火以明、相火以位的道理，其实东垣也是这样认为的。三焦元气为五脏精气所化所填充，其有做功之能，故相火可代心以行事。这里的相火，东垣也认为它是祸乱之源，其实正常生理状态下，相火就是生气、元气，但是东垣时代的百姓，长期处于应激状态下，精神紧张，情绪紧张，这个状态下生成的相火也染上不稳定暴烈的性格。五脏者，神机所发，五脏发出来的是秩序，五脏处于什么状态下，那么它发出来的精气就带有什么样的秩序。"相火，下焦胞络之火，元气之贼也。火与元气不两立，一胜则一负"。下焦胞络，也即下腹中膜原，其中藏有元气，卫气出于下焦，肾命是制造精专最关键的位置，下焦胞络接收了肾命之余气，成为元气重要的组成部分。然肾命之余气带着暴烈的性子，不安定的秩序，这就成了邪火，火性宣通，发挥效用，但过极的火往往破了元气之藏，使元气泄露而成客热。脾胃气虚，不能化水谷，不能滋养形体，这就造成形体弱，形体弱又不能固摄气，这也会形成客气和客热。形体的弱加上火的暴烈，两者形成恶性循环，已然构成了阴火证的发病基础。其实阴火证形成之基一在于系统稳态失调和五脏功能失调（表现在心火亢），二在于形体的弱而机松弛，因此寒温不适、土郁结闭而生客热。

三焦在脏腑外围，阴火证主发地在三焦，因此三焦元气常不潜藏，失去对脏腑的约束，卫气不得做功，热气常上冲，湿气则下流。这就像蒸汽车漏气，做功不行，上面冒白烟，下面流水。因此东垣说："脾胃气虚，则下流于肾，阴火得以乘其土位，故脾证始得，则气高而喘，身热而烦，其脉洪大而头痛，或渴不止，其皮肤不任风寒，而生寒热。"三焦元气不足，腠理卫气也不足，身体已有伏邪，所以皮肤不任风寒而生土郁结闭，气血来复后而生寒热。至此阴火证是个什么意象，我已大致描绘了。东垣以黄芪为主药，黄芪味甘可以助散精，其根多孔隙有含气之象，故可填补大气，气充可以进一步滋养形体，可治病机。人参甜苦亦可入于少阳，可补津液，升麻、柴胡味苦宣通解郁火，观补中益气汤综合药味以甘苦为主，甘苦入少阳，其补中益气汤是从补脾胃入手来补少阳，阴火证也大多是少阳的病。补中益气用甘味甚多，甘为稼穑之味，主于中，有氤氲之态，缓和之象，用甘可以缓和着急忙慌的象。治疗病机时我们要让形体休养生息，治疗阴火证也是如此，只要稳定下来，缓和下来，疾病就会向好的方面发展。

"故脾证始得，则气高而喘，身热而烦，其脉洪大而头痛，或渴不止，其皮肤不任风寒，而生寒热。盖阴火上冲，则气高喘而烦热，为头痛，为渴，而脉洪。脾胃之气下流，使谷气不得升浮，是春生之令不行，则无阳以护其营卫，则不任风寒，乃生寒热，此皆脾胃之气不足所致也"。这一段是东垣自己的解释，"气高而喘，阴火上冲"，其实是三焦元气虚对脏腑的压力不够，于是热气上行而为客气和客热。"身热而烦，其脉洪大而头痛，或渴不止"这一点表明系统稳态中心已偏移到燥热侧，最易上火发为热病，所以东垣紧接着说："其皮肤不任风寒，而生寒热。"系统稳态中心已偏移到燥热侧的情况下，外部一有大的变动，很容易发病，且发为热病。三焦元气不足，不能给脏腑良好的工作环境，于是"脾胃之气下流，使谷气不得升浮"，这是湿气下流，热气收不住而外逸，湿气不能炼化而下流，这就违背了生命系统的法则，所以身体的机能下降，临床上阴火证很容易发展成上热下寒的状况，其实大多数的上热下寒证都是少阳元气不足导致的。

六、热自阴来仔细看

"青蒿鳖甲知地丹，热自阴来仔细看"，这是上学时所背的一首方歌，本方出自温病条辨，完整的方歌是这样的：青蒿鳖甲知地丹，阴分伏热此方攀，夜热早凉无汗者，从里达表服之安。本方所治证候为温病后期，阴液已伤，而余邪深伏阴分，方歌提出阴分伏热、夜热早凉的概念，其实温病之营血证还有其他几个重要的概念，比如口干反不甚渴饮、发斑出血、谵语，等等，通过学习这些重要观点，我们可以分析热入营血的病理机制。之前在三阴病中我们也提过热证，不过《伤寒论》主论伤寒，温病资料收集得不多，温病学里有很多案例，总结了很多规律，这就给了我们学习与分析的资料。

我们是以人体的正邪斗争来定虚实，热病到营血，都已消耗了大量精气，所以热入营血很多是虚热，但也会有一些实热存在，如果热病发展很快，很快入了营血，这时正邪斗争还很剧烈，这时若能扛得住，也可能透营转气，搏得生机；若扛不住，热火是要熄的，如人死灯灭。所以急性热病，如传染病、瘟疫等极其凶险，常能置人于死地。温病学观察到记录到的营血分温病也多属虚热病，因为是急性的疫病，患者多不救而亡，没办法研究记录。而记录下的多是有生还可能的，此时人体对病邪是有所控制的，病邪的力量已经不强，比如说细菌与病毒感染，疾病由剧烈发展到缓和，我们的身体已经有了抗体，已经有了制胜的资本，如果没有这个，病情将继续恶化而致死亡。热病后期，病情已趋缓和，这时身体内里五脏工作繁重异常，因为身体打了一场战争，战场很乱，气血要流通起来，要整理战场，五脏需要处理血，整理气血，恢复秩序，所以五脏工作会很多，会很累，血气聚于阴分，这些都会生热，这便是余邪深入阴分。

（一）夜热早凉

温病学认为热入营分往往会出现夜热早凉，为什么会这样呢？卫气昼出于阳，夜入于阴，气血到夜就要回归五脏，所以每晚五脏都要辛苦地工作，这会导致生热，大战过后血中有浊，聚集也会生热，这就导致五脏工作进一步加重，工作加重导致了"夜热"的生成。夜热早凉也被称为身热夜甚，这热白天也可能有，不过热势不大。到了早上卫气昼行于阳，血气出于阴后，三阴的压力就会减轻不少，这也是热减轻的原因。

（二）口干反不甚渴饮

温病学认为热入营分往往会出现口干反不甚渴饮，为什么会这样呢？口干是因为卫分缺了津液，此时血液的渗透压也可能是升高的，所以也会有口渴的表现，我们知道阳明病白虎汤证的症状是口大渴，想喝水，到了营分证后就变成了"口虽干渴，但喝水不多"。其实这是因为热病伤阴了，不仅仅伤了津液，更是伤了三阴，三阴之主为五脏，热病后期，五脏工作繁重起来，五脏有所伤，工作效率会降低，血液不能整理、制造精专营气，所以血的压力一直维持一个高的数值，血气不断在血脉间流转，制造的精专营气少，出去的卫气也少，在外的津液也少，所以口会干。喝水后，水会入血，血中渗透压会降低，但是血容量也会增加，血中压力也会增加，这会造成五脏的不适，所以就有"口干反不欲渴饮"，不欲渴饮反映出人体之所欲，反映出人体内里神机的状况。营分证后"口虽干渴，但喝水不多"表现出的是卫气津液不足，营血的渗透压并不高的情况，这种情况反映出五脏工作能力下降，制造精专营气的能力下降。

《金匮要略》十六篇第 10 条："病人胸满，唇痿舌青，口燥，但欲漱水不欲咽，无寒热，脉微大来迟，腹不满，其人言我满，为有瘀血。"这一条也是口干燥，漱水不欲咽，仲景指出这是瘀血之证，条文也指出脉微大来迟，这可能是失血了，失血后又血瘀，这在外伤中很常见。无寒热，表示了不是外邪侵袭，唇痿舌青也反映出了失血与瘀血的征象。患者瘀血在里，三阴是处理这些瘀血的，所以五脏的急要工作就要处理紧要矛盾。口干燥，其一是因为三阴无以出气，故而卫津亏而口燥，其二是因为失血而津亏。不欲饮，因为喝水已经补充血液水分，血液的渗透压并不高，过度补充反而会增加五脏的工作压力，所以就有不欲饮。这时三阴忙于处理瘀血，无以出气，水液没有出口，会蓄积在血液中，若营血可以出气，卫气津液流通起来，出汗、呼吸、排便都可以排出这些水分，就会欲饮。

（三）谵语

温病学认为热入营分往往会出现谵语，为什么会这样呢？温病学营血分证相当于神机病，伤寒论中三阴病也相当于神机病，三阳主气，三阴主血，神机病算是一座桥梁，联结了伤寒的三阴病与温病的营血证。

三阴者，五脏为之主；五脏者，神机之所发；三阴主营血，故温病之营血证归属于三阴也。六经之辨证，以三阴三阳框架，温病纳入其中，并不突兀，而相得益彰，各显其妙。营血证伤了神机而发谵语，此是正理。伤寒中亦多有谵语的描述，多是因热伤了津液，或伤神藏，或伤神机。神机伤，神无所主，则发谵语。

（四）骨蒸潮热

"骨"表示深层的意思，"蒸"是熏蒸的意思，形容阴虚潮热的热气自里透发而出，故称为骨蒸。骨蒸潮热是肺痨常见的全身症状，肺痨今又称肺结核病，红楼梦的林黛玉患的就是肺痨，其是结核分枝杆菌引起的慢性传染病，可累及全身多个器官，但以肺结核最为常见。骨蒸潮热是一种慢性的低热，如潮水样周期发作，热仿佛从骨子里透出来，位置很深。肺属于五脏，肺结核感染肺部，这已是三阴病，也是神机病。明代绮石指出："阴虚统于肺。肺阴虚则治节无权，加以精血亏损，肾阴耗伤，水不济火，火盛刑金肺火内郁，则导致骨蒸潮热之证。"五脏同气连枝，伤一脏则连及他脏，五脏功能失调，造成系统稳态失调，秩序损耗太过，病菌又在肺腑不停生长，正气不停地抗邪，正气虚羸，所以虚热不断，缠绵日久。五脏受累，不能正常生产精专，所以卫分也虚，患者不耐寒热。卫分津液亏也是一种阴虚，很多时候喝水就行了，如白虎汤证的口大渴。五脏功能失调，制造不了精专，这是真的阴虚，补水也滋补了阴，一定要使五脏的功能恢复才能缓解。五脏的功能如何恢复，首先避免秩序的大量消耗，比如肺结核病用有效的抗生素杀灭结核菌，这样精气秩序不会大大损耗，然后静心修养，吸收天地秩序来补充自身系统的秩序。

（五）五心烦热

五心烦热指的是人的两只手、两只脚心都出现发热，并且伴有胸口心脏处的烦热感，小建中汤证的手足烦热就类似五心烦热。手心足心是动静脉直捷通路，如果营血的热不能传入卫分，则手足心就会热。小儿风寒发热，或者食积发热，手足心往往会热，有经验的医生摸一摸手心，感觉干燥而热时这小儿可能很快会发热。风寒发热是气宜病，卫分有结，营热内郁，这个营热从手足心透出来。食积发热，气血不清，血液有浊，五脏处理血液也会辛苦一些，再加上卫分不通畅，营分愈是有郁热。

手足心热反映出的是营分的郁热，外感的热，气宜病的手足心热，病好了热就退了。而阴分的热，五心烦热却是慢性的热，缠绵不愈经久不息。来自五脏的热，是五脏辛勤工作生成的热，五脏虽辛勤工作，工作效率不高，或者工作太多了，这些都能导致血气难化精专，难出于气，营分的热没有输出的通路，便在营分里烧灼。五脏为神机所发，伤及神机会很心烦，所以这种热，虽然热势不高，但却令人心烦，于是便有了五心烦热。

七、虚热小结

关于虚热总结这几条，虚热的机理也即是发热的机理，即：①土郁结闭、气血来复。②系统失稳、秩序损耗。三阳病，也即是气宜之病，正邪斗争比较剧烈，发热大多为实热。正邪斗争之下伤了正气，实热可以转化成虚实夹杂的热或者虚热，少阳为三阳传变的最后一个阶段，所以虚热往往发生在少阳阶段，也可以这样认为，当伤及少阳三焦元气，正气将虚赢，热渐渐虚化。

在《伤寒论》中已经有了虚热的理论，即：客气客热理论。客气产生的原因在于局部形体赢弱，局部"机"的松弛，当外有郁结时，或者人在力小任重时，卫气往往从薄弱处跑出去，跑出去的卫气成了客气客热。阴火证的理论之根也在伤寒中，所谓阴火，不过人欲之火，欲力小任重也，邪火盛，膜原机弱，三焦元气不足，闭不住气，不能形成有效的做功，而形成客气客热。机的松弛与劳气相关，劳累了，气浑浊，为劳气，机之不养而疲惫，用之过度而松弛。局部形体赢弱，机的松弛，导致整个形体有强有弱，这是形体的不均衡，也是系统的不均衡。系统的不均衡也是系统稳态中心偏移，这种系统稳态中心偏移有 3 个层面：①气机的偏移，表现六经的工作状态，能否与外环境合一，等等。②情志的偏移，表现在情志的偏狭，以及与外环境不协调不相应。③形体的偏移，机体有强有弱，动作不协调。

在《伤寒论》里也有提及伏邪的理论，就是所谓的伏气之说。伏气是因为人体内里五脏中枢调谐功能渐渐失常，偏差日积月累，最终为外邪所引动，外感六淫邪气可以使人体稳态中心偏移积累而成伏邪，内伤七情亦可以使人体稳态中心偏移积累而成伏邪，饮食劳倦造成人形体或强或弱，强弱不均，这也会使人体稳态中心偏移积累而成伏邪。伏邪不甚，外邪很重才能引发，多发为气宜病，为实热；伏邪重，人体不耐寒热，外环境稍有变动则引发伏邪，患病急而重，人体元气很快消耗，正气虚衰，长此以往，则会危及人体健康。

第七章　实热机理

一、实热的机理在于结闭

前面我们讲过，人体患病之时，正邪斗争反映出了虚实，正邪交争强烈显象为实象，正邪交争不剧烈反映出虚象。以发热为特征的疾病，其中正邪斗争剧烈，是为实热；正邪斗争不剧烈，多为虚热。我把热分为实热、虚热，其实虚实夹杂的热最多，虚实夹杂的热偏于实的就按实热来论处，偏于虚的就按虚热来论处。

伤寒中实热证有太阳伤寒表实证，也有阳明的热实证，到少阳了，热的性质往往为湿热之证。温病主要以卫气营血来辨证，卫分证相当于太阳，气分证相当于阳明，湿热证相当于少阳，营血证相当入于三阴，热在三阴多为虚热。在本书又发明了气宜病和神机病 2 种说法，三阳主气，病在气宜；三阴主血，病在神机。所以温病的卫分证和气分证又可划分到"气宜病"的范畴，营分证与血分证可以划分到"神机病"的范畴。实热多是气宜之病，其多病玄机，机之病，土郁结闭，气血来复而生实热。是故治疗时当通闭解结，若里热重者当先清其热，清热多用咸寒药，如石膏、犀角、羚羊角等，散热可用苦味药，如牛黄、黄连、麻黄、蒲公英，等等。

二、太阳伤寒表实证

在之前已经谈了太阳伤寒表实证，现在再简要地谈一谈，或者换个角度来看，以期有更多的认识。太阳伤寒表实证如麻黄汤证、大青龙汤证，等等，特别是正邪交争在表，恶寒，发热，脉浮紧。这个表实最能在脉象上表现出来，脉紧有力，营分郁热，寸口也胀得鼓鼓的，外有瘀阻，脉搏起伏不甚，有压抑的感觉。太阳伤寒表实证的发热是土郁结闭在表引起的，气血来复之时，瘀阻不通，流动血气郁滞，停顿了，卫气不能散于四末，动能转化为热能。治疗当疏通，发汗散热，配合辛甘以闷润，使血气四散，散于微末；若温度过高，怕伤及内里神机中枢，则以咸寒对冲少阴，减少火势。

去年不小心得了新型冠状病毒感染，结果发热了，我已经很多年没有发热了，先是一阵一阵的恶寒，然后发热，这时恶寒与发热同时存在，身体感觉像火烧的一样，也不怕冷，头疼，身痛，待到烧到一定程度出汗了，也就退烧了。我烧了一天就不再发热，而有人这样反复发热好几天。这种恶寒发热很像是伤寒，伤寒的病因是感受了寒邪，但是新冠疫情大多数人的症状都相似，肯定不是这么多人都感受了寒邪。东汉末年，张仲景的过半数家人死于寒疫，《伤寒论》一书也是疫情防控期间张仲景整理出来的。那时的伤寒，或者说寒疫与现在的新型冠状病毒感染有什么区别呢？东汉末年那时的人们确实容易受寒，东汉大概只能穿些棉麻的制品，有钱人可能穿动物的皮毛，总之那时是非常容易受寒的。寒邪伤人之后，伤了皮毛，卫气出入就有了困难，血气的流动就变得不顺畅了，人感冒后身体肿胀，血气的流动不顺畅。血气的流动不顺畅了，有些地方血气流动就会缓慢，特别位于末端的黏膜，血气会滞留，代谢产物排不出去，这会带来什么后果呢？细菌病毒会滋生，所以伤寒后往往伴随着细菌病毒的感染，西医往往只看到了感染，而没有看到先是人体的保护气层被打破，然后血气停滞为细菌病毒滋生创造了环境。人体是人与微生物的共同体，当人死后，12小时内将达到最大尸僵状态，在达到最大尸僵状态后，由于组织和细胞内部持续腐败的化学变化，肌肉会开始再次松弛。这个过程是逐渐发生的，历时1～3天，并受外部条件比如温度的影响。尸僵消散的顺序与发生顺序相反，即从手指和脚趾开始，然后是手臂和腿，逐步向上延伸直到胸部、颈部和面部。最终，所有肌肉会再次陷入弛缓状态，达到所谓二次痿弛状态。也就是说，一般情况下，2天后尸体变软，至多4天，尸体就彻底软了。尸体变软，是微生物的作用，这在气血完全不流通的情况下出现。流水不腐，户枢不蠹，流动良好的气血可以防止微生物的过度滋生，所以要想恢复系统稳态，一定要通闭解结，结解之后才能表里通，阴阳和，能够抑制病原微生物的过度滋生，同时也能够把代谢废物带走排出体外。

现在我们再回到寒疫的问题，当有一个易感又暴力的病毒先在人体的气管的黏膜滋生了，后续人体会攻击病毒，就要集结部队，所以表部血气会被抽离，汇聚到三焦气海里，然后再奔赴病灶处祛邪排毒。新型冠状病毒感染恶寒发热，大概就是这样一个情形，它与伤寒后的情形很相似，伤寒后一般会伴有微生物滋生，如咽喉炎、支气管肺炎，等等，所以新冠与伤寒的治疗也类似。东汉末年的寒疫，我想一定会有病原微生物的参与，仲景以《伤寒论》的方法治疗，那么我们现在用《伤寒论》治疗新型冠状病毒感染也是可以的，因为中医的治疗考虑的是怎么帮助人体抗邪，在人体聚血气时可以通过闷润帮助人体，当人体内部温度太高时，我们用苦味宣通的方法帮助人体出汗退热。其实，生病时捂捂被子、喝热水热粥、避风、揪痧、按摩，等等，这些都是在帮助人体，不一定都要吃药。学习《伤寒论》我们可以知道更多的处理方法，更好地体察人体之所欲，更清晰地判断疾病的发展与走向。

有时候我觉得新冠病毒很类似伏邪，病毒先在人体内部滋生了，然后再发作，病毒致病力强大时可能不需要新感引发，病毒致病力不强时可能需要新感引发，张仲景说："知犯何逆，随证治之。"太阳伤寒表实证的治疗无非是通闭解结，人体在恶寒的情况下，往往津液是不亏的，所以用辛甘温的方法闷润，用苦味宣通帮助发汗。当然西医针对病毒也是可以的，如果有特效药就可以杀灭病毒，迅速结束病情，但是如果没有针对病毒的特效药，那么帮助人体系统，提高人体的免疫力应为不二之选。

三、阳明病之实热

阳明之为病，胃家实是也。我们就以讨论"胃家实"为由讨论一下阳明的实热证。我在前文说过"阳明胃家实"其实也是"卫家实"，这个"胃"与"卫"同音，我认为这两个字可以互换，胃气强壮了可以生产出更多的卫气，卫气多了可以帮助胃的消化与吸收。

因此，胃气实也是卫气实。胃气实往往表现在胃肠道之中，而卫气实往往表现在体表。曾经，阳明病与里实热证画上了等号，阳明病里但凡不是里实热的条文都可能为错简，或者编排错误，或者后人添加。阳明病是有表的，而且阳明病的表证还不少，试想一下，太阳病为表证，传到阳明了就一下子入里了，这不符合常理，传病不是临近地传吗？怎么一下子跳出那么远，细菌病毒感染还是临近得一片一片传染，而且在发病时卫气抗邪，细菌会包围病灶，不会使其轻易扩散的。太阳病传到阳明，从皮毛一下子传到胃肠道，从表一下子传到了里，疾病转变的跨度是不是大了些？其实阳明病也是先有表的，然后随着疾病的发展，阳明经受累，整个经络都会受累，这病就到了胃肠。

卫家实是什么含义呢？卫气是五脏产生的精气，五脏者，藏精气而不泄，经络腠理藏卫气，也有着与五脏相似的功能，即：满而不能实。卫气可以满，充肤，泽毛，肥腠理，司开合，但是卫气不能实，实则为病。当卫气被压实了，压缩到一定空间，缺乏了流动性，这会生热。随着体温升高，一定会煎熬津液，三元一气的水元丢失，更进一步失去流动性，火不能藏于水中，火便显象出来，火土为郁，这便是"实"，实者，显形者也，失去流动者也。地气上为云，天气下为雨。卫气实的情况下，卫气向体外跑，回转得少，造成津液亏损。人体的气机总是向外的，阳明病时气机更向外，所以会抽干胃肠道的津液造成阳明腑实证。或问，阳明卫家实后，卫气不是被郁阻了吗，为什么还一个劲向外跑？这阳明病往往由太阳伤寒转变，太阳伤寒之时，皮毛是不透的，当热发了起来，在热力压迫下皮毛也渐渐有些通了，但这种"通"是不彻底的，如果彻底通了，那便是汗出而解。就是因为不是彻底地通，所以才变为阳明病，水分在热的煎熬下，可能会出汗，可能经由无感蒸发丢失很多，伤寒的寒湿结也逐渐转变为燥热结。燥热之结，火土为郁，在热力压迫下，皮毛是通的，这时就不恶寒了，失去热力压迫表部也是不通的。整体而言，阳明病时人体的散热还是比较困难的，所以要发热，要疏通，所以就产生了阳明的热实证。随着阳明的热实证产生，卫气蒸腾宣发，向外发散。燥热的天气难以下雨，沙漠里难以聚云，于是津液更亏了。

阳明的热实证的治疗，要补津液，要泻火，要润燥，主要的治疗都是针对燥热之结的，解决了燥热之结的问题，就解决了阳明热实证的问题。仲景用白虎汤，用承气汤都可以攻逐燥热之结。

四、卫分证

卫分证的临床表现为发热、微恶风寒、头痛、无汗或少汗、咳嗽、胸闷胸痛、口微渴、苔薄白、舌边尖红、脉浮数。依八纲辨证的表里划分，卫分证属"表证"范畴。所以叶天士说："肺主气，其合皮毛，故云在表。"大多数人认为温病表证与伤寒表证有着本质的不同，其治疗亦大相径庭。其实站在病机为结闭的观点上，两者之间又无大的差异，病机都是表之结闭，尤其在温病初起之时，太阳伤寒与温病卫分证是十分相像的，都是脉浮，都会恶风寒，脉浮说明病在表，恶风寒说明皮毛缺气血。它们主要的区别在于结闭的性质，伤寒为寒湿，卫分证为燥热，其实温病的卫分证初起时结闭可能还未成燥热结，可能伤于风寒邪气，但是患者体质偏燥热，随着疾病发展就很容易发展成温病。何以知燥热呢？由症状可知，如微渴、舌边尖红、脉浮数等都是津液不足的表现。在治疗上，风寒时通闭解结，卫分证亦是通闭解结，所异者，药物耳。仲景时代物质并不是很丰富，所以很多的中药还没有发掘出来，但是仲景在《伤寒论》中也有类似辛凉解表的方法，如栀子豉汤。

很多人认为恶风寒是表证的特征，有一分表证，便有一分恶寒，伤寒的太阳病与温病的卫分证都有恶寒，很多人认为伤寒的表证与温病的表证有着本质的不同，大抵是因为伤寒的表证治疗可以用辛温发汗法，后来辛温发汗治疗温病的表证出了很大的问题，有了教训，所以就认为古方今病不相适用。尽信书则不如无书，《伤寒论》也只是作示范，连张仲景都在说："若能寻余所集，思过半矣。"寻，寻摸，追寻。看到《伤寒论》的条文，要寻摸条文背后的逻辑，一定要思考，不去寻摸，不去思考，拿来套用，如何不出错呢？《伤寒论》才有多少文字，能表达出多少内容呢？我们要追寻着仲景的逻辑，这样才能钤百病。

事实上伤寒的表证与温病的表证（卫分证）本质上并无太大区别，但如果用辛温解表法治疗卫分证，那肯定是错误的，因为卫分证已显燥热之象，其后的发展更是往燥热象发展，所以治疗卫分证忌用味辛的药，因为味辛的药，本质是燥的，用过后更燥，更伤津液，本来津液就可能不足，再用燥湿的药，不是起了反作用吗？太阴湿土，甘味药可以润燥，尤其是味甘而汁液充足的药，把味辛的药换成气辛滋润的药，辛甘闷润。阳明病气机是向外的，过度地向外，卫分证与阳明证关联紧密，卫分证将很快转为阳明病，以六经辨证而言，卫分证可归属于太阳病，气分证可归属于阳明病。它们是六经辨证之中的一种证型，特别能发热，易化燥伤阴。所以卫分证初起时气机可能会有些收敛，但是随着疾病的发展气机逐渐向外，并越来越向外，所以针对卫分证的结闭，还是要敛气，否则在热气作用下，这卫气就出于皮毛直接散去了。敛住了它才横向地走，可以散于四末，分布均匀，这才是通闭解结之法。敛住卫分气又不能敛到皮下，因为它的郁结层次更浅一些，敛住皮毛才行。很多人未能理解皮毛外的大气层，因为这大气层看不到，也摸不到，是无形的事物，其实这大气层是能够感知的，也可以间接地体验，只要你有了这一层的概念，这道理理解起来就很顺了。

五、气分证

卫气营血，卫气生发，津液回流，这"气分"指的就是津液，气分证就是卫气跑了，升散了，不能化津液了，津液亏了，所以燥热。本质上来说气分证归属于阳明病。陆九芝言："伤寒传入阳明，遂成温病。"气分证归属于阳明病，然气分证与阳明病不画等号，气分证属于阳明病的一种。

历来皆云《伤寒论》详于寒而略于温，非也。《伤寒论》实乃中风、伤寒、温病三纲鼎立。《伤寒论》第6条，即温病提纲，概括了温病的各个转变阶段及其类型。因其特点为但热不寒，可归于阳明篇中论之。太阳上篇论中风，太阳中篇论伤寒，太阳下篇论太阳腑证及结胸、痞等坏证，阳明篇即详论温病。三纲昭昭，何言仲景详于寒略于温乎。陆九芝曰："阳明乃成温之薮。"可谓是一语破的，入木三分。温病传入气分，湿温化热传入气分，伤寒传入阳明，殊途同归，至此，三者可视为一也。

热壅于肺：由于热邪不得外达而壅遏于肺，肺气不得宣发肃降，上逆而为咳喘，气机窒塞而胸闷、胸痛。肺乃五脏，神机之发，当体内过热则伤及神机，所以人体要散热，此时的治疗也是顺应人体之所欲，以咸寒抑制少阴君火，调整人体系统之稳态，其次在泄热的基础上还需要通闭解结，要时刻照顾到津液。

热扰胸膈：胸中为心肺所居，肺主气属卫、心主血属营。所以邪在上焦者，可表现卫气营血4个阶段的病变。此时关键在于畅达胸膈之气机，胸肠气机畅达，则热可透转肌表而解。若气机不畅，则逼热入营，出现营分、血分的症状。栀子豉汤可以透达胸膈郁热，同时也是通闭解结的方子。

无形热盛：气分证之无形热盛，即阳明经证的白虎汤证。此时热邪亢盛，出现大热、大汗、脉洪大，已然有热郁外达之势，因为压抑得太厉害，所以一旦爆发，热势贲张，地气升达而上，天气难降也。以白虎汤釜底抽薪，或加人参以甘润之。

阳明热结：由于热与糟粕相搏结，蕴伏于内、阻闭气机，阳气不能外达，可出现肢厥，甚至于通体皆厥。气血不能外达而脉转沉实，甚者脉可沉迟、涩小乃至脉亦厥，其状如尸。治疗当去其燥热之结，以辛苦法。

◈

第八章　汗出机理

汗出是个重要的症状，在疾病诊治中通过汗出的情形与质地，我们可以判断机体的状态和病情，从而确定正确的治疗方法，这一章节谈谈出汗的问题，其中包括出汗的生理与病理、汗解之法的原理等方面的内容。

一、汗的生成

《灵枢·决气》曰："何谓津？岐伯曰：腠理发泄，汗出溱溱，是谓津。何谓液？岐伯曰：谷入气满，淖泽注于骨，骨属屈伸，泄泽，补益脑髓，皮肤润泽，是谓液。"这段经文提出津液的生成。这汗指什么？很多人认为是津液所化，表面上看好像是这样，其实却不是。"汗出溱溱"之后才是津的生成，这里是有先后顺序的。腠理发泄，发泄的是卫气，卫气精纯的一部分可以透过体表，补充人体之外的大气层。这个大气层有着重要的功能，中医上常常忽略它。古医书提到"皮毛"一词，皮毛间就是这个大气层。它可以保护人体，主生长发育，《金匮要略》言："夫人禀五常，因风气而生长。"风气便是作用到这一层，缓和的风使这一层伸展开来，刺激机体向外生长。春天主风，春风来了万物生长，万物复苏，人亦如是。植物、动物都能够接收春风带来的信息，植物用皮毛接收，动物也是用皮毛接收，万物生长只有皮毛先松动了才能够生长。我们看到的是有形的皮毛，看不到的是无形的大气层，这一层接收着天地信息，传递信息，同时也在保护我们的机体。所以《金匮要略》又言："风气虽能生万物，亦能害万物。"破坏了这一层，人体则很容易生病。腠理发泄，发泄的是卫气，卫气精纯的一部分可以透过体表，补充人体之外的大气层，这一层与天地物质能量信息对流交换，精纯的卫气可出于表到达这一层，亦可从这一层返回体内。返回的我们称之为"津"，卫气出去太多，显形于皮毛的我们称之为"汗"。并不是所有的卫气都要出表，精纯的才可以，大部分的卫气到皮肤就转折回返了，回返了就化为了"津"，更稠厚的卫气则更不能出于皮毛，它淖泽注于骨，骨属屈伸，泄泽，补益脑髓，皮肤润泽，是谓液。出去的升腾的是卫气，折返的是津液。《素问·评热病论》曰："汗者，精气也。"汗为精气所化，不是津液所化。所以认为"汗是津液外渗于肌肤"，这是不对的。地气上为云，天气下为雨。升上去的是卫气，降下来的是津液，自然界里升上来的是地气、云气，是气态的，降下来的是雨雪冰雹，是有形的，人法地，地法天，相似的情形也会在人体这个小天地表现出来。《素问·阴阳应象大论》："以天地为之阴阳，阳之汗，以天地之雨名之；阳之气，以天地之疾风名之。"卫气蒸腾，出于皮毛，不显形则为气，若天地之疾风；若显形则在体外大气层折返而下，是为汗，可以以天地之雨类比之。

汗的生成，是腠理发泄，卫气出去多显形了才可以，这里有 2 个要点，第一，卫气出去多。第二，卫气要显形。什么时候卫气出去得多呢？运动了，天热了，人体内部会产生大量的热，人体为了散热，便大量出汗，出汗可以带走大量的热，这时人体的卫气出去得多。现在我们可以得出第一个结论，即：出汗是需要热的，人体之内积蓄了大量的热时才有可能出汗。《素问·举痛论》曰："寒则腠理闭，气不行故气收矣。炅则腠理开，荣卫通，汗大泄，故气泄。"炅，即热也。这一段意思很明确就是热了要出汗。卫气来源是什么？岐伯曰："谷入气满。"岐伯的回答很清晰，水谷入胃才能化生卫气。现在可以得出第二个结论，即：水谷精微是出汗之源。同时也可以得出第三个与第四个结论，即：五脏功能正常，能够化水谷精微为精专营气以及卫气。卫气生发的路径不堵塞，道路通畅，卫气才能升腾起来。下面我们说一下卫气显形的问题。

卫气如何才能显形呢？我们看不到出于体表的卫气，只能感知到，卫气显形就是汗，汗是能够用肉眼清晰地看到，触摸之下也有形质。有时候，我们身体很热，卫气也会出去很多，此时有可能见到汗，也有可能见不到，为什么呢？汗是有形的，主要的成分是水，如果水亏了卫气不显形。卫气也是三元一气的，有水、有火、有土，当其比例不协调时，水亏火土为郁而成燥热，这时难出汗，或出汗很黏。另外，卫气显形与外环境有关，暑天容易出汗，卫气在湿热的情况下最容易显形。大冷的天不容易出汗，以前到过冷库里，大热的天一身汗，进去后汗一下子就没了，黏黏的皮肤一下子干燥起来。大风吹，卫气也不易显形，沙漠里汗也难出。风、寒、燥的外环境不利于卫气显形，外环境与出汗相关，也与疾病的治疗相关。《金匮要略》："风湿相搏，一身尽疼痛，法当汗出而解，值天阴雨不止，医云此可发汗，汗之病不愈者，何也？盖发其汗，汗大出者，但风气去，湿气在，是故不愈也。若治风湿者发其汗，但微微似欲出汗者，风湿俱去也。"阴雨天外环境湿气重，此时发汗火易走，水难行，所以仲景说"但风气去，湿气在"，另外，大发汗，身体没有闷润透彻，也带不走很多代谢废物，发汗的目的在于通闭解结，大发汗让卫气丢失很多，结未解，浊未消，故而为误治。正确的汗解之法应该是闷润透彻，微微汗出为宜，汗为精气所化，太过则伤正。阴雨天用发汗之法祛除湿气，力倍而功半。

以上谈了汗液生成问题，总结一下，即：①出汗当有热；②出汗要有化源，即：水谷之气；③出汗要有充盈的卫气，充盈的卫气需要脏腑功能正常；④出汗需要卫气行进的道路通畅；⑤卫气的质地影响着出汗，也影响汗液的质地；⑥外环境影响出汗，湿、热、暑天气更容易出汗，风、燥、寒的环境下不容易出汗，我们使用汗法时要考虑外环境的因素。

二、无感蒸发

无感蒸发是指水分从皮肤和呼吸道黏膜表面不断渗出而被汽化的过程。因为这种蒸发不被人们所察觉，且与汗腺活动无关，故此得名。其中水从皮肤表面的蒸发，又称不显汗。在环境温度低于30℃时，人类通过无感蒸发所丢失的水分非常恒定。一般情况下人体24小时的无感蒸发量约为1000毫升，其中从皮肤表面蒸发600～800毫升，通过呼吸道蒸发200～400毫升。婴幼儿，无感蒸发的速率比成人大，因此，在缺水的情况下，婴幼儿更容易发生严重脱水。狗在炎热环境下，常采取热喘呼吸的方式，来增加散热，本质上，这也是一种无感蒸发。

我们平时就算不出汗，身体的表面也在进行水分的蒸发，这种水分的蒸发叫作"无感蒸发"，水分通过皮肤在毫无感知的情况下被排到体外。人体的卫气向外蒸腾，生成并补充了人体之外的大气层，当我们挨在身体很壮实的男孩子身边时，能感知他们身上的蒸蒸热气，这是卫气形成的圈，身体好，活力大，这个圈就很大，很容易感知到。年轻人代谢率高、火力旺，"无感蒸发"带出去的水分多，如果不及时喝水，他们很容易上火。相反，身体很弱、很少运动的人，他们不仅出汗少，"无感蒸发"也很弱。同样坐在一起喝茶、喝啤酒，别人可能两三个小时才上一次厕所，他们却半小时不到就要去，这样频繁地"走肾"就是因为"无感蒸发"弱，排水只有小便这一条通路。而且，水分通过尿液排走了，身体其他地方会缺少水分，所以有些人又怕冷又干燥。

卫气充盈了，从皮肤向外走，皮毛得到卫气滋养，所以气色好，皮肤也湿润，中医望气，望的就是卫气。卫气生发，很多时候表现出的不是出汗，而是"无感蒸发"，它是身体的代谢机能，只要人活着，每时每刻都在发生，由里而外地给皮毛保湿、滋养。所以，这种喝水之后不会马上上厕所，喝啤酒很少"走肾"的人，气色与皮肤都挺好，就算皮肤不是很白皙，也是很滋润的，因为他们自带了很好的皮肤保湿功能。

三、常汗

常汗即为正常的出汗，天气越热人越出汗，运动后也会出汗，出汗能够降低人体内部蓄积的热，当体内的热愈多时，出汗愈多。喝水多时，血液里含水多，出汗会清稀一些；喝水少时，汗液会黏稠一些。出汗可以排泄盐分，所以夏天干活后喜欢吃些咸的，实际上经常干活劳动的人，出汗比较多，口味上也会偏咸一些。人体出汗的主要目的是散热，如果身体没有大热的话，人体只有无感蒸发。汗为精气所化，出汗多会损耗精气，人在无必要的情况下是不出汗的。出汗之后，汗液的质地与人体的卫气一致，中医说汗血同源，有什么样的血气自然就会有什么样的汗液。出汗也会受外环境的影响，如寒湿的天气下，火气易去，寒气、湿气不容易去，所以治病的时候也要想法营造一个好环境。

四、不出汗

正常的情况下，人体不热，皮毛只有无感蒸发，并不出汗。如果身体内积蓄了大量的热，但是人体没有出汗，这是不正常的。常见的原因是卫气运行的道路郁阻，当卫气生发、腠理开泄的路上堵住了，这时往往不出汗，卫气不能到达皮毛，不能营养补充体表的大气层，人体就会有恶寒的感觉，这时恶寒又发热，这就是太阳伤寒的情形。太阳为开，开发卫气，堵在太阳的开路上，最容易导致身热不出汗。阳明为合，是津液的回路上堵了，所以阳明病可以有汗，如白虎汤证之身大热，汗大出。津液回来的路堵住了，那么卫气生发就有可能太过，卫气津液的运行不能形成回路，腠理开泄得便多了，汗出得就多了。阳明病也有身热不出汗的情况，这往往不是堵住路了，而是津液亏了，三元及一之水气亏了，汗无化源，无以汗。类似的汗之化源的情况还有，如在没有水谷之气时，如沙漠里缺水，脏腑功能太差无力制造精专营气以及卫气，这种情况见于伤寒之三阴病（温病之营血证，神机病）。

　　《伤寒论》第23条："太阳病，得之八九日，如疟状，发热恶寒，热多寒少，其人不呕，清便欲自可，一日二三度发，脉微缓者，为欲愈也；脉微而恶寒者此阴阳俱虚，不可更发汗、更下、更吐也；面色反有热色者，未欲解也，以其不能得小汗出，身必痒，宜桂枝麻黄各半汤。"这个条文指出"不能得小汗出"，这也是不出汗的情形，这是阴阳俱虚的情况，卫气虚了，精专营气也不足，这是得病八九日伤了正气，伤了汗之化源。此时三阳的营卫亏虚，但是里面的脏腑还是正常的，还在不断地制造营卫，所以还是气宜之病，等血气积攒起来了，机体会进行闷润和通闭解结，所以条文里说"面色反有热色者"。此时不可更发汗、更下、更吐，进一步消耗精气就会伤及三阴，所以用桂枝麻黄汤小发汗，桂枝麻黄各半汤药量很轻。

　　研读第23条，我们顺便谈谈身痒的问题。得病八九日，营卫俱虚，气道干涩，精气通行不利，机体有热，欲通闭解结，这会出现痒的状况。我从条文中总结几个字，即虚、涩、干、热、浅，这5个字我觉得是身痒发作的条件，虚是卫气虚，涩是气道涩，干是缺水分，热是营分有郁热，浅是发生在皮毛。举个生活中的例子，冬天的皮肤很容易痒，尤其老人睡觉时，当身上热时往往出现身痒的症状，特别是两腿。老人气血不足，下肢循环不好，所以白天往往会怕冷，到了晚上钻被窝，身上热了，下肢的循环要恢复一些，热力推动下，卫气行于微末，气道干涩，阻力大，这就有痒的感觉。其实，我们每个人出汗前都会有痒的感觉，冬天皮肤干燥时这种感觉更明显。夏天被蚊虫叮咬，皮肤也会痒，蚊子叮咬后向人体内注入抗凝血物质，这种物质不是人体的，人体会排斥，抗凝血物质轻易造成营分郁热，所以蚊虫叮咬局部出现一个小红包。这小红包有热，蒸发局部的津液，会造成干涩，卫气聚集也会造成壅堵，局部经蚊虫吸血后造成了局部的虚，蚊虫的叮咬都是比较浅的，所以蚊虫叮咬后也构成虚、涩、干、热、浅的局面。再如荨麻疹，也类似蚊虫叮咬后的状况。湿疹，名字里有个湿，事实上却是干燥的，脱皮、苔藓化是干，渗出黏稠浊物也是一种干，湿疹日久，局部循环不好，具有虚的特征，湿疹也有营分郁热的象，湿疹病位也浅，湿疹也具备那5个字的特征，所以湿疹也痒。很多皮肤病会痒，细想一下，与这5个字关联甚深，病理机制差不多，可以小发汗治疗它。

五、汗出不彻

当人体外有瘀滞，当汗出而解，若汗出不解，伤寒论称之为：汗出不彻。有些情况下，表面上看是出汗了，但是汗出不彻，身热还在，如太阳中风桂枝汤证。桂枝汤证表面上是出汗，但这种出汗很不均匀，有些地方出汗太过，有些地方可能不出汗，打个比方如果若干平方分米的皮肤上可能有 10000 个汗毛孔，正常出汗的情形下这些汗毛孔可能大多都出汗，这样出去的汗就会很细密、均匀、柔和，如果这个区域内只有半数或者更少的汗毛孔出汗，表面上看也是有汗的，但这种汗不细密、不均匀、不柔和，压力从半数的通道里出来，所以这个汗达不到汗解的要求，需要重新闷润。

《伤寒论》第 184 条："本太阳初得病时，发其汗，汗先出不彻，因转属阳明也。伤寒发热无汗，呕不能食，而反汗出濈濈然者，是转属阳明也。"这一条汗先出不彻，病未解，又因伤了津液，因此转属阳明。不是因为汗出不彻就转属阳明，而是因为出汗后伤了津液转属阳明。"汗出濈濈然者"形容汗出得很着急的样子，这样的出汗不均匀，不是汗解的汗，而且出汗很急很快，往往会伤了津液。

《伤寒论》第 48 条："二阳并病，太阳初得病时，发其汗，汗先出不彻，因转属阳明，续自微汗出，不恶寒。若太阳病证不罢者，不可下，下之为逆，如此可小发汗。设面色缘缘正赤者，阳气怫郁在表，当解之熏之。若发汗不彻，不足言，阳气怫郁不得越，当汗不汗，其人躁烦，不知痛处，乍在腹中，乍在四肢，按之不可得，其人短气但坐，以汗出不彻故也，更发汗则愈。何以知汗出不彻？以脉涩故知也。"此条提出"以汗出不彻故也，更发汗则愈。何以知汗出不彻？以脉涩故知也"，汗出不彻，其津液依然不太亏者，其结还没有化燥热的，即为太阳病，所以继续闷润发汗，用桂枝汤。"转属阳明，续自微汗出，不恶寒"者以阳明法处之，当解燥热之结。此条发汗后有 2 种转归，一种到了阳明，一种还在太阳，这与患者的体质情况以及医生的治疗相关，这个问题，我们后续再谈。

六、汗法

出汗能够排泄水分、热气、物质，汗液会带走人体的代谢废物，所以应用出汗的方法可以治疗一些疾病。我们应用出汗的方法治疗疾病，这种方法称之为：汗法或发汗法。另外的情况，我们应用其他方法治疗疾病，病情好转之后有出汗的现象，我们称之为：汗解。汗解不是治疗方法，它是病情好转时的显象，发汗法可以出现汗解现象，其他治疗方法也可能出现汗解现象。

汗法是中医治疗疾病的八法之一，是驱邪外出的重要法则。汗法的理论源自《黄帝内经》，其辨证论治体系奠基于仲景。刘河间将汗法推至顶峰，认为中医治病应以攻邪为先，邪去而元气自复。驱邪之法有汗、吐、下，三法可以兼众法，无第四法也。晚近汗法已渐趋荒疏、萎缩，令人惋惜。为继承发扬中医学这重要法则，故对汗法相关问题进行探讨。汗法，是通过发汗以驱逐外邪的一种方法。汗法，包括药物发汗，以及针灸、熏蒸、热熨、火疗方法等。本章重点讨论药物发汗法。

汗法的应用主要有 2 种，即：一、辛甘闷润发汗。二、苦味宣通发汗。这 2 种方法都是通闭解结之法，通闭解结之后，卫气均匀透彻散于四末，一部分代谢废物以及多余的热会从皮毛逸散出来，这就形成汗。辛甘闷润发汗与苦味宣通发汗看似两法，实则一法。比如人体受寒时，皮毛瘀塞，土郁结闭，气血来复则发热，热力欲通，热有压力，热气生清，实为自我闷润也，此时若郁结甚，冲之不开，而里热炽盛，怕伤及神机，则用苦味宣通之法以开闸放水。以上为苦味宣通之法，若身体高热，仅以苦寒之药独进，怕开闸后，卫气一时宣泄而出，亡阴亡阳，所以用苦味发汗治高热，往往还会配合辛甘之药以闷润缓和之，若热势高，亦可以咸寒之药佐之，如加石膏。叶天士说柴胡伤肝阴，柴胡苦寒，如果重用于高热之人，且无反制反佐之药配合，则会伤阴。柴胡伤阴，那么麻黄呢？不也是苦味吗？使用不好不也一样伤阴吗？

辛甘闷润发汗见于桂枝汤证，闷之不透就继续闷，闷得狠了，自然汗出而解。发汗不彻，实际的意思就是闷润不透，虽发汗，但不是全面透彻地发汗。辛甘闷润发汗可用热势不胜，如桂枝汤证之脉浮缓，若里热炽盛汗不出者，则不能用，仲景说："常须识此勿令忘也"。闷润可以使卫气与津液壅于皮下，闷润可生热也，即使体温不高，服用辛甘之味也可以先产生热，继而发汗。《黄帝内经》说："辛甘发散为阳。"所谓发，卫气生发也，所谓散，散于四末也。若以发散为出汗，为卫气从体内到体外，误矣。

苦味宣通之法在有热的情况下才可以发汗，我曾服用麻黄煎剂，很大的量，并不发汗。布洛芬可以发汗退热，布洛芬平时吃并不发汗，牙痛、痛经、关节痛之类都可以吃，吃多了伤胃，但是在高热的情况下，吃了就会发汗，发一身的汗，如果发热总不好，热退了又起，经常吃布洛芬，经常发一身的汗，造成伤阴的后果。

闷润法类似于火熏法、喝热粥法、穿衣覆被法，这是解寒湿之结的主要方法，苦味宣通为辅助之法，可以快速退热，帮助身体通闭解结。燥热之结亦是可以用闷润之法以及苦味宣通，只不过使用的药不一样而已，但方法是一致的。

《素问·阴阳应象大论》曰："其有邪者，渍形以为汗，其在皮者，汗而发之，其悍者，按而收之，其实者，散而泻之。"我们通常应用汗法治疗表证，如太阳伤寒、太阳中风都是表证，都可以用"渍形以为汗，汗而发之"的方法。渍形指用汤液或熏蒸浸渍取汗的治疗方法。邪有形，如何把有形的邪气排除呢？答：应用渍形的方法，用水润，用热熏蒸，形可化为流动的液体流，可随着卫气排出人体的表面。或问，邪为什么有形呢？答：因为邪气侵扰，玄机病开合不得，人体的代谢废物排不出去，化为浊物，此为有形。通过以上分析，我们可以知道"渍形以为汗"的治疗方法就是闷润发汗的方法。出汗之后，汗出而解，此为汗解，汗出不解，此为汗出不彻。

如果邪气侵犯比较深层，或邪气侵犯皮毛，不愈加深入于里，此时也是可以用辛甘闷润的方法。如阴邪所犯，可犯皮毛、肌腠、经脉、筋骨，正虚阴邪所犯，所以气血不足，气血来复甚少不生热，此常被认为是阳虚。阳虚阴寒凝痹者，在扶正基础上亦可用辛甘闷润法，可先用辛甘闷润法生热，后再以热破寒凝。此时用辛甘闷润法，方义已变，目的不在于发汗驱寒邪，而在于激发阳气以解寒凝。仲景辛甘闷润之法有几个层次，最表浅的是辛凉解表的方法，即用气辛质润、味甘寒而润的辛甘法；其次是辛温解表法，用味辛甘温的药，如桂枝汤，桂枝一药气香味也辛，其实作用层次在皮毛之上下；在里一些，如干姜甘草汤，约束卫气的层次就要深一些，人体处处都有营卫，更有比之皮毛深一些层次的营卫；再如四逆汤，约束的层次就更里了，它可以约束三阴的卫气，我们知道卫气是做功的，营血是整理秩序的，把卫气约束在三阴层次，可以激发三阴的功能，制造更多的精专营气，这可以回阳救逆，也可以破阴寒凝滞。

发汗法的基础在于闷润，天气热，热不易散，这是天气在闷润人体；人运动，不停地压缩气机，气血不停地压缩释放，这是人体的闷润；当有邪时，出现病机时，通路被堵，血气聚集则生热，这是病理情况下的闷润。当人体内蓄积过多的热量，神机会及时展现出苦味宣通的力量，以打破闷润的局，宣通则汗出。临床上很多疾病发热，像新型冠状病毒感染、流感等，常常会让人感受一阵恶寒，恶寒后紧接发热，渐渐出汗热退，这是一个周期，这个周期里病邪祛除了，病就好了。如果病邪未除，那接着下一轮，人不能总是闷润发热，否则大脑会被烧坏，所以一次未除病邪，那就进行多次，我们医生可以根据患者的情况，决定是用辛甘闷润，还是用苦味宣通。

七、汗解

《伤寒论》第 58 条："凡病,若发汗,若吐,若下,若亡血,亡津液。阴阳自和者,必自愈。"天地阴阳和而后雨,人身阴阳和而后汗。发汗法治疗疾病时往往会出现汗解的现象,其他治疗方法也可以出现汗解的现象。表证都是要汗解的,不仅伤寒如是,温病亦然,温病虽忌汗,但是一样需要汗解。当人体阴阳和,表里通,人体内部又有多余的热,这时就会出现汗解现象,不管你用什么方法做到"阴阳和,表里通",都有可能出现汗解现象。如《伤寒论》第 49 条云:"脉浮数者,法当汗出而愈。若下之,身重心悸者,不可发汗,当自汗出乃解。所以然者,尺中脉微,此里虚。需表里实、津液自和、便自汗出愈。"这一条明确指出"不可发汗",须"表里实、津液自和、便自汗出愈",所以发汗法与汗解有很大不同。

另外,《伤寒论》中关于汗解的条文有:第 94 条:"太阳病未解,脉阴阳俱停,必先振慄,汗出而解。"第 361 条:"下利脉数,有微热汗出,今自愈。"第 93 条:"太阳病,先下而不愈因复发汗。以此表里俱虚,其人因致冒,冒家汗出自愈。所以然者,汗出表和故也。"从以上条文可以看出病在表可以汗出而解,病在里也可以汗出而解。

张锡纯曰:"发汗原无定法,当视其阴阳所虚之处而调补之,或因其病机而利导之,皆能出汗,非必发汗之药始能汗也。"又云:"白虎汤与白虎加人参汤,皆非解表之药,而用之得当,虽在下后,犹可须臾得汗。不但此也,即承气汤,亦可为汗解之药,亦视其用之何如耳。""寒温之证,原忌用黏腻滋阴,而用之以为发汗之助,则转能逐邪外出,是药在人用耳",这就是"调剂阴阳,听其自汗,非强发其汗也"。这里张锡纯讲的就是汗解,不是发汗法。很多医家认为以上张锡纯所论乃广义汗法,我觉得还是遵循内经的理念比较好,不要把汗法盲目地扩大化,这样会造成基础理念的混乱。

八、汗解之汗

《素问·评热病论》曰:"今邪气交争于骨肉而得汗者,是邪却而精胜也。"当人体阴阳和则营卫充,"邪却而精胜"则有热,当人体表里通则道路通畅,如此可得汗解。汗解之汗为均匀透彻、细密柔和的汗,如《伤寒论》桂枝汤将自法中云:"遍身漐漐微似有汗者益佳,不可令如水流漓,病必不除。"这句话明确提出了汗解之汗的标准，即前所云之微似有汗、遍身皆见、持续不断、汗出而脉静身凉这4项标准。若大汗、局部出汗、阵汗、汗出而脉不静身不凉即为汗出不彻或汗出太过。

仲景于桂枝汤将息法中又曰："若一服汗出病瘥，停后服不必尽剂。"太阳中风病，服桂枝汤后好没好？是继续服药还是停药，还是更方，依照什么为标准呢？仲景提出依汗解之汗的标准，即：遍身漐漐微似有汗者益佳。只要这种均匀透彻细密的汗出来了，就标志"病瘥"，就不用继续服药了，也不必尽剂。这就是最佳药效标准，也是判断临床疗效的痊愈标准。又曰："若不汗，更服依前法。又不汗，后服小促其间，半日许令三服尽。若病重者，一日一夜服，周时观之。服一剂尽病证犹在者，更作服。若汗不出，乃服至二三剂。"仲景用药也是一点一点试探，可以少量多次地试探，只要见到汗出均匀、透彻、细密，就不必再服用药了，这种方法有效安全，避免了服用大剂量的药导致发汗过多，伤了精气。

《伤寒论》第2条云："太阳病，发热汗出，恶风脉缓者，名为中风。"第12条云："太阳中风，阳浮而阴弱，阳浮者，热自发，阴弱者，汗自出。"可见太阳中风，本自有汗，仲景予桂枝汤，何以又孜孜以求汗呢？太阳中风之汗，并不是汗解之汗，出汗后症状还在，这说明闷润得不够透彻，结还未解开，所以还要继续闷润。《吴医汇讲·温热论治》曰："救阴不在补血，而在养津与测汗。"其实在温病治疗过程中追求的是这种均匀透彻细密柔和的汗，有了这种汗说明阴阳和表里通，燥热之结已解。

最后强调一下汗解之汗的标准，即：①微似有汗；②遍身皆见；③持续不断；④汗出而脉静身凉。

九、辅助出汗的方法

辅助出汗的方法也是从桂枝汤将息法而来。服桂枝汤，须更啜热稀粥一升余，温覆令一时许，意在助其药力。若服后未见正汗出者，更服依前法；又不汗，后服小促其间，半日许令三服尽。若病重者，一日一夜服，周时观之，乃服至二三剂，以使药力相继。一天24小时，昼12小时，夜12小时，半日当为6小时。半日许令三服尽，约合2小时服一次。《伤寒论》方药量重，但不是一下子喝完，中病即止，不必尽剂，这与现代中药服用方法不同。

温覆、啜热粥、连服，乃是辅助出汗的方法。有时候我们身体里没有多余的热，服用麻黄剂也不能出汗，有人认为麻黄类、葛根汤类属于强汗剂，其实不妨做个试验，正常人喝一喝看会不会出汗，体温正常的情况下这些药原本没有一碗热粥的发汗能力强，但是体温高了，吃了这些药会如开闸放水般发汗。所以，仲景在其条下注明，不必啜粥，余如桂枝法将息。

啜热粥，补助谷气，这是汗之来源，另外热粥可以增加体内的热。温覆是物理上的"闷"，啜热粥是饮食上的"润"，合起来就是闷润。连服是谨慎之举，一是怕伤汗夺精气，二是想药效缓和以润化结闭。此三法可辅助发汗，达到汗解，也可辅助其他治疗方法达到汗解。

十、汗出后的变化

温覆、啜热粥构成了闷润之局，连服可以使药效缓和以润化结闭，如果汗出得很快，没有闷润透，没有在腠理间散得开，卫气没有散于四末，这如何能够通闭解结呢？世人总是认为，汗出了就是道路通了，表邪可以散了，岂不知暴汗、急汗徒伤精气而已，实不能做功。失败的汗法，要么是汗出不彻，要么汗出过多，汗出不彻与汗出过多往往兼而有之。有人或以为汗出不彻就是汗出得不够，所以还要继续大力发汗，这是个错误的想法，汗出不彻在于汗出得均匀细密与否。如果汗出得均匀细密了，说明卫气散布得很均匀。所以，也许只有部分皮肤通道开放，汗有可能出去很多。汗出不彻的重点在于"彻"，汗出不彻有可能是出汗不多，但是更多时候是汗出过多。汗出过多，要么亡阳，要么亡津液。汗是卫气所化，也是三元一气的，三元之中如果火元失去得多，是为亡阳；如果水元失去得多，是为亡津液。

关于汗出后亡阳还是亡津液，可以看看《伤寒论》第29条："伤寒，脉浮，自汗出，小便数，心烦，薇恶寒，脚挛急，反与桂枝汤攻其表，此误也。得之便厥、咽中干、烦躁、吐逆者，作甘草干姜汤与之，以复其阳；若厥愈足温者，更作芍药甘草汤与之，其脚即伸；若胃气不和谵语者，少予调胃承气汤；若重发汗，复加烧针者，四逆汤主之。"第29条前半段是说汗出亡阳，也即是卫气之亡，失去火更多一些，作甘草干姜汤与之，以复其阳；汗出不仅仅亡阳，还亡津液，作芍药甘草汤就是以复其津液。胃肠道有结实者，泻下存阴；汗出多，四逆汤重敛之。除此之外，本条还在告诉我们急当救里，还是急当救表？救里还是救表是要观察人体之所欲做出决断。条中出现了"小便数，心烦"，这里面发出求救信号，所以此时急当救里。甘草干姜汤的作用层次更深一些，大致在少阳吧，三焦不归者在下焦可出现小便逸溺，上焦元气不足可能会出现心烦。

汗多亡阳的条文还见于桂枝加附子汤，原文如下：太阳病，发汗，遂漏不止，其人恶风，小便难，四肢微急，难以屈伸者，桂枝加附子汤主之（伤寒论第20条）。亡津液的条文见于风温，原文如下：太阳病，发热而渴，不恶寒者，为温病。若发汗已，身灼热者，名风温（伤寒论第6条）。

亡阳亡津液与患者体质相关，患者体质燥热很容易亡津液，患者体质寒湿很容易亡阳；除此之外，还与治疗时的外环境相关，大冷的天发汗很容易亡阳，大热的天发汗很容易亡津液；我觉得最重要的还有，医生发汗时要注意患者体质和外环境，避免不利的因素，在确定治疗方法时，要斟酌药方的构成，是偏于助阳呢？还是偏于补津液？

十一、战汗

战汗实际上就是恶寒发汗，不过是恶寒比较严重，浑身战栗，继而汗出，这也是身体自我闷润汗出的一种表象。如《伤寒论》第94条云："太阳病未解，脉阴阳俱停，必先振栗汗出而解。"脉阴阳俱停说明压力很大，邪正交争不相上下，这时身体猛地向内收缩，加大压力，打破邪正相持的环境，身体一下子出汗了。这种情况在临床很常见，起烧之前先是怕冷、震颤，然后慢慢发热汗出，特别是感染类疾病更会出现这种情况。人的血气聚集是为了更好地对抗病毒，更好地通闭解结，但是体虚不能顺利地聚集气血，于是便有了震颤战栗的动作帮助聚集气血。《伤寒论》第101条云："复与柴胡汤，必蒸蒸而振，却复发热，汗出而解。"此条讲述的也是差不多的情况。

战汗多见于温病，温病之中感染类疾病较多，往往在人体内部制造混乱，比如在人的支气管、肺等地方，所以人的血气总是要回收，要聚力，要作战斗动员，要围绕病灶去战斗，所以战汗的"战"字也有着战斗动员的意思。温病大家叶天士云："若其邪始终在气分流连者，可冀其战汗透邪。"人在血气充足的情况下，往往不需要战汗这种极端方式，即使抽离表的血气，也只是恶寒而已，战汗呢？出现了战栗震动，这说明血气不足，通过战栗震动的动作来聚集更多的气血。卫气回收，聚于气海，少阳火枢，然后开达病灶，通闭解结。是故，战汗，是在温病、伤寒、内伤杂病的基础上，邪气久羁不去，经聚气三焦募原，后开达于病灶，溃其伏邪，在此过程中忽而出现肢冷、肤冷，寒战，脉单伏或双伏，甚至唇甲青紫，正气蓄极而发，奋与邪争，继而发热汗出者，谓之战汗。

战汗的病理可见于《伤寒论》中,《伤寒论·辨脉法》提到:"问曰:病有战而汗出,因得解者,何也?答曰:脉浮而紧,按之反芤,此为本虚,故当战而汗出也。其人本虚,是以发战;以脉浮,故当汗出而解也。"病人通过战汗而病解是因为病人脉浮而紧,按之反芤,出现了芤脉,反映本身正气虚弱,营卫气血偏虚,故此需要战汗而解。这是战汗的第一个机理,即因为病人有正虚的病情,故此需要奋起抗邪。与战汗相对应的是不战而汗解,此时三焦元气不虚。《伤寒论·辨脉法》:"若脉浮而数,按之不芤,此人本不虚,若欲自解,但汗出耳,不发战也。问曰:病有不战而汗出解者,何也? 答曰:脉大而浮数,故知不战汗出而解也。"这条从反面论述了为何没有战汗,就是指一般的汗出而解。因为没有芤脉,反映正气本不虚,因此只要一般汗出就能病解,无须经过震颤。因此战汗的原因,尤其是震颤的原因,就是激起本来虚弱的正气去抗邪,就好像一个人受寒之后会发抖一样,因为身体虽然虚弱但仍奋起抵抗。外感侵袭,病在三阳,少阳枢海为最重要的支撑,三焦元气不足是本虚的表现,在脉象上可表现出芤象。这卫气之发,来源于三焦;这卫气之收,亦是回归于三焦。是故,震颤后,血气归于三焦也,气聚而升温,然后开赴战场为汗解做准备。

战汗后,可见 3 种转归。①战汗后,邪盛正虚,不能一战而解,须停一二日,再战或三战而愈。②战汗后,正胜邪祛,汗出身凉、脉静者,此为佳象。正如叶天士所云:"安舒静卧,以养阳气来复,旁人切勿惊惶,频频呼唤,扰其元神,使其烦躁。但诊其脉,若虚软和缓虽倦卧不语,汗出肤冷,却非脱证。"可啜糜粥以自养,则胃气渐复。③战汗后,"若脉急疾,躁扰不卧,肤冷汗出,便为气脱之证"。战汗后之转归判断,重在脉象。若脉静者,为邪已退,虽时正虚未复,见身凉倦怠,不足为虑。脉贵和缓,恰如仲景云:"脉静者为不传也。"若战汗后身凉肢冷,躁扰不宁,脉急疾但按之无力者,乃阳气衰微之脱证。若脉急疾而躁盛有力者乃独阳无阴之脉,亦为脱。

十二、汗法的禁忌

汗法为《伤寒论》中驱邪外出的一大法门,根据内经的思想,其在皮者,汗而发之,汗法的适应证是表证,如风寒在表,风湿在表,以及其他在表疾病,比如皮肤病之类,这些都可以用发汗法治疗。对于汗法的禁忌证,仲景应用汗法甚广,又极为严谨,对汗法的禁忌进行了详尽的论述,概括起来,其禁有三:一为温病忌汗,二为里证禁汗,三为正虚者禁汗。

（一）温病忌汗

《伤寒论》第 6 条云："太阳病，发热而渴，不恶寒者，为温病。若发汗已，身灼热者，名风温。风温为病，脉阴阳俱浮。自汗出，身重，多眠睡，鼻息必鼾，语言难出。若被火者，微发黄色、剧则如惊痫、时瘈疭，若火熏之，一逆尚引日，再逆促命期。"这里的温病以及风温都是在表，原则上都可以应用汗法。很多人认为阳明证是里热证，其实阳明病也有表证，如 182 条："问曰：阳明病外证云何？答曰：身热，汗自出，不恶寒，反恶热也。"只要是表证，就可以用汗法，但是阳明的表病不需要加热，它本身就有热，而且热还不少，已经不恶寒了。有热，出汗的前提条件有了，此时应该协调卫气的成分质地，使其能够润透，尽量地开散，解除燥热之结。所以，此时所用的方法是不汗而汗，燥热之结解后可出汗解之汗。这一条的下半段是讲火熏发汗的，这才是温病的大忌，因为温病不恶寒反恶热，体内蓄积了大量的热，最忌讳再给身体添加热量。很多温病都是津液亏的，因为身热煎熬津液导致津液亏虚。因此治疗温病要步步照顾其津液，少闷而多润，闷的层次更浅一些，在皮毛上闷。温病忌汗，但是温病是可以汗的，也是可得汗解的。

（二）正虚者禁汗

关于正虚之人不可汗，仲景列了许多条款。正虚之人，为什么要禁汗呢？ 因为正虚之人，可能卫气不足不能发汗，可能是怕发汗后伤了正气。那么，正虚之人又患了表邪怎么办？张仲景往往采用扶正祛邪法，以小发汗法，如麻黄附子细辛汤、麻黄附子甘草汤即是温阳扶正、发汗祛邪的代表方子。《伤寒论》第 301 条曰："少阴病，始得之，反发热，脉沉者，麻黄附子细辛汤主之。"第 302 条曰："少阴病，得之二三日，麻黄附子甘草汤，微发其汗。以二三日无证，故微发汗也。"二方皆治太少两感证，皆为温阳发汗剂。少阴病始得之，显然较第 302 条的得之二三日病程短，正气相较而言尚强，故麻黄汤中解表发汗的细辛辛温走窜宣散；有少阴里虚寒之证，取附子温阳，辅以细辛启肾阳，发散之力强于麻黄附子甘草汤。麻黄附子细辛汤条文中，虽未明言发汗，但据麻黄附子甘草汤微发其汗推知，麻黄附子细辛汤亦应汗出。由此可知，阳虚而感寒者，仲景并未因阳虚而禁汗，照样发汗。仲景所用的汗法已是温阳发汗，或属扶正祛邪，而不是单一的辛温发汗。

气虚而兼太阳表虚者，仲景予桂枝新加汤发汗。"诸病黄家，假令脉浮，当以汗解之，宜桂枝加黄芪汤主之"。治血痹之黄芪桂枝五物汤，虽未明言发汗，若加辅助出汗的方法，当亦可汗出，此亦益气发汗法。

综上所述，汗法适宜表证，汗法不适应温病、正虚以及里证，禁忌之中亦有变通之处。如温病，照顾其津液未可不能汗，正虚之人扶正后可小发汗，里证亦可闷润，闷在里振奋阳气以破寒凝。

十三、狭义的发汗法

狭义发汗法是指苦味宣通的发汗方法，比如用麻黄的发汗，用布洛芬的发汗。这一类的发汗往往针对的是道路不通的情况，卫气生发，腠理开泄，其间有瘀堵者自然不能出汗。太阳伤寒表实证就是这样的情况，这也是通常对发汗法的认知，这种对发汗法的理解是极其狭隘的。

影响汗出的因素有多种：水谷之气，五脏的功能，水分津液，身体的热，卫气津液运行的道路，这些都能够影响汗出。所以只看到卫气运行道路不通畅引起的不出汗，只想到辛温解表发汗，这是远远不够的。人们常认为温病忌汗，风热外感不宜汗，那么补充津液，补充了水分，增加了卫气津液的流动性，是不是可以导致汗出而解？这是不是汗法？为了区别辛温解表发汗法，我称这一类汗法为：不汗而汗。阳明病、温病当化了燥热之结后，往往会出汗，这就是不汗而汗。在表者宜汗，太阳、阳明都在表，所以解寒湿之结与燥热之结的都可称之为汗法，针对影响汗出的其他因素，最后阴阳和、表里实后汗出的方法，我们还是称之为汗解吧。

第九章 中风机理

中风的机理其实在伤寒纲要篇里谈过不少，在本书其他章节里也多有提及，这一章综合一下谈谈。

一、伤与中

伤与中即是《伤寒论》中的伤寒之"伤"与中风之"中"，"伤"与"中"是基础的概念，如果对这些理解不清晰，将会影响我们对六经辨证的理解。关于"伤"与"中"，大家通常是这样认为的，比如伤寒就是伤于寒邪，外感寒邪，从外而入，一层一层向里侵袭；中风呢？这个"中"就是拿箭射东西，中者中于内，胡希恕认为的大概就是这个意思，中风也是从外向内侵袭人体，只不过这"中"侵袭得更深一些，像射箭中靶一样。主流观点认为"伤"与"中"并无太大的不同，都是外邪从外而入，只不过它们都是按照程序一层一层向里递进，"伤"呢？进得浅而慢，"中"呢？进行得快而深。当年我看了胡希恕的书也是笃信这种说法的，但是后来仔细想一想，好像不是那回事，尤其是中风，好像风邪远要比寒邪厉害，一下子就深入人体内部，这好像有些不符合实际吧。人是恒温动物，实际上人是更怕冷的，在大风里吹吹，只要不失温的话也是无妨的，要是温度降低可能会要人命，比如某地举行马拉松比赛，结果天气温度太低冻死了人。

我再仔细研读《伤寒论》发现，"伤"是指伤于某邪，邪或由外而入，或由里而入。由外而入的主要是六淫之邪，由里而入的主要是饮食内伤，这里的"里"指的是胃肠道。"中"是中间的意思，多是指内生的，也可能是邪气，也可能是正气，"中风"的意思是风从中而生。人体的体表与胃肠道相对而言都属于外，所以邪气由外而入称之为"伤"。邪气之来，人体有所应，人体的反应是从中而发的，此之谓"中"。"伤"与"中"明显有着方向的不同，也有着先后顺序的不同。伤与中，一个是外来，一个是内生；一个是先感，一个是后应。

除了伤风与中风有区别外，伤寒与中寒也有区别。伤寒就是外伤寒邪，这毋庸多言，中寒呢？人们也认为伤寒邪比较深，一下子伤了脏腑，导致脏腑的阳气不足，伤寒与中寒都是寒邪入侵。《疟论篇第三十五》："寒生于内，故中外皆寒。"其实中寒是寒从中生，五脏制造不了太多的精专营气，所以阳气虚羸。这里的"中外皆寒"四字也颇有意味，"中"指的是中枢神机五脏，是三阴，"外"指的是皮毛、胃肠道，三焦，是三阳。中外包括了人的整体，也点明了人体阴阳两个层面。相关的言论还有《素问·至真要大论》："病之中外何如？岐伯曰：从内之外者，调其内；从外之内者，治其外。"经文中的"中外"两字也指中枢与外周的意思，即是三阴与三阳。

再如伤暑与中暑，伤暑者汗出体虚津液不足，需要补充津液以及阳气，可用清暑益气汤；中暑，暑由中生，是谓内暑，内热不能很快消散，这个症状会严重一些，可能会出现烦躁、恶心、恶热、呕吐，这时急需散热。

明白了伤与中的含义之后，我们再思考伤风与中风这两个概念会有什么不同呢？以前认为，伤风与中风并无本质的不同，都是外邪入侵，只不过侵袭的深浅不一样。实际上，伤风就是伤了风邪，风邪破坏人的体表气层，然后导致人体生病，或风邪破了气层，其他的邪气顺势而入，于是就有了风寒、风湿、风温，等等。中风呢？是人体遭受外邪侵袭后，土郁结闭，血气瘀滞停留于某处，或在表，或在里，这就像两军对战，各自排列阵型，相互冲击，也是我们所说的正邪交争，这时血气不能顺畅地流通。土郁结闭，气血来复，人体会发热，热越积越多，压力愈大，阻碍终会被冲破，这时血气就会动起来。空气的流动称之为风，血气的流动也是为风气，以上血气冲破阻碍的现象我们称之为"风动"。风从中而生，故称之为"中风"。了解了"伤"与"中"的区别后你再看《伤寒论》中的太阳伤寒与太阳中风是不是有什么不同呢？是不是会有一些新的认识？基础的概念很重要，就像盖楼一样，如果基础歪斜，楼层越高歪得越厉害。

二、风与大气层

中风是人体内部产生的"风"，可谓之"内风"。内风与外风有什么区别与联系呢？人体表面的气层是由卫气生成的，精纯的卫气透于体外皮毛间并形成相对稳定的状态。外风，即大自然的风可以扰动这一层，削弱这一层，于是卫气不断出于皮毛补充这一层，外风能够引动内风，所以伤于风邪，也能够引起太阳中风。《伤寒论·辨脉法》言："风则伤卫，寒则伤营。"风邪伤了人体表面一层，后续的卫气还要透于皮肤补充这一层，风不断地吹，最终会伤了卫气。寒邪侵袭人体，皮毛腠理紧缩，卫气透达不出去，进一步造成营气也透不出脉外，营郁而生热，精专营气更多的是要表现出动能，现在过多地表现出"热"的形式，这是伤了营气。另外，精专营气含有能量、津液、秩序，当表不透时需要更多的精专营气来打通关节、通闭解结，所以说寒伤营气。那么寒邪伤不伤卫气呢？初感寒邪时也伤卫气，但是当表不透时，卫气出不去了，这时卫气实了不是虚了。

人体的大气层不仅仅指体表的一层，胃肠道的黏膜也构筑了人体内部气层，体表的大气层主要与太阳经相联系，胃肠道的大气层则与阳明经联系紧密。膜原构筑的三焦也是个空间，也有大气的存在，也构成了一个气层，这一层与少阳经紧密联系。这时我们发现三阳经都与气层联系，与三阳相对的是三阴，三阴是三阳的背后支撑，《黄帝内经》曰："阳在外，阴之使也；阴在内，阳之守也。"一阴一阳谓之道，人体之阴阳是相对的，相互配合的，阳经主摄取与排浊，阴经就负责整理与加工。人体不断地从外界摄入物质能量信息，同时也会排出物质能量信息，时时刻刻都在与外界进行交流，体表和胃肠道的气层都在参与这个工作。当体表的风不断流动，刺激身体的卫气也不断地生发填充，温和的风能够刺激人体的生长。《金匮要略》曰："夫人禀五常，因风气而生长，风气虽能生万物，亦能害万物，如水能浮舟，亦能覆舟。若五脏元真通畅，人即安和，客气邪风，中人多死。"但是邪风将会使人的卫气过多丢失，风能使人虚，正气虚，邪之所凑，所以风又为致病先锋。

风若发生在胃肠道一样会损伤胃气（卫气），所以当人体胃肠道的内容物快速流出时，这时外风会引动内风，造成胃气的大量流失，误食有毒的东西或者用下法会出现这样的情况。扰动体表的气层动了太阳经，扰动胃肠道的气层动了阳明经，扰动了这两条经，如果结闭轻浅，解决了就不往里传，如果没有解决，那么病将传于少阳，少阳为枢，三阳汇聚之地，也是三阳最后防线。看温病的传变，叶天士说逆传心包，便有很多人推测顺传于心包，如果疾病加深顺传就是少阳三焦，如果疾病好转，或从表而解，或从里（胃肠道）而解。我看一篇文章总结出四五条顺传的路径，有口鼻肺胃肠，等等，我觉得这就是基础概念的不清晰，叶天士在《温热论》中也谈过病解的情况，一是出表，一是从里而解，大家可以参看原文。

我认为中风与主流认为最大的不同便是方向的问题，我认为风是内生的，是外风引动了内风，哪怕是伤风也是外邪引动了内风，内风的方向都是向外的，无论是向体表，还是向胃肠道，都是向外的。风能使人虚，当卫气空虚时，滋养不了形体，形体便会有结闭，土郁结闭，气血来复，当结闭通之时便是风动之时，这种情况是伤风引起的中风之证，可认为是伤风。当有其他外邪作用于人体，包括六淫之邪、饮食劳倦、情志内伤，这些邪气造成了土郁结闭，当气血来复之时都有可能找出风动。人体气血的正常流动，亦可认为是风气，风动或者说中风是异常的风，是气血异常的流动，流速加快，不协调，这是一种病理现象。伤寒发热，气血瘀滞，人体重胀不舒服，突然风动了，于是出汗，汗出而解是为正常，汗出不解是一种病态，说明结闭还未彻底结束，我们称之为：太阳中风。

三阴主血，处理营血，整理营血，制造精专营气。三阴的情况与三阳类似，也是有枢的，那么三阴与中风有什么关系呢？我们下节再谈。

三、风与厥阴

人体气血的正常流动，亦可认为是风气，风气是从中向外，这里的"外"包括皮毛和胃肠道。六经之中，厥阴风木，风气通于肝，风气亦通于心包。厥阴为合，位于人体的里面，厥阴的合，合血气归于少阴之枢，少阴是制造精专营气的主要力量，制造精专营气需要大的压力，厥阴的合可以帮助少阴制造精专。可以说风气是由厥阴的合开始的，厥阴合，合在少阴，少阴进一步压缩整理，然后交由太阴散精，然后再出于血脉，行于三阳。正常的情况，人体的风气便是由厥阴主导推动的，厥阴风木主时为一之气，从上年大寒节开始，至二月中的春分日为止，正值冬春之交，应春天，应大自然的风气。正常人体的生长发育与这风气相关联，木曰曲直，春天风气宣和，木由屈曲的状态伸展开来变得条直，风气宣和，流速均匀，这是正常的风，应时的风。异常的风怎样？异常的风动迅疾、不稳定、多变化、冲击力强。风病具有突发、上升、散开、来去无定、令物动摇等特性。比如说风寒、风热、风湿，等等，这些都是土郁结闭引起的，有阻滞，气血冲关，因此造成气血流动不稳定、有动摇之象。

像风寒、风热、风湿之类属于气宜之病，气宜之病的风动现象是在通闭散结的过程中产生，临床上我们称之为"外风"。这里有一点要注意，所谓外风也是人体内里产生的，精气、秩序都是从内里产生的，都是三阴整理出来的。与外风相对应的是内风，如热极生风、肝阳化风、血虚生风，以及中风（脑血管意外），这些都是神机之病，是神机对气血的调控出了问题，造成了气血的运行异常，外则表现出风动的现象，比如震颤、动摇、抽搐、眩晕、头重脚轻、不稳定等症状。比如热极生风，这是人体内部积存大量的热散发不出去，热煎熬津液，伤了神藏，再破了神机，于是出现失神的表现，中枢大脑失去对肢体的控制，气血流动异常，肢体表现出震颤、抽搐，以及神昏谵语，等等。再如肝阳化风亦是失神的表现，亦是神机对气血的调控出现了异常，表现出眩晕欲仆，步履不稳，头摇肢颤，语言謇涩的症状。肝阳化风是个慢性的过程，远远没有热极生风这般急切，所以症状相对和缓，但究其实质还是失神的表现。血虚生风是血虚引起的，三阴主血，血者，神气也，所以这还是在三阴层面，表现出肢体震颤，关节拘急，肌肉润动的症状。发生在三阴的异常风动主要责之于厥阴，因为厥阴主导着风的变化，除此之外，三阴为一整体，在调厥阴基础上，其他二阴也是要兼顾的。

以上我们所言的外风、内风其实都是中风，中风是一种异常的风动现象，表现出气血运行速度的不稳定，存在突然加速，等等，正常情况我们的身体也会有这种气血异常的流动情况，但这种异常的流动不超出我们的调控范围，我们机体还可以把它拉回正常的状态，那就是正常的，不能称之为病，如果一时半会儿回不到正常状态，那就是病了。比如突然受到惊吓，气血的运行便会脱离常态，处于应激的状态，惊吓过后，机体又正常了，气血的运行就正常了。如果风动过后，机体系统还处于应激的状态，不能回归正常状态，那么这就是中风病了。在《伤寒论》中不仅仅有太阳中风，还有其他经的中风，六经皆有中风，我们下一节谈谈六经中风的问题。

四、六经中风

《伤寒论》中的每一经皆提出中风的概念，即：太阳中风、阳明中风、少阳中风、太阴中风、少阴中风、厥阴中风。可见《伤寒论》一书虽然以"伤寒"来冠名，实则非常重视"中风"的机理，中风贯穿发生发展、六经传变的全过程，蕴含了临床辨证的思路与规律。

（一）太阳中风

以上我们已经探讨了中风的机理，简而言之，中风就是一种风动，风动是人体的气血流速突然加快，同时伴有不稳定的现象，人体之中可能随时会有风动，但是很多风动过后机体系统很快恢复正常，有些风动过后机体系统不能恢复正常状态，这时候我们把这种现象称之为中风。太阳中风是太阳经风动现象，太阳经是通于皮毛的，太阳经风动之时，卫气遽然而发，流动加快，冲击皮毛，从而引起汗出，所以太阳中风往往会有汗出的表现。太阳中风的机理我们已经详细谈过，这里不再多言。治疗太阳中风我们可以增加卫气出表的阻力，这就是闷润之法，缓和其力量，使卫气不能迅疾地冲击皮毛，闷而润之，使结闭温柔地、彻底地打开。

（二）阳明中风

三阳经的中风都是因形体的结闭引起的，卫气冲关因而产生中风的病理状态。阳明中风，说明阳明经不通畅，阳明经的压力大，气血通关，关破病未解，因此为阳明中风病。阳明经连接的是胃肠道的气层，所以阳明中风之时，往往胃肠道是个压力的疏泄口，所以阳明中风往往会出现胃肠道的症状。胃肠道位于人体之内，当大量热散入其间，这个热很难快速散发至体外，这一点和太阳中风不一样，太阳经连接的是体表的大气层，热可以很快散发到大气中，所以太阳中风的热可能不大。另外，太阳中风因为汗出，物质能量散出体表，脉的表现会变得软。阳明中风呢？物质能量不能很快排出去，可能脉还会比较实。

《伤寒论》第189条："阳明中风，口苦咽干，腹满微喘，发热恶寒，脉浮而紧，若下之，则腹满小便难也。"现在我们看这一条，"口苦咽干"这是有热的表现；"腹满微喘"这是腹内的压力与内容物的增加，这反映出阳明中风之时向腹内倾泻了压力；"发热恶寒"这是阳明中风，胃肠道打开了口子，胃气从这里渗泄而出，这会抽离表部的气血，使表部的气血空虚，因此产生了恶寒的现象，这里的恶寒发热与太阳伤寒的恶寒发热病理机制有所不同；"脉浮而紧"，其实胃肠道也是一种"外"，诊脉时主要表现在右脉上，所以脉浮而紧很可能是胃肠道的病；阳明中风，风动病未解，结闭未除，如果此时用了下法，胃气会从胃肠道的薄弱处更快速地跑出来，胃气（卫气）不能有效地通闭散结，白白地浪费了，津液亏了小便就难，胃气虚了不能很好地约束形体了，腹满也不会减。第189条的阳明中风可以用入于肠胃的气味芬芳的中药进行约束，进行闷，方如藿香正气散。

《伤寒论》第231条："阳明中风，脉弦浮大而短气，腹都满，胁下及心痛，久按之气不通，鼻干，不得汗，嗜卧，一身及目悉黄，小便难，有潮热，时时哕，耳前后肿，刺之小差。外不解，病过十日，脉续浮者，与小柴胡汤。"这一条是阳明中风日久，最终伤了少阳之气，所以用小柴胡汤来解。

《伤寒论》第 190 条："阳明病，若能食，名中风；不能食，名中寒。"这一条也提到阳明中风，阳明中风之时，胃肠道还是通的，虽然通得不是很彻底，但是饮食是可以吸收的，所以说"能食"，胃肠道里吃了凉物受了寒，胃肠道的形体是闭结不通的，所以不能食。这一条可以印证阳明中风的机理。

（三）少阳中风

《伤寒论》第 264 条："少阳中风，两耳无所闻，目赤，胸中满而烦者，不可吐下，吐下则悸而惊。"少阳经连接三焦空间的气层，少阳经有结闭，压力大，热量高，向三焦气层倾泻之时，三焦位于三阳的最里面，是最不易散热的，所以少阳中风会出现热大、压力大的现象。出现胸中满，胸腔内的胸膜外面就是肋骨包裹，空间狭窄，当压力倾泻之时更容易出现胸中满而烦的症状。三焦在腹部也有分布，但是腹部比较软，对压力的承载能力比较大，所以少阳中风出现胸中的症状比较多。而且，少阳三焦是为神藏，维护于五脏与大脑之外，很容易出现情志方面的问题。同样，少阳中风亦是不可吐下，不仅如此，所有的中风都不适合用通下的方法，用泻的方法。这是与中风机理相关的，中风本是异常的风动，用泻法只会加重这种异常的风动现象，对疾病无益。第 264 条的少阳中风我们可以使用白虎汤清泻少阳的热，减轻少阳的压力，以待疾病的缓解。

《伤寒论》第 96 条："伤寒五六日，中风，往来寒热，胸胁苦满、默默不欲饮食、心烦喜呕，或胸中烦而不呕，或渴，或腹中痛，或胁下痞鞕，或心下悸、小便不利，或不渴、身有微热，或欬者，小柴胡汤主之。"这一条也有中风的描述，但我认为这一条不是少阳中风，它反映出了伤寒发生发展的动态过程，先是伤寒，结闭在表，然后气血来复，卫气通关，通关不彻底，于是中风，中风伤了津液卫气，最终伤到了少阳，发为少阳病。

（四）三阴中风

《伤寒论》所述三阴的中风皆是阴病得阳脉、浮脉而愈。如《伤寒论》第 274 条："太阴中风，四肢烦疼，阳微阴涩而长者，为欲愈。"长脉是为阳脉；第 290 条："少阴中风，脉阳微阴浮者，为欲愈。"浮脉为阳脉；第 327 条："厥阴中风，脉微浮为欲愈，不浮为未愈。"浮脉是阳脉。《伤寒论·辨脉法》曰："凡阴病见阳脉者生，阳病见阴脉者死。"三阴病的脉象表现出"里邪出表，阴病转阳"的特点，揭示六病痊愈之规律，为我们提供了临床辨证思路和方法，值得经方后学者进一步深入挖掘学习和临床应用。

三阴主血，主神机，当三阴的问题解决了，卫气就可以出表了，如果人之卫气不与天地间风气交融，那么人体怎么合于天地呢？又如何天人合一呢？同样，胃气亦出于胃肠道黏膜，与水谷之气相互交融、沟通、交换。三阴的问题解决了，神机有所发，精专营气又可以化生卫气了，这是见愈之象。三阴中风见愈之象除见阳脉之外，脉象还是和缓的，如果脉象强劲，那可能是强力挤压，得卫气出表，三阴病若见此强劲的脉象，这可能是一种凶兆，说明三阴内部矛盾大，正邪交争厉害。

至此，我们把中风的机理已经讲完，中间可能还有不少疏漏，以待来日进行修改补充。

第十章　狭义的温病定义

一、教科书中狭义的温病定义

温病的概念，先从现代的教材入手，这样大家可能会比较熟悉，不同版本的温病学教材以及温病学专著都有不同的定义。《温病学》七版教材：温病是感受温邪引起的，以发热为主症，具有热象偏重、易化燥伤阴的一类外感热病的总称。《温病学》五版教材：温病是由温邪引起的，以发热为主症，具有热象偏重、易化燥伤阴等特点的一类急性外感热病。《温病学释义》二版教材：温病是感受四时不同温热病毒所引起的多种急性热病的总称。

《温病学析要》说：温病是感受温邪所引起的多种（一类）热病的总称。《温病纵横》说：温病是外感四时温热或湿热邪气所引起的，以急性发热为主要临床特征的多种急性热病的总称。《温病述评》说：温病是感受四时各种温热或湿热毒邪所引起的多种急性热病的总称。

以上是温病教材与温病专著对温病的定义，这表现出当今医家对温病主流的认识，其实这种温病概念极其狭隘，仔细分析它只能够涵盖极少的一类热病。下面我们先分析现今主流的温病概念有什么共同之处，然后再提出自己的观点。

概念与定义是什么？概念与定义是个套子，可以界定一定的范围，属于这个范围内的就可以归属此类，如给温病以定义，那么就是圈定了一个范围，符合这个范围的就是温病。通过多年的学习，我发现中医下定义是极其马虎的，下了定义之后，往往还会违反所下的定义，所以这让很多人认为中医不严谨，比较玄。比如把阳的定义为上升的、温暖的，论治疾病时又来一个阴寒上逆，且不说阴寒上逆中间隐藏了多少奥秘，仅仅从字面看就是充满矛盾的，阳是上升的，为什么阴寒上逆了呢？既然认定上升的是阳气，那么阴寒就不得上行，即使病理状态下也不得如此。况且自然界中都是阳升阴降的，这是物理常识，人体还在五行中，也在三界内，如何又违了这方天地的法则呢？或有人说阴升阳降，是的，大家讲得都很有道理，似乎掌握这方世界的法则，中医不是这样吗？大家都有理，各个流派的理都不一样，既然阴升阳降，那么为什么不规定阴气就是上升的呢？可以这样说，但凡上升的、明亮的、温暖的都归属于阴，岂非荒唐！

温病的定义也是这样，并没有很好地解释其产生的缘由，不具有广泛的参考价值。温病教材认为温病由感受温邪引起，"感受温邪"这4个字里就有3个疑问，第一个疑问，"感受温邪"这里明显是指温病是由外感引起的，这里就有了疑问，所有的温病都是外感引起的吗？即使是外感引起的温病，外感在其中占了多大的成分，人的体质或者伏邪内伤又在温病发生发展过程中占有多大的地位呢？第二个疑问，定义中所说的温热之邪，或者湿热之邪都是差不多的意思，大概是热邪吧。正常的天气称之为六气，异常过度的天气我们称之为六淫，六淫之中温邪或湿热邪大概就是火邪、热邪与湿邪吧！风、寒、燥这些能不能称之为温邪呢？这要打个疑问，反正六淫之中不可能都是温热之邪。生物学致病因素也是致病的邪气，比如瘟疫，又可认为是天地间的戾气在作怪，那么那些致病的细菌有没有温热之性呢？是不是有些病菌是温暖的，有些病菌是寒凉的呢？第三个疑问，"感受温邪"一定会发生热病吗？"感受温邪"能不能产生寒病呢？

在温病分类中一年四季都发生温病，冬天还有冬温，这很难理解，难道冬天也有温热之邪吗？另外还有伏邪温病，这伏邪温病明显就是内伤，虽然伏邪常易为外感引发，但是伏邪温病内伤才是主因，外邪往往只是次要原因，在温病的定义中完全没有内伤的体现，这就不对了。外感引动伏邪，不仅仅温热可以引动，六淫皆可引动，当体内伏有燥热之邪时，在春天可能为风所引动，这就是风温；在夏天，可能为暑邪所引动，这就是暑温；秋天可发为燥热，冬天可发为冬温。

金元四大家的刘完素有这样的观点："六气皆从火化；五志过极皆为热甚；六经传受皆为热证。"刘大家是在临床实践中观察到这些现象，并总结归纳为上述理论。刘完素讲得非常正确，热病之所生并不是只由温热邪气导致的，若以温病定义描述的那样，感受温邪导致的发热性疾病，这样的热病也是有的，那就是夏天、暑天感受了温热之邪，中暑、热射病都非常符合温病的定义，当极度热时，每个人都会发生温病，这里面绝对没有内伤的因素存在，也不会有温暖的病菌和寒凉的病菌捣乱，症状都差不多一个样。事实上都是这样，当外邪强大到一定程度，患者所得病与病邪性质都一致，极度的冷会冻死，极度干会干死，致病力强的细菌、病毒感染，大家得病时症状都一样。当外邪不怎么强大时，感受外邪后疾病性质就不一定与外邪一致，病邪的性质不能够决定疾病性质，因为疾病现象是病邪与人体共同作用产生的，所以认为感受寒邪就是伤寒，感受温邪就一点发生温病，这是非常不正确的观点，这一点并不难以理解，但事实上类似的观点充斥于主流观点之中，真是遗憾。

其实，感受温热之邪后也未必一定发生温病，有人发现香港的居民虚寒的不少，即使外感时也很少发为温病。或许有人会说香港夏天用空调太多，容易得空调病，那么再往南呢？马来西亚靠近赤道，虚寒体质的人也很多，而且也不容易患温病，那个地方空调使用率并不高，可以排除空调的影响。热带的人流汗比较多，皮毛松弛，腠理疏松，《伤寒论》告诉我们汗出后可以亡阳也可以亡津液，三元及一学说告诉我们汗出后可能火出去得多一些，也可能水出去得多一些，火出去多利于散热，水出去多利于排湿。在热带生活的人散热的功能会好一些，这是自然选择的结果，所以在热带生活久的人体质往往变得比较寒一些，体质寒是对天气热的一种适应，所以不容易得温病。按照伏邪的理论，热带地区的人更容易伏有寒邪，在寒带生活的人更容易伏有热邪。以前看过一个电视剧，讲述西藏高原的故事，那里的人认为如果进行一段内地旅程，可能会被热死，体质与地域是有极大的关联，往往在热带的人抗热的能力强，在寒带的人抗寒的能力比较强，这是自然选择的结果。那么，我们再想一想，抗热能力强是不是体质有些寒呢？抗寒能力强是不是体质有些热呢？这是生活中的例子，再回到感染外邪方面想一想，感染寒邪就一定发为伤寒吗？感染温热之邪就一定发为温病吗？

从"感受温邪"这4个字，我就发现了这种种的不和谐，可见，温病的定义实在是太狭隘了，下面我们继续看看还有哪些不和谐之处。

二、刘完素的说法

金元四大家的刘完素这样说："六气皆从火化；五志过极皆为热甚；六经传受皆为热证。"这里的六气、五志、六经传受都能化热，都可以引发温病。外环境的变化影响人体系统，当外环境急速变化时，人体跟不上，适应不了，可能会导致疾病。急速的外环境变化就是邪气，外环境急速变化时，人体系统会对抗这个变化，对抗外环境的变化是为正气抗邪，邪正抗争会产生热。我们看待虚实的问题是要看正邪斗争的，但凡正气充盈的人，六气、五志以及六经传变过程中发生了大的快速的变化，这些都是可以化热的。用发热机理来说，人体内外环境快速的变化都会产生土郁闭结，当气血来复之时就会产生郁热，所以六气、五志以及六经传变都会导致温病的发生。

"六气皆从火化；五志过极皆为热甚；六经传受皆为热证。"六气由外而入，五志由内而生，六经传受也是体内疾病发展中产生的，所以当我们读刘大家这句话时，可以在心中加个括号，括号内容是：内外环境的急速变化。

三、《伤寒论》中的温热邪气

《伤寒论》中的温病，其本身并没有排除伤寒、中风、痉湿暍病。即使是温病，也可以同时兼有其他的邪气，可以兼有风、寒、湿等。现在的温病学中，主要认为温病可以夹风、夹湿，不过实际情况当中，其实病人也可以夹寒，温病初期是可以夹寒的，伤寒的传变也会有温病的出现，各种邪气都是可以互相兼夹的。

张仲景的邪气概念，是专指外感邪气的，而张仲景的外感邪气只强调了 4 种，包括"风寒湿食"，外感热邪在《伤寒论》中叙述较少，热邪往往属于"内生邪气"。在六经的传变过程中仲景提到了外感热邪，那就是：火熏法、火灸法。古时治疗伤寒往往用火熏之法，其实这非常容易理解，受寒了烤烤火，出出汗，也就好了。火熏法是治疗伤寒的有效手段，到了现在烤火依然是我们御寒的主要方法，但是火熏法也会出现变证，那就是伤了津液，伤了津液后往往会发生温病，伤寒与温病的主要鉴别方法也是要看津液亏与不亏。

火熏法可以说是外感热邪，其实伤寒发热是内生的热，当人体经受热多时，就会蒸发津液，从而导致津液亏，导致温病，从伤寒的寒湿结到温病的燥热结就是一个失津液的过程。人出汗会亡阳、亡津液，人不出汗时水分也会蒸发很快，失了津液，热传导会比较慢，散热困难，临床上发热发到一定时间后往往就失了津液，郁结的性质改变，不恶寒反恶热了。

四、发热与上火

温病定义为发热性疾病，这种发热应该包括全身性发热和局部性发热。全身性的发热表现出体温升高，局部的发热是局部的红肿热痛，局部的体温升高，这类似于上火。比如咽喉肿痛，全身并没有体温升高，这一类疾病应该并入"温病"范畴，因为其在治法方面是通用的。温病定义之中的发热往往指的是全身温度升高的疾病，这样就会让人疏漏这些局部上火的疾病，我觉得这也是个漏洞。

临床上很多风热感冒全身并不发热，只会感觉咽痛、咳嗽、身痛，这一类体温正常的风热感冒很多，事实上这类病就是最常见的温病。还有像大头瘟、流行性腮腺炎，这类疾病通常就是局部红肿热痛，少数一部分会伴有全身性体温升高。温病初起时往往只有局部性发热现象，这种情况也是按温病治疗。温病定义对发热的描述还是很粗陋的，也常常会令人误解，如果把这种发热仅仅理解为全身的发热（体温的升高），这将会造成漏诊。

现在有很多人认为中医的寒热与温度计的读数是不一样的，其意义有很大的不同，我不是这样认为的。温度计的读数很客观，我们为什么不能参考呢？我觉得温度计的读数对中医也有极大的参考价值，当温度计读数升高之时，确确实实代表着人体的温度升高，也代表人体内部的热量在蓄积，这在以后的疾病传变过程中有着重要的意义。人体的恶寒恶热的感觉，那代表着人体之所欲，可以指引治疗的方向，人体温度升高之时，虽有恶寒，但不可以不考虑发热的情况，因为热不可能一直积蓄下去。

五、温病不一定是"急性"的

温病可以很急，但临床上，会看到有些慢性病的病人也可以有热病。比如说慢性感染的患者，理论上就是感染了细菌、病毒，而细菌、病毒可以留在身体里几个月，或者一两年。在这慢性感染的过程中时不时有急性发热，平常可能不发热或发低热，那么这个病我们截然分为2种情况吗？急性期就是温病，慢性期就不是温病，按照2种截然不同的方法治疗。其实患者的疾病就是这样，治疗也不会改变很大，急性期与慢性期主要是把握好分寸与尺度。

中医看来，感冒也是可以维持多年的，可以是10年，或者几十年。中医的感冒，风寒可以留在体表多年，只要正气不充足，那么邪气便有可能一直滞留在这里。所以从中医的角度看，外感风寒可以是急性病，亦可以演变成慢性病。所以，温病不一定是急性的，临床上可以有热邪长期停留在体内，是因为正气虚所致。

六、温病易化燥伤阴

温病易化燥伤阴这句话没问题，但是先后顺序要注意。温病的发生往往是先化燥伤阴，也就是说先化燥伤阴然后才容易发为温病，发为温病后更易化燥伤阴，所以温病的治疗要步步照顾其津液。体质燥热的容易患温病，感受热邪易伤津液，容易患温病，内伤与外感都是先造就了津液亏虚。

温病之热与伤寒之热之间并没有无法跨越的鸿沟，温病与伤寒之实热者都是通闭解结，都是采用苦味宣通与辛甘闷润的方法，温病因津液亏虚，所以要照顾到津液，所以会用一些甘寒富有津液的药，以及气辛而润的药。伤寒也是一样采用苦味宣通与辛甘闷润的方法，甘味可以甘温，辛味可以是味辛的药，可以蓄热以排寒湿。温病与伤寒之虚热，都是要调整系统稳态，增加系统秩序。

七、广义的温病定义

从温病概念的发展与变革来看，温病的定义越来越狭义了，在《黄帝内经》中提出"今夫热病者，皆伤寒之类也"，过去一般这样认为：凡是发热的疾病都归属"伤寒"这类的病。在我们学习《伤寒论》后，知道六经传变过程中会出现各种各样的热病，其实这才是《黄帝内经》所要表达的意思，在《黄帝内经》的理念中热病（温病）应该包括伤寒发热，温病发热，以及内伤发热，这是广义温病的概念。

《伤寒论》的温病概念似乎要狭窄一些。《伤寒论》第 6 条："太阳病，发热而渴，不恶寒者为温病。"《伤寒论》这样定义了温病，同时也对伤寒、中风、温病进行了区分，但是仲景并没有把温病排除在六经辨证之外，他在温病前冠以太阳病，意思很明白，太阳病包括温病，或是说温病由太阳病发展而来。《伤寒论》记述的都是疾病发展变化的学问，六经传变先由外感，再到内伤，仲景一层一层都做了示范与解说。《伤寒论》的温病概念似乎狭窄一些，其实仲景这样区分是为了落实到临床，只有这样才能把握细节，确定正确的治疗方法。事实上，仲景把太阳病区分为伤寒、中风与温病，难道只有太阳伤寒才是伤寒的全部吗？太阳中风不也是伤寒引起的吗？我觉得在六经传变过程中，伤寒、温病、内伤皆在其列，皆不出其范围，从这一点看，伤寒就是内经的继承与延续。

温病学派的温病定义则相对狭窄，叶天士认为"温邪上受，首先犯肺""温邪化热最速"，吴鞠通认为"温病由口鼻而入"，发展壮大于明清的温病学派所讨论的温病大多是疫病或者是流行性传染性疾病，一如吴又可的戾气之说，从口鼻而入的是由呼吸传播的传染性疾病，比如肺鼠疫，比如肺炎，这类疾病化热最速。从明清的历史来看，明朝末年，中国有大规模的鼠疫流行，清朝也是，经常会有疫病流行。我们知道日月五星以及更远一些的天体都在影响着地球的气候，不仅是天气变化，引力还会导致地球内部引力波的变化，这是五行的变化，天气变化与五行的变化称之为"五运六气"。一年之中主气是日地关系构成的，变化在一定区域之内，是为常气。虽为常气，但亦有偏差，再加上其他星体与地球的引力也在变化之中，所以常气会在一定区域内偏移。这些偏移是有周期性的，中医认为 60 年为一甲子，为一周期。既然中点存在着偏移，那么有些年就会偏移多一些，有些年就会平和一些，偏移多的那些年很容易发生疫情。人亦是有稳态中心偏移，一年之中主要随日地关系发生改变，也会随着五运六气的发生改变，当某些年偏移比较大时很容易就把人体稳态中心带偏了，所以这一年会流行疫病。瘟疫与疫病会造成人群大范围的死亡，因此也催生了温病学的发展，其实伤寒学说和阴火学说哪一个不是疫病催生的呢？五运六气不仅仅使人的稳态中心发生偏移，同时也导致了各种病毒与病菌的大量滋生，天地的偏气滋养了大量的偏戾的微生物，人体与病原微生物都发生一定偏移，两偏之下，秩序崩坏，造就了疫病流行。古人没有显微镜，看不到病原微生物，所以就有了戾气之说。温病学进一步提出温病具有四性，即：传染性、流行性、季节性、地域性。其实这就更加证明了，温病学的发生发展与抗疫之间的密切关系。明清温病学派提出的温病概念具有鲜明的时代背景，也是相对狭窄的温病学概念。

温病学发展到现代，可以说全面继承了明清温病学派的思想，但是在基础理论方面并没有什么发展。古人看不到病原微生物，现代已经知道瘟疫与病原微生物之间关系密切，病原微生物是最重要的致病原因，但是现代温病学并没有吸收先进的理论知识，还是在因循守旧地接收"感受温邪"之说，难道说细菌、病毒是温暖的吗？难道我们可以假装看不到细菌、病毒吗？事实上，"感受温邪"一词已经不能满足时代的要求。如果按照教科书的温病定义，《温病学》七版教材："温病是感受温邪引起的，以发热为主症，具有热象偏重、易化燥伤阴的一类外感热病的总称。"那么，根据定义的理念我们可以作假设推论，这定义先是要有外感吧；其次是要有温邪，古人可以认为病原微生物是温邪，现代却不能这样认为，因为你看到了知道了，不能假装看不到；然后要热象偏重，伤阴比较厉害；最后可能病情有些急。符合这些条件的怕是只有中暑与热射病了，中暑与热射病都是外感热邪引起的，发病快，热象重，伤阴厉害，看看多符合，严丝合缝。新冠符合不符合？流感符合不符合？

冬温符合不符合？细究之下都有些不符合，看一看这个定义是不是太狭隘了。教科书中温病定义下面又讲了温病的分类，包括风温、暑温、湿温、秋燥、冬温，以及新感温病、伏邪温病，等等，前面的定义很狭隘，后面的内容大包大揽！举个例子，如果一个公理体系，一会儿告诉我们"1+1=2"，一会儿又告诉我们"1+1不等于2"，相信不会再有人把这个公理体系当回事。既然下了定义，就要遵守定义，有矛盾的公理体系会导致彻底的无意义和虚无。

新时代，新背景，新时代发展新中医，中医应该吸收各个学科的知识，中医应该是包容的，挖掘古义，融会新知，博采众方，独辟蹊径。我们治疗温病不可能只考虑外感，不考虑内伤伏邪，既然考虑内伤伏邪，那为什么不把内伤发热也并入其中呢？其实伤寒与温病之间并无不可逾越的鸿沟，仲景分了伤寒与温病，那是作示范，让我们知道其中的不同，那我们知道了其中不同与共性了，为什么不能把伤寒发热与温病发热合在一起呢？外感发热、内伤发热、伤寒发热、温病发热合在一起就是一个宽泛的温病定义，可以称之为：温热病。特指临床上一类以发热为特征的疾病，包括局部发热（上火）。

第十一章　温热论选读

一、温邪上受

"温邪上受，首先犯肺，逆传心包。肺主气属卫，心主血属营，辨营卫气血虽与伤寒同，若论治法则与伤寒大异也。"

（一）温病的病因

在明代以前，温病和伤寒都是同一病因，即：寒邪，感而即发者为伤寒，然后伤寒在传变过程中发为温病。亦有伏邪之说，如《素问·生气通天论》曰："冬伤于寒，春必病温。"伏邪影响了体质，极易为外感内伤所引发。可见明代以前，温病的辨证论治体系，仍循六经辨证论治体系，温病的病因仍属广义"伤寒"范畴，未能从伤寒六经的框架中独立出来。至叶、薛二人著作问世，方使温病的病因学独立出来。叶氏开篇就点明了温病的病因是温邪。何谓温邪呢？直观上感染这类邪气极易发生温病，且热势很高，具有一定的传染性和流行性，古人是没有办法知道病原微生物的，所以依据疾病发展的结果用温邪来概括。我们知道，无论是伤寒还是温病，都是伴随着生物性致病因素存在的，因为人与微生物共生，当人体系统的稳态被打破时，天地间微生物必然出来作怪，感染类疾病是微生物参与程度比较深的情况，温病是病原微生物参与程度极高的情况。病原微生物在人体快速的滋生是导致发热的重要原因，之前我们也学习过，但凡人体内外环境发生大的变化，人体则很容易发热，因为人体内外环境发生大的变化极易造成土郁结闭的情形。

叶天士所认为的温病，其实是以病原微生物感染为主的一类发热类疾病，所谓温邪也是指这些病原微生物，这一类温病包含在广义的伤寒之中，是临床极为常见的一类疾病，比如说各类炎症都指的是这些疾病。到了今天，我们可以清晰地观察到病原微生物的存在，所以再用温邪的概念就不是很恰当，其实温病属于广义的伤寒，那么我们继续以六经辨证涵盖温病未尝不可。

（二）邪袭途径

伤寒是邪犯肌表，多为首犯太阳，破了人体表面的大气层，然后进一步向皮毛、肌肤、腠理等向里面传，伤寒传变的过程破坏了人体稳态，此时可能导致病原微生物的过度滋生。温病的传导途径，叶天士提出"温邪上受，首先犯肺"，所谓"上受"，也就是邪从口鼻而入。正如吴鞠通所说："温病自口鼻而入。"自鼻而入者，因鼻通于肺，故出现呼吸系统感染病；由口而入者，因口通于胃，邪犯则出现消化系统感染病。由此可见，明清的温病学派的温病概念多是指这一类传染性疾病。

（三）邪犯部位

叶氏提出"首先犯肺"，这是一个概况性的说法，临床上呼吸道传染性疾病最多，比如新冠、非典都是以肺作为靶点，再如风热外感也多会导致支气管的炎症。叶天士观察到这些常见的症状，因此推导出"首先犯肺"的结论。其实温病也不一定都从口鼻而入，也不一定犯肺，比如蚊虫叮咬引起疟疾，比如接触感染的手足口病。

肺这个器官是个很特殊的五脏，其他的脏器都不与外界接触，肺却不然，其是与外界相通的。人们说"肺为娇脏"，其实肺真的不娇气，它就站在抗邪的第一线，它是一位顶天立地的大丈夫。我觉得把肺分为 2 部分比较恰当，气管、支气管都与外界接触比较深，所以更偏于表一些，所谓的"肺主皮毛"，其实可以认为是这一部分的肺，气管、支气管就是在里的皮毛。呼吸的空气经过鼻腔、呼吸道的过滤，到达肺泡已经很干净了，所以肺泡可以认为是里，是藏精气而不泻的五脏，是神机。临床上感冒、上呼吸道感染多侵袭气管、支气管，所以这部分的病还是属于表的，是气宜之病。而且，病变在气管与病变在皮毛的初期症状很相似，都可以用解表的方法。治疗风热外感的银翘散，主药是金银花，金银花是花类药材，开放的花瓣裂片像肺泡一样，长长的管状花像极了气管。金银花呈笔管形，质轻，气味芬芳，味甘寒而润，性味上也很能润燥。再说一下连翘吧，连翘是果实的外壳，质轻苦寒，形质上尖尖的，有些扎手，这种形质颇有通闭解结的功效。银翘散的2味主药与气管、支气管联系紧密，温病学派的选药颇有巧妙之处，与病变部位能够产生更多联系与沟通，所以银翘散治疗上呼吸道感染十分合适。吴瑭把温病初起归到手太阴证，这个是不适宜的，温病初起为什么会与手太阴联系呢？无非是温病多燥，燥最易伤太阴而已，但是真要是说成太阴病，很容易引起误解，太阴病属于三阴病，温病初起一下子就到了五脏了，这个跨度有些大。叶天士每每谈及"肺主皮毛"，其实也是为了避免以上的误解，如果把肺分为气管与肺泡2部分，这个问题就完美解决了。

病原微生物接触进入人体，到发病有一定的潜伏期，所以我们可以把它认为是伏邪。有些病原微生物致病力强大，所以不需要引发就能导致疾病发生，如新冠；有些病原微生物致病力可能不是很强，当人体乏累、外感侵袭、虚弱之时，伏邪可能就被引动了，以外感而言，可能为风邪引动，可能为寒邪引动，也可能伤了热邪而发作。

感染类疾病在病原微生物过度滋生之下，往往发热很快，病势急，大伤津液，出现温病的一系列特征。特别是体质属于燥热的人，入里化热更快更急，可能疾病一发作就展现出里热炽盛的表象。

（四）"逆传心包"

"逆传"对应的是"顺传"，何谓顺？叶氏提出"卫之后方言气，营以后方言血"。表病还属于卫，再传到了气分，再传到了营血；以六经传变来看，表病属于太阳，再传到了阳明、少阳，再传到了三阴。温病的营血分相当于伤寒的三阴，顺传是到了气分，或者说到了阳明、少阳；逆传是直接入里，入了营血，入了三阴。

感染类疾病入里化热急快，热在肺，肺主气，肺气膹郁，气机郁结，邪热不得透达于外而解，很快逼热内窜。肺与心同居上焦，紧密相连，郁热内攻，最易窜入心包，出现灼热痉厥，神昏谵语。此时，邪气从卫分一下子跳到心包，心包属脏，这就是逆传，传得太快了，一下子就到了三阴，可能是因为热得太快了，太急了，热势太大了，所以才导致逆传。传至心包，伤了神机，是故神昏谵语，昏不知人。

（五）肺主气属卫，心主血属营

"肺主气属卫"。不是所有的肺都是属于卫分的，肺也是五脏之一，应归于三阴，病到肺泡就是入了三阴了，如肺结核病，比较轻浅的病还主要在支气管黏膜上作抗争。观察到临床的这一现象，所以叶氏认为"肺主气属卫"。温病为发热性疾病，且热势大，易于伤阴，燥热最易伤太阴，手太阴湿土也最易为燥热所伤，所以热病很容易发生肺系的症状，比如咳嗽、气喘之类。

温邪上受，还是从上向下传的，先是手经，再到足经，入了心包，入了心，叶氏认为还是在营分的。营分证的特征，叶氏曰："营分受热，则血液受劫，心神不定，夜甚无寐，或斑点隐隐。""再论其热传营，舌色必绛。"而血分证的特征，是在营分证灼热痉厥的基础上，出现耗血、动血。热入营分，还是可以透营转气的，当挫其热势，热势稍弱，人体的正气就恢复了一些，就有了透气分的机会。

（六）辨营卫气血

叶天士认为营卫气血的辨证与伤寒相同，伤寒是采用六经辨证的，我在伤寒纲要篇中详细论述了六经的辨证，太阳病就是卫气生发的路上出了问题，阳明病是津液回收的路上出了问题，如果卫气营血辨证对应六经的话，就是卫分证，是太阳病，气分证是阳明病，三阳只剩下少阳，少阳呢？三阳主气，其病为气宜之病，少阳为枢，太阳之开，卫气开发是多出自少阳，阳明之合，津液大多回归于少阳。少阳为海，少阳为枢，伤了卫气，形寒肢冷，最终会伤到少阳；伤了津液，里热炽盛，最终还是到了少阳。《外感温热篇》中说："伤寒多有变证，温热虽久，在一经不移，此以为辨。"热病多急而快，六经传变很快到了阳明，阳明阶段再伤精气，马上就到了少阳，少阳为三阳的最后一条防线，所以大多的温病会在此阶段支撑很久，这也就是"一经不移"的现象。事实上，很多热病传到三阴是什么情况呢？基本上都是病邪已折大部，也就是说我们身体已基本控制住病情，对待病原微生物我们身体里也产生了抗体，此时，热势已大减，但是一场场大战下来，战场一片狼藉，三阴要出来主持工作，整理秩序，恢复系统稳态。这是临床中常见的热入三阴的状况，假若热势正盛，病邪还未控制，病原微生物还没有制服，此时病情突破三阳防线进入三阴，病情就会迅速恶化，直至死亡，这类病人记录得不多，上升成经验或者治疗法则更不可能，西医中有败血症、脓毒血症，这就是突破三阳防线的例子。

卫分证可归属太阳，气分证可归属阳明，少阳为枢，又与太阳、阳明构成一个小的整体，气宜病日久，必将牵连少阳。叶天士说"若论治法则与伤寒大异也"。其实我们站在高点去看，整体地看，温病的治法与伤寒并无大异，惟方药有所不同矣。

二、卫气营血次第

"大凡看法，卫之后方言气，营之后方言血。在卫汗之可也，到气才可清气，入营犹可透热转气，如犀角、玄参、羚羊角等物，入血就恐耗血动血，直须凉血散血，如生地、牡丹皮、阿胶、赤芍等物。否则前后不循缓急之法，虑其动手便错，反致慌张矣。"

叶天士观察到的、记录下的大多是急性的热病，类似现在的急性传染性疾病，病原微生物在身体内迅速滋生，所以病情发展很快，在卫分可能短短的时间病情就恶化。其实不仅仅病原微生物感染，其他的病邪造成人体的内外环境极速的变化，都会造成土郁结闭，当人体正气尚足之时，必定会通闭解结，所以入里化热最快。入里化热煎熬津液，燥热之结堵塞阳明的回路，这也就是所谓的卫家实，卫家实升腾太过，天不下雨，津液不归，这便是气分证。气分证过后便入少阳，邪入少阳之地正气已虚，临床上可以见到虚的征象。疾病再传变就进入营血，这是三阴地界。治疗的层次也是根据疾病发展的层次进行治疗，在卫汗之可也，汗法可以通闭解结，温病用气辛甘润苦发之辛甘苦法，以此闷润宣通。到了气分，津液不归少阳枢海，火无所藏，无水之包容承载流通，里热炽盛，里热煎熬，怕是破了神藏，伤了神机，于是人恶热，将开放皮毛尽力散热，此时的治疗当助人体以散热。散热以苦咸之法，苦味宣通，透了皮毛，畅通道路，汗液蒸发带走大量的热；咸味对冲少阴，少阳相火来源于少阴君火，抑制少阴君火的活动可以减少热量的产生，咸味为太阳寒水之味，太阳寒水与少阴君火对冲也。在气分我们常用白虎汤，白虎只用石膏知母也。石膏为咸非辛也，秋石作为石膏的升级品，就是用童便泡过，这是加强咸味，由此可知石膏的味是咸的。另外，寒水石、磁石、牡蛎等中药类似石膏，这些中药多属咸寒，由此也可以证明石膏为咸寒之品。知母味苦，其含汁液甚多，宣通之中大有滋润的作用，石膏知母的相配为咸苦法。咸苦法是治疗热病的主要配伍方法，诸如安宫牛黄丸的主药犀角与牛黄。

叶天士说："入营犹可透热转气。"当热病发展紧急，入里化热甚快，可能会一下子突破三阳防线，这就像打架之时对方出拳太快，我方一时未能及时防守，让敌人得了手，此时正气尚足，只要稳住阵型，便不怕敌人的进攻。"入营犹可透热转气"说的便是这样一个情形，如何稍挫敌袭，稳住阵型呢？还是要清热散热，抑制热量大量产生，这与气分的治疗有相似之处，但也有不同之处。在气分，用石膏足矣，在营分，则要用与营分亲和的咸寒药，诸如犀角、羚羊角、龟板、鳖甲、牡蛎，等等，这些都是气血有情之品。除此之外还要疏通卫分气分的结闭，为热邪制造出路，所谓"透"便是这个意思。

"入血就恐耗血动血"，此无须多言，疾病到了哪个层次便需要哪个层次的治法，这是正治之法，如果不这样做就会乱了章法，病在卫气，去治营血，这只会增加人体的负担，造成疾病的恶化。热病到了血分被记录下来，还是应用中药治疗的，其实病邪已被控制，正气还有，余邪未清，《伤寒论》中的阴阳毒属于这个层次。烈性的传染病，如鼠疫、出血热到了这个层次大多是病入膏肓了。

三、温邪入里化热最速

"盖伤寒之邪留恋在表，然后化热入里，温邪则热变最速。未传心包，邪尚在肺，肺主气，其合皮毛，故云在表。在表初用辛凉轻剂。夹风则加入薄荷、牛蒡之属，夹湿加芦根、滑石之流。或透风于热外，或渗湿于热下，不与热相搏，势必孤矣。"

六经钤百病，伤寒为示范，温病是百病之中发热比较快的急性病，本质就是极易入里化热。伤寒传变过程中有重病，有轻病，有亡阳，有伤津，种种变化仲景都是说上一番的，所以这就显得伤寒之邪留恋在表，且又变化繁多，伤寒示人以规矩，通晓伤寒传变的规律，温病的变化也在其中。温病在表者用辛凉之法，"夹湿"是指病理分泌物过多，这需要人体一点一点把它代谢出去，这个过程有些慢，所以说湿性缠绵。其实湿热也是一种燥，我在本书中篇谈过这个问题，可参看。湿热往往是身热不扬，其实这时病邪已被控制，病原微生物也被制约，所以热势不高。但是疾病发生发展的过程中渗出物太多，所以后续的工作很繁重，清理的时间也比较漫长。在三阳，清理的工作主要是少阳，所以湿热往往牵连少阳。急性的、热势高的湿热，主要见于肝胆病变以及胸膜、腹膜的病变，胆是排浊的重要器官，肝是解毒的重要脏器，肝胆的问题很容易造成排浊困难，因而成湿热重症。另外，湿热之成，也与患者体质关系甚大，湿性体质的人患热病后易化湿热，表现为病理分泌物很多，如痰浊，如白带，以及皮肤的渗出物，这些都是湿的表现，"湿"的体质是内生湿邪在作怪，是"湿"之伏邪。

"或透风于热外，或渗湿于热下，不与热相搏，势必孤矣"。郁热已成，最忌不动，把热能化成动能，"热"流通起来则不热。六气之中，风暑相冲，暑，就是闷，不动，热。风动时，空气流通了，暑热可消。叶天士说："透风于热外"，即是此理。"渗湿于热下"的意思是要加强代谢，加强肝的排浊，加强肾的代谢，肝胆排浊于大肠，肾排浊于膀胱，这样浊物快快地排出体外，这叫"渗湿于热下"，浊去不在体内为患，不与热相搏，势必孤矣。

四、温热虽久，一经不移

"不尔，风夹温热而燥生，清窍必干，谓水主之气不能上荣，两阳相劫也。湿与温合，蒸郁而蒙蔽于上，清窍为之壅塞，浊邪害清也。其病有类伤寒，其验之之法，伤寒多有变证，温热虽久，在一经不移，以此为辨。"

温病的发生一则伤了温热之邪，一则是在六经传变过程中伤了津液，一则感染性疾病入里化热急快，一则患者身伏燥热之邪，凡此四者，皆是燥热，燥热是温病的底子。所谓"水主之气不能上荣"乃是指身体伏有燥热之邪也，太阴湿土主湿主润，燥热之伤也，伤太阴也。

"湿与温合，蒸郁而蒙蔽于上，清窍为之壅塞，浊邪害清也"。在疾病的发展过程中，如果病理分泌物过多，则为湿浊，湿与温合，热蒸湿显，湿浊充斥弥漫，壅塞清窍。清窍皆赖清阳以充养，津液以濡润。今湿邪横逆，阻碍气机，清阳不升，津液不布，浊邪反窃踞清位，致清窍壅塞，是故，湿热虽有湿象，但以黏腻为主，其实也是缺乏流动性，也可视之为一种"燥"。清窍壅塞，当包括头面诸窍，头、肺、心、胸。鼻塞不香臭；口黏乏味，渴不喜饮，舌苔黏腻；耳堵或背；目多眵，视物模糊；头晕沉，或头蒙；咽中堵，或痰黏；湿阻于胸则胸痞闷胀憋气；湿阻于肺则呼吸短气，咳喘多痰；湿蒙心窍则昏蒙呆痴，精神委顿，或困倦嗜睡，时清时寐等。湿热除蒙蔽清窍之外，亦可阻于下窍，如小便不利、混浊；大便溏而不爽、坠胀；或带下秽浊，等等。湿邪横逆，可外达肌肤、肌肉四肢、经络，内达脏腑、器官，内外上下充斥，无处不到，为祸甚广。

"其病有类伤寒"。人体患温病过程，如果病理渗出物很多，人又高热不退，邪正交争极为厉害，那么这个病极为凶险，其实临床观察到的湿热证多是热势不高的，湿浊堵塞，这很像太阳伤寒的寒湿结闭，患者的症状表现出诸多土郁结闭的现象，但病理性质却是不一样，具体脉象与征象也不一样，这时燥结浊郁，所以治疗湿热也是要润燥的，因为浊郁，所以还要增加排泄。湿热之证，湿浊横生，排浊需要的时间比较长，所以湿热之证也多是"一经不移"，以少阳为前站也，以少阳为清理做功也，以五脏为之整理也。新冠过后有多少人有后遗之症？咳嗽，痰多，或味觉嗅觉丢失，或头身困重，这些都是打扫战场，是排湿浊。

五、战汗

"若其邪始终在气分流连者，可冀其战汗透邪，法宜益胃，令邪与汗并，热达腠开，邪从汗出。解后胃气空虚，当肤冷一昼夜，待气还，自温暖如常矣。盖战汗而解，邪退正虚，阳从汗泄，故渐肤冷，未必即成脱证。此时宜令病者，安舒静卧，以养阳气来复，旁人切勿惊惶，频频呼唤，扰其元神，使其烦躁。但诊其脉，若虚软和缓，虽倦卧不语，汗出肤冷，却非脱证；不能一战而解，停一二日再战汗而愈者，不可不知。"

"若其邪始终在气分流连者，可冀其战汗透邪"。热邪牵扯，流连于气分，气分证的特征是卫气实，天气燥热，津液不归。卫气不能化津液，卫气从皮毛而外越，精气亏也。若正气充足者，病邪可随汗而解，此谓汗解。精气亏者，可冀其战汗透邪，战汗，先战栗内收，然后再升温汗解。因精气亏，要作战争动员，要去战斗，故以"战"名。

"法宜益胃，令邪与汗并，热达腠开，邪从汗出"。"益胃"一则是补助胃气，入水谷精气以作汗之化源；一则是扶助卫气，以散四末，以逐邪也，以通闭散结也。热达腠开，邪从汗出。邪气流连气分，其热势依然不高，正气有所亏虚，通闭解结亦赖热也，热气生清，无热闭结难通。此时，热势不高则不必过分清热，但补水谷之气，生卫气津液，待战力足，精专营气储蓄一定的量，可战汗而解。若不解，可停一两日，少阳气足，再战再汗。

"解后胃气空虚，当肤冷一昼夜，待气还，自温暖如常矣"。"胃气空虚"亦为"卫气空虚"，卫气随汗而泻，故虚；卫气虚，津液亦虚，三焦元气不足。形寒肢冷者，三焦伤也。三焦元气不足是为三焦竭，仲景言：不须治，久则愈。天士曰：待气还，自温暖如常矣。前圣后圣认知一也。汗出有亡阳者，有亡津液者，出汗后卫气与津液丢失过多，则为脱证，汗解之后，虽亡卫气津液，虽神疲肤冷，脉虚软和缓，身静热退者，不为脱证。此时宜静养，不宜扰其神。

六、邪留三焦

"再论气病若不传血分，而邪留三焦，亦如伤寒中少阳病也。彼则和解表里之半，此则分消上下之势，随证变法，如近时杏、朴、苓等类，或如温胆汤之走泄。因其仍在气分，犹可望其战汗之门户，转疟之机括。"

"再论气病若不传血分"，此处只提到气血，这是省略的说法，在气者为气宜之病，在血者为神机之病。三阳主气，少阳为三阳最后一层，温病不传于营血分，那是因为少阳还在竭力抗邪，此时正气大多已衰，邪气也大多已衰减，正邪力量颇为相当，正邪交争于三焦膜原。伤寒之小柴胡汤证如此，伤寒者汗出多是伤了阳气，卫气虚无力鼓荡气血，所以要蓄积力量，待正气充足，三焦元气充盈才能够重启一轮抗邪的战斗。畏寒肢冷者，三焦伤也，待卫气充盈，正气抗邪时又发热也，于是，寒热往来。温病为六经框架下的一种类型，所以温病发展传变亦如伤寒一样。邪入少阳，如入半表半里之地，结闭可以在偏于皮毛的一侧，也可以在偏于胃肠道的一侧，治疗应随其结闭而治之，"和解表里之半，此则分消上下之势，随证变法"。

"因其仍在气分，犹可望其战汗之门户，转疟之机括"。温病仍在气分者，仍为气宜之病，待正气积蓄起来犹可再战，以化热，以生清，以通闭解结。结闭通，战汗解，此时宜分消病势，补助正气，精心修养，待成战汗之机。少阳三焦为三阴三阳交接之地，此一层已是三阳的最后抵抗阵地，失了这块阵地，病将入于三阴，如果这一层正气积蓄充足，将有抗邪成功的希望。温病包括湿热发展传变过程中，那些病势急的、热势高的往往有不好的结局，在这一层缠绵羁留往往是正邪相当，正气已虚，邪气不盛，所以病情往往在这一层滞留不短的时间，表面上看就是"一经不移"的现象。

七、三焦之邪的出路

"再论三焦不得从外解，必致成里结。里结于何？在阳明胃与肠也。亦须用下法，不可以气血之分，就不可下也。但伤寒邪热在里，劫烁津液，下之宜猛；此多湿邪内搏，下之宜轻。伤寒大便溏为邪已尽，不可再下；湿温病大便溏为邪未尽，必大便硬。慎不可再攻也，以粪燥为无湿矣。"

少阳三焦位于表里之间，三焦位于脏腑之外，三焦提供脏腑合适的工作环境，脏腑功能与三焦的功能息息相关。少阳三焦病有2条出路，一是从表而解，一是从里而解，从解剖上来说，三焦与胆同为少阳，胆是一个重要的排浊通道，胆排浊于肠道中。少阳为枢海，表有结闭，或里有结闭必将影响到少阳，通闭解结也必将损伤三焦元气，是故，少阳三焦之病不能从表而解，表部无结，里部（胃肠道）势必有结闭。有结闭当通闭解结，给邪以通路。

"里结于何？在阳明胃与肠也，不可以气血之分，就不可下也"。病不论是气宜之病，还是神机之病，倘肠胃有燥结，那必定是下的，其实我们在伤寒的三阴篇中也谈过"下法"。胃肠道是吸收水谷精微的重要地方，人体生病，正气要抗邪，正气来源于水谷精微，人生病，倘能吃，生机不绝，若是燥结堵塞胃肠，那是一定要清理的。

"伤寒大便溏为邪已尽，不可再下；湿温病大便溏为邪未尽，必大便硬。慎不可再攻也，以粪燥为无湿矣"。伤寒以伤阳气为主，伤寒的下法若见到大便的溏泻，说明阳气丢失得厉害，不能再下了，再下则更伤精气。湿温病还是有个燥热的底子，津液还是不足的，大便虽溏，但可能臭秽，若用下法，怕是伤了津液，于是变硬。伤寒与温病的下法，一定要考虑卫气营血的状况，水火土三元的状态，综合考虑，协调气血，协调三元一气的关系，谨慎使用下法，尽量避免下法的后遗症。看《温热论》的第6条和第7条，叶天士讲了三焦的问题，如果你能够理解少阳为枢的道理，理解条文非常容易，《伤寒论》论少阳亦是如此，前圣后圣认知类似。

八、湿热痞胀

"在人之体，脘在腹上，其地位处于中，按之痛，或自痛，或痞胀，当用苦泄，以其入腹近也。必验之于舌，或黄或浊，可与小陷胸汤或泻心汤，随证治之；或白不燥，或黄白相间，或灰白不渴，慎不可乱投苦泄。其中有外邪未解，里先结者，或邪郁未伸，或素属中冷者，虽有脘中痞闷，宜从开泄，宣通气滞，以达归于肺，如近俗之杏、蔻、橘、桔等，是轻苦微辛，具流动之品可耳。"

脘腹痞胀疼痛首先考虑土郁结闭，若是实证，当通闭解结，以苦泄法，苦味宣通，可通郁结。苦泄法如《伤寒论》之小陷胸汤或泻心汤，小陷胸汤治在胸，泻心汤治在腹。"必验之于舌，或黄或浊"，舌苔黄或浊者则为燥热，土郁结闭，气血来复则生热，热煎熬津液则燥，因此舌象可见燥热，燥热者可以苦味攻之。"或白不燥，或黄白相间，或灰白不渴，慎不可乱投苦泄"。不渴、不燥，津液不亏，或为寒湿结，气血并未来复，此时机体并未聚热，以苦泄之，徒伤精气。须知通闭解结者必有热，热气生清才能化浊物，才能通闭结。若为寒湿结，且正虚气血未复，可以辛甘苦之味，仿麻黄汤意，方如半夏泻心汤。

"其中有外邪未解，里先结者，或邪郁未伸，或素属中冷者，虽有脘中痞闷，宜从开泄，宣通气滞，以达归于肺，如近俗之杏、蔻、橘、桔等，是轻苦微辛，具流动之品可耳"。外有未解，里面又阳气不足，胃气虚弱或虚寒，此时不宜大苦寒，过苦则伤精气，轻苦微辛之药，流通性强，表之结闭解后，肺气可宣，肺乃太阴，肺气宣则脾气亦宣，脾气亦宣脘中痞闷可解。这一段说明外邪未解导致脾卫之气郁闷，病从外及里，解外之后，里气亦伸。脾胃虚弱者，用药当时刻照顾脾胃，生病之时抗邪解结时刻需要胃气强壮，需要水谷精微，且不可坏了胃气，导致病情进一步加重。

九、舌黄或浊

"前云舌黄或浊，须要有地之黄。若光滑者，乃无形湿热，中有虚像，大忌前法。其脐以上为大腹，或满或胀或痛，此必邪已入里矣，表证必无，或十只存一。亦要验之于舌，或黄甚，或如沉香色，或如灰黄色，或老黄色，或中有断纹，皆当下之，如小承气汤，用槟榔、青皮、枳实、元明粉、生首乌等。若未见此等舌，不宜用此等法，恐其中有湿聚太阴为满，或寒湿错杂为痛，或气壅为胀，又当以别法治之。"

舌光滑则无苔，舌苔为胃气所生，亦为卫气所生，舌无苔说明胃气虚或卫气虚，卫气虚可能为三阴病，以温病而言则可能到了营血分，此时已是大虚，肯定不能再用苦泄之法。腹大胀大痛者，病已入了胃肠，结闭甚，血气郁阻，疼痛甚，此时看舌，苔厚、老、黄、老黄色，说明胃肠道卫分积滞甚多，且难以排除，那么可以用苦咸之下法，如小承气汤。从舌苔可以观察胃肠道的卫气情况，胃肠道有众多的黏膜，黏膜的状态可以反映到舌苔上，老黄、质密或干燥有断裂，此等舌用三元一气的分析法，水亏火土为郁，可用下法；若湿润、舌水多、质嫩、苔白等，这些明显地看出水多而火少，可能是卫阳不足，为寒湿结；若舌苔不厚、舌也瘦，削薄，那三元一气之中的"土"也是不足，土不足，难以成郁，多为虚证。舌苔可查胃气（卫气），舌质可查营血。舌无苔，舌质老绛见于营血证。

十、通阳不在温，而在利小便

"且吾吴湿邪害人最广，如面色白者，需要顾其阳气，湿胜则阳微也，法应清凉，然到十分之六七，即不可过于寒凉，恐成功反弃，何以故耶？湿热一去，阳亦衰微也；面色苍者，需要顾其津液，清凉到十分之六七，往往热减身寒者，不可就云虚寒，而投补剂，恐炉烟虽熄，灰中有火也，须细察精详，方少少与之，慎不可直率而往也。又有酒客里湿素盛，外邪入里，与之相抟。在阳旺之躯，胃湿恒多；在阴盛之体，脾湿亦不少，然其化热则一。热病救阴犹易，通阳最难，救阴不在血，而在津与汗，通阳不在温，而在利小便，然较之杂证，则有不同也。"

这一条讲的是伏邪与体质，身体有伏邪者，体质表现出的性质如伏邪的性质，如伏寒湿之邪的体质也是寒湿的，伏燥热之邪的体质也是燥热的。诊疗过程中可以通过四诊判断患者体质，如阳虚之人，用药不宜太过清凉，燥热之人用药要照顾津液，热虽清去十之六七，亦不可妄投补剂，因补剂多为辛甘，极易化燥生热，造成热病又起。又如湿家，体内蕴湿，乃湿之伏邪，表现出湿的体质，患病时病理分泌物就会多，叶天士认为：外邪入里，里湿为合。

"阳旺之躯，胃湿恒多"。阳旺之人，气血也旺，卫气也旺，受邪之后，卫气瘀堵停滞，这显象为湿。"阴盛之体，脾湿亦不少，然其化热则一"。阴盛之体则生寒湿，土郁闭结之后亦为寒湿之结。诸湿为之结闭，气血来复后结能生热，故化热则一。

"热病救阴犹易，通阳最难"。外感之热，多为结闭引起的，欲通闭解结，当先有热，然热高又怕伤及神机，所以治疗热病时，热高时适当清热。清热以咸寒之法，一在散，一在对冲，清热并不难，热清后可以救阴，可以保津液，所以救阴并不是很难。然而人体的卫气生成，需要条件却很多，通阳是需要卫气的，所以通阳不容易。"救阴不在血，而在津与汗"，救阴需要保津液，热病注意饮水补充津液，用药不宜太燥，发汗可以散热，热散后不再煎熬津液，保津液与发汗清热都是救阴之法。

"通阳不在温，而在利小便"。这里的"利小便"不是治疗的方法，而是"小便利"，当见到小便利时说明阳气已通，卫气循行正常。热病之时，卫气实，卫气蒸腾，腠理开泄，汗液蒸发，无感蒸发都会很多。人体的气机总是向外的，热病之时人体的气机更是向外，所以热病之时小便往往不利。且不说热病之时，当天气炎热之时，人的气机也是外越更多，此时小便往往黄、短小，甚则小便涩痛。小便正常与否与人体气机相关，血气回到三阴了，下焦气血充足了，小便自然多。太阳五苓散证，口渴小便不利，起因就是发汗太过，人的气机过度外逸导致。所以，当热病之时，热退了，小便又见到利，说明卫分气分阳气已通，不用再通闭解结了，不再生热了，矛盾解决了，卫阳就通了，回归正常状态，因而小便见利。

《伤寒论》第 59 条云："大下之后，复发汗，小便不利者，亡津液故也。勿治之，得小便利，必自愈。"仲景明言"勿治之"，当然包括未用利尿法。这个"小便利"，显然不是指利尿法，而是只要见到小便利，就标志津液已复，阴阳已和，故"必自愈"。《伤寒论》的小便利与此条所表达的意思是一样的。

十一、热入营血

"前言辛凉散风，甘淡驱湿，若病仍不解，是渐欲入营也，营分受热，则血液受劫，心神不安，夜甚无寐，或斑点隐隐，即撤去气药，如从风热陷入者，用犀角、竹叶之属；如从湿热陷入者，犀角、花露之品，掺入凉血清热方中。若加烦躁，大便不通，金汁亦可加入，老年或平素有寒者，以人中黄代之，急急透斑为要。"

卫分有病，气分有病，少阳三焦为之支撑，然少阳再无法支撑之时，病将入三阴，即营血之分。三阴主血，五脏为三阴之主，当三阳有病之时，五脏在制造精气、整理精气、维护秩序。如果五脏不能供给，精气不够用了，补充的秩序赶不上损耗的秩序，那么，病将入于三阴，就是说三阴不仅不能保证抗邪的需要，自己也乱了。"营分受热，则血液受劫，心神不安，夜甚无寐"。五脏主营血，营分受热，则伤及神机，秩序紊乱，心神不安，烦躁，神昏谵语。卫气日出于阳，夜入于阴。当气血入夜汇于三阴，五脏的工作就会倍增，所以会夜甚无寐，很多症状都会在夜间加重，症状加重，夜里难眠。

"或斑点隐隐，即撤去气药"。营分有热，迫血妄行，皮下出血则见斑疹，此时，矛盾已在营分，所以要撤去气分药，气分药入于气分，引血气入于气分，不宜解营血之矛盾。热到了营分，其实还是要清热的，用咸寒的药对冲少阴，抑制少阴君火的力量。石膏可以清气分热，它也对冲火，对冲的主要是相火，犀角是血肉有情之品，和营血十分亲近，对冲的是少阴君火。叶天士所言撤去气分药便是撤去石膏，加上营血药，便是加上犀牛角。辛凉散风，甘淡驱湿之类作用在气分，亦是考虑是否裁撤。金汁、人中黄都是人的屎尿炮制的药材，与人体有亲近，与肠道有亲近，同气相求，可能会起到更好的效果。仲景治少阴病下利用白通汤加人尿、胆汁，以及黄连阿胶鸡子黄的阿胶、鸡子黄，这些都是血肉有情之品，这些都与三阴亲近，从这些用药特点我们可以学习三阴病的治疗。金汁、人中黄与大黄比亦有气分、血分之别。

热入营分，犹可透营转气，透营转气的前提就是抑制热量的大量产生，这时的清热不是靠发汗解热的，是从内里抑制热量的大量产生，给五脏以喘息之机，稍挫热势，为正气来复争取时间。天士曰：急急透斑为要。

十二、先安未受邪之地

"若斑出热不解者，胃津亡也，主以甘寒，重则如玉女煎，轻则如梨皮、蔗浆之类。或其人肾水素亏，虽未及下焦，先自彷徨矣，必验之于舌，如甘寒之中加入咸寒，务在先安受邪之地，恐其陷入易易耳。"

"若斑出热不解者，胃津亡也，主以甘寒，重则如玉女煎，轻则如梨皮、蔗浆之类"。叶天士的用药很有特点，像梨皮、蔗浆之类的药，甘甜而又富有汁液，甘者，太阴湿土之药，本来就有润燥的作用，再加上汁液丰富更能够补津液了。若斑出热不解者，胃津亡也，主以甘寒，斑出类似汗解，出汗后热退为吉象，诸如类似汗解的还有出疹、鼻衄，等等。以前，刚毕业时看过一个病人，记得是风寒头痛吧，我开了一剂解表的药，结果患者服用后出了一身的荨麻疹，头痛就好了，荨麻疹也很快消了，其实这种出疹病解的现象和汗解意义类似。再如，小儿出麻疹，如果顺畅地发出来，出来热退神清，这也类似汗解。《伤寒论》46条："太阳病，脉浮紧，无汗，发热，身疼痛，八九日不解，表证仍在，此当发其汗。服药已微除，其人发烦，目瞑，剧者必衄，衄乃解。所以然者，阳气重故也。麻黄汤主之。"这里是鼻衄而解，其意义也类似汗解。正常的情况下疾病还是汗解得多，鼻衄是鼻子里出血卸了营分的压力，当压力轻，卫气通行的道路也渐渐通了，有时候不是压力大了就能够通闭解结，就像马路出现了交通事故，一个劲地挤压反而会造成更大的乱子，所以当气缓和了反而发挥出更大的力量，所以我们发汗时用辛甘闷润的方法，让力道缓和、均匀、柔和地深入腠理之间。当遇到阳气重的患者我们也可以先用石膏稍泄些少阳火，然后再用麻黄汤发汗，而且用麻黄汤发汗远要比单用麻黄安全，当人体蓄积大量的热，直接用苦味宣通怕是如开闸放水般难以合理控制。出疹或出斑，说明表的道路已经通了，结已解了，疹或斑都是卫气顶出来的，而且卫气把斑疹顶出来后，还能够折返化为津液，身不热了，说明卫气津液巡行正常，三阳的结闭解了。

"或其人肾水素亏，虽未及下焦，先自彷徨矣，必验之于舌，如甘寒之中加入咸寒，务在先安受邪之地，恐其陷入易易耳"。或其人肾水素亏，这是说伏邪，也是说体质，肾水素亏，说明体质燥热，这是伏了燥热之邪。伏有燥热之邪入里化热最快，所以在疾病发生发展的时候就要考虑这个问题，可以于甘寒之中加入咸寒，咸寒之药可以对冲少阴君火。冬伤于寒，春必温病。燥热的体质往往是人体的稳态中心偏向了燥热侧，少阴君火的力量比重偏大，所以要用咸寒的药对冲它。伏邪化热最易入里，很快到达三阴，因为患者本身的秩序已有损耗，稳态已偏移，三阴本来就在勉力支撑，为新感引发后，三阳得不到三阴强大的支持，所以三阳的防线很脆弱，将很快被突破。叶天士针对这种情况提出先安未受邪之地，先泄热，以及调整五行关系，协调系统稳态。

何以知患者体质以及伏邪呢？可以查舌，可以看前板齿，这些可以观察津液与热；也可以诊脉，问诊患者生活中情况以及喜恶，这些都有重大的参考价值。

十三、舌苔白厚而干

"再舌苔白厚而干燥者，此胃燥气伤也，滋润药中加甘草，令甘守津还之意。舌白而薄者，外感风寒也，当疏散之。若白干薄者，肺津伤也，加麦冬、花露、芦根汁等轻之品，为上者上之也。若白苔绛底者，湿遏热伏也，当先泄湿透热，防其就干也。勿忧之，再从里透于外，则变润矣。初病舌就干，神不昏者，急加养正透邪之药；若神已昏，此内匮矣，不可救药。"

舌苔白厚而干燥者，干燥者用甘味药，太阴湿土与阳明燥金对冲也，舌苔厚，有积滞可以苦味攻逐。舌白而薄者，外感风寒也，当疏散之。外感风寒，入里不深，舌苔可见薄白。若白干薄者，肺津伤也，此亦是表病，舌干，津液不足，用药以轻清滋润者为主，如麦冬、花露、芦根汁等轻之品。若白苔绛底者，湿遏热伏也，绛色、老红色，红色代表着热，老红色代表着有热且不干净，瘀积久了自然不干净。治疗宜透表之湿热，通闭解结，散热到达卫分里，这是透营转气，亦可清泻营分的热，为正气抗邪，通闭解结赢取时间。当营分的热透达于外时，本白苔因有卫气的滋养可变润。

初病舌就干，神不昏者，急加养正透邪之药；若神已昏，此内匮矣，不可救药。伏邪之病，入里化热最快，系统秩序紊乱，最易伤及人命。初病舌就干，神不昏者，急加养正透邪之药；初病舌就干，说明津液已亏，身有伏邪也，然神不昏，说明神机还未受严重伤害，这还有转生的机会，此时应急协调系统稳态，或对冲，或扶正，使人体稳态中心稍稍安定，这是治三阴之法，《黄帝内经》曰："必先五胜"。其次要泄热，再其次要透邪，要通闭解结，如此或可生人。若神已昏，此内匮矣，不可救药。伏邪化温，传变最速，神昏者，神机已受伤，秩序紊乱，系统破矣。天士曰：此内匮矣，不可救药。内者，营血也，三阴也，神机也，中枢也。

十四、湿之结闭

"舌苔不燥，自觉闷极者，属脾湿盛也。或有伤痕血迹者，必问曾经搔挖否？不可以有血而便为枯证，仍从湿治可也。再有神情清爽，舌胀大不能出口者，此脾湿胃热，郁极化风，而毒延口也。用大黄磨入当用剂内，则舌胀自消矣。"

舌苔不燥者，脾湿盛而津未伤，湿邪窃踞阳位，郁阻胸阳、自觉闷极。闷甚则瞀乱，翻身打滚，搔挖其胸，斑斑血迹，此属痧胀。医者见其"伤痕血迹"，或误为血枯生风而瘙痒，挠挖之血痕，予以养血。此湿阻气机，仍通闭解结也。舌胀大不能出口，神清者，邪未入心，乃湿热上熏而舌肿大，此是局部的湿热闭结之证。当清化湿热，以大黄外用，通其结闭。

十五、芳香化湿

"再舌上白苔黏腻，吐出浊厚涎沫，口必甜味也，为脾瘅病。乃湿热气聚与谷气相搏，土有余也，盈满则上泛，当用佩兰叶芳香辛散以逐之。若舌上苔如碱者，胃中宿滞夹浊秽郁伏，当急急开滞，否则闭结中焦，不能从膜原达出矣。"

此体有伏湿也，湿郁中焦，脾土劳累，以至于散精不及，口见甜味，可见脾土加班加点工作。土有余也，盈满则上泛，须用芳香透达之药，而少用甘味，甘味入太阴，可刺激太阴的机能，今脾土已经卖力工作，所以不必再强行刺激，况甘者令人中满，令气机瘀滞，不利湿的排出。芳香化湿药，如藿香、佩兰、苏叶等气味芬芳，沁人心脾。香药，温和的香味，缓和，弥久不散，振奋的是气层，且能停留在这一层，有敛气的作用。藿香、佩兰、苏叶等芳香化湿药能够振奋胃肠道的黏膜，与之共振，产生交互的反应，使胃气（胃肠道的卫气）能够出于胃肠道黏膜，且香药能够维持在这一层，不使津液大量丢失。简单地说香药可以补人体的大气层。这一层的兴奋可以加大工作能力，加大排湿，同时也能够保护人体。

若舌上苔如碱者，胃中宿滞夹浊秽郁伏，当急急开滞，否则闭结中焦，不能从膜原达出矣。若土郁结闭甚重，则舌上苔如碱，宜加苦味宣通以开滞，若闭结中焦，则会蕴热，湿热者与少阳三焦气味相投，久之则为祸于膜原，堵塞通路，发为少阳湿热。

十六、积粉之苔

"若舌白如粉而滑，四边色紫绛色者，瘟疫病初入膜原，未归胃府，急急透解，莫待传陷而入。为险恶之病，且见此舌者，病必见凶，须要小心。"

舌白如粉而滑，舌苔如粉，质地密，压力大，邪伏部位深。色白而滑，还未化热，未伤津液，属于病刚起，但是舌苔积粉又表明此病的位置深，可能在膜原。邪聚膜原，病势甚急，须急急通闭解结，给邪以出路，不尔，将传于三阴。此类情况多见于瘟疫，发病快，入里化热快，待热势一起，很快突破三阳防线，直达三阴，甚是凶险。

十七、舌苔厚薄

"在黄苔不甚厚而滑者，热未伤津，犹可清热透表；若虽薄而干者，邪虽去而津受伤也，苦重之药当禁，宜甘寒轻剂可也。"

看舌苔，舌苔归属于卫气分。厚则卫分土郁也；滑者润者，水不亏也；黄者，火气有余也。看舌苔可见卫分之水火土，以此来确定治疗的法则。黄苔不甚厚而滑者，热未伤津，犹可清热透表。此舌可逐土清热，即：通闭解结，以散其热。根据水火土的比例，不仅可以确定治疗法则，还可以协调方药比例，协调药味之间的关系，以求达到好的治疗效果。如舌苔虽薄而干者，邪虽去而津受伤也，苦重之药当禁，宜甘寒轻剂可也。舌苔薄者，土郁轻也，天士曰：邪虽去。干者，津液亏，当补津液，土郁轻不宜大苦寒，补津液可以甘寒轻剂。

看舌质，舌质归属于营血分。看舌质的颜色来判断营血的郁火；舌质的老嫩判断三阴的津液盈亏；舌的大小可以判断阴精（土）的强弱。这只是个大致的看法，很多时候是通过舌质的老嫩、大小、颜色等综合判断水火土三元的情况。

十八、阴分的积滞

"若舌无苔而有如烟煤隐隐者，不渴肢寒，知挟阴病。如口渴烦热，平时胃燥舌也，不可攻之。若燥者，甘寒益胃；若润者，甘温扶中。此何故？外露而里无也。"

舌无苔，胃气大虚，卫气大虚；有如烟煤隐隐者，内（三阴）有积滞；不渴肢寒，知挟阴病（三阴病）。三阴病，虽有热，不可轻易攻之。燥热者，宜甘寒益胃；若润者，甘温扶中。此何故？外露而里无也。从外面显露征象，显示出三阴的空虚。

十九、舌黑

"若舌黑而滑者，水来克火，为阴证，当温之。若见短缩，此肾气竭也，为难治。欲救之，加人参、五味子，或救万一。舌黑而干者，津枯火炽，急急泻南补北。若燥而中心厚者，土燥水竭，急以咸苦下之。"

舌黑而滑者，舌黑还是反映出营血的问题，营血的问题也是三阴的问题，舌黑说明营血分有积滞，舌苔滑说明卫分水多，水多而火亏，当温之。舌黑而干者，津枯火炽，急急泻南补北，此为"必先五胜"之法，协调五行平衡，恢复系统稳态。若燥而中心厚者，土燥水竭，急以咸苦下之。苔燥及厚，卫分瘀堵，土郁闭结，气血来复必将发热，然三阴不通，五脏不能够提供更多的秩序，发热起来病势极为凶险，此时急咸苦下之，热稍清可以为五脏争取时间，争取早一些时间协调好脏腑，制造出精气来，以有再战之力。

二十、舌有芒刺

"再有不拘何色，舌上生芒刺者，皆是上焦热极也，当用青布拭冷薄荷水揩之。即去者轻，旋即生者险矣。"

无论苔黄灰黑，舌生芒刺，皆代表营分蕴热甚多。芒刺易去者，病轻。去后，旋即生者险矣。

二十一、绛舌

"再论其热传营，舌色必绛。绛，深红色也。初传，绛色中兼黄白色，此气分之邪未尽也，泄卫透营，两和可也。纯绛鲜泽者，包络受病也，宜犀角、鲜生地、连翘、郁金、石菖蒲等。延之数日，或平素心虚有痰，外热一陷，里络就闭，非菖蒲、郁金等所能开，须用牛黄丸、至宝丹之类以开其闭，恐其晕厥为痉也。"

舌质色绛说明营分不清亮，精专营气出于脉管到达卫分，如果因为外有瘀堵不能出于脉管，久之必有瘀，且有热。若五脏的工作不利，不能整理出血气，不能制造出精专营气，这个血就在脉管里流转，久则必有瘀。营分有瘀，舌色绛，色亮者往往有热，色暗者往往有寒。舌质色绛代表热病已入三阴，马上就会伤及神机，需咸寒熄热，苦寒散热，又要活血，散瘀，诸活血药多苦，其质密，可入阴分，如郁金之类。热在三阴，宜开太阴，扩容，给热以大的空间，最忌大辛之药压缩空间。连翘、菖蒲者可开外之闭结，给热以出路，透营转气是也。

二十二、舌绛少津液

"再色绛而舌中心干者，乃心胃火燔，劫烁津液，即黄连、石膏亦可加入。若烦渴，烦热，舌心干，四边色红，中心或黄或白者，此非血分也，乃上焦气热烁津，急用凉膈散，散其无形之热，再看其后转变可也。慎勿用血药，以滋腻难散。至舌绛，望之若干，手扪之原有津液，此津亏湿热熏蒸，将成浊痰蒙蔽心包也。"

此一段辨明了舌红与舌绛的区别，舌红热还入营血，营分虽有郁热，但三阴的工作还是正常的，还能够提供精气以抗邪。待到舌绛了，说明营血不清亮了，血气处理不及时了。无形之热是指气分之热，有形之热，乃营血之热，营血之热会迫血妄行而见斑疹瘀血，无形之热可汗液而解，解后并无形质上的改变。

二十三、透营转气

"舌色绛而上有黏腻似苔非苔者，中夹秽浊之气，急加芳香逐之。舌绛欲伸出口，而抵齿难骤伸者，痰阻舌根，有内风也。舌绛而光亮，胃阴亡也，急用甘凉濡润之品。若舌绛而干燥者，火邪劫营，凉血清火为要。舌绛而有点碎白黄者，当生疳也，大红点者，热毒乘心也，用黄连、金汁。其有虽绛而不鲜，干枯而痿者，肾阴涸也，急以阿胶、鸡子黄、地黄、天冬等救之，缓则恐涸极而无救也。"

舌色绛而上有黏腻似苔非苔者，中夹秽浊之气，急加芳香逐之。热入营血，卫分有积滞，通外之结闭，给邪以出路，此为透营转气。舌绛欲伸出口，而抵齿难骤伸者，痰阻舌根，有内风也。此已伤神机，大脑对形体的支配已经出现异常，马上就可能中风。舌绛而光亮，胃阴亡也，急用甘凉濡润之品。胃气虚，卫气亦虚，养胃气以生卫气，滋胃阴以生津液。其有虽绛而不鲜，干枯而痿者，肾阴涸也，急以阿胶、鸡子黄、地黄、天冬等救之，缓则恐涸极而无救也。三阴亏虚，精亏神疲，须用血肉有情之品，方能补之。

二十四、瘀血发狂

"再有热传营血，其人素有瘀伤，宿血在胸膈中，挟热而搏，其舌色必紫而暗，扪之湿，当加入散血之品，如琥珀、丹参、桃仁、丹皮等。不尔，瘀血与热为伍，阻遏正气，逐变如狂，发狂之证。若紫而肿大者，乃酒毒冲心。若紫而干晦者，肾肝色泛也，难治。"

　　疾病入了营血，若遇平素有瘀伤病情会更重。瘀血证，病在营血，其剧者可伤及神机，如仲景云"瘀热在里，其人发狂"。又云"其人如狂者，血证谛也，抵当汤主之"。故而，此例多加散血化瘀之药。不尔，瘀血与热为伍，阻遏正气，逐变如狂，发狂之证。处理瘀血的是三阴之主（五脏），五脏为神机之所出，五脏乱，神机不出，秩序乱矣，是以发狂。

二十五、验齿之法

　　"再温热之病，看舌之后，亦须验齿。齿为肾之余，龈为胃之络。热邪不燥胃津必耗肾液，且二经之血皆走此处，病深动血，结瓣于上。阳血者色必紫，紫如干漆；阴血者色必黄，黄如酱瓣。阳血若见，安胃为主；阴血若见，救肾为要。然豆瓣色者多险，若证还不逆尚可治，否则难治矣。何以故耶？盖阴下竭阳上厥也。"

　　此言齿上血瓣之吉凶。齿瓣皆血结于齿上而成，若血瓣紫如干漆，紫而有光泽乃胃热上灼胃络，治当清胃散。若血瓣色黄如酱瓣，晦无光泽，乃肾虚所致，肾水下竭，虚火上厥，当滋肾潜阳，此难治。

后 记

转眼间写这本书已将近 5 年时间，这期间付出了辛苦的劳动，其间的坎坷一言难尽。马上就是 2024 年的元旦了，又要过春节了，希望新的一年里有好的结果。

中医的理念往往给人玄而空的感觉，总感觉飘浮在空中，落不得地。当我们讨论中医的问题时，往往是谈空论空，因为我们每个人对基础观念的认知都可能不一样，你说的是这样，我说的可能是那样，谈论的基础是不一样的，所以争论也是没有结果的。本书有上中下三篇，写了 3 个方面的内容，其实都是在论述基础概念。我时常认为，中医的发展在于中医基础理论的守正与创新，守正在于传承中医的核心观念，创新在于在保持中医灵魂的情况下，吸收更多的科学知识，使中医更加接地气，更加符合时代的背景。

这本书提出了很多新观点、新理论，实际上这本书也是我的学习笔记，是我学习中医经典过程中的思虑所得，可能我思考得还不够深入，疏漏之处在所难免，希望广大读者能够指正，不吝赐教。另外，我也只是做了个大框架，却没有填充精细而深入的知识，一个人打造一个庞大的体系不容易，力有未逮，所幸我在框架之上留下很多接口，这是个包容含蓄的体系，只要体系的灵魂是中医的，那么诸经、诸学科皆为我所用。我希望有更多的青年才俊加入进来，用你们的才智补全增厚这个体系，使之更加完善。

寒来暑往，斗转星移，又到了一年中最冷的时候。我在西北多年，现在那里已是冰天雪地，想念大雪纷飞的情境，那无声而静谧的雪花飘落在夜里，温柔拂过你的脸庞，清凉的空气透入你的心脾。这世界是浮躁的，静下来读一本书往往是奢求，这浮躁的心需要丝丝清净，这浮躁的世界需要一些清凉。

夜 雪

有雪天上来，
飘洒无滞碍。
轻羽抚晚树，
鹤氅照夜白。

李自东

2023 年 12 月 5 日